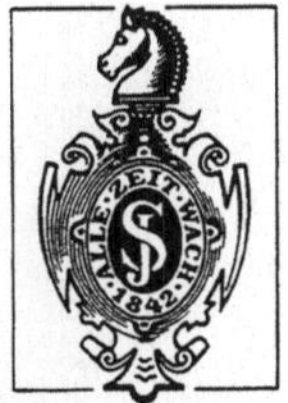

Monographien aus dem
Gesamtgebiete der Psychiatrie **77**

Herausgegeben von
H. Hippius, München · W. Janzarik, Heidelberg
C. Müller, Onnens (VD)

Band 69 **Therapie und Verlauf von Alkoholabhängigkeit**
Auswirkungen auf Patient und Angehörige
Von M.M. Fichter und U. Frick

Band 70 **Die oneiroide Erlebnisform**
Zur Problemgeschichte und Psychopathologie
des Erlebens fiktiver Wirklichkeiten
Von M. Schmidt-Degenhard

Band 71 **Alkohol und Gehirn**
Über strukturelle und funktionelle Veränderungen
nach erfolgreicher Therapie
Von K. Mann

Band 72 **Reliabilität und Validität der Subtypisierung und Schweregradmessung depressiver Syndrome**
Von W. Maier und M. Philipp

Band 73 **Emil Kraepelin und die Psychiatrie als klinische Wissenschaft**
Ein Beitrag zum Selbstverständnis psychiatrischer Forschung
Von P. Hoff

Band 74 **Burnout in der psychiatrischen Krankenpflege**
Resultate einer empirischen Untersuchung
Von J. Modestin, M. Lerch und W. Böker

Band 75 **Die Psychiatrie in der Kritik**
Die antipsychiatrische Szene und ihre Bedeutung
für die klinische Psychiatrie heute
Von T. Rechlin und J. Vliegen

Band 76 **Postpartum-Psychosen**
Ein Beitrag zur Nosologie
Von J. Schöpf

Band 77 **Psychosoziale Entwicklung im jungen Erwachsenenalter**
Entwicklungspsychopathologische Vergleichsstudien
an psychiatrischen Patienten und seelisch gesunden Probanden
Von H.-P. Kapfhammer

Hans-Peter Kapfhammer

Psychosoziale Entwicklung im jungen Erwachsenenalter

Entwicklungspsychopathologische Vergleichsstudien an psychiatrischen Patienten und seelisch gesunden Probanden

Mit 45 Abbildungen und 57 Tabellen

Springer-Verlag
Berlin Heidelberg New York
London Paris Tokyo
Hong Kong Barcelona
Budapest

PD Dr. med. Dr. phil. Dipl. Psych. Hans-Peter Kapfhammer
Psychiatrische Klinik der Universität München
Nußbaumstraße 7
80336 München

ISBN-13: 978-3-642-79595-4 e-ISBN: 978-3-642-79594-7
DOI: 10.1007/978-3-642-79594-7

Softcover reprint of the hardcover 1st Edition 1995

Herstellung: Renate Münzenmayer
Satz: Reproduktionsfertige Vorlage vom Autor
SAP 10426800 25/3134 – 5 4 3 2 1 0 – Gedruckt auf säurefreiem Papier

Für Maria

Vorwort

Moderne psychiatrische Diagnoseverfahren sind einerseits um eine möglichst objektive Erfassung der syndromalen Befunde im klinischen Querschnitt und in der Verlaufsperspektive bemüht. Sie erkennen andererseits auch die große Bedeutung des Einflusses einer bestimmten Persönlichkeitsorganisation und unabhängiger psychosozialer Umstände auf einen individuellen Krankheitsverlauf. Um einer verfrühten monokausalen, der Komplexität des Geschehens unangemessenen Betrachtungsweise entgegenzuwirken, ist eine multidimensionale Orientierung in zunächst unabhängig konzipierten "Achsen" vorteilhaft.

Der innere Zusammenhang zwischen psychopathologischer Auffälligkeit und psychosozialer Adaptation, der stets im Blickwinkel einer klinischen Praxis erhalten bleiben muß, kompliziert sich durch die unterschiedlichen Quellen möglicher psychosozialer Streßfaktoren. Diese können aus der notwendigen Beantwortung bedeutsamer "Lebensereignisse" resultieren, sich aus der subjektiven Auseinandersetzung mit den Erlebniszuständen, den Beeinträchtigungen und sozialen Folgen einer bestimmten psychischen Erkrankung ergeben, insbesondere aber auch von der geforderten Bewältigung altersentsprechender psychosozialer Entwicklungsherausforderungen herrühren.

Unsere Arbeit bemühte sich, gerade letzteren Aspekt für einen speziellen Entwicklungsabschnitt, nämlich das junge Erwachsenenalter näher zu thematisieren. Die Wahl dieser Epoche verdankte sich einem besonderen Interesse für die Nahtstelle von Jugend- und Erwachsenenpsychiatrie. Eine explizite Beschäftigung hiermit erschien uns legitimiert durch die hier beispielhaft zu demonstrierende, normative Entwicklung eines tragfähigen Programms persönlicher Grundorientierungen und Verbindlichkeiten in einem erstmals breiteren psychosozialen Rahmen mit weitreichenden Folgen für die anschließenden Lebensabschnitte. Die Argumente waren entwicklungspsychologisch und entwicklungspsychopathologisch ausgerichtet. Durch die Erstellung einer grundlegenden Folie zentraler Entwicklungsaufgaben, denen sich alle Heranwachsende in einer hoch diversifizierten Gesellschaft stellen müssen, war es möglich, Patienten und Probanden dieses Altersabschnitts in ihren jeweiligen psychosozialen Anpassungsmustern direkt miteinander zu vergleichen. Diese gemeinsame Beurteilungsebene erlaubte nicht nur die Markierung relevanter Entwicklungsverzögerungen bei den Patienten, sondern auch den Hinweis auf eventuelle entscheidende Ressourcen, die leicht unter dem Eindruck eines psychopathologisch beherrschten Krankheitsgeschehens unterzugehen drohen. Andererseits legten hier aufdeckbare Vulnerabilitäten künftig eine stärkere, unmittelbarere Beachtung in psychotherapeutischen und sozialrehabilitativen Programmen nahe.

Herr Prof. Dr.med. H. Hippius, emeritierter Direktor der Psychiatrischen Klinik der Universität München, hat mir das Thema der Arbeit überlassen und räumte mir umfangreiche Möglichkeiten zu ihrer wissenschaftlichen Durchführung ein. Seiner Anleitung und Förderung verdanke ich die Einsicht in die Grundlagen der klinischen Psychiatrie und das Bekenntnis zu einer multidimensionalen Betrachtungsweise in der psychiatrischen Theorie und Praxis.

Von Herrn Prof. Dr.med. E. Rüther, Direktor der Psychiatrischen Klinik der Universität Göttingen, habe ich so manche wertvolle Anregung für die Bearbeitung des Themas erhalten. Für seine Diskussionsbereitschaft, aber auch für seine frühere oberärztliche Führung gerade während meiner Anfangsjahre an der Münchener Klinik bin ich ihm zu herzlichem Dank verpflichtet.

Die Durchführung der Arbeit war nur durch den Einsatz und die Unterstützung vieler Mitarbeiter möglich. Besonderen Dank schulde ich Herrn Dr.med. Neumeier, mit dem ich die ersten Voruntersuchungen in freundschaftlicher Kollegialität unternahm. Ferner bedanke ich mich sehr bei den Doktorandinnen und Doktoranden, den Frauen Bachert, Hülsemann, Schönherr und Simon sowie den Herren Hendrich und Schremp, die sich mit großem Engagement an der Erhebung der Daten beteiligten. Herzlichen Dank schulde ich ferner den Kollegen Dr.med. Börner und Dr.med. Schulte-Derne.

Herrn Dr.med. Dipl. Math. J. Scherer bin ich für seine statistischen Fertigkeiten, seine Geduld und seine freundschaftliche Kollegialität in der mühevollen statistischen Auswertungsarbeit zu ganz besonderem Dank verpflichtet. Auch den Herren Dipl. Psych. Bardorf und Dipl. Psych. Koloska, die einen Teil der statistischen Berechnungen besorgten, danke ich sehr.

Meinem Bruder, Wolfgang Kapfhammer, MA, danke ich für seine bereitwillige Unterstützung bei den Auswertungsarbeiten.

Frau Först bewältigte mit viel Geduld und Sorgfalt die mühevolle Schreibarbeit zur Erstellung der Literaturliste. Herr Dr. med. D. Bove und Herr Dr.med. N. Hock ermöglichten mir während unserer gemeinsamen konsilarpsychiatrischen Tätigkeit am Klinikum Großhadern in freundschaftlicher Kollegialität den inneren Raum, der für das Gelingen der Arbeit unbedingte Voraussetzung war; auch ihnen schulde ich großen Dank.

Bei der Stifterin und dem Kuratorium für die Verleihung des "Hermann-Simon-Preises", die mir für diese Arbeit den "Hermann-Simon-Preis 1993" anteilig zuerkannten, möchte ich mich ebenfalls sehr herzlich bedanken.

Schließlich gilt mein ganz besonderer Dank meiner Ehefrau, Maria Kapfhammer, die mich in all den Jahren liebevoll und aufmunternd begleitet hat.

München im Oktober 1994 Hans-Peter Kapfhammer

Inhaltsverzeichnis

1. Einleitung

Die Untersuchungsverfahren der modernen psychiatrischen Diagnostik sind von einer intensiven Suche nach möglichst umfassender Objektivierung und Quantifizierung der klinischen Befunde gekennzeichnet. Wesentliche Ziele dieses Bemühens sind eine günstigere Kommunizier-, Nachprüf- und statistische Auswertbarkeit der gewonnenen Ergebnisse (Möller 1989). Nach einer Phase der großzügigen Systementwürfe um die Jahrhundertwende und in den Anfangsdezennien dieses Jahrhunderts, nach einer Ära anthropologisch, daseinsanalytisch und psychodynamisch orientierter Forschungsansätze, die trotz kreativer Hypothesenbildung häufig in Aporien einmündeten, war das Bedürfnis nach klaren diagnostischen Konzepten gut einfühlbar. Dies stellte eine bedeutsame Rahmenbedingung für die in den 70er- und 80er-Jahren aufstrebende biologische Psychiatrie dar.

Als wesentliche Grundzüge der diagnostischen Einstellung blieben einerseits noch vor der Gewichtung ätiologischer Momente die subtile *Syndrombeschreibung*, die maßgeblich durch die Gedanken von Hoche (1912) geprägt war, in der Typologisierung von K. Schneider (1953) aufschien, in jüngerer Zeit besonders von Hippius (1979) vertreten wurde und auch bestimmend in das mittlerweile innerhalb der psychiatrischen Kommunität gebräuchlichste Klassifikationssystem des DSM III (/R) einging, andererseits die Betonung von *Verlaufskriterien* mit grundlegenden historischen Wurzeln bei Kahlbaum (1863) und Kraepelin (1898).

In der klinischen Praxis hielt sich stets vorteilhaft eine *"mehrdimensionale Betrachtungsweise"* (E. Kretschmer), um den komplexen Anforderungen des diagnostischen Vorgehens und therapeutischen Handelns annähernd gerecht zu werden. Auch wenn von psychoanalytischer Seite wiederholt das Fehlen psychodynamischer Zusammenhänge in den modernen Diagnosesystemen wie dem DSM III(/R) bedauert wurde (Frances, Cooper 1981), trägt die gerade hier etablierte multiaxiale Orientierung dieser Realität des psychiatrischen Versorgungsalltags überlegt Rechnung. Von besonderer Bedeutung sind hierbei die in jüngster Zeit intensive Erforschung des Zusammenspiels von Persönlichkeit und psychiatrischer Krankheit einerseits (Janzarik 1988a), die Berücksichtigung von v.a. in therapeutischer und rehabilitativer Hinsicht relevanten psychosozialen Einflußgrößen andererseits (Ciompi 1986).

Der multiaxiale Ansatz bietet m.E. aber auch genügend Anknüpfungspunkte für eigenständige entwicklungstheoretische Überlegungen, die mir in der Betrachtung einer speziellen Altersgruppe gewinnbringend erscheint, wie ich es für die Gruppe der jungen Erwachsenen darzustellen versuche. Ein Konzept der *psychosozialen Anpassung* bzw. der *psychosozialen Entwicklung* greift hierbei in einem allgemeineren Sinne Tendenzen der modernen Persönlichkeitsdiagnostik auf (Saß 1986, 1988), berührt das Problem der prämorbiden Persönlichkeit (Blankenburg 1988) und führt zu einer differenzierteren Behandlung der in den Achsen IV und V des DSM III(/R)-Systems angeführten, weitgehend theoriefreien Auflistung psychosozialer Belastungsfaktoren bzw. globalen Beurteilung des psychosozialen Funktionsniveaus.

2. Historische Skizze des Entwicklungsgedankens in der Psychopathologie

Die Beschäftigung mit entwicklungstheoretisch bedeutsamen Sachverhalten bei psychiatrischen Erkrankungen ist nicht erst einem aktuellen Interesse zu verdanken. Es muß vielmehr berücksichtigt werden, daß implizit-explizit die zeitliche Dimension stets ein integraler Bestandteil psychopathologischer Forschungsbemühungen war, wenngleich im wiederholt gewandelten Bedeutungskonnex. Eine detaillierte Übersicht über diese Problematik bedürfte einer eigenständigen historischen und wissenschaftsgeschichtlichen Bearbeitung. Sie kann hier nicht erfolgen. Es sollen lediglich einige Positionen kurz aufgegriffen werden und zum ideengeschichtlichen Kontext der vorgelegten Arbeit beitragen. Bedeutsam erscheinen mir hierbei drei Themenkreise:

- o die Beachtung der Verlaufsdynamik psychiatrischer Erkrankungen und Gedanken zu zentralen Konzepten wie „Prozeß" und „Entwicklung",
- o der Zusammenhang von Manifestationszeitpunkt und Lebensalter sowie Modifikation der Krankheitsbilder im Älterwerden des betroffenen Individuums,
- o die Etablierung der Entwicklungspsychopathologie als eigenständiger Disziplin.

2.1. Die Konzepte von „Prozeß" und „Entwicklung" in der Psychopathologie

In seinem Aufsatz „Prozeß und Entwicklung als Grundbegriffe der Psychopathologie" gibt Häfner (1963) einen m.E. auch heute noch mustergültigen Überblick und bietet eine präzise Einführung in die angeschnittene Problematik:

- o Im Anschluß an Kahlbaum und Kraepelin stellte sich *Prozeß als rein medizinischer Verlaufsbegriff* in einer Zusammenschau einer zeitlichen (begrenzt oder fortschreitend) und einer Leistungsdimension (gesund-krank, Wiederherstellung-Zerstörung) dar. Hieraus ergaben sich wichtige Unterteilungen in Verlaufstypen, -charaktere und -resultate, die weiterhin die konzeptuelle Grundlage für die psychiatrische Verlaufsforschung bilden (v. Zerssen 1990). Dieser medizinische Verlaufsbegriff stützte sich auf die Annahme eines biologisch verankerten, gehirnfunktionell oder -strukturell begründeten endogenen Geschehens, das in einer Eigendynamik, unabhängig von peristatischen Faktoren den Krankheitsverlauf bestimme.

- o In einer engeren *psychopathologischen* Analyse hatte Jaspers (1910) schon früh die Unterscheidung in *„Entwicklung"* und *„Prozeß"* getroffen und hiermit auf eine prinzipielle Heterogenität zu persönlichkeitsverankerten, „verstehbaren" Motiven verwiesen, um das eigentlich Krankhafte zu klären, das sich im Verlauf eines Prozesses manifestiere und allenfalls „begriffen" werden könne. „Prozeß" umschloß extensiv hierbei nicht nur einen pathologisch faßbaren cerebralen Abbauvorgang z.B. bei einer Demenz, sondern zielte insbesondere im Begriff des „psychischen Prozesses" auf schizophrene Krankheitsverläufe, bei denen eine

Substratveränderung des Gehirns nur postuliert, aber noch nicht schlüssig belegt werden konnte. K. Schneider (1953) argumentierte analog mit der unterbrochenen „Sinnkontinuität" als zentralem Unterscheidungskriterium von Prozeß und Entwicklung. Wurde in diesen begrifflichen Differenzierungen zunächst eine beinahe unüberbrückbare Kluft des methodologischen Zugangs betont, modifizierte Jaspers (1953) selbst später seine Position, wenn er den Prozeßbegriff in den Kontext eines übergreifenden „biologischen Lebensprozesses" stellte, der auch die normalen Reifungsschritte und altersbedingten Wandlungen im menschlichen Leben umfasse. Wenngleich er an der Unterscheidung von „Lebensfunktion" und „innerer Lebensgeschichte" notwendig festhielt, räumte er doch ein mögliches Bedingungsverhältnis, eine Mitgestaltung der persönlichen Lebensgeschichte durch Reifung und Altern ein, verzichtete damit auf die strikte methodologische Ausgrenzung des eigentlich Krankhaften innerhalb eines (psychischen) Prozesses z.B. bei einem schizophrenen Krankheitsverlauf.

o Der „anthropologische Prozeßbegriff" wiederum führte diesen Gedankengang eines eigenständigen Prozeßcharakters schon des normalen Lebensgeschehens fort und betonte, daß ein „psychischer Prozeß" nicht die grundsätzlichen Ordnungen menschlichen Lebens und Reifens aufgebe. Er führe aber zu teils irreversiblen Abwandlungen der Lebensformen, verstelle insbesondere einen offen zu gestaltenden Bezug zwischen Individuum und psychosozialer Umwelt. Unvermeidbare Antworten auf normativ und zwangsläufig auftretende Herausforderungen des Lebensprozesses etwa während der Pubertät oder anderen psychobiologisch bedeutsamen Übergangszeiten erwiesen sich als Scheinlösungen. Ein schizophrener Krankheitsverlauf unterscheide sich in dieser Hinsicht beispielsweise von einer schweren Sucht oder bestimmenden Perversion, daß in ersterem Fall eine flexible Aufnahme und individuelle Gestaltung der reifungsinhärenten Entfaltungsmöglichkeiten völlig verdeckt sein könnten und dann eine typische Abwandlung mit fortan eigendynamischem Verlauf erzwängen, im letzteren Fall lediglich bedeutsam eingeengt seien.

Häfners (1963) Ausführungen sind für unser Thema von zusätzlicher Relevanz, wenn er forderte, daß diese allgemeinpsychopathologischen Reflexionen notwendigerweise eine entwicklungspsychologische Dimension zu berücksichtigen hätten. Und es erscheint mir nicht von ungefähr, daß er gerade den Reifungs- bzw. Entwicklungsabschnitt zwischen Pubertät und Erwachsenenalter mit den hier komplexen biologischen und psychosozialen Veränderungen als Modell wählte.

2.2. Die Beachtung des Lebensabschnitts als Manifestationsalter psychiatrischer Erkrankungen

Damit ist ein zentrales Anliegen der psychopathologischen Forschung erwähnt, nämlich das Manifestationsalter einer psychiatrischen Erkrankung im Lichte der jeweiligen Lebensperiode zu beleuchten, in der Hoffnung, Aufschluß über einige Entstehungsbedingungen der großen psychiatrischen Krankheitsgruppen zu erzielen. Es fällt auf, daß diese Fragestellung typischerweise für schizophrene Psychosen formuliert wird, besonders im Kontext der jugendlichen Entwicklungsvorgänge. Hierbei muß aber schon jetzt an die Bemerkung M. Bleulers (1972) erinnert werden, daß so gut wie jede Lebensperiode schon einmal als besonders krisenverdächtig für eine schizophrene Dekompensation etiquettiert worden sei, ein Sachverhalt, der sich auch in den empirischen Häufigkeiten der Erstmanifestationen etwa in der Untersuchung von Huber et al. (1979) belegen ließe. Wenngleich Blankenburg (1983) diese Warnung vor einer unilinearen oder gar kausalen Betrachtung des Zusammenhangs von jugendlichem Lebensalter und besonderer Vulnerabilität zu schizophrener Erkrankung ernstnimmt, so weist er doch auf die erklärungsbedürftige, sprunghafte Zunahme schizophrener Erstmanifestationen in der Spätadoleszenz hin, vergleicht man sie mit der niedrigen Inzidenz der Schizophreniefälle von 0.5 - 1% in der Kindheit (Eggers 1984). Thematik und gleichzeitig auch Problematik spiegeln sich eindrucksvoll in den historischen Ansätzen zum Verständnis der *Hebephrenie* einerseits, der sog. *Reifungs- bzw. Entwicklungskrisen* andererseits wider.

Die Diskussion des Hebephreniekonzeptes sieht auf eine wechselhafte Geschichte zurück und ist aufs engste mit der Entwicklung der neuzeitlichen Psychiatrie selbst verknüpft (W. Kretschmer 1972).

In Anlehnung an Kahlbaum beschrieb Hecker (1871) das klassische Krankheitsbild der Hebephrenie und hob als deren wesentliche Kennzeichen hervor: „ihren Ausbruch im Anschluß an die Pubertät, das successive oder wechselnde Auftreten der verschiedenen Krankheitsbilder (Melancholie, Manie, Verwirrtheit), ihr enorm schneller Ausgang in einen psychischen Schwächezustand und die eigentümliche Form dieses Terminalblödsinns, dessen Anzeichen schon in den ersten Stadien der Krankheit sich erkennen lasse". Als charakteristisches Syndrom imponierten ein kritikloses, kindisches Verhalten im Kontrast zu einer Neigung, sich mit existentiellen und wissenschaftlichen Fragestellungen pseudophilosophisch und zuweilen paralogisch auseinanderzusetzen, eine zunehmend gravierendere Störung der formalen Denkprozesse zeichne sich ab. Maßgeblich in das Verständnis der Hebephrenie ging neben der psychopathologischen Skizzierung die Betonung eines entwicklungspathologischen Aspektes ein, nach dem die in den Jugendjahren normativ geforderte Umgestaltung des kindlichen Ichs in die Erwachsenenpersönlichkeit krankhaft arretiert bleibe.

Kahlbaum (1885) beschrieb im Heboid (Heboidophrenie) eine vergleichsweise weniger deletäre Verlaufsvariante, bei der vorrangig eine eigentümliche Formlosigkeit im Verhalten sowie moralische Verfehlungen dominierten, maniforme Verstimmungen eher gering ausgeprägt seien, der progressive intellektuelle Abbau völlig fehlen könne. Typisch hingegen seien eine rasch auftretende seelische und körperliche Erschöpfbarkeit, passagere depressive Verstimmungen, Kopfschmerzen, Schwindelgefühle und „neuralgische" Beschwerden.

Während Kraepelin (1899) die Hebephrenie in ihrem charakteristischen Erscheinungsbild in sein psychiatrisches System übernahm, ohne aber den ursprünglichen entwicklungspathologischen Aspekt beizubehalten, Diem (1904) in der „Dementia simplex" eine Krankheitsform herausarbeitete, bei der unabhängig vom Manifestationsalter und einer Entwicklungsproblematik eine affektive Verflachung, eine Interesselosigkeit, ein allgemeiner Leistungsabfall hervorträten, ausgeprägt produktiv-psychotische Symptome aber fehlten, sprach E. Bleuler (1911) von der Hebephrenie nur mehr als einer nicht näher charakterisierbaren Restkategorie, dem „großen Topf, in den die Formen geworfen werden, die nicht bei den anderen drei Untergruppen der Schizophrenie unterzubringen sind".

Mayer-Gross (1932) knüpfte wieder an das ursprüngliche Hebephrenieverständnis an, präzisierte aber seine psychopathologische Wertigkeit. Neben dem Fehlen ausgeprägt produktiv-psychotischer Symptome verwies er auf eine grundsätzlich polare Beeinträchtigung des Denkens, Wollens und Fühlens, betonte sowohl eine pathologische Abschwächung als auch eine Steigerung dieser psychischen Funktionen.

E. Kretschmer (1953) ergänzte die psychopathologische Sichtweise durch besondere Auffälligkeiten in der Körperfühlsphäre, disharmonische Abwandlungen des Bewegungs- und Ausdrucksverhaltens sowie reifungstypische Vorstellungsinhalte. Als einziger modernerer Autor thematisierte er erneut den originären Entwicklungsgedanken von Kahlbaum und Hecker und führte ihn eigenständig fort. Konsequent formulierte er eine psychobiologische Übergangsreihe von durchschnittlichen Pubertätsschwierigkeiten, akzentuierten psychopathischen Pubertätskrisen, über leichte Heboide hin zu schweren Formen eines hebephrenen Persönlichkeitszerfalls.

Leonhard (1986) wiederum zählte die Hebephrenie zu den systematischen Schizophrenien und unterschied eine läppische, eine verschrobene, eine flache und eine autistische Form. Der Verlauf dieser Untergruppen sei chronisch und münde regelhaft in einen psychischen Defektzustand ein, der jedoch einen unterschiedlichen Schweregrad erreichen könne. Eine Diagnosestellung sei jedoch bereits aus dem initialen psychopathologischen Querschnittsbefund möglich.

Bereits in dieser flüchtigen historischen Skizze fällt auf, daß sich das Hebephreniekonzept als höchst schillernd erweist, einerseits auf besonderen Akzentuierungen des psychopathologischen Querschnittsbefundes beruht, andererseits eine typische Verflochtenheit mit reifungs- und entwicklungsbedingten Umschichtungen betont. Offen bleibt nun aber, wie sich denn diese Eigentümlichkeiten einer hebephrenen Erkrankung präziser vor dem lebensgeschichtlichem Hintergrund fassen lassen, wie sie mit den Abläufen einer normalpsychologischen Entwicklung in Beziehung zu setzen sind, die selbst wiederum durch unterschiedliche Pfade gekennzeichnet werden kann (Offer, Offer 1975). Diese Problematik verschärft sich weiter, berücksichtigt man die Tatsache, daß der Entwicklungsabschnitt der Postpubertät und Spätadoleszenz nicht nur hebephrene Zustandsbilder zeitigen kann, sondern auch das Erstmanifestationsalter von cycloiden und bipolaren affektiven Erkrankungen (Leonhard 1986), von klassischen paranoid-halluzinatorischen Psychosen (Graham, Rutter 1985), den Beginn von zahlreichen neurotischen und psychosomatischen Entwicklungen (Meyer 1972) markieren kann. So überrascht es nicht, daß etwa die entwicklungstheoretische Feststellung von Blankenburg (1983) zur Hebephrenie, bei der „wir es mit einem anhaltenden, fortschreitenden Ausscheren aus dem normalen Entwicklungsgang zu tun haben, doch so, daß dieses Ausscheren selbst noch ein Stück weit aus der Dynamik des postpubertären Umbruchs verstanden werden kann" (S. 42), sehr schnell aus dem Auge gerät. Gerade in der Perspektive einer psychiatrischen Verlaufsforschung, die sich auf standardisierte Meßinstrumente zur Erfassung der psychopathologischen Befunde stützt, droht das Hebephreniekonzept sich so völlig aufzulösen (Angst et al. 1985), wenngleich auch die weitere Verlaufsdynamik der vormals als hebephren bezeichneten Psychosen m.E. noch bedeutsame Fragen offenläßt.

So wurde die Langzeitprognose der Hebephrenien einheitlich als besonders schlecht beschrieben (Annesley 1961, Kleist et al. 1960, Masterson 1956, Pfohl, Winokur 1982, Roff 1974). Trotz dieser in unterschiedlichen Studien immer wieder festgehaltenen ungünstigen Prognose war bemerkenswert, daß hebephrene Patienten nicht, wie erwartbar, unter Dauerhospitalisierten der Bezirks- und Landeskrankenhäuser überrepresentiert waren (Hartmann, Meyer 1974, Huber et al. 1979, Janzarik 1968, Mohs 1966). Trotz einer hohen Rate an Suizidalität in den Anfangsjahren dieser früherkrankten Hebephrenen erklärte sich hierdurch nicht die auffällige Unterrepräsentation. Im Vergleich etwa zu katatonen Patienten schien bei Hebephrenen die Anzahl der Voll- und guten symptomatischen Remissionen zwar geringer, die der Sozialremissionen aber in der Gesamtgruppe relativ günstiger zu sein (Blankenburg 1983). Die Gründe hierfür blieben unklar. Ein Ansatz, diesen Sachverhalt näher zu klären, läge nun m.E. darin, gerade den Entwicklungsstatus und die damit verknüpfte weitere Sozialisation dieser Patienten neben der standardisierten psychopathologischen Befundung eigenständig in eine Verlaufsuntersuchung hereinzunehmen. Ein solches Vorgehen müßte jedoch auf eine häufig angestrebte unilineare Verkürzung verzichten, sich vielmehr der o.g. „mehrdimensionalen Betrachtungsweise" verpflichtet fühlen.

In der Sicht des Erwachsenenpsychiaters zeichnet sich eine vergleichbare aporetische Behandlung der im jugendpsychiatrischen und -psychotherapeutischen Arbeitsfeld häufig anzutreffenden klinischen Zustandsbilder ab, bei denen trotz prominenter emotionaler und verhaltensmäßiger Auffälligkeiten des Adoleszenten eine diagnostische Zuordnung zu einer der großen psychiatrischen Krankheitsgruppen oder definierten Persönlichkeitsstörungen noch nicht sicher gelingen will. Nicht selten verleitet dann eine unübersehbare Entwicklungsdramatik, eine bunte Störung der sozialen Beziehungs- und Leistungsfähigkeit, eine Verunsicherung des Selbsterlebens zum Rückgriff auf die quasi diagnostische Konzeption einer *„Reifungs-"*, einer *„Entwicklungs-"*, einer *„Pubertäts- oder Adoleszenten-"*, einer *„Identitätskrise"*. Abgesehen von den unterschiedlichen theoretischen Bedeutungsgehalten, die den einzelnen Begrifflichkeiten anhaften, z.B. der „Pubertätskrise" im Verständnis von Kretschmer (1953) mit der Betonung der Retardierung oder Akzeleration, der Synchronie oder Asynchronie der biologischen Reifungsvorgänge und hiermit korrelierten psychopathologischen Fehlentwicklungen oder der sog. „Krise der Ich-Identität" i.S. Eriksons (1956) als Ausdruck einer sozio- und psychodynamisch konzipierten Störung des Selbsterlebens, scheinen mir diese Bezeichnungen zunächst nur auf die phänomenologische Fülle der überhaupt möglichen Störungen des Selbsterlebens und Sozialverhaltens in diesem Entwicklungsabschnitt hinzuweisen. Ihnen kommt also in erster Linie ein bedeutsamer Ordnungsgesichtspunkt zu pädagogischer Aufmerksamkeit und jugendpsychiatrischer Vorsicht zu, weniger aber ein eigenständiger diagnostischer Status (Eggers, Esch 1988, Remschmidt 1979, 1988), der sich häufig erst in einer sorgfältigen Längsschnittsbeobachtung klären läßt (Andreasen, Hoenck 1982, Capes et al. 1971, Masterson 1958, 1967, 1968, Masterson, Washburne 1966, Masterson et al. 1966, Meyer 1962 a,b, 1966, 1972, Langen 1975, Langen, Jaeger 1964, Remschmidt et al. 1973). Wenig dienlich erscheint mir angesichts dieser nicht seltenen, inhärenten diagnostischen Unsicherheit eine polare Gegenüberstellung wie z.B. „Pubertätskrise oder Schizophrenie?" (du Bois 1982), da beide Bezeichnungen zwar heterogenen Konzeptebenen angehören, aber sehr wohl beide in eine übergreifende Perspektive gebracht und konstruktiv in einer Einzelfallanalyse angewendet werden können. Kulenkampff (1959, 1964) exemplifizierte dies etwa in seinen Ausführungen zum „Problem der abnormen Krise in der Psychiatrie" und zu „Psychotischen Adoleszenzkrisen". Hier bleibt an der diagnostischen Eigenständigkeit der kasuistisch vorgestellten schizophrenen Krankheitsbilder kein Zweifel. Gleichwohl kann die anthropologische Betrachtung des jugendlichen Manifestationsalters mit der Betonung der unaufschiebbaren, aber nicht lösbaren Bewältigung des Verselbständigungsproblems, der Integration von Sexualität, von Geschlechts- und Sozialrolle erhellend zum Verständnis beitragen. Das „Psychotisch-werden" wird modellhaft (und nicht monokausal) als abnormer krisenhafter Umwandlungsvorgang, als notgedrungen mißlingender Lösungsversuch in einer typischen Entwicklungssituation skizziert. Gleichzeitig verweist dieser anthropologische Zusammenhang von psychotischer Dekompensation bei einer unausweichlichen, aber nicht lösbaren Entwicklungsaufgabe auf das bedeutsame Thema der prämorbiden Persönlichkeit und des hiermit gekoppelten familiären wie sozialen intersubjektiven Umfelds (Blankenburg 1969, 1971, 1983, 1988, Bräutigam 1974, Kisker, Strötzel 1961, 1962, Lang 1978).

2.3. Der Ansatz der Entwicklungspsychopathologie

„Entwicklung" erweist sich nicht nur in einem globalen Sinn als zentraler, konzeptueller Integrationsrahmen für zahlreiche Subdisziplinen der psychiatrischen Forschung (Eisenberg 1977), sondern kennzeichnet in einem besonderen Sinn auch einen bestimmten Ansatz innerhalb der Psychopathologie, nämlich die *„Entwicklungspsychopathologie"*. Folgen wir der orientierenden Definition von Sroufe und Rutter (1984), nach der Entwicklungspsychopathologie beschrieben werden kann „als das Studium der Ursprünge und des Verlaufs von individuellen Mustern der verhaltensmäßigen Fehlanpassung, gleich welchen Manifestationsalters, gleich welcher Ursachen, gleich welcher Transformationen im Erscheinungsbild des Verhaltens, und wie auch immer komplex der Verlauf der Entwicklungsmuster sein mag" (S.18), dann rücken wir bedeutsam von den häufig eingeengten und vorschnell zu kausalen Schlußfolgerungen verleitenden historischen Ansätzen (s.o.) ab. Diese Sichtweise ist zunächst durch den Eindruck bestimmt, den die massiven biologischen, kognitiven und sozioemotionalen Veränderungen während der ersten Lebensdezennien vermitteln. Hierin wird ihre Attraktivität gerade für die Kinder- und Jugendpsychiatrie verständlich (Achenbach 1990, Remschmidt 1989). Sie läßt sich aber konsequent und vorteilhaft auch für die gesamte Lebensspanne formulieren (Zigler, Glick 1986).

Ein Pfeiler des entwicklungspsychopathologischen Ansatzes ist die Kenntnis- und integrative Hereinnahme der Fülle von Befunden aus den normalpsychologischen Disziplinen über die Persönlichkeitsentwicklung. Er beinhaltet also ein differenziertes Verständnis der normativen Sequenzen des Entwicklungsprozesses selbst. Hierbei werden einerseits zentrale *Entwicklungsaufgaben*, die einen bestimmten zeitlichen Abschnitt *funktional* charakterisieren und von jedem Individuum gelöst werden müssen, um einen globalen Status von Gesundheit aufrechtzuerhalten (Hurrelmann 1989), wie auch andererseits die Tatsache berücksichtigt, daß auch der normale Entwicklungsprozeß nicht linear voranschreitet, sondern normativ zu zahlreichen Transformationen und Reorganisationen auf neuartigen *strukturellen* Niveaus führt (Cicchetti 1990). Die Charakterisierung der Entwicklungsaufgaben, die sowohl durch endogene Reifungsvorgänge, durch individuelles Lernen und typische Lebenserfahrungen, v.a. aber durch die lebensaltersbezogenen Erwartungen des jeweiligen gesellschaftlichen Kontextes an die/den Heranwachsende(n) entstehen, geht zunächst nicht von der Annahme aus, daß ein bestimmter zeitlicher Abschnitt ein vergleichsweise besonderes Risikopotential für die aktuelle Lebenssituation und weitere Entwicklung in sich berge. Er sieht wohl besondere Sensibilitäten für einzelne Lern- und Reifungsschritte vor, die beachtet werden müssen. Aber auch jene Übergangsphasen, die eine Aufgabe bewährter Funktionen und einen Erwerb neuer Fertigkeiten erfordern, dürfen nicht als „pathogen" eingestuft werden, selbst wenn sie mit einer erhöhten Unsicherheit und Labilisierung einhergehen. In ihnen spielen sich aufeinander abgestimmte Prozesse der Assimilierung und Akkomodation ab, die organismische

Prinzipien der normalen menschlichen Entwicklung, nicht aber schon deren Störung beschreiben (Piaget 1973, Werner 1957).

Ein zweiter, im eigentlichen Sinne definierender Pfeiler des entwicklungspsychopathologischen Ansatzes fordert nun gerade die Beschreibung und Festlegung, in welcher Weise individuelle Lösungsversuche als Varianten in der Spielbreite möglicher Anpassungsmuster gelten dürfen, oder schon als Formen klinisch bedeutsamer Abweichungen mit Konsequenzen für die weitere psychosoziale Entwicklung und Anpassung eingestuft werden müssen (Rutter 1980). Diese zentrale Aufgabe läßt sich nicht durch eine auch noch so sorgfältige und tiefgreifende Einzelfallanalyse aktueller Querschnittsbefunde bewältigen, sondern beansprucht das vielfältige Spektrum epidemiologischer Methoden und Längsschnittsdesigns (Rutter 1988). Sie beinhaltet auch eine Auseinandersetzung mit dem Problem der „*Norm*", sei es in der Berücksichtigung individueller Differenzen, der Konzipierung einer vorgestellt idealen, einer angestrebt optimalen Entwicklung oder dem Nachweis fehlender, klinisch diagnostizierbarer Psychopathologie zur Bestimmung der Grenzen des adaptiven Bereichs innerhalb eines Altersabschnitts (Offer, Sabshin 1984).

Hierbei ergeben sich aber zahlreiche Schwierigkeiten. Einerseits mag es gelingen, auf einer syndromalen Ebene zu einer relativ exakten Erfassung von Störungen des Erlebens und Verhaltens für den jeweiligen Entwicklungsabschnitt zu gelangen. Damit ist aber weder der gesamte Bereich der relevanten Störungen bzw. Vulnerabilitäten erfaßt, noch kann so ohne weiteres eine Entscheidung hinsichtlich einer nur passageren oder aber dauerhafteren Beeinträchtigung für den weiteren Entwicklungsverlauf gefällt werden. So ist es vorstellbar, daß in einem Entwicklungsabschnitt Vulnerabilitäten gesetzt werden, aber erst bei Hinzutreten eines gravierenden Lebensereignisses oder einer veränderten psychosozialen Situation sich symptomatisch äußern können. Unsicherheiten des Bindungsverhaltens etwa, die frühkindlich erworben wurden, jedoch innerhalb enger Familieninteraktionen kompensiert blieben, können symptomatisch bedeutsame Trennungsängste anstoßen, wenn das Erreichen des Schulpflichtalters vorübergehende Trennungen von der primären Bezugsperson notwendig macht (Wolkind, Rutter 1985). Und auch hier liegt das Augenmerk mehr auf den übrigen Möglichkeiten der innerseelischen und interpersonalen Kompensationsmöglichkeiten eines Kindes oder Heranwachsenden, damit konstruktiv umzugehen, und weniger auf der Registrierung isolierter Einzelereignisse. Andererseits können bestimmte Entwicklungsabschnitte relativ hohe Prävalenzzahlen für symptomatische Manifestationen aufweisen, so etwa die große Häufigkeit von z.T. beeinträchtigenden Angstreaktionen während der Vorschuljahre (Hersov 1985), ohne auf Grund dieser symptomatischen Äußerungen allein eine Vorhersage für spätere Angststörungen zu erlauben.

Für den entwicklungspsychopathologisch orientierten Forscher, der die großen psychiatrischen Krankheitsgruppen im Auge hat, stellt sich nun als entscheidende Aufgabe, vor diesem, hier allenfalls nur kursorisch gestreiften Entwicklungshintergrund Aussagen zu *Risikofaktoren, Vulnerabilitäten,* bedeutsamen *Lebensereignissen, Streßmomenten* für den einzelnen Entwicklungsabschnitt zu formulieren und gleichzeitig auf den weiteren Entwicklungsgang zu beziehen. Wird diese Aufgabe aus der Perspektive des Erwachsenenpsychiaters aufgenommen, so stößt man auf eine Reihe von Problemkreisen, die sich unter zwei Dimensionen zusammenfassen lassen (Rutter 1984 a,b):

(1) *Ähnlichkeit und Unähnlichkeit* von auffälligen, psychiatrisch relevanten Verhaltensweisen in den verschiedenen Lebensphasen,

(2) *Kontinuität und Diskontinuität* von psychiatrisch relevanten Verhaltensweisen in der biographischen Entwicklung.

Einige Beispiele sollen zur orientierenden Illustration dienen:

a. Detaillierte Verlaufsuntersuchungen zur Entwicklung antisozialer Persönlichkeiten zeigen, daß sich typische Verhaltensmuster wie mangelhafte aggressive Impulskontrolle, reduzierte Aufmerksamkeitsspanne, gestörtes Planungsvermögen, eingeschränkte Frustrationstoleranz, verringerte soziale Kompetenzen usw. weit im Entwicklungsgang zurückverfolgen lassen, und sich bereits in der frühen Kindheit *analog* abzeichnen (Robins 1966, 1978, Patterson 1982, Rutter, Giller 1983, Zeitlin 1986).

b. Betrachtet man die Vorgeschichte von Patienten, die in der Spätadoleszenz oder im jungen Erwachsenenalter an einer schizophrenen Psychose erkranken, so finden sich in einem hohen Prozentsatz zwar keine psychosetypischen Zeichen in der Kindheit, doch offenkundig eine Reihe bedeutsamer *Vorläufer* wie abnorme interpersonale Beziehungsmuster, Indikatoren einer neurobiologischen Reifungsverzögerung bzw. -devianz sowie neuropsychologische Defizite (Asarnow, Goldstein 1986, Rutter, Garmezy 1983).

c. Andererseits kommt es bei einem nicht unbeträchtlichen Teil von Patienten zu schizophrenen Erkrankungen auch *ohne diese Vorläufer in der Entwicklungsgeschichte* (Offord, Cross 1969, Watt 1978, Rutter 1985 a). Dies scheint insbesondere für die überwiegende Mehrzahl der manisch-depressiven Patienten zuzutreffen (Rutter, Madge 1976).

d. Wiederum aber entwickeln sich viele Kinder und Jugendliche mit behandlungsbedürftigen psychiatrischen Syndromen zu gesunden Erwachsenen (Rae-Grant et al. 1989, Rutter 1985 b, Rutter 1987).

e. Ein besonderes Forschungsinteresse gilt schließlich den unter außergewöhnlich ungünstigen psychosozialen Umständen und mit bedeutsamer familiärer Belastung hinsichtlich eines psychiatrischen Erkrankungsrisikos aufwachsenden Kindern und Jugendlichen, denen trotzdem durchgängig eine psychiatrisch störungsfreie Entwicklung sowie eine positive psychosoziale Anpassung gelingt (Garmezy 1985, Masten et al. 1990, Rutter 1990).

Bei dem Versuch nun, jene Einflußfaktoren näher zu bestimmen, die innerhalb eines Entwicklungsabschnitts einen schädigenden Effekt setzen können, lassen sich zwar einige traumatisierende Einzelereignisse isolieren, die direkt zu Störungen des Befindens und Verhaltens beitragen können, aber noch keineswegs hierdurch eine entwicklungsbestimmende Einwirkung erzielen. Dies gilt beispielsweise für schmerzlich erlebte Verlust- und Trennungsereignisse, die mit depressiv-ängstlichen Reaktionen einhergehen können (Brown et al. 1986). Aber auch hier besteht offenkundig eine Abhängigkeit von dem jeweiligen Lebensalter und den hier prominenten Entwicklungsaufgaben, deren Lösung oder Nichtbewältigung entscheidende Konsequenzen für den weiteren Entwicklungsverlauf und die hier zu etablierende psychosoziale Anpassung haben (Rutter1989).

Dies macht einerseits notwendig, die zentralen, unabdingbaren *Entwicklungsaufgaben* eines jeden Abschnitts innerhalb einer altersbestimmten Hierarchie zu skizzieren (Greenspan, Lourie 1981, Hurrelmann 1989). Dies erfordert andererseits, gerade jene indirekten Effekte von negativen Lebensereignissen und -umständen zu markieren, die später folgende Entwicklungsleistungen belasten, also relevante Vulnerabilitäten verursachen können. Es zeichnet sich bei diesem Vorhaben klar ab, daß jede ausschließliche Konzentration auf Einzelvariablen in einem entwicklungspsychopathologischen Ansatz zum Scheitern verurteilt ist, stattdessen immer auf das probabilistische Studium komplexer Interaktions- bzw. Prozeßmodelle angewiesen ist (Rutter 1990). Ein Beispiel für eine solche prozeßorientierte Analyse in einer Entwicklungsperspektive legten etwa Patterson et al. (1989) für das antisoziale Verhalten vor.

Ein weiteres Kennzeichen dieser komplexen Analysestrategie führt zur Nowendigkeit, neben Faktoren und Prozessen, die mit *Vulnerabilitäten* einhergehen, besonders jene Größen zu beachten, die trotz schädlicher Umstände einen *protektiven Einfluß* ausüben und so zur „widerständigen Elastizität" *(resilience)* eines Individuums beitragen. Gerade aus dem Langzeit-Studium von „high risk"-Kindern hinsichtlich schizophrener, aber auch affektiver Erkrankungen kristallisierten sich wichtige Erkenntnisse heraus. So wiesen Jugendliche und junge Erwachsene, die trotz einer bedeutsamen hereditären Belastung gesund blieben, folgende Merkmalskombination auf: Sie zeigten stabile Persönlichkeitseigenschaften mit Autonomie, Selbstwertgefühlen und positiver sozialer Orientierung, stützten sich auf ein kohäsives, warmes und ausgewogenes Familienklima, waren auch außerfamiliär in zuverlässig stützende, soziale Gruppen integriert (Garmezy 1985, Masten, Garmezy 1985).

Wenngleich diese Charakteristika auf einer psychosozialen Ebene abstrahiert werden, schließt dies selbstverständlich bedeutsame, vielleicht sogar entscheidende psychobiologische Variablen nicht aus. Ein multidimensionaler Bedingungsansatz ist auch für diese Perspektive mittlerweile eine selbstverständliche Voraussetzung und kennzeichnet nicht nur den Rahmen der Entwicklung in den ersten Lebensjahren, sondern ist vorteilhaft auch für die gesamte Lebensspanne beizubehalten (Gedo 1988, Greenspan 1981, Plomin 1986). Hierbei muß aber stets beachtet werden, daß selbst gravierende psychobiologische Tendenzen, die anlagebedingt beispielsweise das Grundtemperament eines Individuums bestimmen oder sich nach einem genetisch inhärenten Reifungsplan allmählich während eines Entwicklungsabschnitts manifestieren, in die jeweilige Persönlichkeit integriert werden müssen, so das psychosoziale Umfeld mitstrukturieren und auch die ganz unverwechselbare subjektive Erfahrungswelt mitorganisieren (Rutter 1990). Sowohl das Studium einer pathologischen Entwicklungsdynamik von Anpassungsmustern als auch die Analyse der gegensteuernden protektiven Einflüsse sprechen diesen integrativen Mechanismen einer Persönlichkeit einen speziellen Stellenwert zu. Somit rückt das Vermögen eines heranwachsenden Individuums, angesichts zahlreicher entwicklungsbedingter Veränderungen oder krankheitsverursachter Unterbrechungen aktiv zu einem Gefühl der Kohärenz und Kontinuität im Selbsterleben und in zentralen zwischenmenschlichen Beziehungen zu gelangen, in den Vordergrund. Diese Perspektive sollte auch für unseren Beitrag zum Entwicklungsübergang ins junge Erwachsenenalter maßgeblich sein.

3. Das Konzept der psychosozialen Anpassung

In der vorausgegangenen historischen Skizze wurde die Verwobenheit der *Verläufe seelischer Erkrankungen* einerseits, der *biographischen Entwicklung* andererseits wiederholt betont. Dies entspricht auch der Sichtweise der modernen psychiatrischen Verlaufsforschung, die nicht mehr von einer polaren, unvermittelten Gegenüberstellung der sog. „natürlichen Verlaufsgeschichte einer seelischen Krankheit" und der „persönlichen Entwicklung eines Patienten" ausgeht, beide wohl als sinnvoll trennbare Prozesse konzeptualisiert, aber nichts desto weniger zahlreiche Berührungspunkte und Interaktionen berücksichtigt (Strauss et al. 1974, 1978, Strauss, Harding 1990). Dies drückt sich in der Erkenntnis aus, daß die Diagnose einer Krankheit nicht gleichzeitig auch die Prognose in vollem Umfang festlegt, daß stattdessen dem prämorbiden Entwicklungsniveau mit der Beschreibung der erworbenen Fähigkeiten, soziale Beziehungen aufzunehmen und zu unterhalten, eine strukturierte Ausbildung zu absolvieren, eine qualifizierte Arbeitsleistung zu zeigen, aber auch bedeutungsvollen Umwelteinflüssen wie Familienklima oder streßvollen Lebensereignissen ein eigenständiger Stellenwert eingeräumt wird (Strauss, Böker, Brenner 1987). Ein weiterer, sowohl in epistemologischer als auch in therapeutischer und rehabilitativer Hinsicht bedeutungsvoller Wandel wird erkennbar, wenn das seelisch erkrankte Individuum nicht mehr ausschließlich als passives ("pathisches") Opfer einer Krankheit, sondern auch, wenngleich in unterschiedlichem Ausmaß und Vermögen als aktiv Handelnder, Einflußnehmender, bedeutungsvoll Erlebender angesehen wird (Glick, Zigler 1986, Strauss 1989).

Die Perspektive der *psychosozialen Anpassung* faßt nun jene lebenslang zu erbringende Leistung eines Individuums näher ins Auge, eine subjektiv akzeptable und sozial abgestimmte Antwort auf innere Reifungsvorgänge, einschneidende Lebenserfahrungen und soziale Anforderungen innerhalb eines aktuellen Entwicklungskontextes zu finden.

Der Begriff *„Anpassung"* bedeutet hierbei nicht passive Annäherung oder möglichst deckungsgleiche Übernahme von äußeren Erwartungen oder Normen. Im Anschluß an das Konzept der Anpassung in der psychoanalytischen Ich-Psychologie, das die Aspekte von Adaptation, Kontrolle und Integration vereint (Hartmann 1958), aber auch in Übereinstimmung mit der Theorie von Piaget (1970), welche sowohl assimilative als auch akkommodative Prozesse in der kognitiven Entwicklung betont, beinhaltet er immer auch eine eigenständige, konstruktive Auseinandersetzung. Soziale Wahrnehmung, persönliches Verständnis und individuelle Gestaltung fließen als integrale Teilleistungen in diesen Anpassungsprozeß mit ein. Dieses konstruktivistische Verständnis von „Anpassung" läßt sich hierbei trefflich an das etablierte Modell von „Vulnerabilität und Streß" bei psychotischen Erkrankungen angliedern (Zubin, Spring 1977). Es empfiehlt sich aber unter dem Aspekt der Bewältigung jene Streßanteile zu unterscheiden,

- o die aus bedeutsamen Lebensereignissen oder bestimmenden Umwelteinflüssen resultieren, o die mit der Verarbeitung der unmittelbaren Eindrücke der seelischen Erkrankung selbst einhergehen,

o die schließlich aus den normativen, altersentsprechenden psychosozialen Anforderungen stammen.

Die Bezeichnung *„psychosozial"* spricht wiederum gleichzeitig den Persönlichkeitsteil einer Privatheit und den einer konsensuellen Öffentlichkeit an, die beide normalerweise dialektisch miteinander vermittelt werden müssen (Kapfhammer, Ulich 1991), aber auch unter dem Eindruck einer seelischen Erkrankung wie z.B. einer akuten psychotischen Dekompensation auch desintegrieren können (Glass 1989), bei einem chronischen Verlauf aber zunehmend schwieriger anzunähern sind (Strauss et al. 1989).
Die Betonung des *Entwicklungskontextes* innerhalb dieser psychosozialen Dimension schließlich fordert eine Darlegung unseres Verständnisses von Entwicklung selbst. Zweierlei Aspekte gilt es hierbei zu unterscheiden, die gleichwohl aber aufeinander bezogen sein können (Snarey et al. 1983):

o *Funktionale Theorien* beschreiben eine Abfolge von Phasen, die entweder einem biologischen Reifungsplan oder einem institutionalisierten Sozialisationsdruck folgen. So „hat jede Gesellschaft ein System sozialer Erwartungen hinsichtlich altersadäquaten Verhaltens, und diese Erwartungen werden internalisiert, wenn das Individuum aufwächst und älter wird" (Neugarten, Datan 1973, S. 59). *Spezifizierte Entwicklungsaufgaben* sind für einzelne Phasen konstitutiv. Die Übernahme sozialer Rollen und das hierin beobachtbare Verhalten werden besonders betont. Die einzelnen Phasen folgen zwar epigenetisch aufeinander. Die erfolgreiche Bewältigung der jeweiligen Entwicklungsaufgaben in einem Entwicklungsabschnitt erleichtern zwar den Übergang in einen nächsten. Doch ist jede Phase durch ein eigenständiges Krisenpotential ausgewiesen und kann zu einem Kristallisationspunkt für psychosoziale Fehlanpassungen werden.

o *Strukturale Theorien* kennzeichnen sukzessive *Stufen* der Entwicklung, die sich durch eine zunehmend komplexere Organisation des heranwachsenden Individuums in seinen Interaktionen mit der Umwelt auszeichnen. Zeiten einer relativen Stabilität, in denen eine bestimmte Struktur die Erfahrungswelt durch assimilative Prozesse organisiert, wechseln mit Zeiten eines labilisierenden Übergangs, die in akkommodativen Prozessen auf ein neues Gleichgewichtsniveau mit höherer Strukturiertheit hinsteuern. Zwar ist in der Abfolge der Stufen eine Assoziation zu bestimmten Lebensaltern erkennbar, insbesondere solange biologische Reifungsschübe den entscheidenden Entwicklungsmotor darstellen. Doch erreicht die Sequenz nicht bei jedem Individuum die in einer jeweiligen historischen Gesellschaft mögliche Höchststufe.

Prominente Vertreter für beide entwicklungstheoretische Positionen sind der ich-psychogische Funktionalismus von Erikson (1968) und der epistemologische Strukturalismus von Piaget (1973).

Die Kennzeichnung der Theorie von Erikson als *funktional* ergibt sich aus dem zentralen Stellenwert der innerhalb einzelner Phasen des Lebenszyklus zu bewältigenden Entwicklungsaufgaben. Trotz besonderer Betonung einer sozialen Rollenübernahme in altersadäquaten Beziehungs- und Verhaltensmustern ist aber immer auch den parallelen intrapsychischen Veränderungen die entscheidende Rolle zugesprochen.

Jede erfolgreiche Lösung einer phasen-spezifischen Krise führt zu einem Zuwachs an Ich-Stärke und betont eine neue Form der Ich-Synthese (s.u.).

Die Kennzeichnung der Theorie von Piaget als *struktural* bezieht sich in erster Linie auf die innerhalb der kognitiven Entwicklungslinie aufeinander folgenden Organisationsformen des Wissenserwerbs. Hierbei entsprechen sich aber die Strukturiertheit des wahrnehmenden und handelnden Individuums und die Strukturiertheit der jeweils wahrgenommenen und beeinflußten Umwelt. In der Betonung assimilativer und akkommodativer Aspekte eines Internalisierungsprozesses benötigt auch der strukturale Ansatz von Piaget das aktiv organisierende und integrierende Zentrum einer Persönlichkeit, einer Selbsteinheit (Tab. 0).

Strukturalismus nach Piaget	**Funktionalismus nach Erikson**
Stufen werden durch eine einzige Funktion z.B. moralisches Urteil oder logisches Argument unterschieden. Spätere Stufen ersetzen frühere.	Phasen führen zum Einsatz von neuen Funktionen durch das Ich – frühere Modalitäten verbleiben im Hintergrund einer jeden neuen Phase.
Jede höhere Stufe integriert alle früheren Formen des Denkens in einer neuen Struktur.	Jede spätere Phase thematisiert erneut den Zusammenhang zwischen aktueller Krise und ihrer Lösung sowie früheren Lösungsmodalitäten, aber integriert die früheren Phasen nicht.
Die entwicklungsbestimmende Erfahrung ist eine kognitive, besonders kognitiver Konflikte und ihrer Lösungen.	Die entwicklungsbestimmende Erfahrung ist eine persönliche, besonders interpersonaler oder innerseelischer Konflikte.
Die Entwicklungsveränderung besteht primär in einer veränderten Wahrnehmung der physikalischen, sozialen und moralischen Welt.	Die Entwicklungsveränderung besteht primär in einer selbstgewählten Identifikation mit bestimmten Zielen oder persönlichen Entscheidungen.
Spätere Stufen sind kognitiv angemessener als frühere. Sie erfassen frühere Muster, erlauben bessere Lösungen, sind universaler und komplexer.	Spätere Phasen zeichnen sich in erster Linie durch eine höhere Ich-Stärke aus, d.h. durch eine größere Fertigkeit, persönliche Erfahrungen in einer stabilen, positiven und zielorientierten Form zu organisieren.

Tab. 0 *Kennzeichen des strukturalistischen und funktionalistischen Ansatzes nach Noam, Kohlberg & Snarey (1983)*

Von zentraler Bedeutung für das Verständnis des Konzepts der psychosozialen Anpassung in der vorgelegten Arbeit ist nun die Konzentration auf jene Kohärenz und Kontinuität stiftenden Aspekte einer Persönlichkeitsorganisation, die gemeinhin mit dem Begriff des *„Selbst"* (s.u.) umrissen werden. In Abgrenzung zu den gängigen „Trait"-Ansätzen der differentiellen Persönlichkeitspsychologie, die gleichsam von einem in der Zeitdimension konstant bleibenden Ensemble typischer Persönlichkeitszüge ausgehen und sich auf wiederkehrende Grundmuster des Erlebens und Verhaltens stützen (Saß 1986, 1988), treten in dieser Sichtweise vor allem die im Entwicklungsverlauf notwendig werdenden Veränderungen, Transformationen und Reorganisationen der Selbststruktur in den Vordergrund. Funktionale und strukturale Dimension verschränken sich aber notgedrungen in der biographischen Entwicklung eines ganz bestimmten Individuums. Während die Abfolge der biologisch vorprogrammierten oder sozial geforderten Entwicklungsaufgaben in den umrissenen Entwicklungsabschnitten quasi die unabdingbare Folie für die psychosoziale Auseinandersetzung einer heranwachsenden Persönlichkeit bilden, sind die strukturalen Gegebenheiten, mit denen die Persönlichkeit diese Herausforderung aufnimmt, bei weitem weniger festgeschrieben. Wohl gibt es eine lockere Assoziation einzelner struktureller Niveaus mit bestimmten Lebensabschnitten. Doch sowohl die für jedes Individuum erreichbare Höchststufe als auch die in durchschnittlichen sozialen Bezügen und Anforderungen gezeigte Strukturiertheit unterliegt beträchtlichen interindividuellen Schwankungen. Sie kann sogar intraindividuell je nach Erlebnisbereich, den hier aktualisierten Affekten und Konflikten stark variieren. Die strukturale Perspektive impliziert nun, daß zwar innerhalb der Entwicklungslinie die Differenziertheit und hierarchische Integration der psychischen Funktionen zunimmt. Spätere Entwicklungsstufen ermöglichen prinzipiell eine größere Anpassungsfähigkeit, d.h. sie können einen höheren Schutz vor seelischer Dekompensation bei Lebensstreß bieten bzw. bedeuten ein aktiveres und effizienteres Coping. Andererseits impliziert die strukturale Perspektive nicht, daß das Ausmaß einer personalen Vulnerabilität insgesamt auf das erreichte Strukturniveau reduzierbar sei. Ein höheres Strukturniveau meint also nicht automatisch einen höheren Grad an seelischer Gesundheit. Unter Umständen begünstigt das Erreichen einer nächsthöheren Strukturebene sogar das Auftreten von vorher nicht gekannten seelischen Problemen und Konfliktlagen (s.u.).

In dieser entwicklungspsychopathologischen Sichtweise ist aber grundlegende Voraussetzung, daß die vorgestellte Konzeption der „psychosozialen Anpassung" sowohl für ein seelisch gesundes als auch für ein psychiatrisch erkranktes Individuum ein übergeordnetes Referenzsystem darstellt. Es könnte als eigenständige Dimension ohne größere praktische Probleme auch dem multiaxialen Diagnoseschema des DSM III(/R) angefügt werden. Die solcher Art erschlossenen Indikatoren für das erreichte Niveau der psychosozialen Reife würden nicht nur das Wissen über die syndromalen und persönlichkeitsverankerten Eigenheiten des Krankheitsverlaufs vertiefen. Sie könnten neben der differenzierten Betrachtung individueller Vulnerabilitäten im psychosozialen Anpassungsprozeß auch bedeutsame Hinweise für adaptive Stärken und Kapazitäten liefern, die häufig unter dem Eindruck eines akuten Krankheitsgeschehens unterzugehen drohen. Einer weiteren empirischen Überprüfung bliebe es dann offen, ob relevante Querbezüge zwischen den einzelnen Achsen des Diagnosesystems aufgewiesen werden könnten.

4. Darstellung der Lebensphase des jungen Erwachsenenalters

Akzeptiert man die Voraussetzung, daß sich das menschliche Leben biographisch in einzelne relevante Entwicklungsabschnitte unterteilen läßt, die sich durch eine Reihe von konstruktiv zu lösenden, biologisch angestoßenen oder sozial normativen Aufgaben auszeichnet, akzeptiert man weiter, daß die persönliche Entwicklung insgesamt sich nicht allein auf frühkindliche Prägungen beschränkt, sondern in jedem Einzelabschnitt entscheidend beeinflußt wird, dann erscheint es legitim, sich jeder Entwicklungsphase gesondert zu widmen. Dies setzt nun nicht voraus, daß jeder einzelne Abschnitt von jedem Individuum voraussetzungsfrei aufgenommen wird. Selbstverständlich fordert eine epigenetische Sicht der Entwicklung (Erikson 1968, 1982) einen inneren Zusammenhang der aufeinanderfolgenden Abschnitte, deren Bewältigung trotz permanenter Veränderungen und Wandlungen in psychobiologischer und psychosozialer Hinsicht ihren Niederschlag in der Organisation einer personalen Einheit oder Selbststruktur findet. Betrachtet man die einzelnen Entwicklungsabschnitte in ihrer Bedeutung für die biographische Entwicklung insgesamt, so fällt es zunächst nicht leicht, von vornherein eine Sonderstellung einer Phase gegenüber einer anderen zu behaupten. Ein theoretischer Fokus wie der Ansatz der psychoanalytischen Entwicklungspsychologie mag dazu führen, ein besonderes protektives wie aber auch potentiell vulnerabilitätsstiftendes Gewicht den frühen und frühesten Entwicklungsabschnitten zuzusprechen. Dies mag für die Etablierung schwerster Regulationsstörungen des individuellen Organismus und der Beeinträchtigung einer prinzipiellen Beziehungsfähigkeit und Kontaktaufnahme mit der belebten wie unbelebten Umwelt zutreffen (Greenspan 1981). Eine verkürzte Sichtweise aber auf punktuelle Traumata in diesen Entwicklungsabschnitten als vermeintlich entscheidendem Motor für den weiteren Verlauf würde aber weder die mannigfaltigen Kompensations- und Korrekturmöglichkeiten in späteren Entwicklungsphasen wahrnehmen (Emde 1981), noch die auch hier angesiedelten, neuartigen Störquellen erkennen (Emde 1985, Noam 1989), noch würde sie dem mittlerweile differenzierten entwicklungspsychologischen Standpunkt der Psychoanalyse gerecht werden (Kapfhammer 1993 a, 1994 a). Die Bearbeitung eines Entwicklungsabschnitts wie des jungen Erwachsenenalters in der vorliegenden Arbeit muß deshalb anders begründet werden.

Die Beschäftigung gerade mit diesem Altersabschnitt in entwicklungspsychopathologischer Hinsicht versucht einige Gedanken, wie sie in der historischen Skizze angedeutet wurden, erneut aufzunehmen. Hierbei soll die in der psychiatrischen Literatur besonders beachtete Übergangszeit weniger unter dem Aspekt eines etwa außergewöhnlichen „pathogenen Potentials" für eine psychotische, v.a. schizophrene Dekompensation untersucht werden. Vielmehr soll der o.g. übergreifende Rahmen einer psychosozialen Entwicklung für psychiatrisch erkrankte wie gleichermaßen auch im kontrollierenden Vergleich für gesunde Jugendliche und junge Erwachsene gewahrt bleiben. Diese Gegenüberstellung geht hierbei von der Annahme aus, daß von allen Jugendlichen die Lösung ganz bestimmter Entwicklungsaufgaben vollzogen werden muß, wenn die psychosoziale Anpassung im jungen Erwachsenenalter gelingen soll. Als Voraussetzung für dieses Vorhaben sollen aber zunächst markiert werden:

- die Diskussion der Adoleszenz als „normativer Krise" vs. als „kontinuierlicher Transformationsprozeß" im normalpsychologischen Entwicklungsverlauf,

- die Vorstellung des „jungen Erwachsenenalters" als eines eigenständigen Entwicklungsabschnitts,

- der Stellenwert der in diesen Abschnitten gefundenen Lösungen für die weitere Persönlichkeitsentwicklung und psychosoziale Anpassung.

4.1. Die normalpsychologische Darstellung der Adoleszenz in ihren funktionalen und strukturalen Entwicklungsvoraussetzungen für den Übertritt ins junge Erwachsenenalter

Eine auch nur skizzenhafte Annäherung an das Thema der Adoleszenz für unsere Fragestellung sieht sich bereits einer Überfülle von Literatur gegenüber. Auf den Versuch einer resümierenden Zusammenschau der vorliegenden empirischen Befunde und theoretischen Bearbeitungen wird deshalb hier verzichtet. Dies gilt insbesondere für die soziologischen und gesellschaftswissenschaftlichen Beiträge zum Komplex „Adoleszenz und Jugend" in ihrer Relevanz für eine Theorie der Funktionstüchtigkeit sozialer Systeme (Erdheim 1982, 1983, Döbert, Nunner-Winkler 1975, Döbert et al. 1980). Ich bin mir bewußt, daß hierbei Wesentliches des Transformationsprozesses in diesen Entwicklungsjahren ausgespart bleibt, auch in psychopathologischer Hinsicht sehr wahrscheinlich Bedeutsames ausgeblendet wird.

Der Übergang vom Jugend- zum Erwachsenenalter ist Gegenstand einer klinisch-theoretisch höchst kontrovers geführten Diskussion. Grob skizziert stehen sich vor allem psychoanalytische und sozial-kognitive Positionen sowie epidemiologische und sozialpsychologische Ansätze gegenüber. Vor der Aufnahme der polarisierten Auseinandersetzung von „normativer Krise" vs. „kontinuierlichem Transformationsprozeß" sollen deshalb zunächst die idealtypischen Entwicklungsveränderungen und -herausforderungen kurz umrissen werden.

- *Adoleszenz: Die körperlich-affektive und psychosexuelle Entwicklungslinie.*
  Die über biologische Programme gesteuerte hormonelle Umstellung und der korrelierte Wachstumsschub des kindlichen Körpers zu Beginn der Pubertät bedingen eine Zunahme der Triebstärke, verändern grundlegende Körperbilder und gefährden ein in den kindlichen Latenzjahren erzieltes innerseelisches Gleichgewicht der Psychosexualität und Leiblichkeit. In psychoanalytischer Sicht war hierbei die „Überwindung der ödipalen Situation" die entscheidende innerseelische Leistung gewesen. Die Neuordnung der libidinösen und aggressiven Bestrebungen implizierte die Anerkennung der elterlichen Autorität, die Erfahrung der eigenen kindlichen Abhängigkeit, signalisierte aber auch die motivationale Überlegenheit einer liebevollen Bindung an die Eltern in der primären Sozialisation. Der „Untergang des Ödipuskomplexes" (Freud 1924) führte zur Verdrängung der zahlreichen ödipalen Wunschphantasien, errichtete eine zentrale Gewissensinstanz, das Über-Ich, und förderte so eine verstärkte Hinwendung zu nicht-triebhaften, „sublimierten" Aktivitäten des Kindes. Eine Eingliederung in eine soziale Ordnung über die prinzipielle Anerkennung von „Inzesttabu" und „Generationenschranke" wurde vollzogen, gleichzeitig fundamentale Aspekte der Geschlechtsidentität erlangt.

  In der endogenen Umschichtung der Triebdynamik zu Beginn der Pubertät gewinnen verdrängte ödipale Konflikte neue Aktualität und finden in masturbatorischen Handlungen und begleitenden Phantasien ihre persönliche Darstellung (Laufer 1980). Gewissensängste können den Einsatz spezieller Abwehrmechanismen wie der „Pubertätsaskese" und der „Intellektualisierung" fördern (A. Freud 1936). Verzicht auf jegliche Triebbefriedigung bei Gefahr unkontrollierter Triebdurchbrüche einerseits, Flucht vor Konflikten zwischen Trieb, Gewissen und Realität in gedanklichen Abstraktionen großer Lebensthemen andererseits markieren grundlegende Bewältigungsversuche, verdeutlichen aber auch mögliche Entwicklungshemmnisse in diesem neuen Entwicklungsabschnitt. Ausweg bietet erst eine schrittweise Modifizierung des Über-Ichs in der Anerkennung sexueller Triebregungen. Bei Aufrechterhalten des ödipalen Verbotes bedeutet dies die allmähliche Partnersuche außerhalb der Familie.

Während mit Einsetzen der Pubertät, in der noch keine neuen Triebziele auftauchen, vor allem die Abwehr der „präödipalen Mutter", d.h. der hiermit assoziierten körperzentrierten Phantasien und Affektschicksale im Vordergrund stehen, in einer vorübergehenden Identifizierung mit einer starken Vaterfigur für Jungen und Mädchen gleichermaßen eine bedeutsame Orientierung und Stütze gesucht wird, gewinnt ein intensiver Selbsterfahrungsprozeß in der eigentlichen Adoleszenz zunehmend an Bedeutung (Blos 1962, 1979). Charakteristisch für den adoleszenten Narzißmus in dieser Sichtweise sind eine Sensibilisierung der Wahrnehmungsprozesse, ein Experimentieren mit den unterschiedlichen affektiven und sexuellen Körperzuständen, aber auch ein spielerisches Probehandeln in Tagträumen und Phantasien, eine Hinwendung zu jugendlichen Idealen und Wertungen. Allen neu auftretenden Funktionen und Fertigkeiten gemeinsam ist ihre besondere Erlebnisqualität der Erstmaligkeit und Einzigartigkeit. Sowohl in ihren positiven und bereichernden als auch in ihren negativen und hemmenden Aspekten sind sie prägende Erfahrungen und setzen sich auffallend von der späteren Routine der Alltagserlebnisse ab (Montague 1978).

Diese selbstbezogene Darstellung und Erlebnisweise bestimmt auch die normalerweise in diesem Abschnitt verstärkt einsetzende Suche nach „idealen" Partnern, v.a. in der Peer-Group. Diese Beziehungen ermöglichen eine Spiegelung, eine schwärmerische Selbsterfahrung in der Rückmeldung des Anderen, entwickeln die Fähigkeit, sich zu verlieben. Doch fördern sie in wiederholter Enttäuschung und Trauer auch differenziertere und integriertere Bilder der eigenen Person und der von möglichen Partnern.

o *Adoleszenz: Die selbstwertregulierende und narzißtische Entwicklungslinie.*
Der auch in der klassischen psychoanalytischen Sichtweise betonte pubertäre Narzißmus erfährt im selbstpsychologischen Modell eine weitere Akzentuierung (Kohut 1971, 1977). Hierbei tritt ein fragiles Selbsterleben des Jugendlichen mit gesteigerter Selbstüberschätzung und hochfliegenden Zielen einerseits, mit schon bei geringer Enttäuschung anstoßbarer Niedergeschlagenheit, depressiver Stimmungslage, starkem Wuterleben andererseits typisch in den Vordergrund. Seine Unfähigkeit, innere Spannungen zu ertragen und in ein antizipierendes Probehandeln einzubinden, für ein kohärentes Selbsterleben auf idealisierte und bespiegelnde Objekte angewiesen zu sein, kennzeichnet diese Entwicklungsstufe als vorrangig narzißtisch und nicht als Basis für eine realistische Selbsteinschätzung und Beziehungsfähigkeit. Während das klassische psychoanalytische Modell eine allmähliche Auseinandersetzung mit den internalisierten, v.a. ödipalen Verboten als zentrale innerseelische Voraussetzung für die Integration einer reifen Sexualität und die verantwortungsvolle Übernahme von Erwachsenenrollen hervorhebt, eine sukzessive Ablösung von der elterlichen, insbesondere väterlichen Kontrolle fordert sowie eine kämpferische Protesthaltung gegenüber jeglichen Autoritätsfiguren zuweilen als unvermeidbar sieht, registriert das selbstpsychologische Modell einen merklichen Wandel in den psychodynamischen Anforderungen während der Adoleszenzjahre. Ein Zusammenhang zu insgesamt veränderten Sozialisationsbedingungen wird hypothetisch formuliert. Eine detaillierte Analyse der Verhaltensweisen und intrapsychischen Verarbeitungsmöglichkeiten bei vielen zeitgenössischen Jugendlichen bietet ein bedeutsam verändertes Bild (Ziehe 1975):
Die Inhalte des Über-Ichs rekrutieren sich weniger aus ödipalen Konfliktstoffen,

sondern verweisen vielmehr auf Abkömmlinge einer höchst ambivalenten Bedürfnisregulierung und Disziplinierung in frühen Mutter-Kind-Transaktionen. Die Struktur des Über-Ichs verrät eine auffallende Rigidität, trägt eine große Unreife. Eine Kluft zwischen der Strenge und Unflexibilität dieser Über-Ich-Normen und einer sozialen Realität, die eine rasche Umstellung auf veränderte soziale Standards verlangt und auf eine flexible Übernahme von neuartigen Werten verpflichtet, fällt auf. Diese Diskrepanz zwischen rigiden, vor allem an frühen mütterlichen Verhaltensnormen orientierten und später nur wenig modifizierten Über-Ich-Inhalten und den realitätszugewandten Ich-Funktionen verschärft aber angst- und schambesetzte Konflikte, die gerade während der Adoleszenzjahre eine bedrängende Qualität annehmen können. Sie machen zuweilen massive Abwehrformen notwendig, die tendenziell regressiver und nicht mehr identifikatorischer Art sind. Der verinnerlichte Anspruch, sich möglichst reibungslos und perfekt anzupassen, die leichte Gefahr aber hierbei zu versagen, kennzeichnet ein höchst fragiles Selbsterleben vieler Jugendlicher. Ein übermäßiges Vermeidungsverhalten mit partiellem Rückzug aus einer narzißtisch kränkenden Realität kann imponieren. Reduziertes Kritikvermögen einerseits, erhöhte Beeinflußbarkeit durch Sozialagenturen andererseits tragen zu einer verstärkten äußeren Manipulierbarkeit vieler Jugendlicher bei.

o *Adoleszenz: Die psychosoziale Entwicklungslinie.*
Erikson (1959, 1968) erweitert das ursprünglich psychosexuelle Entwicklungskonzept S. Freuds systematisch um eine psychosoziale Dimension. Standen bei Freud die Auswirkungen der psychosexuellen Krisen auf die Persönlichkeitsentwicklung im Mittelpunkt, so rücken bei Erikson phasentypische psychosoziale Erfahrungsmuster selbst in den Vordergrund. In ihnen beschreibt er „Annäherungsweisen" an die wichtigen Bezugspersonen der sozialen Umwelt, die krisenhaft verlaufen können und besondere integrative Leistungen abverlangen. Erfolgreiche Lösungen führen zu grundlegenden psychischen Gestimmtheiten und begründen wichtige soziale Tugenden. „Urvertrauen", erste „Autonomie", „Initiative", „Werksinn und Leistung" kennzeichnen diesen Erwerb bis zur Latenzzeit. Ihre möglichen negativen Pole „Urmißtrauen", „Scham und Zweifel", „Schuld- und Minderwertigkeitsgefühle" charakterisieren hingegen mißglückte Lösungsversuche in den phasenspezifischen Krisen. Mit Beginn der Latenzzeit hat das Kind idealerweise seine Körperfunktionen gemeistert und sich grundlegende Modi des sozialen Umgangs zueigen gemacht.

Die biologisch-sexuellen Veränderungen in der Pubertät stellen alle zuvor als zuverlässig empfundenen „Werte der Gleichheit und Kontinuität" in Frage. Die Suche nach einer neuen Ich-Identität wird nun zur entscheidenden Entwicklungsherausforderung. Erikson (1968) versteht hierunter einen „spezifischen Zuwachs an Persönlichkeitsreife, den das Individuum am Ende der Adoleszenz der Fülle seiner Kindheitserfahrungen entnommen haben muß, um für die Aufgaben des Erwachsenenlebens gerüstet zu sein" (S. 123). Neben einer persönlichen Konstanz des inneren Sich-Selbst-Gleichseins betont er gleichrangig eine engagierte Teilhabe an bestimmten gruppentypischen Charakterzügen. Er weist damit auf das enge Zusammenspiel von persönlicher und sozialer Identität hin. Nicht nur den Erfahrungsschatz aus den kindlichen Identifikationen gilt es neu zu bewerten und umzugruppieren, sondern ihn auch einer neuen Form von Identifikation unterzuordnen, die der Jugendliche nur in der intensiven Gemeinschaft und im Wetteifern mit Gleichaltrigen erreichen kann. Während in der Kindheit beim Erwerb neuer Rollen und Problemlösungsstrategien ein weitgehend unverbindliches Probieren erlaubt ist, gerät der junge Mensch rasch in die zwingende soziale Lage, recht bald zu immer endgültigeren Selbstdefinitionen zu gelangen, die langfristige Konsequenzen nach sich ziehen und einen künftigen Experimentier- und Entscheidungsspielraum sichtbar einengen können. Der adaptive Druck wird häufig umso intensiver verspürt, als der ursprüngliche, sicherheitsspendende und damit auch soziale Identität stiftende Rahmen der Kindheit, die Ursprungsfamilie, infolge psychodynamischer Notwendigkeiten allmählich als verbindliche Orientierung aufgegeben werden muß. Eine Verunsicherung des Identitätsgefühls ist nach Erikson in diesem Entwicklungsabschnitt normativ.

Sie kann vielfältige Erscheinungsformen besitzen. Sie hängt in großem Maße auch davon ab, welchen Freiraum eine Gesellschaft dem Jugendlichen gestattet, welches Angebot an experimentellen Möglichkkeiten sie offenhält. Die Chance eines „psychosozialen Moratoriums" wird darüber mitentscheiden, ob die „normative Krise" in erster Linie eine vermehrte Konfliktträchtigkeit und eine Labilität der Ich-Funktionen hervortreten läßt, oder aber ein inhärentes Wachstumspotential, das erprobenden Selbstdarstellungen und kreativen Entwürfen entstammt.

Die weitere Ich-Entwicklung wird durch diese Experimentierhaltung ebenfalls gefördert. Phantasie und neu hinzugewonnene Introspektionsfähigkeit führen oft gewagt an Inhalte des Unbewußten heran, die normalerweise einer Verdrängung unterliegen. In einer bewußtseinsnäheren Konfrontation aber schaffen sie jetzt dem Jugendlichen eine günstigere Basis der Auseinandersetzung und Kontrolle. Diese sehr persönlichen seelischen Erlebnisse und Einsichten fließen entscheidend in die Kommunikation mit Gleichaltrigen mit ein, werden hier bestätigt und anerkannt. Ein ständiger Prozeß des Meinungs- und Erfahrungsaustausches hier trägt maßgeblich dazu bei, die entwicklungsmäßige Labilität des Identitätsgefühls abzubauen und zu differenzierteren Vorstellungen von der eigenen Person, von Freunden und von alternativen Erwachsenenrollen zu gelangen.

o *Adoleszenz: Die kognitive Entwicklungslinie.*
Für die Entwicklung der Denkformen ist von Geburt an ein offener Austausch des heranwachsenden Individuums mit seiner Umwelt charakteristisch. Ziel ist es, kognitive Ordnungsstrukturen, Schemata zu errichten, um relevante Umweltbezüge adäquat wahrzunehmen und folgerichtig hierauf zu antworten. Nach Piaget (1966) besteht eine relativ fixierte Abfolge von einzelnen Organisationsstufen, die durch eine inhärente biologische Wachstumstendenz festgeschrieben ist. Einer zunehmend vielfältigeren Wahrnehmungswelt entsprechen immer komplexere Ordnungsversuche seitens des Individuums. *Assimilative* wie *akkommodative* Aspekte kennzeichnen einen fortlaufenden Anpassungsprozeß. Zwischen beiden Aspekten besteht eine wechselseitige Abhängigkeit. Bestehende kognitive Strukturen müssen dann aktiv umgeformt werden, wenn die vergleichende Einordnung von neuartigen Informationen nicht mehr gelingt. Umgekehrt können sich diese Strukturen wiederum nur durch ein erfolgreiches Wiedererkennen stabilisieren. Dies gilt grundsätzlich auf allen Entwicklungsstufen. Bis zur Pubertät sind einzelne diskrete Niveaus auszumachen: Angeborene Wahrnehmungen und Handlungen vermitteln auf einer *sensorimotorischen* Ebene eine erste Orientierung. Ursprüngliche Reflexschemata werden modifiziert und erweitert, neue Reaktionen mit alten Mustern kombiniert. Eine *konkret-anschauliche* Vorstellungsweise bestimmt die nächste kognitive Stufe. Sie ermöglicht erste symbolische Leistungen. Gegenstände erhalten eine übertragene Bedeutung, der Aufbau einer inneren Vorstellungswelt wird eingeleitet. *Konkrete Operationen* weisen schließlich zunehmend die Qualität geistiger Handlungen auf, sind nicht mehr ausschließlich an anschaulich erfahrbare Inhalte gebunden, werden dadurch wesentlich flexibler, wenngleich nach wie vor nur wenige Einzeldimensionen eines Denkgegenstands simultan in der Reflexion berücksichtigt werden können.

Diese Etappen der kognitiven Entwicklung stellen die unmittelbaren Voraussetzungen für die höchste Stufe der Intelligenz, der *formalen Operationen* dar, die unter günstigen Entwicklungs- und Reifungsbedingungen die Denkformen des Adoleszenten bestimmen können (Ausubel 1968). Sie werden möglich, wenn die Lösung der Denkschritte von der Vorherrschaft des Konkret-Anschaulichen gelingt. Sie zeichnen sich durch eine unvergleichlich größere Abstraktheit, durch die Beachtung der vielfältigen Beziehungen zwischen den verschiedenen Aspekten eines Untersuchungsthemas, durch ein hypothetisch-deduktives Vorgehen aus. Damit ist der Bereich des Möglichen in der Vorstellung eröffnet, aber zugleich auch die Voraussetzung dafür geschaffen, die Ursachen von bestehenden Verhältnissen zu erforschen. Bislang hingenommene Fakten unterliegen jetzt einem Bedürfnis nach Begründung und Rechtfertigung.

Diese formal-kognitiven Kompetenzen bilden die Grundlagen eines radikal veränderten Bewertungs- und Orientierungssystems von Jugendlichen hinsichtlich realer und potentieller Welten. Sie prägen die unterschiedlichen Kommunikationsweisen mit Gleichaltrigen, Eltern und Vorgesetzten, aber auch mit der eigenen Person. Entwürfe von erkannten oder für möglich erachteten Zusammenhängen dominieren, werden unter Gleichaltrigen zur Diskussion gestellt, als Anregungen aufgenommen und weiter bearbeitet. Die Themen können jetzt komplexe soziale Inhalte umspannen, die mit möglichen Gegenmodellen konfrontiert werden. Abstrakte Inhalte wie Gerechtigkeit, Freiheit, Autorität usw. werden behandelt. Der neue Denkstil prägt auch den Dialog zwischen Jugendlichen und Erwachsenen. Eine zunehmende Kritikfähigkeit trägt zu einer Argumentationsweise bei, die in ihrer akzentuierten Ausprägung zum „Generationenkonflikt" werden kann. Nicht selten polarisieren sich in beiden Parteien auch die von Piaget als zusammengehörig beschriebenen Teilprozesse der Assimilation und Akkommodation. Jugendlichen Versuchen, erkannte Konfliktmomente in gesellschaftlichen Umgangsformen, Ungereimtheiten von geforderter und praktizierter Realität, Gegensätze von vergangener und gegenwärtiger Geschichte in einem neu legitimierten Ordnungssystem aufzulösen, stehen häufig Bemühungen Erwachsener entgegen, auf die Kontinuität im Werdegang einer Gesellschaft hinzuweisen, die Notwendigkeit einer konstanten und verbindlichen Orientierung zu betonen, vor allem das vernünftig Machbare im ideenmäßig Möglichen herauszustellen. Schon diese wenigen, mehr allgemeinen Auswirkungen einer neuen Denkstufe verdeutlichen, wie notwendig ein konfliktfähiges und tolerantes Diskussionsforum für Jugendliche ist, sollen sich erworbene Fähigkeiten der Imagination und Überlegung nicht im Bereich wirklichkeitsfremder Kreationen verlieren, soll der normativ polarisierte Dialog zwischen den Generationen nicht entgleisen. Klar differenzierte Standpunkte und Rollen sind eine wesentliche Voraussetzung hierfür.

Auch die eingehende Beschäftigung mit der eigenen Person dokumentiert die neue Fähigkeit, sich vom Altvertrauten und Gewohnten lösen zu können. Eine zunehmend differenziertere Fertigkeit zur Introspektion ermöglicht eine Selbsterfahrung in den zahlreichen Talenten und Potentialen, aber auch den kontrastierenden Schwächen und Defiziten einer Persönlichkeit. Sie ist also die grundlegende Erkenntnisvoraussetzung für eine erlebnismäßige Integration der verschiedenen Selbstaspekte. Eine reifende Introspektionsfähigkeit vollzieht sich aber normalerweise nicht in einer abgeschlossenen Privatheit, sondern bedarf immer auch der relativierenden Korrektur und validierenden Bestätigung im Erfahrungsaustausch mit Gleichaltrigen sowie mit erfahrenen und glaubwürdigen Erwachsenen.

o *Adoleszenz: Die Entwicklungslinie der interpersonalen Kompetenz und des Selbst- und Objektverständnisses*

Standen sich die psychoanalytische Position S. Freuds und der epistemologische Ansatz J. Piagets über Jahrzehnte zumeist unvermittelt gegenüber, so sind inzwischen bedeutsame Theorieentwürfe vorgelegt worden, die eine fruchtbare Konvergenz der beiden Perspektiven ermöglichen. Ihnen ist gemeinsam eine eigenständige Thematisierung der kognitiven Prinzipien im Feld der psychosozialen Entwicklung einerseits, in der Verküpfung psychodynamischer und struktur-konstruktivistischer Wirklinien andererseits. Beide Ansätze, für die stellvertretend Selman (1980) und Noam (1988 a,b) stehen, liefern auch wichtige Erkenntnisse zu unserem adoleszenten Entwicklungsabschnitt.

Bei einem funktionalistisch orientierten Studium der Entwicklung von sozialer Kompetenz steht die Analyse der jeweiligen Informationsverarbeitung in einer bestimmten psychosozialen Problemlage im Vordergrund, d.h. es wird die Fertigkeit eines Individuums bewertet, ein bestehendes Problem als solches zu identifizieren, eine Reihe von Lösungsstrategien zu entwickeln, hieraus resultierende mögliche Konsequenzen zu bewerten und eventuell neue, effizientere Techniken hinzuzugewinnen. Die Effizienz ist hierbei weitgehend der erfolgreichen Lösung des interpersonalen Problems gleichzusetzen (Dodge, Murphy 1984). Dieser funktionalistische Ansatz ist integraler Bestandteil zahlreicher verhaltenstherapeutischer Trainingsprogramme (Liberman et al. 1989). Er enthält nur insoweit einen entwicklungstheoretisch bedeutsamen Aspekt, als er sich von vornherein auf typische Aufgaben eines jeweiligen Entwicklungsabschnitts konzentriert, nicht hingegen aber den Entwicklungsprozeß selbst hinter den vorherrschenden Strategien reflektiert. Dies versucht beispielsweise der Ansatz von Selman (1980, 1981) zu leisten, der unterschiedliche Niveaus eines interpersonalen Wissens und Verstehens als strukturelle und entwicklungsmäßige Voraussetzung der o.g. Lösungsstrategien herausarbeitet. Grundlegender Analysefokus ist die gezeigte Fertigkeit eines Individuums, sich selbst in einer sozialen Interaktion mit anderen Personen zu begreifen, die unterschiedlichen sozialen Perspektiven zu koordinieren, ein durch eine Problemlage verursachtes interpersonales Ungleichgewicht durch Veränderung der eigenen oder der Belange des Anderen assimilativ bzw. akkommodativ zu verhandeln sowie die hierbei ausgelösten Affekte zu integrieren. Nach Selman ist in enger Nachbarschaft mit der allgemeinen kognitiven Entwicklungslinie auch eine sukzessive Reihe unterschiedlicher Strukturniveaus im interpersonalen Verständnis und in der Koordination von sozialen Perspektiven aufzustellen:

Auf einer untersten Stufe herrschen primär *impulsive*, unreflektierte Handlungstechniken vor, ein Problem zu lösen, eine Koordination der Perspektiven der miteinander involvierten Parteien fehlt, die beanspruchte Position ist *egozentrisch und undifferenziert*. Auf einer folgenden Stufe wird zwar ein Konflikt zwischen den Perspektiven beider Parteien erkannt, die Lösungsstrategie selbst bleibt aber *unilateral und subjektiv*, unreflektiert beherrschend oder sich anpassend. Die nächste Stufe ist bereits von einem psychologischen Verständnis für *reziproke* Interaktionen der Sozialpartner gekennzeichnet. Dies setzt eine Einsicht in die planvollen Absichten der beiden Handelnden voraus, berücksichtigt möglicherweise unterschiedliche Gefühlszustände und Bedürfnisse auf beiden Seiten. Die Verhandlungsstrategien orientieren sich zwar am eigenen Vorteil, beinhalten auch bei Notwendigkeit ein eventuelles Nachgeben, nie aber eine bedingungslose Aufgabe der eigenen Position. Auf einer reifen Verhandlungsstufe, die erstmals in den Adoleszenzjahren möglich wird, dominiert das Prinzip einer *wechselseitigen* Anerkennung der Positionen, einer ausgewogenen *Kollaboration*. Die hier praktizierten Strategien beinhalten Kompromiß, Dialog, Prozeßanalyse und die Entwicklung von gemeinsam geteilten Zielen, welche die individuellen Bedürfnislagen berücksichtigen, aber einem übergeordneten Beziehungsziel unterordnen. Funktionalistische und strukturale Betrachtungsweise lassen sich fruchtbar in einen Analyseansatz integrieren (Selman et al. 1986, Schultz et al. 1989).

Die sich im Entwicklungsverlauf wiederholt wandelnde Sichtweise auf die eigene Person und wichtige zwischenmenschliche Interaktionen steht auch bei Noam (1988 a,b) im Vordergrund eines klinischen und theoretischen Forschungsinteresses. „Biographie" stellt sich bei ihm in erster Linie als eine Geschichte internalisierter Beziehungen dar, deren Kontinuität über „zentrale Lebensthemen" aufrechterhalten wird. Ein strukturalistischer Ansatz verdeutlicht wiederum mehrere bedeutsame Transformationen in der vorherrschenden Organisation der Selbsterfahrung. Für einzelne Strukturniveaus lassen sich unterschiedliche „Logiken des Selbst- und Objektverständnisses" herausarbeiten, die eine hohe Ähnlichkeit mit den von Selman formulierten Entwicklungsprinzipien zeigen. Für die Jahre der Adoleszenz behauptet Noam zwar eine lockere Assoziation einer bestimmten Entwicklungshöhe mit der chronologischen Altersstufe. Er betont jedoch eine typische Vielfältigkeit sog. „Adoleszentenwelten" in einzelnen Sektoren des psychosozialen Lebens (Noam et al. 1990). In aufsteigender Entwicklungsreife beschreibt er zunächst eine *subjektiv-körperliche*, dann eine *reziprok-instrumentelle*, hierauf eine *wechselseitig-inklusive* und schließlich eine *systemisch-organisationsmäßige Adoleszentenwelt*. Für den Bereich der Familie und der Peer-Gruppe als Hauptvertretern hierarchisch bzw. egalitär ausgerichteter Beziehungen können so zentrale Erfahrungsmuster, prinzipielle Konflikte und Entwicklungshemmnisse, aber auch typische Coping-Stile in diesem Altersabschnitt beschrieben werden. Eine hier implizite entwicklungspsychopathologische Dimension besagt, daß ein Jugendlicher in einer gegebenen Situation prinzipiell auf all diesen Strukturniveaus agieren kann, insbesondere im Kontext passagerer Regressionen. Ist er aber z.B. umfassend auf einer „subjektiv-körperlichen" Entwicklungsstufe arretiert, sind hier konkrete Operationen seine reifsten kognitiven Fertigkeiten, bestimmt überwiegend eine private Phantasiewelt seine soziale Orientierung und charakterisiert ihn eine weitgehend impulshafte Bedürfnisbefriedigung, dann ist er nicht imstande, die komplexen Entwicklungsaufgaben der Adoleszenz ohne ernsthafte psychopathologische Gefährdung aufzunehmen. Noam demonstriert ferner, daß bestimmte Entwicklungsleistungen wie etwa die erfolgreiche Loslösungsarbeit aus dem familiären Einflußbereich bei gleichzeitiger Wahrung einer partnerschaftlichen Bindung an die Eltern nur auf einem hochstrukturierten Niveau möglich sind.

o *Adoleszenz: Die moralisch-ethische Entwicklungslinie.*
Neben fundamentalen Umwälzungen im Erleben von Sexualität und Leiblichkeit, in der Reflexionsfähigkeit auf die eigene Person mit ihren unterschiedlichen Selbstaspekten, im Erwerb neuartiger psychosozialer Kompetenzen und der Übernahme eigenverantworteter sozialer Rollen, im Zugewinn fortschrittlicher kognitiver Orientierungs- und Bewältigungstechniken wird in den Adoleszenzjahren auch eine veränderte Fähigkeit zu moralischer Haltung und ethischer Argumentationsweise deutlich. Auch in dieser Entwicklungslinie lassen sich sukzessive Organisationsstufen mit einer entscheidenden Transformation in dem uns interessierenden Reifungsabschnitt ausmachen. Die nahe Verwandtschaft zur bzw. enge Verwobenheit der Entwicklung des moralischen Bewußtseins und Urteils mit der allgemeinen kognitiven Entwicklung ist bereits bei Piaget (1954, 1981) ein wichtiger Analyseaspekt. Sie ist integrales Zentrum im Forschungsansatz von Kohlberg (1973).

In seinen Modellvorstellungen zur Entwicklung des moralischen Bewußtseins lassen sich drei wesentliche Ebenen (re-)konstruieren. Auf einer „vormoralischen" oder *präkonventionellen* Ebene interpretiert das Kind kulturelle Regeln und Bezeichnungen von „gut" und „böse" vorrangig in Begriffen körperlich-affektiv erfahrbarer Konsequenzen der eigenen Handlungen. Eine „Orientierung an Strafe und Gehorsam einerseits, an Belohnung andererseits" dominiert. Der Geltungsbereich bezieht sich auf die enge natürliche und soziale Umwelt der frühen Kindheitsjahre. Auf einer „regelkonformen" oder *konventionellen* Ebene werden bleibende Erwartungen der Familie, der sozialen Gruppe oder der Gesellschaft als wertvoll in sich eingeschätzt, ohne Rücksicht auf unmittelbare und offensichtliche Konsequenzen. Nicht nur die Konformität mit persönlichen Erwartungen oder mit der sozialen Ordnung, sondern auch das aktive Eigenbestreben, selbst diese Werte zur Geltung zu bringen, ist kennzeichnend. In einer „Orientierung an der Wechselseitigkeit zwischenmenschlicher Beziehungen" löst sich die moralische Bewertung zwar von greifbaren, externen Sanktionen, bleibt jedoch noch weitgehend auf Zustimmung oder Mißbilligung durch die soziale Bezugsgruppe angewiesen, eine kritiklose Unterwerfung unter Mehrheitsbeschlüsse überwiegt, erste moralische Intentionen der reifenden Persönlichkeit des Schulkindes werden aber spürbar. In der „Orientierung an der Aufrechterhaltung von sozialer Ordnung und Autorität" werden moralische Prinzipien als von Personen unabhängige Strukturen anerkannt, die um ihrer selbst willen Respekt verdienen. Scham als Reaktion auf den Entzug von Liebe und sozialer Anerkennung in der Gruppe der primären Bezugspersonen, der Familie sowie des erweiterten sozialen Verbands zeigt die nun erreichte Reife des moralischen Bewußtseins an.

Mit Beginn von Pubertät und Adoleszenz werden parallel zum möglichen Erwerb formaler Denkoperationen auch die Prinzipien der moralischen Urteilsbildung grundlegend umgestaltet. Der Übergang von der „heteronomen" zur „autonomen" Moral ist richtungsweisend (Piaget 1954). Ohne die neuartigen kognitiven Fertigkeiten wäre es nicht möglich, sich vom unmittelbar Vorgegebenen der Werteorientierung der Kindheitsjahre zu lösen und Alternativmodelle der moralischen Legitimation zu bedenken. In der Konfrontation mit anderslautenden, ja gegensätzlichen Wertesystemen weiterer wichtig werdender Bezugsgruppen wie etwa in der Arbeitswelt oder im Bereich der Freizeitgestaltung mit Gleichaltrigen muß verunsichernd wirken. Das

Auftreten von Wert- und Bewertungskonflikten scheint eine unvermeidbare Konsequenz zu sein. Diese werden umso schmerzlicher sein, je intensiver und selbstverständlicher elterliche Gebote als persönliche Wertmaßstäbe übernommen worden sind. Auch hier begreift ein kritisches Denken die Relativität der früher als absolut angesehenen Werte. Wut, Enttäuschung, aber auch Schuldgefühle signalisieren einen konflikthaften Abschied von einer persönlich wertvollen, aber jetzt als fragwürdig erachteten moralischen Instanz der Elterngeneration. Während die Fähigkeit zur kritischen Analyse und Überprüfung von verbindlich erklärten Normen zur kognitiven Position einer Werteneutralität gelangen und allen von außen herangetragenen Ansprüchen jegliche Legitimität absprechen kann, ist der Schritt zu einer moralischen Autonomie damit aber nur halb vollzogen. Nicht selten bleibt die formale Strenge der Anforderungen an sich selbst als unbearbeitetes elterliches Teilerbe im Erleben und Handeln des Jugendlichen bestehen. Die kognitive Fähigkeit zur Relativierung verknüpft sich so mit den affektiven Ansprüchen eines moralischen Rigorismus und kann sich dann in provokativ und zuweilen auch fanatisch vorgetragenen Idealen äußern, deren Verwirklichung impulsiv gefordert wird. Nur eine tolerante Gesprächs- und Verhandlungsbasis zwischen den Generationen schafft die Voraussetzung für den Erwerb der reifsten Komponente der Gewissensfunktion, nämlich der einsichtsvollen Selbstkritik. Diese opfert keineswegs restlos persönliche Ideale übermächtigen gesellschaftlichen Zwängen, die letztlich resignierend anerkannt würden. Sie behält vielmehr eine nach vorne gerichtete, offene Spannung von möglichen Wertemodellen bei, erkennt aber auch die Grenzen eigenen Handelns sowie die Bedenklichkeit eines persönlichen Werterigorismus. Nach Kohlberg zeichnet sich nun die *postkonventionelle* Ebene der selbstakzeptierten Prinzipien dadurch aus, daß in einer „Orientierung gemäß Vereinbarung von Regeln auf Gegenseitigkeit" moralische Richtlinien nur dann als verbindlich anerkannt werden, wenn sie einer kritischen persönlichen Überprüfung standgehalten haben und gleichzeitig auf dem demokratischen Konsens einer übergreifenden Gesellschaft beruhen. Das Bewußtsein von der Relativität der hier akzeptierten Werte bleibt aber bestimmend. In einer „Orientierung gemäß individueller Gewissensentscheidung nach einem universalen ethischen Prinzip" stehen Urteil und Handeln im Einklang mit selbstgewählten ethischen Prinzipien. Diese sind logisch verständlich, allgemein, konsistent, abstrakt und keine konkreten moralischen Regeln. Sie können gegebenenfalls auch in Widerstreit zu gesellschaftlich verbindlichen Standards der konventionellen Moral geraten. Ein Verstoß gegen diese ethische Orientierung wird als subjektive Schuld begriffen.

In seinen Stufen zur moralischen Entwicklung des Menschen unterscheidet Kohlberg also drei Niveaus, die zunehmende Grade an Reflexivität, persönlicher Entscheidungskompetenz und subjektiver Verantwortlichkeit charakterisieren. Es ist jedoch wichtig, daß diese Entwicklungslinie wie auch die vorherigen Parallelentwicklungen in anderen Sektoren der Persönlichkeit idealtypisch konzipiert sind, lediglich als eine unter konkreten historischen Verhältnissen gültige Folie potentieller Entwicklungsstufen zu verstehen sind und keineswegs in der gesamten Komplexität von jedem Individuum durchschritten werden. Dies reduziert aber m.E. nicht die vielschichtigen adaptiven Herausforderungen an einen Jugendlichen, sondern trägt gerade zur Problematik seiner Entwicklungssituation bei.

Die bereits in der Einführung angesprochene Polarisierung der Sichtweisen auf die Adoleszenz als einer Phase mit *„normativer Krise"* vs. eines *„kontinuierlichen Transformationsprozesses"* besitzt vielfältige Gründe. Die Annahme einer „Sturm- und Drangphase", einer tumultreichen Entwicklungsperiode mit extremer seelischer und zwischenmenschlicher Belastung schien nicht nur einem kulturellen Stereotyp vom „jugendlichen Revolutionär" bzw. „weltabgewandten Idealisten" zu folgen (vgl. Ch. Bühler 1929, Spranger 1925). Sie wurde besonders auch durch die detailreichen Erkenntnisse aus psychoanalytischen Behandlungen mit einzelnen Jugendlichen gefördert. Hierbei erwiesen sich aber die auf klinischem Terrain vorgebrachten allgemeinen

Überzeugungen zur Adoleszenz als fester Bestandteil einer umfassenderen Mythenbildung, die seit alters her in jeder Gesellschaft den Dialog zwischen den Generationen mitbestimmt hat und nur unter den jeweiligen soziokulturellen Verhältnissen verstanden werden kann (Levine 1987, Oldham 1978). Die psychoanalytische Entwicklungspsychologie wiederum vermochte zwar wertvolle Einsichten in die konfliktreiche Dynamik der jugendlichen Entwicklungsjahre zu vermitteln. Sie extrapolierte aber häufig unreflektiert von einer ausgewählten klinischen Subgruppe auf die Gesamtheit der Jugendlichen. Sie neigte dazu, den in einer anthropologischen Sicht durchaus fruchtbaren Gedanken der „Krise" mit unweigerlich psychopathologischer Auffälligkeit zu vermengen. Nicht selten verstieg sie sich gar zur paradoxen Position, für die seelische Gesundheit eines Jugendlichen eine klinisch relevante Störung des Erlebens und Verhaltens als unbedingte Entwicklungsvoraussetzung zu fordern, stattdessen aber in einer symptomatischen Unauffälligkeit ein ernsthaftes Indiz für eine Entwicklungshemmung zu erblicken (Deutsch 1967, A. Freud 1958). Damit wurde aber eine für die psychoanalytische Haltung charakteristische Unterscheidung in eine Ebene der oberflächlichen Verhaltensperformanz und eine der tiefenstrukturellen Kompetenz leichtfertig aufgegeben. Es wurde so auch versäumt, gerade die besonderen strukturellen Eigenheiten der seelischen Funktionsweise eines Jugendlichen näher zu bestimmen, die in der Konfrontation mit den alterstypischen Entwicklungsaufgaben zu diversen klinisch-syndromalen Abwandlungen führen können (Lang 1978). Eine weitere bedenkliche Konsequenz dieser Einstellung scheint mir darin zu liegen, daß vereinzelte Jugendliche in ihren offenkundigen seelischen Schwierigkeiten nicht erkannt werden, da vermeintlich ein „normativer", ein quasi „gesunder Aufruhr" vorliege, und deswegen nicht selten fachgerechte Hilfe unterbleibt (Offer 1987).

Dieser Perspektive stehen mittlerweile eine Reihe von Befunden aus v.a. epidemiologisch orientierten Untersuchungen gegenüber, die eine bedeutsame Revision der Psychologie und Psychopathologie der Adoleszenzjahre verlangen (Hamburg, Wortman 1985, Powers et al. 1989). Die zentrale Erkenntnis ist hier, daß die zahlreichen Veränderungen auf biologischer, psychologischer und sozialer Ebene jedem Jugendlichen beträchtliche Transformations- und Integrationsleistungen abverlangen, daß aber eine große Mehrheit der Jugendlichen diesen Prozeß mit erstaunlicher seelischer Ausgeglichenheit und psychosozialer Kontinuität durchläuft (Bandura 1964, Douvan, Adelson 1966, Offer, Offer 1975). In guter Übereinstimmung wird der Anteil der Adoleszenten mit einer psychiatrisch relevanten Symptombildung in den unterschiedlichen Studien auf ca. 10 - 20% eingeschätzt (Offer et al. 1981, Petersen 1988, Rutter et al. 1976).

In einer klinischen Längsschnittsbetrachtung muß aber andererseits festgehalten werden, daß „Adoleszentenkrisen" unter dem Bild psychopathologisch faßbarer Syndrome in jedem Fall als ernsthafte Störungen der psychosozialen Entwicklung in diesem Altersabschnitt gewertet werden müssen, keinesfalls als förderliche Voraussetzungen für die seelische Gesundheit im Erwachsenenalter gelten, vielmehr prognostisch kontrollbedürftige Zustandsbilder mit möglichem Krankheitswert darstellen können (Andreasen, Hoenk 1982, Golombeck et al. 1986, Golombeck et al. 1987, Marton et al. 1987, Masterson 1967 a, b, Masterson, Costello 1980, Stein et al. 1987).

4.2. Die Entwicklungsphase des jungen Erwachsenenalters

Während jede Kultur im Blick auf den Lebenszyklus eine Unterscheidung in Kindheit und Erwachsenenalter kennt (Aries 1962), für den Übergang zwischen den beiden Lebensabschnitten zumindest eine zeitlich punktuell markierte Zäsur mit „Äquivalenten primitiver Durchgangsriten" fordert (Kilpatrick 1974), das Erwachsenenalter in einem soziokulturellen Kontext immer mit der Übernahme definierter sozialer Rollen korreliert (Neugarten 1966), unterliegt die differentielle Ausgestaltung sowohl der großen Lebensabschnitte in eigenständige Unterphasen als auch der Übergangsperioden einem bedeutsamen historisch gesellschaftlichen Wandel (Klein 1990). Dies gilt in ganz besonderem Maße für die Entwicklungsperioden der „Adoleszenz", der „Jugend", des „jungen Erwachsenenalters". Die Nennung dieser sich überlappenden Zeitabschnitte in einer gemeinsamen Entwicklungsperspektive rechtfertigt sich m.E. durch zwei grundlegende Sachverhalte:

- In einer soziologischen Sicht wird das Konzept einer „verlängerten Adoleszenz" durch drei historisch gewandelte Lebenskonstellationen in westlichen Gesellschaften nahegelegt: Lange Ausbildungswege an speziellen Bildungseinrichtungen sowie relativ hohe Akzeptanz einer Periode ohne feste soziale Bindungen und Verantwortungen, durch Arbeitslosigkeit erzwungene Not- und Zwischensituationen, eine Existenzmöglichkeit in einer sich verselbständigenden Szene und Gegenkultur der Großstädte, drei Lebensformen also, die ohne definitorische Übernahme von verpflichtenden sozialen Rollen der Erwachsenenwelt einhergehen und weit in die dritte bis vierte Lebensdekade eines Individuums hineinreichen können (Shell-Jugendstudie 1982).
- In einer psychologischen Sicht verdeutlicht das Konzept der „verlängerten Adoleszenz", daß die während der frühen Jugendjahre aufgenommenen Entwicklungslinien (s.o.) keineswegs schon nach kurzer Zeit zu einer abschließend reifen Lösung oder einem definitiven Verfehlen der in diesem Entwicklungsabschnitt geforderten Entwicklungsaufgaben führen, sondern ein zeitlich gedehntes Stadium mit erstem Experimentieren, probatorischen Festlegungen, nachfolgenden Verwerfungen und neuen Entwürfen beinhalten, bevor langfristige Entscheidungen mit einer begründenden persönlichen Sicherheit und emotionalen Reife möglich werden (Adatto 1980, Bohleber 1982, 1987, Brockman 1984, 1989).

Eine *Definition des „jungen Erwachsenenalters"* orientiert sich also an der Fortführung und Vertiefung der adoleszenten Entwicklungsaufgaben einerseits, an der allmählichen Aneignung der Erwachsenenwelt andererseits. Hierbei ist eine biologische (sexuelle, physische, kognitive) Reife bereits erreicht, eine erste Verunsicherung des Selbstgefühls idealerweise überwunden. Eine allmähliche Bestimmung der individuell bedeutsamen Komponenten des Selbst schließt sich an und drängt zu einer Qualifizierung und erfahrungsmäßigen Festigung in den diversen psychosozialen Lebensbereichen. Diese umschließen die Gestaltung zunehmend reiferer Freundschaften und intimer Beziehungen, die Neuordnung der familiären Bindungen, die Einordnung der eigenen Person in einen weltanschaulichen und wertemäßigen Kontext, die Entwicklung einer zukunftsorientierten Zeitperspektive, die Planung für eine längerfristige berufliche Karriere und somit für eine wirtschaftlich unabhängige Existenz. Das „junge Erwachsenenalter" teilt also mit dem „etablierten Erwachsenenalter" die meisten psychobiologischen Fertigkeiten und psychosozialen Möglichkeiten, ohne schon auf die definitiven sozialen Rollenerwartungen zu verpflichten (Arnstein 1989).

Versucht man neben dieser inhaltlichen Qualifizierung des „jungen Erwachsenenalters" als einer Lebensphase, in der das Erwachsensein zur entscheidenden psychosozialen Aufgabe wird, aber noch nicht konsolidiert ist, auch eine zeitliche Einordnung, so begegnen wir in der Literatur unterschiedlichen Festlegungen. Offer und Sabshin (1984) definieren diesen Altersabschnitt für die Zeit der High School bis in die Mittzwanziger Jahre, wenn die interpersonale Fähigkeit zur Intimität erreicht ist, und akzeptable Lösungen der Identitätsfragen gefunden worden sind. Gleichzeitig stellen aber wiederum Offer und Offer (1975) fest, daß die Adoleszenz nicht notwendigerweise mit 22 Jahren endet. Levinson und Mitarbeiter (1978) führen die Konzepte der „Übergangs- und strukturbildenden Perioden" in ihre Betrachtung des Lebenszyklus ein. Sie erblicken eine erste Übergangsperiode zum jungen Erwachsenenalter während der Jahre 17 bis 22, die das Ende der Adoleszenz markieren. Es schließt sich bis zum ca. 28. Lebensjahr ein Abschnitt an, in der eine erste „Lebensstruktur" (s.u.) für den Eintritt ins Erwachsenenleben gefunden werden muß, mit der Möglichkeit einer Revision in den folgenden fünf Jahren, bevor die entscheidende Lebenstruktur des jungen Erwachsenenalters bis zum 40. Lebensjahr etabliert wird. Die Zeitspanne von 17 bis 22 wird von manchen Autoren auch als „späte Adoleszenz", als „Postadoleszenz" oder aber schon als „junges Erwachsenenalter" angesprochen. In Anlehnung an Arnstein (1984) legen wir unseren Untersuchungen zum „jungen Erwachsenenalter" den Zeitraum von 17/18 bis 25/26 Jahren zugrunde. Diese Festlegung mag zwar etwas willkürlich erscheinen, entspricht aber vorteilhaft jener ersten Altersgruppe, der man traditionellerweise im Kontext einer Erwachsenenpsychiatrie begegnet.

Einen näheren Einblick in das „junge Erwachsenenalter" als einen eigenständigen Entwicklungsabschnitt im Lebenszyklus vermitteln zentrale Ausführungen einiger Autoren zu diesem Thema. Hierbei soll an Argumente angeknüpft werden, die bereits bei den diversen Entwicklungslinien der Adoleszenz vorgetragen worden sind. Grundlegend ist erneut das Augenmerk auf bedeutsame innerseelische Umschichtungen des jungen Erwachsenen sowie hiermit korrelierte Schritte der Anpassung an die soziale Umwelt als den beiden grundlegenden Aspekten für die Bewertung der psychosozialen Reife in diesem Altersabschnitt (Kapfhammer 1993 b).

Wenn mit Erikson (1959, 1968) die kritisch erlebte Identität der eigenen Person als die zentrale Entwicklungsherausforderung der Adoleszenzjahre erscheint, dann mag konsequent die *gelungene Identitätsbildung* den Abschluß der Adoleszenz anzeigen. Hiermit wäre aber das Identitätskonzept als zu uniform betrachtet (s.u.). Viel entscheidender ist dagegen eine über Jahre prolongierte Suche nach persönlich akzeptablen Lösungen in zahlreichen Lebensbereichen, die unterschiedliche Dimensionen des Identitätskonzeptes bestimmen. Und es ist wenig wahrscheinlich, daß in einer individuellen Entwicklung adäquate Lösungen für all diese Einzeldimensionen simultan gefunden werden.

Ein Aspekt dieses breiteren Identitätsverständnisses betrifft die allmähliche Integration einer reifen Sexualität. Die Wahrnehmung eines sich verändernden Körpers, die Konfrontation mit unerwartet auftretenden Funktionen führen mit neuen, zunächst ambivalent erlebten Lustformen zu einer Annahme dieser Körperlichkeit. In der erfolgreichen Auseinandersetzung mit den Modellen sexueller und aggressiver Objektbeziehungen der Kindheit wird die Voraussetzung geschaffen, außerfamiliäre, reife genitale Partnerschaften aufzunehmen. Wenngleich Blos (1979) den Erwerb einer *klaren sexuellen Identität* als entscheidend für den Übergang ins junge Erwachsenenalter ansieht, ist damit keineswegs schon die reife Fertigkeit zu *heterosexueller Intimität* impliziert. Diese aktive Liebesfähigkeit, ein Vermögen zu wechselseitiger Befriedigung elementarer körperlicher, sexueller und emotionaler Bedürfnisse zeichnet vielmehr eine neue Reifestufe aus, die Erikson

(1968) gerade als die zentrale Entwicklungsaufgabe des jungen Erwachsenenalters ansieht. Die epigenetische Bedeutung einer relätiv sicheren, basalen Identität für die Initimität wird offenkundig, wenn latente Schwächen eines Selbstgefühls sich nicht selten erst bei dem Versuch enthüllen, eine intime Freundschaft oder Rivalität zu wagen, sich in eine Liebesbeziehung einzulassen. Dieses Unternehmen verlangt eine zuvor festgefügte Selbst-Objekt-Abgrenzung und setzt erprobte Formen des spielerischen Umgangs mit dem Anderen voraus. Hier notwendigerweise auftretende Gefühle der Verschmelzung, manchmal auch der bedrohlichen Vereinnahmung durch den Partner sowie Sensationen der spannungsvollen Unlust, aber auch der grenzenüberschreitenden lustvollen Erregung müssen erfolgreich ertragen und integriert werden. Fehlen diese Stufen der Vorerfahrungen, dominieren Verletzungen und Enttäuschungen, blockieren präödipale Defizite und/oder rigide ödipale Verbote, dann resultieren leicht eine krampfhafte innere Zurückhaltung und ein Vermeiden von reifen partnerschaftlichen Engagements. Wenn also „das sichere Gefühl der Identität fehlt, werden auch die Freundschaften und Liebesverhältnisse zu verzweifelten Versuchen, die unscharfen Umrisse der eigenen Identität durch narzißtisches gegenseitiges Bespiegeln herauszuarbeiten" (Erikson 1973, S. 157). Ein Zusammenbruch der sexuellen Identität droht, die Palette reicher Empfindungen und differenzierter Lustsensationen engt sich ein oder vermischt sich mit diffusen Ängsten. Häufig resultiert der Verlust einer jeglichen Fähigkeit zur Gemeinschaft und bedingt soziale Isolierung. Mit Erikson gilt es sich weiter zu erinnern, daß auch das andere Extrem, die suchtartige Umklammerung eines Liebesobjekts, eine reife Intimität verneint; diese nämlich zeichnet sich gerade durch das ausgewogene Verhältnis von geduldeter Nähe und ertragener Distanz aus.

Die beiden entscheidenden Entwicklungsaufgaben von *Identität* und *Autonomie*, von *Bindung* und *Intimität* werden in den Adoleszenzjahren maßgeblich durch die vorherrschende *Familiendynamik* mitbeeinflußt. Während in früheren psychoanalytischen Arbeiten hauptsächlich Aspekte der konflikthaften interpersonalen Distanzierung und innerseelischen Entfremdung von den Elternfiguren als unabdingbar für die erfolgreiche Bewältigung dieser Entwicklungsaufgaben angesehen wurde (Blos 1979, Freud 1958, Schafer 1973, Wolf 1980), hat ein auf breiterer empirischer Beobachtungsbasis gestützter Forschungsansatz zu einer teilweisen Revision, in jedem Fall aber zu einer geweiteten Sichtweise geführt. So scheinen gravierende Konflikte mit drohender Desorganisation des bestehenden Familiengefüges für die meisten Familien in diesem Entwicklungsabschnitt untypisch zu sein (Hill 1987, Hill, Holmbeck 1986, Steinberg, Silverberg 1986). Konflikte sind sehr wohl zu registrieren, entzünden sich aber sehr viel häufiger an alltäglichen Meinungsverschiedenheiten als an grundlegenden Streitfragen um Autonomie und Unabhängigkeit in den Verhandlungen zwischen Jugendlichen und Eltern (Montemayor 1983, Montemayor, Hanson 1985). Wenngleich besonders bei Spätadoleszenten wichtige Aspekte einer „Unabhängigkeit" an innerseelischer und interpersonaler Bedeutung gewinnen, in der psychologischen Ablösung von den Eltern eine „funktionale" (Fähigkeit, die eigenen praktischen und personalen Belange mit minimaler elterlicher Unterstützung auszuführen), eine „einstellungsmäßige" (Bild von sich mit klarer Unterscheidung von den Eltern in eigenen Überzeugungen, Einstellungen und Werten), eine „emotionale" (Freisein von einem exzessiven Bedürfnis nach Zustimmung, Nähe und affektiver Unterstützung durch die Eltern) und eine „konfliktmäßige Unabhängigkeit" (Freiheit von übermäßiger Schuld, Angst, Verantwortlichkeit oder Ärger gegenüber den Eltern) sich als entscheidende Entwicklungsschritte abzeichnen (Hoffman 1984), so ist weniger eine Unterbrechung als vielmehr eine Transformation in den Beziehungen zu den Eltern in diesem Entwicklungsabschnitt kennzeichnend (Smollar, Youniss 1989, White et al. 1983).

Baumrind (1987) unterstrich empirische Zusammenhänge zwischen bestimmten Erziehungsstilen und der förderlichen bzw. behinderten Entwicklung von jugendlicher Autonomie. Sie unterstrich die günstigen Effekte einer affektiv unterstützenden, zu aktiver, gleichberechtigter Verhandlung ermunternden, Konflikte tolerierenden, aber klare Grenzen ziehenden elterlichen Autorität in diesem Prozeß. Analog wiesen Cooper und Mitarbeiter (1983) sowie Grotevant und Cooper (1985, 1986) auf die Bedeutung einer Individualität der einzelnen Familienmitglieder bei gleichzeitiger familiärer Verbundenheit für die Identitätsentwicklung und den Erwerb einer flexiblen Übernahme sozialer Perspektiven hin. Ähnliche Ergebnisse stammen aus den detailreichen Längsschnittsuntersuchungen in den Arbeitsgruppen von Hauser und Powers (Hauser et al. 1984, Hauser et al. 1987, Hauser et al. 1991, Powers 1989, Powers et al. 1983).

Den qualitativen Veränderungen in den Interaktionen der Jugendlichen mit ihren Eltern laufen auch wichtige Umstrukturierungen in den *Beziehungen zu Gleichaltrigen* parallel. Während zu Beginn der Adoleszenz die Peergroup hauptsächlich jenen Modus zur Verfügung stellt, überhaupt einen Standpunkt für die innere und äußere Orientierung außerhalb der Ursprungsfamilie zu finden, eine alternative Quelle für vitale Autorität, Sicherheit und Struktur bildet, zahlreiche soziale Fertigkeiten und Techniken vermittelt, aber auch einen hohen Konformitätsdruck auf den teilhabenden Adoleszenten ausübt, ist im Laufe der nächsten Jahre doch ein klarer Wandel sichtbar (Bocknek 1986). Gleichaltrige werden einerseits zunehmend als Partner in engen Beziehungen, im besonderen Fall in intimen Freundschaften wahrgenommen (s.o.), andererseits auch als Konkurrenten im ausbildungsmäßigen oder beruflichen Wettbewerb ernstgenommen. Freundschaftliche Kontakte fördern hierbei im besonderen Maße jene Fertigkeit, sich in seiner Privatheit zu öffnen und mitzuteilen, ohne ein grundlegendes Identitätsgefühl zu verlieren, auf Aspekte der personalen Autonomie zu verzichten, um Gefühle einer freundschaftlichen Verbundenheit herzustellen (Gilligan 1987, Selman 1989). Wird zu Beginn der Adoleszenzjahre aber hierfür noch eine weitgehende Gleichheit im Erleben, Fühlen und Handeln gesucht, ist auch ein schneller Wechsel in diesen Kontakten typisch, werden Freunde in der Spätadoleszenz und im jungen Erwachsenenalter immer mehr ihrer personalen Besonderheit wegen gewählt, übernehmen die Funktion, wechselseitig bedeutsame Aspekte der reifenden Selbstorganisation zu erproben und eine emotional wohlwollende Korrektur und Validierung für diesen egalitären Austausch sicherzustellen (Smollar, Youniss 1982, Youniss, Smollar 1985, 1990). Diese speziellen außerfamiliären Kontakte besitzen aber wiederum auch eine unverzichtbare Rückwirkung auf die familiären Beziehungen, insbesondere auf die Interaktionen mit den Eltern selbst, insofern sie zentrale Konflikte hier mitbearbeiten und entschärfen helfen und den oben angesprochenen Prozeß der Transformation maßgeblich mitbestimmen können (Youniss 1980).

Der Aspekt des Wettbewerbs wiederum gewinnt an zunehmender Entwicklungsbedeutung, als er einen konstruktiven Gebrauch aggressiver Bestrebungen in der Aktivität relativ zu sich und zu anderen, eine Toleranz der Gefühle zu siegen, aber auch zu verlieren verlangt, was wiederum die Fähigkeit voraussetzt, eine Leistung überhaupt zu beginnen und dann auch zu vollenden (Bocknek 1986). Diesem Vermögen liegen zahlreiche innerseelische Fortschritte zugrunde. Sie implizieren zunächst eine Überwindung des prekären narzißtischen Gleichgewichts zwischen hochfliegenden Vorstellungen über eigene Talente und Ziele einerseits und der Unklarheit über die tatsächlichen Möglichkeiten und persönlichen Begrenztheiten andererseits, wie es die adoleszenten Anfangsjahre typischerweise kennzeichnen kann (s.o.). Die Fähigkeit einer realistischen Auswahl unter den subjektiven Neigungen bei Verzicht auf ebenfalls attraktive Alternativen, die Toleranz einer meist zunächst ernüchternden Ausbildungssituation und fachlichen Qualifikation ermöglicht überhaupt erst die entscheidenden Schritte hin auf eine berufliche Identität.

Faßt man mit Hartup (1989) die Entwicklungsrelevanz von *sozialen Beziehungen mit Gleichaltrigen* zusammen, so läßt sich sagen, daß sie auf einem Niveau reziproken und gleichberechtigten Austauschs entscheidende Modelle der Kooperation, der Kompetitivität und Intimität vermitteln, also in einem hohen Maße die Effizienz eines heranwachsenden Individuums beeinflussen, sich mit der sozialen Umwelt erfolgreich auseinanderzusetzen, neben den uprünglichen Erfahrungen mit den Eltern seine Sozialisationsfähigkeit entscheidend mitbestimmen.

Den subtilen *biographischen Studien von Levinson* verdanken wir wertvolle Einsichten in zentrale innerseelische Umschichtungen des jungen Erwachsenen mit weitreichenden Konsequenzen für die künftige Persönlichkeitsentwicklung und psychosoziale Anpassung (Levinson et al. 1978, Levinson 1980, 1981,1986). In diesem Entwicklungsabschnitt rückt nach einer Übergangsperiode aus der Adoleszenz (s.o.) der Begriff der „individuellen Lebensstruktur" in den Mittelpunkt des Interesses. Standen während der vorausgegangenen Jahre zunächst Fragen nach dem verunsichert erlebten Wesen der eigenen Person im Vordergrund, folgten erste Versuche einer allmählichen Selbstexplikation mit einem Ausloten und Erproben von persönlichen Möglichkeiten, wird nunmehr eine gereifte, aber noch nicht endgültige Entscheidung verlangt, wie das konkrete persönliche Leben in einigen zentralen und peripheren Aspekten in mittelfristiger Perspektive auszusehen habe. Levinson erkennt die Notwendigkeit des jungen Erwachsenen, einen solchen individuellen Plan für den Eintritt ins Erwachsenenleben zu entwickeln. Unter den gegebenen historischen Verhältnissen westlicher Gesellschaften beinhaltet er die Formulierung eines „Traums", einer zukunftsorientierten Gestaltung persönlichkeitstypischer Talente, Ziele und Werte in konkreten Lebensbezügen. Dieser Traum besitzt die Qualität einer Vision, einer imaginierten Möglichkeit, die hoffnungsvolle Aufregung und Vitalität erzeuge. Seine inhaltliche Ausrichtung erfolgt eher nach individualistischen, autonomiebetonenden oder eher nach Beziehungsmotiven. Beruf und Karriere einerseits, Partnerschaft, Ehe und Familiengründung andererseits sind die grundlegenden Extensionen dieses Traums. Die Konkretisierung dieses Traums erfolgt häufig über die exklusive Beziehung zu einem „Mentor", einem lebenserfahrenen Erwachsenen, der in besonderer Weise berät, die berufliche Karriere begleitet, v.a. die speziellen Talente des jungen Erwachsenen fördert und zu lebenspraktischer Umsetzung ermuntert. Nach Levinson muß diese erste individuelle Lebensstruktur Ende der Zwanziger-, Anfang der Dreißigerjahre einer kritischen Revision unterzogen werden. Mit dieser erneuten Übergangsperiode nimmt die provisorische und explorative Qualität, die der Eingangslebensstruktur noch anhaften kann, weiter ab. Eine größere intrapsychische, aber auch sozial vermittelte Dringlichkeit entsteht, schließlich zu definitiveren Entwürfen der Erwachsenenexsistenz zu finden. Wenngleich die Möglichkeit zu Korrekturen weiterhin besteht, ist der gesellschaftlich tolerierte Spielraum hierfür fortan erheblich eingeengt.

Die Arbeiten Levinsons zur Entwicklungssituation des jungen Erwachsenenalters folgen typischerweise einer männlichen Sozialisationslinie, vernachlässigen zunächst wie die Mehrzahl dieser Forschungsprojekte spezielle Besonderheiten in den Lebenswegen von Frauen. Längsschnittsbeobachtungen aus der weiteren Arbeitsgruppe um Levinson legen aber doch bedeutsame geschlechtstypische Sozialisationsunterschiede nahe (Adams 1983, Droege 1982, Furst 1983, Stewart 1977, Roberts, Newton 1987).

4.3. Längsschnittsuntersuchungen zur entwicklungspsychologischen Bedeutung der in Adoleszenz und im jungen Erwachsenenalter gefundenen Anpassungsmuster für die weitere psychosoziale Entwicklung

Die beiden vorangestellten Kapitel sollten auf bedeutsame Transformationen im Selbstverständnis, in der Hinwendung zur sozialen Umwelt, in der Gestaltung persönlicher Beziehungen während der Übergangsperiode von der Adoleszenz zum jungen Erwachsenenalter hinweisen. Die hier inhärenten Spannungen bedeuten zwar für zahlreiche Heranwachsende eine „Entwicklungskrise" im anthropologischen und reifungsmäßigen Sinne, die einen erhöhten Einsatz von Bewältigungsstrategien und konstruktiver Energien verlangt, sich bei einer oberflächlichen Verhaltensbetrachtung durch einen häufig bunten und unruhigen Wandel auszeichnet, aber keinesfalls mit obligatorischer psychopathologischer Auffälligkeit einhergeht. Auswirkungen auf die künftige Gestaltung der psychosozialen Entwicklungslinien müssen erwartet werden, da die typischen Herausforderungen in dem uns interessierenden Zeitabschnitt gerade nicht punktuelle Lösungen, sondern erstmalig längerfristig angelegte Bewältigungsmuster und auf die Zukunft gerichtete Programme in zahlreichen Lebensbereichen fordern. Hierbei ist zu berücksichtigen, daß der weitere Entwicklungsverlauf selbstverständlich nicht ausschließlich durch die hier gefundenen Lösungen bestimmt wird, sondern selbst wieder eigenständige „Krisen" in sich birgt (Colarusso, Nemiroff 1981, Erikson 1982, Gould 1972, Levinson 1986, Nemiroff, Colarusso 1985). In einer entwicklungspsychopathologischen Perspektive muß hierbei aber bedacht werden, daß sich der gesellschaftlich tolerierte Spielraum für psychosoziales Experimentieren in den Hauptsträngen einer durchschnittlichen Sozialisation vom jungen Erwachsenenalter an fortschreitend verengt, bei ungelösten zentralen Entwicklungsaufgaben aber unter den gegebenen Bedingungen einer komplex differenzierten Gesellschaft die Wahrscheinlichkeit einer psychopathologisch relevanten Dekompensation oder eines notwendigen Rückzugs in eine gesellschaftliche Marginalposition mit reduzierten Möglichkeiten der Selbstverwirklichung und der sozialen Unterstützung steigt (Bocknek 1986, Hurrelmann 1989).

Vor dem angedeuteten Hintergrund überrascht es, daß bislang nur wenige Studien exisistieren, die sich konzentriert diesen Fragestellungen in der Langzeitperspektive gewidmet haben. Aus einigen Projekten möchte ich für uns wichtige, grundlegende Linien herausarbeiten.

Offer und Offer (1975) legten Ergebnisse einer 8-jährigen Verlaufsuntersuchung von 61, sorgfältig nach „Normalitätsgesichtspunkten" ausgewählten, männlichen Jugendlichen während ihrer Entwicklung vom 14. bis zum 22. Lebensjahr vor *(„From teenage to young manhood")*. Trotz hoher Homogenität in den Ausgangsbedingungen ließen sich drei unterschiedliche Entwicklungspfade ins junge Erwachsenenalter hinein markieren:
In einer *„kontinuierlichen Entwicklungsgruppe"* (23%) zeichneten sich die Jugendlichen durch eine überlegte Zielsetzung und hohe Zuversicht in ihrer Progression in ein sinnerfülltes und befriedigendes Erwachsenenalter aus. Sie bewiesen eine gute Beziehungsfähigkeit, hatten gegen Ende ihrer Highschooljahre die Fertigkeit zur Intimität im Verständnis von Erikson bereits entwickelt. Sie zeigten ein differenziertes Gefühlsleben mit wenigen Über-Ich-Problemen, ihre Phantasiewelt war recht aktiv, aber realistisch und pragmatisch auf die soziale Umwelt bezogen. In zwischenmenschlichen Schwierigkeiten oder innerseelischen Nöten setzten sie die Abwehrmechanismen der Verleugnung und Isolierung ein, um sich vor überwältigenden Affekten zu schützen. Angst und depressive Niedergeschlagenheit konnte bei ihnen zwar passager auch beobachtet werden, war aber insgesamt unter den Subgruppen am geringsten ausgeprägt.
Eine weitere Gruppe mit *„Fort- und Rückschritten im Entwicklungsverlauf"* (35%) zeigte eine belastendere familiäre Umgebung, mußte mit mehr ungünstigen Lebensereignissen in diesem Zeitabschnitt fertigwerden. Obwohl die Coping-Strategien ausreichend waren, schienen sie im Hinblick auf überraschend auftretende Angstsituationen nicht ganz adäquat zu sein. Trotz rigiderer Versuche einer Affektkontrolle herrschte bei ihnen eine stärkere Neigung zu Angst und depressiver Bedrücktheit vor. Das Ausmaß an erlangter Introspektionsfähigkeit war eher gering ausgebildet, die psychosoziale Gesamtanpassung mußte aber als durchaus erfolgreich bewertet werden. Gefühle der subjektiven Zuversicht und des zukunftsorientierten Optimismus waren aber trotzdem weniger ausgeprägt. Zwischen Jugendlichen und Eltern bestanden häufiger Konflikte in wichtigen Aspekten.
Eine *„tumultreiche Entwicklungsgruppe"* (21%) bot schließlich das in der Literatur häufig als typisch erachtete Bild einer „Adoleszentenkrise" mit prominenten Konflikten mit den Eltern, wiederkehrenden Selbstzweifeln, mangelnder Zuversicht, ausgeprägten Stimmungsschwankungen und verstärkter Abhängigkeit gegenüber den Einflüssen der Peer-Group. Andererseits bewiesen diese Jugendlichen häufig eine außergewöhnliche Sensibilität gegenüber sozialen Problemen und eine hohe Introspektionsfähigkeit. Sie schienen mehr seelischen Leidensdruck zu verspüren als Angehörige der beiden anderen Subgruppen. Trotzdem waren ihre akademischen und beruflichen Leistungen vergleichbar gut.
21% der untersuchten Jugendlichen ließen sich in keines der skizzierten Entwicklungsprofile einordnen.

Zusammenfassend urteilten die Autoren, daß für die untersuchte Gruppe der männlichen Jugendlichen der Begriff einer „Identitätskrise" i. S. Eriksons nicht typisch erschien, sich auch keine Anhaltspunkte fanden, daß jene Jugendlichen mit ausgeprägten Krisenzeichen eine entwicklungsmäßige Überlegenheit gegenüber solchen mit relativ unauffälligem Entwicklungsverlauf bewiesen. In einer Langzeitperspektive scheint sich vielmehr als Trend abzuzeichnen, daß gerade diese Subgruppe ohne eine adäquate psychotherapeutische Behandlung ihren konfliktreichen und problembehafteten Lebensstil auch ins Erwachsenenalter hinein beibehält (Emde 1985, Masterson, Costello 1980). Petersen (1983) legte Daten vor, die für analoge Entwicklungsprofile bei weiblichen Jugendlichen sprachen (zit. nach Offer 1986).

Vaillants (1977) Studie („Adaptation to life") berichtete von systematischen Verlaufsbeobachtungen an 95 ehemaligen High School-Absolventen, die in den Jahren 1942-1944 bereits im Rahmen der „Grant Study of Adult Development" erfaßt worden waren und später in regelmäßigen Abständen über 40 Jahre nachuntersucht wurden. Eine zentrale Rolle spielte hierbei das Konzept der „Hierarchie der Abwehrmechanismen", in welche adaptives und kompensatorisches Coping einerseits sowie unreifes und rigides Abwehrverhalten andererseits integriert war. Die Reife dieser Ich-Funktionen in jungen Erwachsenenjahren konnte mit einer Reihe von Kriterien der späteren psychosozialen Anpassung, seelischen Gesundheit und allgemeinen Lebenszufriedenheit positiv korreliert werden. Trotz zahlreicher Transformationen zeichneten sich recht überraschende Kontinuitäten in den einzelnen biographischen Verläufen ab. Der Autor betonte, daß reife Abwehrmechanismen sich während der Adoleszenzjahre herausbildeten, auf wichtigen biologischen Temperamentseigenschaften aufbauten, sich aber auch auf zuverlässige Identifikationsmodelle einer sozialen Umgebung stützten. Die Bedeutung eines günstigen sozialen Milieus für die Verhinderung einer späteren seelischen Störung trotz problematischer Persönlichkeitskonfiguration wurde offenkundig, wenn etwa Männer mit stabilen und positiven Kindheitserfahrungen und zuverlässigen Formen einer sozialen Unterstützung im Erwachsenenalter neurotische Abwehrmechanismen durchaus konstruktiv einzusetzen vermochten, Männer mit unglücklicher Kindheit und mangelhaften Sozialkontakten hingegen ihre neurotischen Ich-Funktionen meist perpetuierend negativ für sich gebrauchten. Vaillant betonte die überragende Aussagekraft einer Fähigkeit zu reifen zwischenmenschlichen Beziehungen während der Collegejahre und im späteren Leben für eine kontinuierliche Aufrechterhaltung einer seelischen Gesundheit. Hohe Korrelationen zwischen einer allgemeinen Fertigkeit, Freundschaften zu schließen, und langfristigen, intimen, insbesondere ehelichen Beziehungen zeichneten sich ab. Ähnliche Ergebnisse zu diesem Sachverhalt legten Meehl 1962, Kohlberg et al. (1972) und Santostefano und Baker (1978) vor.

Unter dem Aspekt der verschiedenen Stadien im Lebenszyklus fanden sich Belege für die o.g. These Offers, daß eine „Identitätskrise" während der Adoleszenz mit einer beachtenswerten psychosozialen Vulnerabilität und nicht eo ipso mit einer vorteilhaften psychosozialen Entwicklung assoziiert zu sein schien, die Mitte des Erwachsenenalters für die meisten Männer eine wichtige, nicht selten krisenhafte Überprüfung des im jungen Erwachsenenalters initiierten Lebensplans bedeutete (Levinson 1986), eine erfolgreiche, versöhnende Auseinandersetzung erst das Stadium der seelischen Integrität nach Erikson (1982) ermöglichte, ein Mißlingen aber eine gefährliche Resignation bahnte. Entwicklungspsychologisch bedeutsam war ferner, daß in der fünften Lebensdekade über eine Neubewertung der Adoleszenz und des jungen Erwachsenenalters die persönlichen Biographie häufig neugeschrieben wurde und zu einer grundlegenden Kohärenz und Konsistenz im Selbstgefühl beitrug (Cohler 1980, 1987).

Die *Längsschnittsuntersuchung von Block und Haan (1971)* zeichnet sich gegenüber den anderen Studien durch den Einschluß von Frauen und Männern aus (*„Lives through time"*). Sie erfaßte insgesamt 171 Teilnehmer aus zwei bedeutsamen Vorstudien („Berkeley Guidance Study", J. Mac Farlane 1929, „The Oakland Growth Study", H. Jones 1932). Die Untersuchungszeitpunkte bezogen sich auf die Einführungs- und die Abschlußjahre an der High School sowie einen Follow up-Termin in der 4. Lebensdekade der Probanden. Insgesamt zeigten die Männer eine sehr viel geordnetere Abfolge der Entwicklungsphasen, während die Frauen im Übergang zu den höheren Highschooljahren häufig eine Dyssynchronie in der Meisterung der Entwicklungsherausforderungen bewiesen, im späteren Erwachsenenalter aber als Gesamtgruppe gegenüber den Männern eine bessere Coping-Kapazität mit stärkerer Realitätsorientiertheit und höherer sozialer Verantwortlichkeit demonstrierten. In der Reflexion auf zentrale Entwicklungsveränderungen schienen Frauen auch stärker von psychologischen Konzepten und Erklärungsmodellen bestimmt.

Bedeutsam mußte das Ergebnis für die Gesamtgruppe der Untersuchungsteilnehmer eingestuft werden, daß sich die psychosoziale Anpassung im Erwachsenenalter generell nur unzureichend aus den adoleszenten Entwicklungsmustern bestimmen ließ. Bei einer Subgruppenbildung ergab sich jedoch interessanterweise, daß eine beträchtliche Anzahl der weiblichen und männlichen Probanden eine erstaunliche Kontinuität durch die verschiedenen Entwicklungsstadien beibehalten hatte, andere wiederum durch krisenhafte Richtungsänderungen in ihren Biographien auffielen.

Faßte man die Subgruppe dieser „Wechsler" näher in Augenschein, so zeichneten sich bedeutsame Geschlechtsunterschiede ab. Für Männer bestand hier eine signifikant engere Korrelation zwischen den Scores der psychosozialen Anpassung in Spätadoleszenz und Erwachsenenalter als zwischen Adoleszenz und Erwachsenenalter. Bei Frauen verhielt sich dieser Zusammenhang eher umgekehrt. Die Bedeutung eines Wechsels in der psychosozialen Persönlichkeitsorganisation gegen Ende der Adoleszenz enthüllte sich eine Generation später. Männer schienen ihrer persönlichen Ziele nach wie vor sehr unsicher zu sein, zeigten eine bedeutsame nervöse Anspannung, wirkten in ihrer persönlichen Entfaltung blockiert und waren immer noch mit ungelösten Fragen der Identität beschäftigt, die dem vorausgegangenen Lebensabschnitt entstammten. Hatten Männer bei Eintritt ins junge Erwachsenenalter aber eine klar strukturierte Lebensplanung erlangt, so verfügten sie auch zum Nachuntersuchungszeitpunkt über eine hohe Produktivität und ausgeglichene Emotionalität. Fragen nach der personalen Identität waren völlig in den Hintergrund getreten, da sie als befriedigend gelöst gelten konnten. Frauen mit einer wechselnden Orientierung zum Ende der Spätadoleszenz schienen im Gegensatz hierzu wichtigen inneren Motiven nach Veränderung zu folgen, entwickelten sehr viel persönlichkeitskonformere Lebenspläne und zeigten zum Follow Up-Termin eine höhere seelische Ausgeglichenheit und ein sicher konturiertes Selbst- bzw. Identitätsgefühl.

Wenig überraschte, daß die psychosoziale Anpassung bei beiden Geschlechtern am geradlinigsten verlief, wenn sie den in der amerikanischen Gesellschaft der 50er Jahre etablierten geschlechtsspezifischen sozialen Rollenerwartungen folgte. Bedeutsam aber war, daß damit bei Männern und Frauen nicht im gleichen Maße die Chancen einer erfüllenden Selbstverwirklichung gegeben waren. Insbesondere die sozial vorgebahnte Spaltung zwischen Motiven der Individuation und der Beziehungsorientierung bedeutete für Frauen häufig eine Einbuße an Entwicklungsmöglichkeiten oder aber war Quelle für krisenhaft erlebte Integrationsbemühungen. Trotz Kohorteneffekten, die in unterschiedlichen Sozialisationsbedingungen begründet liegen, deuten sich auffällige Parallelen in neueren Untersuchungsergebnissen aus der Arbeitsgruppe um Levinson über die Entwicklung einer „individuellen Lebensstruktur" von Frauen im jungen Erwachsenenalter an (Roberts, Newton 1987).

Die subtilste, an Einzelfallanalysen orientierte Studie über die Auswirkung adoleszenter Anpassungsmuster auf den weiteren Entwicklungsverlauf junger Frauen stammt von *Josselson (1987)*. Ihr am Identitätsparadigma (s.u.) orientierter Forschungsansatz belegte, daß sich Frauen nicht nur von Männern in den Versuchen, zentrale Identitätsfragen zu lösen, sondern sich auch voneinander bedeutsam unterschieden. Die Qualität adoleszenter Versuche, intime Beziehungen einzugehen, Entscheidungen zu Familiengründung und Kindererziehung zu fällen, eine berufliche Karriere zu planen, religiöse und weltanschauliche Vorstellungen zu entwickeln, beruhte auf zentralen internalisierten Beziehungserfahrungen in der biographischen Vorgeschichte. Sie beeinflußte maßgeblich auch den Entwicklungsverlauf zur erwachsenen Frau:

Studentinnen mit einer gegen Ende der Spätadoleszenz (Collegeabschluß) wohl etablierten Identität trugen ihre für die unterschiedlichen Lebensbereiche gefundenen Selbstdefinitionen auch ins Erwachsenenalter hinein, ohne hier erneut zu einer fundamentalen Neubewertung gezwungen zu werden. Erfolgte die adoleszente Identitätsbildung in enger Anlehnung an elterliche Modelle ohne eine eigenständige Auseinandersetzung, so wurde später meist eine krisenhafte Neuorientierung nötig, um eine seelische Gesundheit wiederzugewinnen. Befanden sich Frauen gegen Ende ihrer Collegejahre noch immer im Zustand eines psychosozialen Moratoriums, so durchliefen sie in aller Regel eine prolongierte „Identitätskrise", für die sich zuweilen, aber nicht immer in späteren Jahren erst zufriedenstellende Lösungen finden ließen. Frauen mit Identitätsdiffusion waren auch im späteren Leben nicht imstande, diesen Status selbständig zu verändern. Wichtige Konsequenzen hinsichtlich psychopathologischer Vulnerabilität oder Resistenz ließen sich aus der Studie ziehen.

5. Einführung zentraler Theoriekonzepte der Untersuchung

Der entwicklungspsychologische Überblick im vorherigen Kapitel legt es nahe, im Rahmen einer empirischen Untersuchung die zentralen Entwicklungsveränderungen von Adoleszenz und jungem Erwachsenenalter nicht getrennt voneinander, sondern auf Grund der zusammenhängenden Entwicklungslinien gemeinsam zu behandeln. Für einen Vergleich von psychiatrisch erkrankten jungen Erwachsenen mit gleichaltrigen, seelisch gesunden Kontrollprobanden ist dieser breitere entwicklungstheoretische Bezugsrahmen dann von besonderem Vorteil, wenn es etwa gilt, eventuelle Entwicklungsverzögerungen oder -probleme in der psychosozialen Anpassung festzustellen. Ein Forschungsansatz ist hierbei so zu wählen, daß er einerseits erlaubt, die individuellen Lösungsmuster auf die unterschiedlichen Entwicklungsherausforderungen in möglichst zahlreichen Lebensbereichen detailliert zu erfassen, andererseits aber auch ermöglicht, eventuelle Unterschiede in einer strukturellen Perspektive zu beschreiben. Eine Grundvoraussetzung dieser Vorgehensweise ist, daß nicht alles, was in einer Kontrollgruppe beobachtbar ist, per se schon normal und gesund ist, und umgekehrt, nicht alle bei Patienten aufdeckbaren Verhältnisse ungeprüft auf eine Pathologie schließen lassen. D.h. der vorzustellende Ansatz versucht, nicht nur eventuelle Rückstände oder Vulnerabilitäten von Patienten in ihrer psychosozialen Anpassung zu markieren, sondern auch auf mögliche Stärken oder Ressourcen aufmerksam zu machen, die unter dem Eindruck einer plötzlich auftretenden oder auch chronisch nachweisbaren Erkrankung all zu leicht unberücksichtigt bleiben. Der Vergleich zwischen den beiden Gruppen soll über eine Reihe von entwicklungstheoretisch relevanten Konzepten und deren methodisch empirische Operationalisierung geführt werden. Als zentrale Orientierungskriterien sollen hierbei dienen:

- Selbstkonzept und Selbstverständnis
- Identitäts- und Intimitätsstatus
- Ich-Entwicklungstufe und Abwehrmodalität
- Familienklima- und Beziehungsstruktur von jungem Erwachsenen und Eltern

5.1. Selbstkonzept und Selbstverständnis

Störungen des Ich- oder Selbstgefühls werden in der klinischen Psychiatrie stets im Kontext psychopathologischer Betrachtungen behandelt und finden ihre prononcierteste Beachtung bei schizophrenen Erkrankungen. Speziell hierauf bezogen sich die Ausführungen Jaspers (1913) zum Ich-Bewußtsein, verwiesen auch die formalen Kriterien K. Schneiders (1949) zum Ich-Erlebnis und setzten empirische Operationalisierungen und Therapieprogramme von Scharfetter und Benedetti (1978) an. In jüngerer Zeit befaßte sich v.a. Spitzer (1985, 1988) mit der Psychopathologie des Ich-Erlebens aus einer erkenntnistheoretischen Perspektive und antwortete Blankenburg (1988, 1988b) in feinsinnigen daseinsanalytischen Bestimmungen. Seine frühere Diskussion des „Verlusts der natürlichen Selbstverständlichkeit" auf dem Hintergrund einer gestörten Intersubjektivität kann weiterhin eine unverzichtbare Position in der

Charakterisierung jener typischen, krankheitsbedingten Abwandlungen des Selbsterlebens schizophrener Patienten beanspruchen (Blankenburg 1971). Von dieser explizit psychopathologischen Orientierung möchte sich unser Beitrag bewußt absetzen. Dieser zielt vielmehr auf eine entwicklungspsychologisch zu bestimmende, allgemeinere kognitive Fähigkeit eines jungen Erwachsenen, sich selbst zum Gegenstand einer Reflexion vor dem Hintergrund der eigenen Biographie zu machen und einen persönlichen Standpunkt in den vielfältigen psychosozialen Herausforderungen des aktuellen Entwicklungsabschnitts zu bestimmen, unabhängig vom Vorliegen oder Fehlen eines seelischen Krankheitsstatus. Der gewählte Ansatz konzentriert sich also auf eine intersubjektiv vermittelte Öffentlichkeit und betont auch in der Reflexion auf die eigene Person jenen v.a. kommunizierbaren Aspekt der Privatheit. Hierbei mußte aber als Dilemma im Auge behalten werden, daß die dialektische Spannung zwischen inneren Selbsterlebnissen und Gefühlen einer sozialen Anteilnahme bei einem speziellen Patienten durchaus auch krankheitsbedingt eingeschränkt oder zu Lasten einer eigendynamischen Abwandlung von Selbst und Identität eventuell ganz aufgehoben sein mochte (Charmaz 1983, Estroff 1989, Frankenberg 1987, Goffman 1963), also die Intention der Fragestellungen verfehlt sein konnte.

In der kognitiven Entwicklungslinie erlangen Jugendliche zunehmend die Fertigkeit formaler Denkoperationen, eine hiermit korrelierte hohe Introspektionsgabe sowie Abstraktionsfähigkeit hinsichtlich der komplexen Relationen von persönlicher und sozialer Umwelt (Muuss 1967, Piaget 1972). Das Selbst mit seinen unterschiedlichen subjektiven Zuständen kann erstmals zum Gegenstand einer direkten, zunächst noch befremdenden Erfahrung werden, zu drängenden Fragen nach den wahren und falschen, den innerlich-eigentlichen und äußerlich-demonstrierten Aspekten des Selbsterlebens führen, sich zunächst als „geteilte Metaphysik der Subjektivität" darstellen (Broughton 1981), im weiteren Entwicklungsverlauf aber immer stärker die Bestimmung eines authentischen Selbst in sozial verbindlichen Bezügen fordern (Broughton 1983).

Wissenschaftsgeschichtliche Grundlage der beiden in unserer Untersuchung gewählten methodischen Verfahren ist die von W. James (1890) getroffene Unterscheidung in das *„Selbst als aktiv Handelnden, sich Erlebenden"* („Ich") und das *„Selbst als Gegenstand einer bewußten Reflexion"* („Mich"). Die Fähigkeit, sich quasi von außen zu betrachten und zu beurteilen führt zu einem bestimmten Cluster von Bildern, Einstellungen und Überzeugungen von sich, zu einem Selbstkonzept.

Dieses „Selbst als Beobachteter", als Objekt, bildete den Ausgang einer *Selbstkonzeptmessung durch Offer (1969).* In Unterscheidung zur großen Mehrheit der traditionellen Selbstkonzeptforschung, die eher von einer einheitlichen, häufig auf den Selbstwert eingeengten Selbstkonfiguration ausging (Wylie 1974, 1979), wählten Offer et al. (1981) eine multidimensionale Betrachtungsweise der Selbsterfahrungen in zahlreichen Lebensbereichen. Die Konstruktion eines Selbstfragebogens, dessen Reliabilität und Validität mittlerweile im internationalen Vergleich an mehreren Tausend Jugendlichen erprobt worden ist (Offer et al. 1988), zielte hierbei darauf, die vielfältigen Entwicklungsveränderungen und Lösungsmuster auf die typischen Herausforderungen in unterschiedlichen Dimensionen eines Selbstkonzeptes zu messen, und damit einen umfassenden Eindruck der psychosozialen Anpassung zu gewinnen (Steinhausen 1986):

- In einem *„psychologischen Selbst"* werden Aspekte der Impulskontrolle (Fähigkeit, Belastungen zu verarbeiten, Enttäuschungen zu ertragen und Impulse nicht unmittelbar auszuagieren), der Emotionalität (Maß für affektive Harmonie und Stabilität) und der Körperlichkeit (Maß für das Wohlbefinden im eigenen, sich verändernden Körper) zusammengefaßt.
- Ein *„soziales Selbst"* beinhaltet die Dimensionen der sozialen Beziehungen (Fähigkeit zu emotional befriedigenden und empathischen Beziehungen zu anderen, Abgrenzung zu Gefühlen einer sozialen Isolierung und Einsamkeit) sowie der Berufs- und Bildungsziele (Fähigkeit zu lernen und seine berufliche Zukunft zu planen).
- Ein *„sexuelles Selbst"* mißt Einstellungen zur Sexualität (Maß für Offenheit bzw. Angst und Abwehr gegenüber sexuellem Erleben und Verhalten).
- Ein *„familiäres Selbst"* gibt Aufschluß über die familiären Interaktionen (Maß für die emotionale Atmosphäre in der Familie und die Qualität der Kommunikation zwischen den Generationen).
- Ein *„adaptives Selbst"* integriert die Dimensionen der Bewältigung der Außenwelt (Maß für die Überzeugung, eine Entwicklungsherausforderung aufzunehmen und auch beenden zu können, zu Entscheidungen bei Alternativen fähig zu sein), der Psychopathologie (Maß für diagnoseunspezifische Störungen der emotionalen Befindlichkeit und des sozialen Verhaltens) und der allgmeinen Anpassung (Fähigkeit, mit sich selbst, mit wichtigen Anderen und der Welt im allgemeinen zurechtzukommen, Maß für die Ich-Stärke).

Die über den Offer-Selbstfragebogen gewonnenen Erkenntnisse trugen dazu bei, die o.g. unterschiedlichen Entwicklungsprofile während der Adoleszenzjahre auch aus der Innenansicht der Jugendlichen detailreich zu untermauern (Offer, Offer 1975, Offer 1984):

> So berichteten ca. 50% der untersuchten Jugendlichen passagere Zeichen von Ängstlichkeit, die meist in fremden Situationen auftraten, aber in ein insgesamt recht positives Selbstkonzept eingebettet waren. Männliche Jugendliche schienen ein integrierteres Körperbild als weibliche Jugendliche zu besitzen, die hier eine größere Verletzlichkeit und Verunsicherung angaben. Beide Geschlechter zeigten eine weitgehend konfliktfreie Einstellung zur Sexualität. Es fanden sich keine Hinweise für feindselige Streitigkeiten zwischen den Generationen als Grundtenor in den Interaktionen. Positive Familienbeziehungen erwiesen sich mit als bedeutsamster Schutz gegenüber gravierenden seelischen Poblemen. Der Zuspruch zu einer gesellschaftlich etablierten Arbeitsethik erfolgte bei beiden Geschlechtern uneingeschränkt positiv, Ausbildungs- und Berufsziele rangierten analog an der Spitze der subjektiven Wertehierarchie. Während Männer sich stärker gerechtigkeitsbezogen gaben, zeigten Frauen eine höhere soziale Verantwortlichkeit an. Ca. 20% der Jugendlichen berichteten aber immerhin von Zeiten einer dominierenden emotionalen Leere und Sinnlosigkeit in ihrem Leben.

Wurden die Profile der Selbstkonzeptdimensionen nach getrennten Kohorten bestimmt, so ließ sich für den Entwicklungsabschnitt von der Pubertät bis in die Spätadoleszenz eine relativ hohe zeitliche Stabilität feststellen (vgl. auch Coleman 1974, Engel 1959, Monge 1973). Signifikante Geschlechtsunterschiede bildeten sich auf Einzelitem-Niveau ab (s.o.), grundlegende Trends waren aber für Frauen und Männer gut vergleichbar (Offer 1984).

Das eingesetzte Meßinstrumentarium bewährte sich in einer zuverlässigen Diskriminierung von seelisch gesunden Jugendlichen und klinischen Subgruppen hinsichtlich zahlreicher psychosozialer Anpassungsleistungen (Offer et al. 1984). Für verschiedene psychopathologische Syndrome (Major Depression, Verhaltensstörungen, juvenile Delinquenz, Anorexia nervosa) kristallisierten sich bedeutsame Unterschiede heraus, die einen ausschließlich klinisch orientierten Standpunkt gewinnbringend erweiterten (Casper et al. 1981, Koenig et al. 1984, Offer et al. 1979, Ostrov et al. 1982, 1984). Der Offer-Selbstbildfragebogen trug dazu bei, die subtilen psychosozialen Verhältnisse von Jugendlichen zu klären, die trotz offenkundig gravierender seelischer Nöte normalerweise einer fachkundigen Betreuung verborgen bleiben (Ostrov et al. 1984), peristatische Voraussetzungen für unterschiedlich praktizierte Hilfesuchstrategien zu analysieren (Offer et al. 1986), adoleszentes Sexualverhalten zu studieren (Ostrov et al. 1985).

Das Ausfüllen des Offer-Selbstfragebogens beruht auf zwei (entwicklungs-) psychologischen Annahmen: Eine hinreichende Auseinandersetzung mit mehreren psychosozialen Lebensbereichen muß stattgefunden haben. Der betreffende Jugendliche muß ferner über ein genügend ausgeprägtes Feingefühl zur Selbstbeobachtung und -bewertung verfügen (Offer 1984). Diese Voraussetzungen mögen dazu beigetragen haben, daß bisher nur höchst spärliche Erfahrungen mit psychotischen Patienten gesammelt worden sind (Koenig et al. 1984).

Die Ausrichtung der zu bewertenden psychosozialen Themenkreise bezieht sich bei Offer auf die Gegenwart eines Jugendlichen, beinhaltet also keine Bewertung einer künftigen Planung und Gestaltung des eigenen Lebens. Nun müssen aber die Fragen „wer bin ich?" und „wer werde ich sein?" unter dem Aspekt der Kontinuität und Transformation des Selbsterlebens in der Adoleszenz klar unterschieden werden (Bronson 1959, Douvan, Adelson 1966, Erikson 1968). Coleman et al. (1977) wiesen darauf hin, daß die Konstanz der auf die gegenwärtige psychosoziale Anpassung bezogenen Selbstkonzepte über die Altersstufen hinweg, ihre erstaunlich positive Gesamtbeurteilung bei einer großen Mehrheit der Jugendlichen um diese, häufig sehr viel heiklere Zukunftsdimension wohl korrigiert werden müsse.

Wenn Probanden oder Patienten an Hand vorgegebener Fragebogenitems zu speziellen Themen der persönlichen Entwicklung einen subjektiven Ort auf einer Skala bestimmen, so findet ihre Selbstbewertung einen durchaus reliablen Niederschlag. Aufschlüsse über den Prozeß der Wahl, eventuell erlebte Inkonsistenzen und Widersprüche oder Bedürfnisse nach Kompromiß sind hierdurch aber nicht zu gewinnen (van der Werff 1985, 1990).

Diese Thematik griffen *Damon und Hart (1988)* mit ihrer *klinischen Interviewmethode zum Selbstverständnis* auf. Auch sie knüpften bei den psychologischen Ausführungen von W. James (1890) über das *„Selbst als Objekt"* („Mich") und das *„Selbst als Subjekt"* („Ich") an. Der über einen bewußten Reflexionsprozeß objektivierte Anteil des Selbsterlebens, der traditionellerweise den Ausgang für die Selbstkonzeptforschung bildet, kann in Übereinstimmung mit den Grundüberlegungen von W. James über körperlich-materielle, handlungsbezogene, soziale und psychologische Schemata beschrieben werden. In der Gliederung des klinischen Interviews soll dieser „Selbst als Objekt"-Anteil über Fragen zur Selbst-Definition, zur Selbst-Bewertung, zum

Selbst in der zeitlichen Kontinuität von Vergangenheit, Gegenwart und Zukunft, zum Selbst in einer Ideal- oder Wunschdimension erschlossen werden.

Im Unterschied zu einer eher positivistisch orientierten Selbstkonzeptforschung unterzogen die Autoren diesen Selbstobjektivierungsprozeß aber einer wichtigen entwicklungstheoretischen Analyse und formulierten an Hand detaillierter Kohortenstudien im Kindesalter bis zur Adoleszenz einzelne, aufeinanderfolgende Entwicklungstufen, auf denen das Selbstverständnis nach je eigenständigen Strukturmerkmalen organisiert wird (Damon, Hart 1982, vgl. Abb. 1). Während auf einem frühen Niveau vor allem kategoriale Aussagen nach Einzelattributen getroffen werden, folgen spätere Einschätzungen unter dem Eindruck des sozialen Vergleichs, der zustimmenden oder mißbilligenden Bewertung durch die soziale Bezugsgruppe, werden zu Beginn der Adoleszenz zunehmend die interpersonalen Implikationen einer Selbstattribuierung berücksichtigt, bis schließlich in der Spätadoleszenz und im jungen Erwachsenenalter auch Selbsteinschätzungen in Übereinstimmung mit persönlich erworbenen, für sich als verbindlich angenommenen Lebensphilosophien und Werteorientierungen möglich werden.

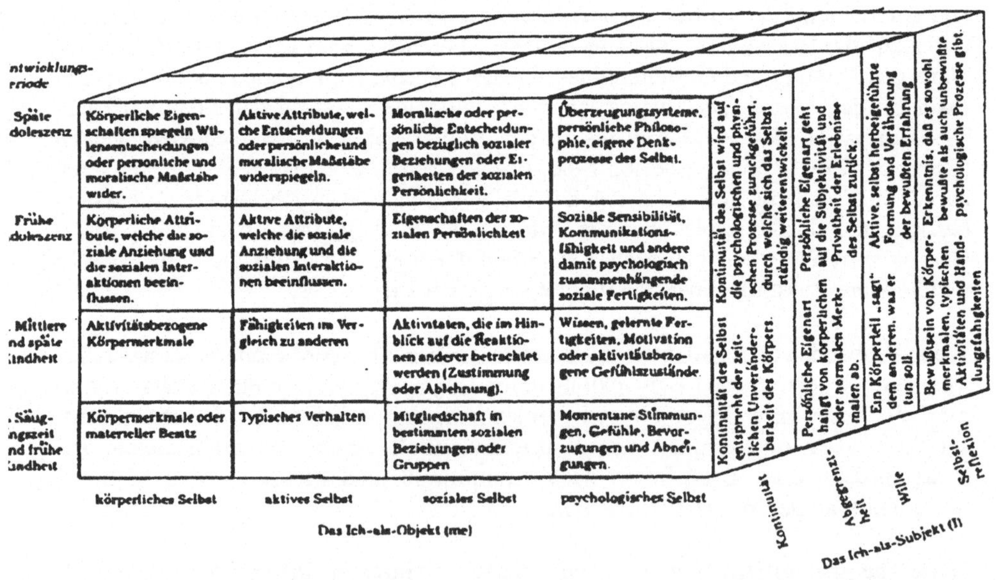

Abb. 1: Entwicklung des Selbstverständnisses nach Damon (1989)

Damon und Hart (1988) unterstreichen aber vor allem jenen subjektiven Anteil des Selbsterlebens, der nicht so sehr die kognitive Organisation der eigenen Lebenserfahrung erfaßt, sondern vielmehr ein Gefühl der Kontinuität entlang der situativen Veränderungen und des zeitlichen Wandels vermittelt, als entscheidend für die Etablierung und Aufrechterhaltung einer persönlichen Identität. Während W. James (1890) noch meinte, daß dieses „Selbst als Subjekt" einem Bereich des praktisch Nichtwißbaren angehöre, G. H. Mead (1934) sehr wohl einen gewissen methodischen Zugang zu diesen subjektiven Phänomenen sah, entwickelten Damon und Hart (1988) eine selbstreflexive Methode, dieses Wesen des „Ichs" zu erfassen. Als Kernmerkmale dieser Subjektivität stellten sie heraus (Abb. 1):

- ein Bewußtsein des aktiv handelnden Einflusses auf die Lebensereignisse
- ein Bewußtsein der Einzigartigkeit der eigenen Lebenserfahrung
- ein Bewußtsein der persönlichen Kontinuität
- ein Bewußtsein von der Reflexionsfähigkeit über sich

In einer Relativierung auf psychopathologische Konzepte fallen deutliche Parallelen zu den Ausführungen Jaspers (1913) oder Schneiders (1949) auf (s.o.). Ähnlich wie zum „Selbst als Objekt" lassen sich auch für das „Selbst als Subjekt" wichtige Organisationsstufen entwicklungspsychologisch markieren.

Das klinische Interview zum Selbstverständnis von Damon und Hart (1988) wählt also einen strukturell-entwicklungsmäßigen Ansatz. In ihm besitzen Wissen, Organisation und Bedeutung von Selbsterfahrungen einen klaren Vorrang vor der Bewertung diskreter Verhaltensakte in den verschiedenen psychosozialen Lebensbereichen. Eine zugrunde liegende Annahme ist die aktive Rolle des heranwachsenden Individuums in der Schaffung und Strukturierung der persönlichen und sozialen Umwelt, worauf bereits Piaget (1929) in seiner „methode clinique" hinwies. Da die Autoren ganz ähnlich wie James (1890) und Erikson (1968) davon ausgehen, daß die Adoleszenz den Lebensabschnitt darstellt, wo das Bewußtsein von Selbstkontinuität angesichts der zahlreichen Veränderungen auf biologischer, psychologischer und sozialer Ebene am schwierigsten zu erreichen ist, Störungen und Konflikte im Selbstkonzept am wahrscheinlichsten sind (Rosenberg 1985), bietet ihre klinische Interviewtechnik eine wichtige Ergänzung zur Konzeptualisierung der Selbsterfahrungen nach Offer. Mit der Möglichkeit, nach unterschiedlichen Entwicklungsniveaus vertikal und entsprechend der vier Attributionsschemata (körperlich, handelnd, sozial, psychologisch) auch horizontal zu differenzieren, ergibt sich für unseren Vergleich einer klinischen Gruppe mit einer Kontrollgruppe eine vorteilhafte Bezugsebene, auf der eventuelle Entwicklungseigenheiten transparenter gemacht werden können (Hart et al. 1987).

In einer entwicklungspsychopathologischen Perspektive muß angemerkt werden, daß die Methode nach Damon und Hart sich zwar auf breite normalpsychologische Erfahrungen über die verschiedenen Altersabschnitte stützen kann und auch wichtige entwicklungspsychologische Voraussetzungen des Selbstverständnisses für eine seelische Gesundheit zu formulieren vermochte, aber noch nicht an klinischen Gruppen erprobt worden ist, wo gerade besondere Schwierigkeiten im Selbstverständnis erwartet werden können. Eine Ausnahme bisher bildet ein erster Erfahrungsbericht erwartet werden können. Eine Ausnahme bisher bildet ein erster Erfahrungsbericht über Ergebnisse, die mit einer analog, aber offener gestalteten Interviewmethode erzielt worden sind, und die darauf hinweisen, daß „Selbstverständnis" als komplexer, interner psychologischer Prozeß maßgeblich zu jener o.g. „widerständigen Elastizität" („resilience") von Jugendlichen und jungen Erwachsenen aus Familien mit psychiatrischen Erkrankungen beitragen kann. Hier war ein subtil differenziertes Selbstverständnis mit einer Reihe weiterer wichtiger Fertigkeiten wie hohem Empathievermögen, guter schulischer und beruflicher Integration, einer zuverlässigen Aufnahme von intimen Beziehungen ein wichtiger Marker für eine gelingende psychosoziale Entwicklung trotz eines erheblichen psychiatrischen Risikos (Beardslee 1989, Beardslee, Podorefsky 1988).

5.2. Identitäts- und Intimitätsstatus

Störungen der Identität werden in einem psychopathologischen Verständnis meist den Störungen des Ich- und Selbsterlebens gleichgesetzt. Dies ist aus der bereits zuvor angedeuteten inhaltlichen Überschneidung der Begriffe leicht nachzuvollziehen. In modernen diagnostischen Klassifikationssystemen wie dem DSM III/(R) findet das Konzept der *Identitätsstörung* seine Beachtung als eigenständige diagnostische Kategorie (313.82) mit einem Gültigkeitsbereich in der Adoleszenz und prominenten Störungen der innerseelischen, psychosexuellen und psychosozialen Reifung, wobei die symptomatische Aufgliederung sich eng an die ursprünglichen Formulierungen von Erikson (1968) hält. Eine Störung der Identität ist auch integrales Kriterium in der Definition der Borderline-Persönlichkeitsstörung (301.83). Die operationale Bestimmung im DSM III/(R)-System folgt weitgehend, wenn auch nicht deckungsgleich der psychoanalytischen Konzeptualisierung der Borderlinestörung durch Kernberg (1975). Kernberg (1976) aber trifft eine wichtige Unterscheidung zwischen einer *„Identitätskrise"*, wie sie Erikson als normatives Entwicklungsphänomen für die Jugendzeit formuliert hat, und einer auch in diesem Abschnitt schon als pathologisch zu wertenden *„Identitätsdiffusion"*:

> *„Identitätskrise"* beschreibe den passageren Verlust einer Korrespondenz zwischen einem inneren Gefühl der Identität und einer Bestätigung durch die psychosoziale Umgebung, könne sich also durchaus auf ein basal ungestörtes Identitätsgefühl stützen. *„Identitätsdiffusion"* hingegen meine aber immer dissoziierte Ich-Zustände, die durch pathologische Spaltungsoperationen zustande gekommen seien und regelhaft Borderline-Persönlichkeitsorganisationen charakterisierten. Trotz mancher oberflächlicher Gemeinsamkeiten könne eine „Identitätskrise" von einer „Identitätsdiffusion" durch den Nachweis von Gefühlen persönlicher Schuld und echter Fürsorge, einer Fähigkeit zu langfristigen Beziehungen mit realitätsgerecht eingestuften Personen und eines konsistenten Systems verbindlicher Werte klar abgegrenzt werden.

Akhtar (1984) verdanken wir eine feine klinisch-phänomenologische Aufgliederung des Syndroms der „Identitätsdiffusion" mit einer wichtigen differentialdiagnostischen Diskussion.

Enger an unserem Untersuchungsinteresse sind die zahlreichen Studien von Kraus (1977, 1982, 1987, 1991) zum Sozialverhalten und zur Rollenidentität von psychiatrischen Patienten anzusiedeln. Kraus konzentrierte sich v.a. auf Patienten mit manisch-depressiven bzw. unipolar depressiven Erkrankungen und thematisierte hier

fruchtbar den Zusammenhang wichtiger Ergebnisse der Persönlichkeitsforschung und Einsichten, die sich aus dem Identitätstheorem von G.H. Mead (1934) gewinnen ließen. So waren beispielsweise die bereits von Tellenbach (1983) eindrucksvoll im „Typus melancholicus" verdichteten Verhaltensweisen und Persönlichkeitseigenschaften depressiver Patienten auf ein übermäßiges Identifiziertsein mit normativen sozialen Rollenerwartungen zurückzuführen, das einen inneren Freiraum für eigenständige, die Ich-Identität stärkende, kreative Leistungen bedrohlich einengte. Trotz einiger gemeinsamer Referenzquellen möchte sich aber unser Ansatz durch das Hervorheben gerade der *entwicklungspsychologischen Perspektive einer Identitätsbildung* und durch den Verzicht auf eine explizite Verknüpfung mit definierten psychiatrischen Krankheitsbildern von Kraus unterscheiden.
In einer entwicklungspsychologischen Warte umfaßt der Prozeß der *Identitätsbildung* die emotional-kognitiven Leistungen der *Differenzierung*, die eine zuverlässige Antwort auf die Frage eines Jugendlichen „wer bin ich nicht?" geben wird, und der *Individuation,* die ihn über die Antwort auf die Frage „wer bin ich?" befähigen soll, als eigenständige Person zu handeln, Entscheidungen ohne direkte Anleitung zu fällen und ein Gefühl von Selbstbehauptung zu zeigen (Garbarino 1985). Während der Adoleszenzjahre wird die Abstimmung zwischen diesem inneren Gefühl der subjektiven Gleichheit und Kontinuität und neuartigen sozialen Außendefinitionen zur entscheidenden Entwicklungsaufgabe. Nach wie vor gelten die klinisch-entwickungspsychologischen Ausführungen von E. Erikson (1968) als die Referenzbasis zu diesem Thema (s.o.). Dies trifft auch auf Versuche zu, das Eriksonsche Identitätstheorem in operationalisierbare Konzepte überzuführen und dadurch einer empirischen Forschungspraxis anzunähern.

Das in diesem Zusammenhang bewährteste Identitätsparadigma geht auf Marcia (1966,1980) zurück, der die ursprüngliche Polarität von „Identität vs. Identitätsdiffusion" bei Erikson in vier unterschiedliche *Identitätsstatus* aufgliedert, die ein inhärenter Entwicklungsprozeß der Identitätsbildung miteinander verbindet. Er unterscheidet:

- *Identitätsstatus der Identitätsdiffusion* („identity diffusion"):

  Auf dieser Entwicklungsstufe liegen noch keine subjektiv verbindlichen Entscheidungen in beruflicher, moralischer, politischer, religiöser und sexueller Hinsicht vor, die einen Lebensplan für das Erwachsenenalter charakterisieren könnten. Der Jugendliche unternimmt auch keine Anstrengungen, diese einzelnen Bereiche in den jeweiligen Alternativen zu erproben. Dieser Status ist kennzeichnend für die Mehrzahl der Präadoleszenten.

- *Identitätsstatus des Moratoriums* („moratorium"):

  Dies ist eine Periode des aktiven Experimentierens. Zahlreiche persönliche und soziale Variablen gilt es noch zu definieren, zu analysieren, miteinander zu vergleichen und probeweise auszuwählen. Es liegen also typischerweise noch keine festen Überzeugungen oder verbindliche Entscheidungen vor.

- *Identitätstatus der übernommenen oder Pseudoidentität* („foreclosure"):

  Der Prozeß der Identitätsbildung ist vorzeitig abgeschlossen worden. Definierte Haltungen, Ideale und Ziele sind von wichtigen Erwachsenenmodellen, meist den Eltern ohne eine kritische Auseinandersetzung und ideologische Suche oder ernstzunehmende persönliche Lösungsversuche übernommen worden. Es liegen aber sehr wohl subjektiv verbindliche Überzeugungen und Entscheidungen vor, die einen Erwachsenenlebensplan charakterisieren.

- *Identitätsstatus der erworbenen oder etablierten Identität* („identity achievement"):

  Auf dieser Stufe werden subjektiv verbindliche Entscheidungen für die einzelnen psychosozialen Bereiche gefällt, nachdem zuvor ein Stadium der kritischen Prüfung von Alternativen, des offenen Ausprobierens verschiedener Lebensmöglichkeiten durchlaufen worden ist.

Im Verständnis von Marcia bewegt sich die Identitätsbildung also aus relativ unreifen Vorstufen auf reifere Stufen einer übernommenen bzw. erworbenen Identität hin (Archer 1982, Fitch, Adams 1983, Kroger, Haslett 1988, Marcia 1976, Waterman et al. 1974, Waterman, Goldman 1976). Im Verlauf der Adoleszenzjahre ist somit von einer großen Variabilität des gerade aktuellen Identitätsstatus bei einem Individuum auszugehen, wobei sich offenkundig der Status des Moratoriums als am wenigsten stabil erwiesen hat, möglicherweise auf Grund eines hier besonders unangenehm erlebten Identitätskonflikts (Bourne 1978 a, b, Cote, Levine 1987, 1988, Marcia 1980, Meilman 1979, Rotheram-Borus 1989). Es ist ferner sehr wahrscheinlich, daß die meisten Jugendlichen nicht zu einem bestimmten Zeitpunkt eine umfassende Lösung all ihrer Identitätsfragen anzielen, sondern eher ihre Aufmerksamkeit sukzessiv auf unterschiedliche Lebensbereiche je nach subjektiver Dringlichkeit oder situativer Erfordernis richten (Coleman 1974, 1978).

Die einzelnen Stufen sind nicht per se mit einer bestimmten psychopathologischen Wertigkeit verbunden. Ursprünglich sind die vier Status zwar als Outcome-Variablen konzipiert worden. In Abhängigkeit vom Untersuchungszeitpunkt etwa in der mittleren Adoleszenz, in der Spätadoleszenz oder im jungen Erwachsenenalter kommt den gefundenen Querschnittsurteilen hinsichtlich des Prozesses der Identitätsbildung aber eine unterschiedliche Aussagekraft zu (Waterman 1982,1985, Waterman, Archer 1990). So impliziert z.B. der Status der „Identitätsdiffusion" zu Beginn der Pubertät zunächst lediglich die Bedeutung, daß der Jugendliche in den angesprochenen Lebensbereichen noch über keinerlei differenzierte, kognitiv-affektive Strukturen verfügt, die bevorstehenden Entwicklungsherausforderungen sofort konstruktiv angehen zu können (Marcia 1987, 1988). Wird derselbe Status aber auch noch im jungen Erwachsenenalter erhoben, dann muß u.U. schon von einem bedenkenswerten Zustand ausgegangen werden (Jones, Hartmann 1988, Jones et al. 1989, Archer 1989). Auch sorgfältige Verlaufsuntersuchungen weisen in diese Richtung (Josselson 1987). Trotzdem ist in der Begriffslogik von Marcia zunächst einmal nicht jene im Vorspann angesprochene psychopathologische Bedeutungskonnotation enthalten (Kernberg 1976).

In entwicklungstheoretischer Perspektive ist grundlegend, daß die Bewertung eines bestimmten Identitätsstatus von zwei Komponenten abhängig ist: Vom Vorliegen oder Fehlen einer verbindlichen *Entscheidung („commitment")* und vom Vorliegen oder Fehlen einer *Exploration* in einem speziellen Lebensbereich (Marcia 1980, Matteson 1977). Da die Herausforderungen der adoleszenten Entwicklungsjahre von einem Großteil der Heranwachsenden mit deutlichen Zeichen einer emotionalen und kognitiven Dissonanz wahrgenommen werden, die auf ein reiferes strukturelles Gleichgewicht drängt, lassen sich die verschiedenen Identitätsstatus auch unter dem Gesichtspunkt betrachten, wie die einzelnen Jugendlichen mit diesem Spannungszustand umgehen. In dieser Prozeßperspektive wäre „Exploration" ein Zustand einer bewußt intendierten Selbstüberprüfung mit einer Bereitschaft, zahlreiche selbstrelevante Informationen zu erkunden und zu verarbeiten. Die einzelnen Status reflektierten in dieser Sichtweise unterschiedliche Stile der Problemlösung oder personalen Entscheidungsfällung, wobei jeweils einer Informationsorientiertheit, einer Normorientiertheit bzw. einer situativen oder bedürfnismäßigen Ad-hoc-Orientierung die ausschlaggebende Rolle zukäme (Berzonsky 1988, Grotevant 1987):

- Im Status der etablierten Identität würde die Qualität der gesammelten Informationen unter Berücksichtigung von Situationsfaktoren, persönlicher Relevanz und individueller Verantwortlichkeit eine bedeutsame Einstellungsveränderung bewirken, die sich in einer reifen Identitätsstruktur niederschlage.
- Im Status der Pseudoidentität würde ein vorzeitiger Abschluß der Informationssuche durch eine übermäßige dogmatische Ausrichtung angestrebt, da die erlebte Dissonanz nur schwer ertragen werde.
- Im Status des Moratoriums bestehe noch eine offene Informationsorientiertheit, ohne daß schon eine neue innere Gestalt gefunden werden könne.
- Im Status der Identitätsdiffusion kämen hedonistische Motive und Affekte oder situative Anforderungen unmittelbar zum Ausdruck, da eine klare innere Gerichtetheit (noch) fehle.

Dieses Prozeßverständnis der Identitätsbildung kommt dem Modell der Assimilation/Akkommodation von J. Piaget sehr nahe (Whitbourne, Weinstock 1986). Es läßt sich aber auch vorteilhaft mit psychodynamischen Hypothesen verknüpfen (Marcia 1988, Schiedel, Marcia 1985, Slugoski et al. 1984).

Eine mögliche klinische Relevanz dieser einzelnen Identitätsstatus wird deutlicher, wenn gleichzeitig auch häufig hierbei beobachtete Persönlichkeitscharakteristika und Korrelate des sozialen Verhaltens aufgeführt werden (Kroger 1989):

Jugendliche mit dem *Status der etablierten Identität* zeichnen sich durch eine zuverlässige Stärke in der Auseinandersetzung mit sich und der Umwelt aus, sind offen für Neuheiten und soziale Kontakte. Sie zeigen eine gute Fähigkeit zu intimen Beziehungen (Fitch, Adams 1983, Hodgson, Fischer 1979, Kacerguis, Adams 1980, Orlofsky 1976, Orlofsky et al. 1973). Sie sind gedankenvoll, introspektiv, aber in ihrer Reflektivität nicht immobilisiert (Marcia 1979). Unter psychosozialem Streß beweisen sie eine gute Belastbarkeit, zeigen eine hohe Autonomie in ihrer Urteilsbildung und kreative Lösungsstrategien (Donovan 1975, Marcia 1966, Matteson 1977, Waterman, Archer 1979). Andererseits kommt nicht selten auch eine Versagensangst, eine Furcht vor Erfolg zum Ausdruck (Orlofsky 1978). Bei der Lösung moralischer Dilemmata argumentieren sie mehrheitlich auf der postkonventionellen Stufe (Hult 1979, Podd 1972, Rowe, Marcia 1980). Intrapsychisch liegen klar differenzierte Objektrepräsentanzen vor (Ginsburg, Orlofsky 1981). Die Bindung zu wichtigen Anderen ist sicher (Kroger 1985, Kroger, Haslett 1988). Die Einschätzung der Eltern in ihren Stärken und Schwächen ist realistisch (Grotevant, Cooper 1985, Jordan 1971).

Jugendliche mit dem *Status der Pseudoidentität* beweisen ein hohes Maß an Ausgeglichenheit und Selbstzufriedenheit. Sie sind autoritätsgläubig (Cote, Levine 1973, Marcia 1966, 1967, Marcia, Friedman 1970, Schenkel, Marcia 1972). Ihre wertemäßige und ideologische Orientierung ist konventionell, ihre Arbeitsmoral hoch. In ihrer Auseinandersetzung mit sich und der sozialen Umwelt zeigen sie aber eher eine rigide als eine flexible Stärke (Marcia 1979). In ihrer Urteilsbildung sind sie stark von der Position anderer abhängig und besitzen eine eher niedrige Autonomie (Marcia 1966, 1967). Die kognitiven Stile zeichnen sich durch eine geringere Komplexität und Integrität aus (Hult 1979, Podd 1972, Rowe, Marcia 1980, Slugoski et al. 1984). In Beziehungen trifft man häufig auf stereotype und Verschmelzungsinteraktionsmuster (Levitz, Orlofsky 1985, Orlofsky et al. 1973). Intrapsychisch liegen häufig noch undifferenzierte Elternintrojekte vor, die Bindungsprofile verraten eine Unsicherheit (Kroger, Haslett 1988). Sie zeigen eine hohe Abhängigkeit vom familiären Wertesystem (Jordan 1971).

Jugendliche mit dem *Status des Moratoriums* können sowohl ängstlich als auch neugierig sein. Sie haben noch Schwierigkeiten, sich von ihren Eltern, besonders vom heterosexuellen Elternteil abzugrenzen. Die Strategien der Auseinandersetzung mit sich und der sozialen Umwelt verraten noch eine hohe Ambivalenz (Marcia 1979). Die kognitiven und perzeptiven Stile sind ähnlich strukturiert denen der Jugendlichen mit etablierter Identität (Bourne 1978 b, Slugoski et al. 1984). In Beziehungen sind sie häufig angespannt, flüchtig. Obwohl nicht selten schon ein Konzept von Intimität vorhanden ist, vermeiden sie konkrete Intimkontakte noch häufig (Donovan 1975, Orlofsky et al. 1973). Intrapsychisch befinden sich diese Jugendlichen im Prozeß einer noch nicht vollendeten Ablösung, es liegt ein gemischtes Bindungsverhalten vor (Kroger, Haslett 1988). In familiären Interaktionen werden sie aber in ihrem Unabhängigkeitsbestreben von ihren Eltern unterstützt (Grotevant, Cooper 1975).

Jugendliche mit dem *Status der Identitätsdiffusion* stellen offensichtlich eine sehr heterogene Subgruppe dar (Marcia 1979, Josselson 1987). Einige demonstrieren einen unbekümmerten Lebensstil ohne soziale Verpflichtungen, lediglich vom Augenblick bestimmt. Andere wiederum zeigen deutliche psychopathologische Störungen, sind sehr einsam, kaum zu engen interpersonalen Kontakten fähig (Donovan 1975, Orlofsky et al. 1973). Sie beweisen ein sehr schwaches Selbstgefühl. Ihre auf Selbstwert- und Autonomie-Skalen erreichten Werte sind niedrig (Marcia 1980). Ihre moralische Argumentation erfolgt vorrangig auf der präkonventionellen Stufe, ihre kognitiven Fertigkeiten sind deutlich einfacher strukturiert als bei Jugendlichen in den anderen Identitätstatus (Hult 1979, Podd 1972, Marcia 1980, Slugoski et al. 1984). In ihrer primären Sozialisation haben sie offenkundig große Schwierigkeiten, konsistente Elternintrojekte zu errichten (Kroger, Haslett 1988). Die Eltern-Kind-Interaktionen weisen häufig Merkmale einer Distanziertheit und Zurückweisung auf (Jordan 1971).

Versucht man die vorliegende Literatur nach *geschlechtsspezifischen Unterschieden in der Identitätsbildung* zu sondieren, so fallen zwei unterschiedliche Positionen auf:

Einerseits überwiegt die Überzeugung von einer unterschiedlich akzentuierten Sozialisation, die auch Unterschiede im Prozeß der Identitätsbildung nach sich ziehe. In einer eher feministisch orientierten Argumentation wird Erikson ein verzerrender männlicher Bias in seinem Identitätsmodell vorgehalten (Gallatin 1975, Gilligan 1982). Dieser Sichtweise schließen sich moderat auch Douvan und Adelson (1966), Hodgson und Fischer (1979), Marcia (1980) sowie Stein und Bailey (1973) an. Erikson (1968) ist der Auffassung, daß bei Männern zunächst grundlegende Fragen der Identität gelöst werden müßten, bevor sie sich an das Problem der Intimität in interpersonalen Beziehungen wagten. Frauen hingegen würden erst nach der Aufnahme intimer Beziehungen zu endgültigen Lösungen ihrer Identitätsfragen finden. Innerhalb seines entwicklungspsychologischen Modells des Lebenszyklus scheinen also die Phasen von Identitäts- und Intimitätsbildung nur bei Männern sukzessiv aufeinander zu folgen, für Frauen hingegen typischerweise miteinander verquickt zu sein.

Josselson et al. (1977 a,b) zeigten, daß weibliche Jugendliche sich in der Tat sehr viel stärker auf emotional wichtige Beziehungen als männliche Jugendliche stützten, um auftretende Identitätsfragen für sich zu klären, wobei aber bei beiden Geschlechtern entsprechend der Höhe der psychosozialen Reife differentielle Strategien beobachtet wurden. In einem ausgewogenen Theorieansatz wies Josselson (1987, 1988, 1989) darauf hin, daß in den traditionellen Sozialisationsmodellen zu einseitig autonomie- und individuationsbezogene Ziele betont würden, die gleichberechtigten Motive einer interpersonalen Verbundenheit aber meist ausgeblendet blieben. Erst vor diesem erweiterten Modell ließen sich spezifische Geschlechtsunterschiede der Identitätsbildung transparent machen (Bakan 1966, Franz, White 1975, Gilligan 1986 a,b, Lyons 1983, Mellor 1989, White et al. 1986, 1987).

Andererseits zeichnen sich in den empirischen Studien, die explizit das Identitätsparadigma von Marcia benützten, deutlich mehr Ähnlichkeiten als Unterschiede ab (Archer 1989). Dies trifft insbesondere für den Vergleich hinsichtlich der einzelnen Identitätsstatus zu, bei denen sich Frauen allenfalls wohl häufiger im Status des Moratoriums befinden. In den Inhalten, den diversen psychosozialen Lebensbereichen weisen die Lösungsmuster der Identitätsfragen etwas klarere, geschlechtsspezifische Akzentuierungen auf. So scheinen männliche Jugendliche sich reflexiver hinsichtlich politischideologischer Fragestellungen zu verhalten, weibliche Jugendliche hingegen reflexiver hinsichtlich des sozialen Rollenverhaltens der Geschlechter. Zu beachten ist ferner, daß der Bewältigung bestimmter interpersonaler Identitätsthemen wie dem Ausgehen mit dem anderen Geschlecht, der Aufnahme heterosexueller Beziehungen trotz großer formaler Ähnlichkeiten bezüglich des erzielten Identitätsstatus von beiden Geschlechtern eine unterschiedliche Bedeutung zugesprochen wird. Für männliche Jugendliche scheint hier der Aspekt eines selbstbehauptenden, den Selbstwert steigernden Wettbewerbs zu überwiegen, während bei weiblichen Jugendlichen schon deutlicher intimitätsbezogene Aspekte zum Ausdruck kommen (Thorbecke, Grotevant 1982).

Die in unserer Untersuchung eingesetzten Methoden umschließen zum einen ein Interview, das in Anlehnung an Marcia für die Bereiche des Berufs, der Religion, der politischen und weltanschaulichen Orientierung, der Sexualität und der Geschlechtsrollenorientierung getrennt diskrete Identitätsstatus bestimmen läßt (Marcia 1966, Marcia, Friedman 1970, Schenkel, Marcia 1972), zum anderen einen in Anlehnung an die Gedankengänge von Marcia konstruierten und validierten Selbstfragebogen, der zu acht, vorrangig nach ideologischen bzw. vorrangig nach interpersonalen Aspekten geordneten Lebensbereichen eine relative Akzeptanz der verschiedenen Identitätsstatus aus der Innenansicht der Probanden bzw. Patienten messen soll (Adams et al. 1979, Bennion, Adams 1986, Grotevant, Adams 1984).

Die Ausführungen zum Identitätskonzept ließen bereits wichtige Überschneidungen mit Fragen des Erwerbs einer beziehungsmäßigen *Intimität* anklingen. Hierbei ist aber festzuhalten, daß die dort angesprochenen Aspekte eher auf eine „Ideologie der interpersonalen Beziehungen" verweisen, also den interpersonalen Anteil der Identitätsbildung widerspiegeln, als schon eine eigentliche Intimität im Verständnis von Erikson (1968, s.o.) berühren. Sie stellen aber eventuell eine wichtige kognitiv-affektive Voraussetzung für diese Fähigkeit dar, die aber wiederum eine separate Entwicklungslinie aufweist.

Nach Hartup (1978, 1983, 1989) betrifft *Intimität* einen zentralen Aspekt der sozialen Beziehungsfähigkeit überhaupt (s.o.). Das Verständnis von Intimität erfaßt emotional enge Beziehungen mit speziellen Partnern, beschränkt sich also nicht auf eine sexuelle Beziehung exklusiv. Sie kann integraler Bestandteil von Beziehungen zu beiderlei Geschlechtern sein. Das *relative Reifeniveau in intimen Beziehungen* kann *kognitiv* über die Fähigkeit zur Übernahme der sozialen Perspektivität, *affektiv* über die Fähigkeit zur Empathie und *verhaltensmäßig* über das Ausmaß der interaktiven Sensibilität und Reaktionsbereitschaft sowie über die Fähigkeit zur Entscheidung für einen bestimmten Partner eingeschätzt werden (Paul, White 1990, White et al. 1986, 1987).

In unserem Untersuchungsansatz folgten wir einer Interview-Methode, die auf Orlofsky, Marcia und Lesser (1973) zurückgeht und von Tesch und Whitbourne (1982) modifiziert worden ist. Die Qualität einer Beziehung wird in Begriffen von Offenheit und Nähe, Fürsorge und Verantwortlichkeit, Zuneigung und Liebesgefühlen, Dauerhaftigkeit oder Flüchtigkeit einer Entscheidung für einen Partner, Wechselseitigkeit und Reife des sexuellen Kontaktes gemessen. Der Intimitätsstatus wird nun über die Dimensionen „Tiefe vs. Oberflächlichkeit", „Entscheidung vs. Unentschiedenheit" sowie „Ausmaß der wechselseitigen Bestimmung" der gelebten Beziehung eingestuft:

- *Intim:* offen-wechselseitige, emotional-tiefe, langfristige sexuelle Beziehung
- *präintim:* wie intim, ohne sexuelle Kontakte
- *verschmelzend:* submissive, nicht auf wechselseitiger Bestimmung beruhende, aber emotional-tiefe, langfristige sexuelle Beziehung
- *pseudointim:* langfristige Beziehung unter Einschluß sexueller Kontakte, aber fehlende emotionale Tiefe
- *stereotyp:* trotz zahlreicher Kontakte, mangelnde emotionale Tiefe und fehlende Entscheidung für einen speziellen Partner
- *isoliert:* fehlende Partnerbeziehung

Diese sechs unterschiedlichen Intimitätsstatus stellen die Kategorien für die Beurteilung von Beziehungen aus einer heterosexuellen Perspektive dar. Für gleichgeschlechtliche Beziehungsmuster können analog die Status „bester Freund", „guter Kamerad", „stereotyp" und „isoliert" formuliert werden (Orlofsky 1976).

Um den entwicklungstheoretischen Kontext der beiden für die Altersabschnitte Adoleszenz und junges Erwachsenenalter entscheidenden Entwicklungsaufgaben „Identität" und „Intimität" nochmals in einem näher an den ursprünglichen, epigenetischen Ausführungen Eriksons (1959, 1968) orientierten Ansatz zu überprüfen, entwickelten wir ein eigenständiges Selbstfrageninventar.

Unter weitreichender Anlehnung an originäre phänomenologische Beschreibungen Eriksons und unter Zuhilfenahme wichtiger Kommentare der Eriksonschen Texte (Hamachek 1985, 1988, Logan 1986) formulierten wir für die sechs epigenetischen Phasen „Urvertrauen vs. Mißtrauen", „Autonomie vs. Scham und Zweifel", „Initiative vs. Schuldgefühl", „Werksinn vs. Minderwertigkeitsgefühl", „Identität vs. Identitätsdiffusion" und „Intimität vs. soziale Isolierung" je sechs Aussagen, welche typische verhaltens- und erlebnisbezogene Korrelate der in den phasenspezifischen Krisen gewonnenen Lösungen widerspiegeln sollten. Die Aussagen zielten also nicht auf eine Wiedererinnerung bestimmter psychosozialer Ereignisse oder biographischer Kernkonflikte, sondern auf Grundgefühle, Lebenseinstellungen und Persönlichkeitstendenzen, die sich aus dem epigenetischen Modell Eriksons ableiten ließen. Die Aussagen wurden alternierend für die positiven vs. negativen Pole formuliert und den Probanden bzw. Patienten zur ablehnenden oder zustimmenden Selbstbeurteilung nach Art einer 7-Punkte-Likert-Skala vorgelegt. Eine faktorenanalytische Berechnung sollte mögliche Zusammenhänge aufdecken helfen.

5.3. Ich-Entwicklungsstufe und Abwehrmodalität

In der Entwicklung der Dimension einer psychosozialen Anpassung habe ich auf die Notwendigkeit einer funktionalen wie auch einer strukturalen Betrachtungsweise hingewiesen. Während der *funktionale* Aspekt in der Auseinandersetzung mit den alterstypischen Herausforderungen zum Ausdruck kommt, bezieht sich der *strukturale* Aspekt auf jene kognitiv-affektiven Voraussetzungen, mit denen ein heranwachsender Jugendlicher diese Entwicklungsaufgaben zu lösen versucht. In der Darstellung des Selbstverständnisses klang erstmals bei unseren Untersuchungskonzepten eine solche Orientierung an. Sie floß indirekt auch in die Explikation des Identitäts- und Intimitätsstatus mit ein.

Der strukturale Gesichtspunkt weist in der traditionellen Psychopathologie eine lange und differenzierte Geschichte auf (Peters 1980). Prominente Beispiele für diese Perspektive sind etwa Conrads (1958, 1960) gestalttheoretische Analysen „zur beginnenden Schizophrenie" oder zu den symptomatischen Psychosen, Janzariks (1988b) „Grundlagen einer strukturdynamischen Psychiatrie", Peters (1969, 1982) strukturalistisch-linguistische Beiträge, Langs (1978, 1982) struktur-analytische Betrachtungen zur Erklärung v.a. schizophrener Krankheitsanlässe. Trotz unterschiedlichster theoretischer Fundierung und psychopathologischer Fokussierung ist diesen Ansätzen eine sich von der Betrachtung der Einzelsymptome lösende und sich stattdessen auf das systemische Zusammenspiel verschiedenster Einflußfaktoren konzentrierende, übergreifende Analyseebene gemeinsam, die es gestattet, hinter phänomenologischen Oberflächengestalten eines Krankheitsgeschehens zugrunde liegende Gesetzmäßigkeiten und Strukturprinzipien zu formulieren. Von den an der Psychoanalyse Lacans orientierten Ausführungen Langs abgesehen spielen vorrangig aktualgenetische Aspekte eine Rolle, kommen also entwicklungspsychologische Gesichtspunkte kaum zum Tragen. Unser Ansatz möchte sich erneut von einer unmittelbaren Anwendung auf psychopathologische Sachverhalte lösen und wiederum gerade eine Entwicklungsdimension betonen.
Im Anschluß an J. Piaget sind mittlerweile eine Reihe von bedeutsamen Entwicklungsmodellen konstruiert worden, die eine vorteilhafte Anwendung im klinischen Feld von

Psychiatrie und Psychotherapie versprechen (Kegan 1982, 1986, Noam 1985, 1988 b, Noam, Kegan 1989, Selman 1980). Unter diesen Ansätzen ragt nach wie vor *Loevingers (1976) Theorie der Ich-Entwicklung* infolge ihrer Komplexität, empirischen Validierung und verbreiteten Forschungsreferenz heraus. Im Unterschied zur ich-psychologischen Tradition der Psychoanalyse, in der spezielle Ich-Funktionen separat behandelt werden, stellt das Ich-Konzept bei Loevinger ein zentrales Konstrukt dar, das die vorherrschenden Motivationen, Integrationsprozesse, die Organisationsstruktur einer Person überhaupt, die Basis ihrer Identität erfassen möchte. Es beschreibt die vorherrschenden Grundorientierungen zwischen Selbst und psychosozialer Umwelt. Loevinger (1976) hat die verschiedenen Organisationsformen als sukzessive Ich-Stufen im Kontext eines Entwicklungsprozesses identifiziert. Jede Ich-Stufe läßt sich an Hand der Dimensionen der Impulskontrolle, der zentralen Konflikte, der vorherrschenden interpersonalen und kognitiven Stile, der möglichen Anpassungsfertigkeiten sowie der Höhe des erreichten Reflexionsniveaus differenzieren. Die Entwicklungshierarchie beinhaltet den Reifungsfortgang mit sukzessiv steigender Komplexität und Differenziertheit der Ich-Stufen:

- *Präkonformistisch:*

  Personen auf diesen Entwicklungsstufen benützen als vorherrschenden Ich-Bezugsrahmen den der unmittelbaren Bedürfnisbefriedigung. Ihre Handlungsweise ist vorrangig von Impulsen bestimmt, die Fähigkeit zum seelischen Aufschub ist gering ausgeprägt. Die kognitiven Konzepte sind meist konkret, dichotom ausgerichtet. Es besteht kaum eine Wahrnehmung der inneren Erlebniszustände, eine Reflexion hierüber ist nur schwer möglich. In den zentralen Beziehungen dominieren übermäßige Abhängigigkeits- oder selbstsüchtige Motive. Die ersten drei Stufen werden zu einer „präkonformistischen" Ich-Modalität zusammengefaßt.

- *Konformistisch:*

  Personen auf diesen Entwicklungsstufen benützen als vorherrschenden Ich-Bezugsrahmen den einer interpersonalen Akzeptanz. In der Kontrolle des eigenen Verhaltens, der Gedanken und Gefühle werden die Erwartungen der anderen als Regulativ miteinbezogen. Sie verfügen über eine Bedürfnisaufschubsfähigkeit und haben eine gewisse Selbstwahrnehmung erreicht. Innere Zustände werden in Begriffen gängiger Stereotype der sozialen Bezugsgruppen ausgedrückt. Zentrale Beziehungen verraten als Hauptmotive soziale Erwünschtheit, Akzeptanz und Normorientierung. Die Stufen der Konformität und des Selbstbewußtseins werden zu einer „konformistischen" Ich-Modalität zusammengefaßt.

- *Postkonformistisch:*

  Personen auf den reifsten Ich-Stufen benützen als vorherrschenden Ich-Bezugsrahmen den der Selbst-Verwirklichung. Hierbei sind sie fähig, sich auf situative Erfordernisse flexibel einzustellen. Ihre kognitiven Fertigkeiten sind komplex, eine Wahrnehmung innerseelischer Konflikte wird möglich. Sie verfügen über ein hohes Ausmaß an Introspektions- und Reflexionsvermögen. Ihre zentralen Beziehungen zeichnen sich durch das Prinzip der Wechselseitigkeit und der toleranten Achtung individueller Unterschiede aus. Die Ich-Stufen des Gewissens, des Individualismus, der Autonomie und der Integration werden zu einer „postkonformistischen" Ich-Modalität zusammengefaßt (Tab. 1).

Das Forschungsinstrumentarium Loevingers ist ein semiprojektiver Satzergänzungstest. Dieser SET gibt halbe Sätze vor, die unterschiedlichste psychosoziale Felder, interpersonale Themen und innerseelische Konfliktsituationen anstoßen. Die so motivierten Satzergänzungen werden aber nicht nach inhaltlichen Gesichtspunkten ausgewertet, wie dies beispielsweise beim Thematischen Apperzeptions- oder beim Rorschachtest mit beabsichtigt ist. Es erfolgt vielmehr eine formale Analyse, die eine Zuordnung zu den o.g. Ich-Entwicklungsstufen ermöglicht. Über ein detailliertes Auswertungsmanual werden sehr zufriedenstellende Werte der Objektivität und Reliabilität erzielt (Loevinger, Wessler 1970, Weiss et al. 1989). Die Validität der hierüber erfaßten Entwicklungssequenz der Ich-Stufen ist gut gesichert (Hauser 1976, Loevinger 1976, 1979, Noam et al. 1983).

Aus zahlreichen Längsschnittsuntersuchungen ist bekannt, daß während der frühen und mittleren Adoleszenz stetige Fortschritte in der Entwicklung der Ich-Stufen zu beobachten sind, während in der Spätadoleszenz und im jungen Erwachsenenalter eine relative Stabilität vorzuliegen scheint (Adams, Fitch 1982, Gfellner 1986a, Loevinger 1979, Redmore 1983, Redmore, Loevinger 1979). Eine gewisse situative Variabilität der Ergebnisse kann bei herausfordernden sozialen Veränderungen erwartet werden, wie dies Studien von Adams und Fitch (1983) und Loevinger et al. (1985) für junge Frauen während ihrer Collegejahre anzeigten. Ein Zusammenhang mit dem sozioökonomischen Status wurde berichtet (Browning 1987, Gfellner 1986b, Hansell et al. 1985).

Weibliche Jugendliche sowie junge Frauen scheinen allgemein früher höhere Ich-Entwicklungsstufen zu erreichen, wobei sich die registrierten Unterschiede zu den Männern aber bei adäquater Länge der Beobachtungszeit allmählich wieder egalisieren (Gfellner 1986 a,b, Kitchener et al. 1984, Loevinger et al. 1985, McCammon 1981, Redmore 1983, Redmore, Loevinger 1979).

Als konsistenter Untersuchungsbefund in zahlreichen Studien kristallisierte sich ein relativ enger Zusammenhang zwischen der Höhe der erreichten Ich-Stufen und androgynen Geschlechtsrollenerwartungen, aber keine positive Korrelation mit den Selbstkonzepten traditioneller Maskulinität und Femininität heraus (Costos 1986, Nettles, Loevinger 1983, Prager, Bailey 1985, Schwarz, Robins 1987, Snarey et al. 1986).

Es fanden sich moderate Beziehungen zwischen der Höhe moralischen Argumentierens und etablierter Ich-Entwicklungsstufe (Gfellner 1986 a,b, Kitchener et al. 1984, Rest 1979). Jugendliche und junge Erwachsene, die sich in den Identitätsstatus der etablierten Identität oder des Moratoriums befanden, wiesen gegenüber solchen mit den Identitätsstatus der Pseudoidentität und der Identitätsdiffusion signifikant höhere Ich-Stufen auf (Adams, Fitch 1982, Adams, Shea 1979, Ginsburg, Orlofsky 1981). Hauser (1978) fand bedeutsame Unterschiede in den interpersonalen Interaktionsstilen von Jugendlichen, die sich in ihrem Reifeniveau den präkonformistischen, konformistischen und postkonformistischen Ich-Modalitäten zuordnen ließen.

	Impulskontrolle, moralischer Stil	Interpersonaler Stil	Bewußte Sorgen, Konflikte	Kognitiver Stil
Impulsiv (Ich-2)	impulshaft, Furcht	abhängig, nehmend, ausbeutend	körperbezogene Gefühle, besonders sexueller und aggressiver Art	stereotyp, konzeptuelle Unklarheit
Selbst-schützend (Delta)	Furcht, gefangen zu sein; Schuldzuweisung nach außen, opportunistisch	manipulativ, ausbeutend, wachsam	Selbstschutz, Wünsche, Dinge, Vorteile, Kontrolle	
Übergang von Selbstschützend zu Konformistisch (Delta/Ich-3)	Gehorsam und Konformität gegenüber sozialen Normen: einfache und absolute Regeln	manipulativ, gehorsam	Konkrete Aspekte traditioneller Geschlechtsrollen, materielle Verursachung gegenüber psychologischer Verursachung	konzeptuelle Einfachheit, Stereotype
Konformistisch (Ich-3)	Konformität gegenüber äußeren Rollen, Scham, Schuld bei Regelverstoß	zugehörig, helfend, oberflächlich nett	Äußeres Erscheinungsbild, soziale Erwünschtheit, einfache Gefühle und Verhaltensweisen	konzeptuelle Einfachheit, Stereotype, Klischees
Übergang von Konformistisch nach Gewissenhaft (Ich-3-4)	allmähliches Erkennen von Standards, Kontingenzen, Selbstkritik	helfend, tieferes Interesse an interpersonalen Beziehungen	Bewußtheit des Selbst als getrennt von der Gruppe, Anerkennung von psychologischen Ursachen	Wahrnehmung von individuellen Unterschieden in Einstellungen, Interessen und Fähigkeiten, jedoch noch in globalen und breiten Begriffen
Gewissenhaft (Ich-4)	selbstbewertete Standards, Selbstkritik	intensiv verantwortlich, wechselseitig, Engagement für Kommunikation	differenzierte Gefühle, Verhaltensmotive, Selbstachtung, Leistungen, Charakterzüge, Selbstdarstellung	konzeptuelle Komplexität, Vorstellungsmuster
Übergang von Gewissenhaft nach Autonom (Ich-4-5)	Individualität, Coping mit inneren Konflikten	persönliches Engagement für zwischenmenschliche Beziehungen, Mitteilen und Ausdrücken von Gedanken und Gefühlen, Prozeß und Wechsel	Toleranz gegenüber Paradoxien und Widersprüchen	
Autonom (Ich-5)	zusätzlich: Auseinandersetzung mit konfliktreichen inneren Bedürfnissen	zusätzlich Achtung der Autonomie	lebhaft mitgeteilte Gefühle, Integration von körperlichen und psychologischen Ursachen des Verhaltens, Entwicklung, Rollenverständnis, Selbsterfüllung, das Selbst im sozialen Kontext	hohe konzeptuelle Komplexität, komplexe Muster, Ambiguitätstoleranz, breite Zielvorstellungen, Objektivität

Tab. 1: *Stufen der Ich-Entwicklung nach Loevinger (1976)*

Untersuchungen, die sich explizit psychopathologischen Fragestellungen widmen, müssen zunächst berücksichtigen, daß, wie bereits Loevinger (1976) betonte, die erreichte Höhe einer Ich-Stufe allein wenig über die Güte einer psychosozialen Anpassung aussagt und schon gar nicht mit einer irgendwie gearteten seelischen Gesundheit gleichzusetzen ist. Eine etablierte Ich-Stufe liefert lediglich den umfassenden Bezugsrahmen, in dem psychosoziale und innerseelische Phänomene von einem speziellen Individuum wahrgenommen und beantwortet werden. In unserem entwicklungspsychologischen Kontext eines Übergangs von der Adoleszenz ins junge Erwachsenenalter kann lediglich festgestellt werden, daß die komplexen Entwicklungsherausforderungen eine gewisse kognitiv-affektive Strukturiertheit voraussetzen, damit erfolgreiche Lösungen im Rahmen sozial akzeptierter Grenzen möglich werden. Vorrangig impulsive oder selbstschützende Stadien der „präkonformistischen" Ich-Modalität z.B. stellen hierzu aber nur sehr inadäquate Coping-Mechanismen zur Verfügung. Bei einem Entwicklungsmodell mit sukzessiv aufeinanderfolgenden Ich-Stufen muß aber auch berücksichtigt werden, daß von einer Gesamtpopulation allenfalls eine Minderheit die höchsten Stufen als sicher verfügbare innerseelische und interpersonale Erlebnis- und Verhaltensmöglichkeiten erreicht. Amerikanische Bürger beispielsweise operierten in Prävalenzstudien mit dem SET vorrangig auf den Stufen I-3 bis I-4, also in der „konformistischen" Ich-Modalität (Browning 1987, Dubow et al. 1987, Holt 1980, Redmore, Loevinger 1979).

Vor diesem Hintergrund muß die mittlerweile recht stattliche Anzahl von Untersuchungen mit dem SET an klinischen Subpopulationen interpretiert werden:

- Powitzky (1976) untersuchte jugendliche Delinquenten und fand, daß die erhobenen Ich-Stufen recht gut mit den nach der Form der Aggressionsdelikte geordneten Anklagepunkten korrelierten. Auch Frank und Quinlan (1976) zeigten, daß delinquente weibliche Jugendliche im Vergleich zu ihren nichtdelinquenten Altersgenossinnen aus denselben Stadtbezirken und sozioökonomischen Verhältnissen signifikant niedrigere, insbesondere impulsive und selbstbeschützende Ich-Stufen innehielten.
- Eine Reihe von Studien suchte den Zusammenhang von Ich-Stufen und diversen psychopathologischen Zuständen näher zu analysieren. De Loach (1976) fand, daß sich in seiner Gruppe von Studenten, die wegen unterschiedlicher neurotischer Störungen ambulant psychotherapeutisch behandelt wurden, kein signifikanter Zusammenhang zwischen dem Ausmaß der bestehenden Psychopathologie und der Ich-Reife bestand. Bemerkenswert war, daß weniger als 10% der Studenten konformistisch (I-3) und niedriger eingestuft wurden. Vincent und Vincent (1979) deckten für eine Subgruppe stationärer Patienten mit Persönlichkeitsstörungen signifikant mehr präkonformistische Ich-Stile auf, während sich sowohl neurotische als auch psychotische Patienten häufiger auf konformistischen und postkonformistischen Stufen befanden. Wangh und Mc Caulley (1981) registrierten in ihrem Vergleich einer Gruppe ambulanter Patienten mit vier Kontrollgruppen eine unsystematische Verteilung der Ich-Stufen sowie des Typus und Schweregrads der psychopathologischen Störung. Keiner der Patienten erreichte aber eine höhere Stufe als I-4. Auch in der Studie von Wilber et al. (1982) an Opiatabhängigen fanden sich im Vergleich zu einer gematchten Kontrollgruppe im Mittel keine signifikanten Unterschiede. Bei den Abhängigen fand sich aber ein deutlicher Trend zu niedrigeren Ich-Stufen, wenn gleichzeitig auch relevante psychopathologische Symptome wie Angst, somatische Spannungszustände usw. vorlagen. Browning (1986) berichtete, daß Jugendliche und junge Erwachsene in stationär psychiatrischer Behandlung, die präkonformistische Ich-Modalitäten aufwiesen, signifikant häufigere aggressive Verhaltensformen, Suizidversuche und Unfälle in ihrer psychosozialen Anamnese hatten.

- Gold (1980) untersuchte an Highschool-Studenten den Zusammenhang von Ich-Stufen und Anpassungsmustern (MMPI). Studenten auf einem präkonformistischen Niveau wiesen in 8 der 10 klinischen MMPI-Subskalen signifikant höhere Werte, in den Ich-Stärke-Skalen signifikant niedrigere Werte auf. Zwischen der konformistischen und der postkonformistischen Gruppe fand sich kein bedeutsamer Unterschied. Eine Profilanalyse ergab, daß Studenten auf einem präkonformistischen Niveau am höchsten bei der MMPI-Skala Hypochondrie rangierten, die auf konformistischem Niveau ihre höchsten Werte bei Hysterie, die auf postkonformistischem Niveau bei Psychasthenie und Paranoia fanden.

- Noam et al. (1984) führten eine sorgfältig konzipierte Studie mit 114 männlichen und weiblichen Jugendlichen durch, bei denen die (DSM III) Diagnosen „Persönlichkeits"- und „Anpassungsstörungen" zahlenmäßig deutlich die der „Psychosen" und „neurotischen Störungen" überwogen. Neben den Loevinger-Ich-Stufen wurde auch das Verhaltensbeurteilungsinventar nach Achenbach und Edelbrock eingesetzt, das auf einer syndromalen Ebene Symptome nach einem überwiegenden Modus der „Externalisierung" vs. der „Internalisierung" gruppieren läßt. Die Autoren fanden, daß von ihren psychiatrisch behandelten Jugendlichen nur 21 % die konformistische Stufe und höher erreicht hatten. Bei den gefundenen Ich-Stufen konnte von fest etablierten Stadien ausgegangen werden. Es mußte eine deutliche „Dyssynchronie von Lebensalter und Ich-Stufe" im Vergleich zu einer seelisch gesunden Kontrollgruppe oder einer Kontrollgruppe mit körperlicher Erkrankung (Diabetes mellitus) festgestellt werden (Hauser et al. 1983). Patienten mit vorrangigen „Externalisierungssyndromen" wiesen klar niedrigere Ich-Stufen auf. Patienten mit „Internalisierungssyndromen" wie z.B. bei einer Major Depression waren aber nicht, wie erwartet, häufiger auf konformistischen und postkonformistischen Stufen vertreten.

- Auch in zwei weiteren Studien fanden Noam und Houlihan (1990) sowie Noam und Dill (1991) wichtige Belege für die entwicklungspsychopathologische Annahme, daß eine reife Ich-Entwicklung zwar keinen Schutz gegen psychopathologische Krisen generell biete, daß aber höhere Ich-Stufen ein effizienteres Coping ermöglichten, frühere Entwicklungspositionen hingegen mit beeinträchtigter Impulskontrolle und inadäquaten kognitiv-affektiven Strukturen sich in der Schwere der psychopathologischen Zustandsbilder widerspiegelten. Sah man von der Sonderposition ab, welche die Subgruppe der affektiven Psychosen offenkundig einnahm, dann ließ sich in diesen Untersuchungen eine klare inverse Beziehung zwischen der Höhe der Ich-Stufen und dem Schweregrad der psychiatrischen Erkrankungen feststellen.

- Das erreichte Niveau der Ich-Entwicklung besitzt möglicherweise auch eine Aussagekraft über die Erfolgswahrscheinlichkeit einer geplanten psychotherapeutischen Intervention bzw. macht die vorliegenden Unterschiede in den Erwartungen von Patienten an bestimmte psychotherapeutische Verfahren plausibler (Dill, Noam 1990, Rock, Goldberger 1981, Swensen 1980).

Da die Ich-Entwicklung einen sehr viel allgemeineren Bezugsrahmen für das jeweilige Individuum darstellt, sich selbst und seine Umwelt zu verstehen und entsprechend auch die Beziehungen zu gestalten, kann der Zusammenhang zwischen Ich-Stufe und psychiatrischer Erkrankung bzw. seelischer Gesundheit kein linear einfacher sein. Sie drückt auch nicht unbedingt ein direktes Maß für Ich-Stärke oder Reife der Abwehrmodalitäten aus, wenn sie sich nur an der jeweils erreichten Höchststufe orientiert, aber für eine psychopathologische Vulnerabilität eventuell bedeutsamere Sektoren der Persönlichkeit damit nicht erfaßt (Noam 1988 b).

In einer die psychosoziale Dimension psychiatrischer Erkrankungen mitberücksichtigenden Forschungsrichtung spielen Ansätze eine zunehmende Rolle, die sich um die Operationalisierung und standardisierte Erfassung von bestimmten *Abwehrmechanismen bzw. -stilen* bemühen (Vaillant 1986). Hierbei erscheinen Abwehrmechanismen unter dem breiteren Konzept der Anpassungsprozesse bzw. des allgemeinen Copingverhaltens und sind nicht mehr allein einer psychoanalytischen Tradition folgend auf unbewußte innerseelische Vorgänge beschränkt, die sich allenfalls in detaillierten psychodynamischen Interviews erschließen lassen (Haan 1974, 1977, Lazarus 1980, Olbrich 1990, Seiffge-Krenke 1986, 1990). Eine gründliche Auseinandersetzung mit diesen hochkomplexen Theoriemodellen und der Fülle der mittlerweile gesammelten empirischen Befunde kann im Kontext unserer Untersuchung nicht geleistet werden (Cramer 1991).

In unserem Ansatz kam es darauf an, eine Methode zu verwenden, die in ihrer Konzeption die doch beträchtliche situative Variabilität von Abwehrmechanismen zu reduzieren versprach, sich dem vorher erörterten Modell der Ich-Entwicklung nach Loevinger ergänzend an die Seite stellen ließ, sowie im Rahmen einer ohnehin schon umfänglichen Untersuchung keinen unzumutbar weiteren zeitlichen Aufwand nach sich zog. Wir entschieden uns für den *Abwehrstil-Selbstfragebogen von Bond*, der die Wahrnehmung habitueller Abwehrverhaltensweisen aus der Innenperspektive der Patienten und Probanden zu erfassen sucht, also vom subjektiven Urteil eines Raters unabhängig ist. Die Reliabilitätsmaße sind sehr zufriedenstellend, eine positive Außenkriterienvalidierung ist erfolgt, eine erste Erprobung an klinischen Gruppen erzielte eine erfolgsversprechende Diskriminationsvalidität (Andrews et al. 1989, Bond 1986, 1990, Bond, Vaillant 1986, Bond et al. 1983, 1989, Flannery, Perry 1990, Pollock, Andrews 1989, Vaillant et al. 1986). Eine faktorenanalytische Überprüfung der erhobenen Daten legte eine Unterscheidung von vier Abwehrstilen nahe, die sich durch zunehmende Ich-Reife und steigende psychosoziale Adaptationsfähigkeit auszeichneten:

- *Stil 1:* Subjektive Unfähigkeit, die eigenen Triebimpulse adäquat zu kontrollieren, sie konstruktiv umzusetzen; unreife Abwehrmechanismen wie narzißtischer Rückzug, Ausagieren, Regression, passive Aggression, Projektion.
- *Stil 2:* Abnehmende Handlungsorientierung, dafür steigende Orientierung an inneren Vorstellungsbildern; Abwehrmechanismen wie Omnipotenzdenken, Spaltung, primitive Idealisierung, die alle zu einer verzerrten Wahrnehmung konfliktbesetzter Selbst- und Objektbilder führen.
- *Stil 3:* Relativ stabile neurotische Mechanismen der Reaktionsbildung und des Pseudoaltruismus; oft masochistische Verhaltensäquivalente mit Selbstaufopferung.
- *Stil 4:* Reifes Coping; Mechanismen der bewußten Unterdrückung, Sublimation, Humor.

5.4. Familienklima und familiäre Beziehungsstruktur

Betrachten wir den Erwerb einer sicheren persönlichen und sozialen Identität sowie einer zwischenmenschlichen Intimität als die beiden entscheidenden Meilensteine in der psychosozialen Entwicklung während der Jahre der Adoleszenz und des jungen

Erwachsenenalters, so müssen wir von einem vielschichtigen Bedingungskontext ausgehen. Neben den unterschiedlichen Entwicklungslinien in der Biographie eines Individuums, den spezifischen Herausforderungen eines Reifungsabschnitts in einer konkreten soziohistorischen Situation kommt der Bewertung des familiären Hintergrunds ein besonderer Stellenwert zu (s.o.). Hierbei kann die *Familie als multidimensionales System* beschrieben und mit dem aktuellen Entwicklungsverlauf des Heranwachsenden in Beziehung gesetzt werden. Wird aus diesem übergreifenden systemischen Rahmen das typische *Interaktionsgefüge des Jugendlichen oder jungen Erwachsenen mit seinen Eltern* herausgenommen, dann tritt mit den so gefundenen Beziehungsstukturen das Medium in den Vordergrund, in dem zentrale Entwicklungsfragen verhandelt und entscheidende Schritte in eine umfassendere Sozietät vorbereitet werden, aber nach wie vor ein grundlegendes emotionales und kognitives Referenzsystem beibehalten wird.

Wir versuchten im Rahmen unseres Projektes beide Aspekte zu berücksichtigen. Wir wählten einerseits die in Anlehnung an Moos und Moos (1981) orientierten und von Schneewind et al. (1985) für eine deutsche Version adaptierten *Familienklima-Skalen,* andererseits ein *Strukturmodell zur Beschreibung der unterschiedlichen Beziehungsformen von jungen Erwachsenen und Eltern* nach Frank et al. (1988). Beiden Ansätzen ist eine Beurteilung von Phänomenen aus der Innenansicht des Probanden bzw. Patienten gemeinsam, wobei sich in den Familienklima-Skalen das jeweilige subjektive Urteil der Untersuchungsteilnehmer direkt niederschlägt, die Bestimmung des Beziehungsgefüges nach Frank et al. (1988) im Rahmen eines klinischen Interviews erfolgt und über ein Fremdurteil zustande kommt.

Die *Familienklima-Skalen* gründen in der theoretischen Vorstellung von Moos (1974 a, b), daß Familien als „psychosoziale Umwelten" prinzipiell in drei Dimensionen charakterisiert werden können (Schneewind et al. 1985):

- o Eine *Beziehungsdimension* kennzeichnet die Fertigkeit eines Individuums, mit anderen Personen seiner familiären Umwelt in Kontakt zu treten und persönliche Beziehungen zu entwickeln. Diese Fähigkeit drückt sich in wechselseitiger Untersützung, Solidarität, Spontaneität und Offenheit der Kommunikation aus. Diese Eigenschaften werden in den Familienklima-Skalen „Zusammenhalt", „Offenheit" und „Konfliktneigung" erfaßt.
- o Eine *persönliche Entwicklungs- und Zielerreichungsdimension* kennzeichnet die in einer familiären Umwelt gegebenen Möglichkeiten zur Selbstverwirklichung, Selbstachtung und Entfaltung von persönlichen Interessen und Wertvorstellungen. Sie realisiert sich in Merkmalen wie individueller Autonomie, Aufgeschlossenheit für kulturelle Anreize der Umwelt sowie aktiver Gestaltung des persönlichen Lebenspotentials. Diese Eigenschaften werden in den Familienklima-Skalen „Selbständigkeit", „aktive Freizeitgestaltung", „Leistungs-", „kulturelle" und „religiöse Orientierung" erfaßt.
- o Eine *systemerhaltende und systemverändernde Dimension* drückt den Grad der Widerständigkeit eines familiären Systems gegenüber innovatorischen Kräften aus. Systemerhaltende Faktoren sind hierbei Ordnung, Kontrolle und konservatives Regelbewußtsein, systemverändernde Faktoren hingegen Toleranz, Flexibilität und individuelle Norminterpretation. Diese Eigenschaften werden in den Familienklima-Skalen „Organisation" und „Kontrolle" erfaßt.

Frank und Mitarbeiter (1988) konzentrierten sich in ihrem klinischen Interview darauf, das vielschichtige Beziehungsgeflecht zwischen jungem Erwachsenen und Eltern in den Dimensionen „Autonomie" und „Verbundenheit" zu analysieren. Sie gingen hierbei von der entwicklungspsychologischen Annahme aus, daß die subjektive Wahrnehmung des Umgangs mit den Eltern durch den erreichten Grad der affektiv-kognitiven Reife mitbestimmt werde. Die so ausgedrückten subjektiven Urteile ließen sich unterschiedlichen Strukturniveaus zuordnen, die eine Reihe von niedrigen bis hohe Grade einer „Autonomie" bzw. „Verbundenheit" bildeten. Beide Dimensionen suchten sie mit je fünf Subskalen zu erfassen:

- *Autonomie-Dimension:*

  Ein „Kompetenzaspekt" wird über die Subskalen „Entscheidungsfertigkeit" und „Unabhängigkeit" gemessen. Er zielt auf das Vermögen eines Individuums, trotz Meinungsunterschieden zu den Eltern einen eigenen Standpunkt ausgewogen zu vertreten und zu einem selbständigen Urteil zu gelangen sowie ohne direkte elterliche Interventionen und Unterstützungen soziale und individuelle Schwierigkeiten zu meistern. Ein „Aspekt der emotionalen Autonomie" wird über die Subskalen „persönliche Kontrolle" und „Selbstbehauptung" gemessen. Er erfaßt das Ausmaß der Affekttoleranz v.a. gegenüber Gefühlen von Wut, Scham und Schuld sowie die innerseelische Stärke, einen notwendigen Dissenz mit den Eltern zu wagen. Im „Aspekt der Verantwortlichkeit sich selbst und anderen gegenüber" wird ausgelotet, wo die tragenden Loyalitäten hinsichtlich Eltern, anderen sozialen Gruppen und dem persönlichen Wertesystem sind.

- *Dimension der Verbundenheit:*

  Eine Subskala „Nähe" beurteilt die Stärke der emotionalen Verbundenheit mit den Eltern, eine Subskala „Kommunikation" erfaßt die Qualität und Intensität des Austauschs von persönlich bedeutsamen Themen und Anliegen miteinander, eine Subskala „Fürsorge" mißt die Fähigkeit, sich um das Wohlergehen des Anderen zu bemühen, eine Subskala „Empathie" zielt auf die Fertigkeit, sich in die verschiedenen affektiven Erlebniszustände des Anderen hineinzuversetzen, und eine Subskala „Achtung" drückt den Grad der persönlichen Wertschätzung trotz eventueller Meinungsunterschiede und anderer Wertstandpunkte aus.

Das Interview wird über eine Reihe strukturierter Fragestellungen geführt, die protokollierten Antworten können an Hand eines detaillierten Manuals ausgewertet werden (Frank 1988).

6. Methodik und Forschungsziele

Das Forschungsprojekt „Zur psychosozialen Entwicklung und Problematik psychiatrisch erkrankter junger Erwachsener" wurde an der Psychiatrischen Klinik der Universität München durchgeführt. Der Untersuchungszeitraum erstreckte sich von der 2. Jahreshälfte 1987 bis Ende 1990. Das Projekt beinhaltete drei Untersuchungsabschnitte. In Studie A (1987/1988) wurde eine erste Querschnittserhebung durchgeführt, der sich ca. 1 1/2 bis 2 Jahre später eine Nachuntersuchung (Studie B, Ende 1989, 1. Jahreshälfte 1990) anschloß. In einer Studie C (1990) wurde der ursprüngliche Untersuchungsansatz erneut aufgenommen, aber in zusätzlichen Forschungsinterviews erheblich erweitert.

6.1. Beschreibung der Stichproben

Im Zeitraum der Studie A wurde versucht, alle sukzessiv zu einer stationären Behandlung aufgenommenen Patienten mit dem Lebensalter 17/18 bis 25/26 Jahre für die Untersuchung zu gewinnen. In diesem Zeitraum wurden insgesamt 177 junge Erwachsene stationär behandelt, von denen zunächst 146 einwilligten, an der Studie teilzunehmen („informed consent"). Von 139 Patienten konnte ein vollständiger Datensatz erhoben werden. Gründe für eine Nichtteilnahme waren persönliche Ablehnung, zu kurze Verweildauer oder extremer Krankheitsstatus, der über eine mehrwöchige Zeitspanne trotz wiederholter Ansprache eine geordnete Kontaktaufnahme ausschloß.

Die Diagnosestellung erfolgte nach ICD-9.Rev. sowie nach DSM III/R (1987). Die Übersicht in der vorliegenden Arbeit berücksichtigt die Daten nach ICD-9.Rev. Entsprechend der Aufnahmegründe einer Klinik für eine psychiatrische Akutversorgung überwogen die Fälle mit psychotischen Zustandsbildern (s.u.).

Als Kontrollgruppe wurden 221 junge Erwachsene gewonnen. Einschlußkriterien waren neben dem Lebensalter (17 - 26 Jahre) das Fehlen einer psychiatrischen oder psychotherapeutischen Behandlungsbedürftigkeit für den Zeitpunkt der Untersuchung und das zurückliegende Jahr. Die Kontrollgruppe der Studie A rekrutierte sich vorrangig aus Krankenschwestern und Pflegern, Medizinstudentinnen und -studenten sowie Krankengymnastinnen und -gymnasten, die überwiegend im Rahmen psychiatrischer Ausbildungskurse gewonnen wurden, aber auch nicht-pflegerisches Krankenhauspersonal und vereinzelte Besucher von Patienten. 100 dieser Probanden erklärten sich neben dem Ausfüllen von Fragebogen bereit, auch Angaben zum soziodemographischen Status zu machen.

In *Studie B* wurde versucht, alle Patienten, die an Studie A teilgenommen hatten, zu einer Nachuntersuchung zu motivieren. Das durchschnittliche Intervall von Erst- und Nachuntersuchung betrug 17 Monate. Von den 139 Patienten konnten 110 Patienten kontaktiert werden. 77 Patienten willigten in eine Nachuntersuchung ein, 33 Patienten lehnten ab, 2 waren bereits verstorben (1 Suizid, 1 natürlicher Todesgrund infolge einer Kardiomyopathie), bei 27 Patienten konnte trotz intensiver Nachforschung die momentane Adresse nicht ermittelt oder wegen Auslandaufenthalts kein Kontakt hergestellt werden.

Für die *Studie C* wurden analog der Studie A erneut 105 Patienten im Rahmen einer stationären oder ambulanten Behandlung gewonnen. Als Kontrollgruppe dienten 100 Probanden (50 Frauen, 50 Männer). Die Rekrutierung dieser Probanden erfolgte nach einem anderen Prinzip als in Studie A. Eine Doktorandin und ein Doktorand animierten in ihrem heimatlichen Lebensmilieu jeweils über Kontakte mit Freunden, Bekannten, Nachbarn, Vereinsmitgliedern, Jugendgruppen usw. 100 junge Erwachsene, die einer breiteren soziodemographischen Population als der vorrangig studentisch stratifizierten bzw. aus Krankenhauspersonal stammenden Kontrollgruppe in Studie A angehörten. Die Einschlußkriterien entsprachen denen der Studie A.

6.2. Versuchsplan

In *Studie A* wurde versucht, zu einem möglichst frühen Zeitpunkt nach stationärer Aufnahme Kontakt zu den Patienten herzustellen und sie zu einer Untersuchung zu motivieren, die aus einem klinischen Interview-Teil und einem Fragebogen-Teil bestand (s.u.). Während dies für die psychotischen Patienten in aller Regel erst in der 2. oder 3. Woche gelang, war dies bei den nicht-psychotischen Patienten meist schon in der ersten Woche möglich. Formale Voraussetzung war hierbei nicht eine bereits weitgehende symptomatische Remission. Es mußte lediglich sichergestellt sein, daß den Patienten Sinn und Zweck der Untersuchung klar und vor allem schon zuzumuten war. Von ganz seltenen Ausnahmen abgesehen wurde die Untersuchung von den Patienten als subjektiv bereichernd und in der aktuellen Belastung als zumutbar beurteilt. Der jeweilige Untersuchungsgang mußte aber häufiger in mehreren Einzelschritten erfolgen, um die Aufmerksamkeitsspanne und das Konzentrationsvermögen nicht zu überfordern. Die Fragebogen wurden in der Regel nach dem klinischen Interviewteil ausgehändigt und nach ca. 1 Woche wieder eingesammelt.

Der Kontrollgruppe wurden lediglich die Fragebogen mitgegeben, eine Teilgruppe war überdies bereit, ein anonym gestaltetes Formblatt zu soziodemographischen Variablen auszufüllen.

In *Studie B* wurde die Nachuntersuchung der Patienten in der überwiegenden Mehrheit durch Einbestellung in die Klinik, bei einer geringen Anzahl im häuslichen Milieu oder in einem auswärtigen Bezirkskrankenhaus, in Ausnahmefällen auch in längeren Telefonaten durchgeführt.

Die *Studie C* entsprach in der Anlage der Studie A. Es war hierbei aber zu berücksichtigen, daß der beträchtlich umfangreichere Untersuchungsansatz für die Patienten eine intensivere Beanspruchung bedeutete und somit eine größere Motivationsarbeit voraussetzte. Trotzdem waren von den initial im Untersuchungszeitraum C 144 angesprochenen Patienten 113 zur Teilnahme an der Studie zu bewegen. In 105 Fällen lagen schließlich vollständige Untersuchungsprotokolle vor.

Die Gespräche mit den Probanden wurden außerhalb der Klinik im häuslichen Milieu durchgeführt. In 99 Fällen waren die Protokolle und Fragebogen am Ende der Studie vollständig.

Tab. 2 gibt einen zusammenfassenden Überblick über den Aufbau der Studien A, B und C.

Studie A: Erstuntersuchung

Patienten:	n = 139	Probanden:	n = 221
w:	n = 79	w:	n = 161
m:	n = 60	m:	n = 60

Offer-Selbstbild-Fragebogen (A)
Adams-Identitätsstatus-Fragebogen (B)
Loevinger-Satzergänzungstest (C)

- o Diagnosen nach ICD - 9. Rev.
- o syndromale Gruppierung
- o Aufnahmestatus, Verlaufstypus
- o aktueller BPRS - Score
- o psychosoziale Erfassung (u.a. soziodemographische Variablen, prämorbide Anpassung, abnorme psychosoziale Umstände, Indikatoren für Adoleszentenkrise, aktuelle psychosoziale Kompetenz)

Studie B: Nachuntersuchung (nach ca. 1 1/2 bis 2 Jahren)

Patienten: w: n = 36 m: n = 43

- Wiederholung von (A), (B) und (C)

- o Diagnosen nach ICD - 9.Rev.
- o Verlaufstypus, aktueller Krankheitsstatus
- o aktuelle psychosoziale Kompetenz

Studie C:

Patienten:	n = 105	Probanden:	n = 100
w:	n = 52	w:	n = 50
m:	n = 53	m:	n = 50

- (A), (B), (C)
- Fragebogen zur psychosozialen Entwicklung (Erikson)
- Fragebogen zu Abwehrstilen (Bond)
- Familienklima-Skalen (Schneewind/Moos)

strukturierte Interviewabschnitte:

- o Selbstverständis (Damon, Hart)
- o Identitätsstatus (Marcia)
- o Intimitätsstatus (Orlofsky)
- o Familienstruktur (Frank)

Tab. 2: Überblick über den Untersuchungsgang zum Projekt "Psychosoziale Entwicklung junger Erwachsener"

6.3. Erhebungsinstrumente

Studie A: Neben der *Diagnosestellung nach ICD-9.Rev.* wurden bei den Patienten die *Initialsyndrome* protokolliert, der *Aufnahmestatus*, die *Verlaufsform* und der *mögliche psychosoziale Bedingungskontext der Erkrankung* skizziert, die *Alters- und Geschlechtsverteilung* festgehalten.

Zum Zeitpunkt der Untersuchung wurde der *aktuelle BPRS-Score* (Overall, Gorham 1962) erhoben, um ein Globalmaß für die augenblickliche psychische Störung zu erhalten.

Im Rahmen eines klinischen Interviews, das durchschnittlich 1 1/2 Stunden dauerte und durch fremdanamnestische Explorationen ergänzt wurde, wurden systematische Fragen zur psychosozialen Entwicklung gestellt (Anhang):

- o *Soziodemographische Grunddaten* wurden ermittelt. Die Zuordnung zur sozialen Schicht erfolgte in Anlehnung an das Modell von Moore und Kleining (1968), wobei der *sozioökonomische Status* der Ursprungsfamilie sich am Beruf des Hauptverdieners, in aller Regel des Vaters während der Pubertät des Patienten (bzw. Probanden) orientierte.
- o *Eine globale Beurteilung der aktuellen psychosozialen Kompetenz* wurde für die Bereiche „Beruf/Studium", „Leben in der Ursprungsfamilie", „Selbständigkeit in finanziellen und Wohnungsangelegenheiten", „Beziehungen mit Intimpartnern", „übrige Sozialkontakte" und „Freizeitgestaltung" vorgenommen. Eine Einschätzung erfolgte entsprechend eines gedachten Kontinuums für eine Maladaptation von 0 bis -3, sowie für eine Adaptation von 0 bis +3. Objektive Bedingungen, vorliegendes, positives wie negatives Coping, subjektiver Leidensdruck und soziale Beeinträchtigung bzw. subjektive Zufriedenheit und soziale Fertigkeit wurden für die einzelnen Lebensbereiche in einem Score jeweils zusammengefaßt. Wenngleich in der Vorgehensweise eine gewisse Ähnlichkeit zum Interview-Procedere des „Social Interview Schedule" (Hecht et al. 1987) besteht, wurde eine für die Studie abgeänderte, vereinfachte Form gewählt, da lediglich ein Orientierungsmaß intendiert war.
- o *Grunddaten zur Familiensituation* wurden protokolliert und um ein Globalurteil hinsichtlich familiärer Belastungsfaktoren entsprechend der Erhebung in den *abnormen psychosozialen Umständen* (AMDP) ergänzt.
- o *Daten zur biographischen und psychiatrischen Anamnese* schlossen sich an, Hinweise auf *frühkindliche Neurotizismen* und *Indikatoren einer Adoleszentenkrise* systematisch erfragt.
- o Das *prämorbide Anpassungsniveau* wurde über die „prämorbide Anpassungsskala" nach Cannon-Spoor et al. (1982) gemessen, die für unsere Untersuchungszwecke ins Deutsche übersetzt wurde. Die detaillierte Beurteilung in vier Hauptbereichen des psychosozialen Lebens (soziale Aufgeschlossenheit vs. Isolierung, freundschaftliche Kontakte zu Gleichaltrigen, altersadäquate, insbesondere leistungsmäßige Funktionstüchtigkeit außerhalb der Kernfamilie, emotional-sexuelle Beziehungsfähigkeit) in den sukzessiven Lebensabschnitten der Kindheit, der frühen und späten Adoleszenz, des jungen Erwachsenenalters sowie eines allgemeinen Leistungsniveaus im zeitlichen Vorfeld der Ersterkrankung erschien uns für unseren Kontext sehr vorteilhaft. Die Beurteilung erfolgt auf einem Kontinuum von 0 bis 6, wobei 0 den Pol der hypothetisch gesunden Anpassung, 6 den der nachteiligsten Anpassung markiert. Für die einzelnen Entwicklungsabschnitte sowie für das Allgemeinniveau können getrennte Scores ermittelt werden, aber auch zu einem Gesamt-Score zusammengefaßt werden (Anhang).

In Anlehnung an die oben dargestellten theoretischen Untersuchungskonzepte wurden zusätzlich drei Fragebogen vorgelegt:

- *Offer-Selbstbild-Fragebogen* (deutsche Bearbeitung nach Steinhausen 1986): Alle Sätze der 93 Items werden auf einer Likert-Skala von 1 bis 6 bewertet, wobei „1" eine maximale, „6" eine minimale Zustimmung bedeutet („Dieser Satz beschreibt mich: 1 = sehr gut... 6 = sehr schlecht"). Für jeden der zehn psychosozialen Lebensbereiche wird ein Summenwert berechnet. Je kleiner ein Summenwert ist, desto günstiger wird das Selbstbild bzw. die jeweilige psychosoziale Anpassung subjektiv eingeschätzt. Die Summenwerte lassen sich in einen Standardwert umrechnen, wobei „50" jeweils den durchschnittlich erzielten Wert in einer normierten Bezugsgruppe darstellt. Die Standarabweichungen von diesem Normmittel betragen ±15. In der Umrechnung der in unserer Studie berechneten Scores in Standardwerte war zu berücksichtigen, daß die Referenzgruppe bei Steinhausen (1987) bis zum 19. Lebensjahr reicht, also unsere Patienten und Probanden im Durchschnitt etwas älter waren. Unter dem Gesichtspunkt der „psychosozialen Anpassung" schien uns ein Vergleich aber durchaus angemessen zu sein. Eventuelle Abweichungen unserer klinischen Gruppe von dieser jüngeren Normbezugsgruppe mußten sogar „a fortiori" gewertet werden.
- *Adams-Fragebogen zum Identitätstatus* (Bennion, Adams 1986): Je 16 Sätze stehen für die oben beschriebenen vier Identitätsstatus in 8 inhaltlichen Lebensbereichen (Beruf, religiöse, politische, allgemeine Weltanschauung, Freizeitaktivitäten, Geschlechtsrollenorientierung, heterosexuelle und freundschaftliche Beziehungen). Die ersten vier und die zweiten vier Lebensbereiche lassen sich in eine „ideologische" bzw. eine „interpersonale Identität" zusammenfassen (Grotevant, Adams 1984). Eine deutsche Übersetzung und Adaptation wurde von Neumeier (1989) im Rahmen seiner vom Autor betreuten medizinischen Promotionsarbeit vorgelegt. Die insgesamt 64 Sätze werden analog den Sätzen im Offer-Selbstbild-Fragebogen an Hand einer 6-Punkte-Likert-Skala eingestuft. Je kleiner ein Wert ist, desto stärker wird der jeweilige Identitätsstatus bejaht, je größer der Wert, desto stärker wird er abgelehnt (Anhang).
- *Satzergänzungs-Test nach Loevinger (1976):* In diesem semiprojektiven Test werden 36 halbe Sätze vorgegeben, die frei ergänzt werden müssen. Nach einem detaillierten Auswertungsmanual (Loevinger, Wessler 1970) erfolgt die Zuordnung zu diskreten Ich-Entwicklungsstufen. Für unsere Untersuchung wurde entsprechend der Auswertungsregeln ein Gesamtscore für die vorherrschende Ich-Entwicklungsstufe berechnet. Die Hierarchie des Testes umfaßt 5 Hauptstufen und drei Zwischenstufen. Die niedrigste Stufe ist I-2 („I" = „Ich"). Die einzelnen Stufen werden in unserer Untersuchung fortlaufend numeriert: 1 = I-2, 2 = Delta, 3 = Delta/I-3, 4 = I-3, 5= I-3/4, 6 = I-4, 7 = I-4/5, 8 = I-5. Die Stufen 1 - 3 lassen sich zu einem präkonformistischen, die Stufen 4 und 5 zu einem konformistischen, die Stufen 6 bis 8 zu einem postkonformistischen Niveau zusammenfassen (s.o.) (Anhang).

Studie B: In der Nachuntersuchung wurden zum einen das Niveau der „aktuellen psychosozialen Kompetenz" für das zurückliegende halbe Jahr bestimmt, der aktuelle Status der Erkrankung festgelegt (1 = seelisch gesund/sozial integriert, 2 = seelisch remittiert/noch soziale Schonung, 3 = wiederholt krank/ symptomfreie Intervalle, 4 = wiederholt krank/nur teilweise remittiert, 5 = unverändert krank) sowie zum anderen die drei Fragebogen von Offer, Adams und Loevinger wiederholt.

Studie C: Für die Patienten wurden erneut die Diagnosen nach ICD-9. Rev. gestellt, Grunddaten zu Geschlecht, Alter, Verlaufsform sowie aktuellem Krankheitsstatus erhoben.

Die Studie C umfaßte einen Selbstbeurteilungs- und einen Fremdbeurteilungsteil.

Der Selbstbeurteilungsteil schloß neben den Fragebögen von Offer, Adams und Loevinger noch folgende Fragebögen ein:

- *Erikson-Selbstfragebogen zur psychosozialen Entwicklung:* Es wurden je 6 Sätze zu den sechs epigenetischen Phasen des Lebenszyklus bis zum jungen Erwachsenenalter in Anlehnung an Originalformulierungen von Erikson (1968) konstruiert (Anhang). Die einzelnen Sätze suchen den verhaltens- und einstellungsmäßigen Niederschlag der für die spezifischen Entwicklungskrisen in den sechs Phasen gefundenen Lösungsmuster zu erfassen. Die insgesamt 36 Sätze werden in einer 6-Punkte-Likert-Skala präsentiert. Ein Unterscore wird für die jeweilige Phase berechnet, wobei ein niedriger Wert zum positiven Pol, ein höherer Wert zum negativen Pol des möglichen Ausgangs einer Entwicklungskrise tendiert. Eine Korrelationsberechnung deckt eventuelle zugrunde liegende Zusammenhänge zwischen den Lösungsmustern der einzelnen Phasen auf, so wie sie im subjektiven Urteil von Probanden und Patienten repräsentiert sind.
- *Fragebogen zum Abwehrstil nach Bond (1986)* in deutscher Übersetzung nach Kapfhammer (1990) (Anhang): Die 87 Items werden in einer 9-Punkte-Likert-Skala vorgelegt. Der im jeweiligen Satz angesprochene Abwehrmodus wird mit niedrigem Score bejaht, mit steigendem Score entsprechend zurückgewiesen. Die Zuordnung der Einzelitems zu den vier Hauptabwehrstilen sowie einer „Lügen-Skala" erfolgt nach einem Auswertungsmanual von Bond (1986), das auch die Berechnung eines bei einem Patienten oder Probanden dominanten Abwehrstils ermöglicht (Gesamtscore auf diesem Abwehrstil eine halbe Standardabweichung über dem Mittelwert der Untersuchungsgruppe).
- *Familienklima-Skala nach Schneewind et al. (1985):* Die 99 Items verlangen eine Entscheidung zwischen den dichotomen Antworten: „stimmt" – „stimmt nicht". Die Aufsummierung der Ja- bzw. Nein-Antworten durch Umcodierung in die Zahlenwerte „2" und „1" ergibt für die zehn unterschiedlichen Subskalen einen Gesamtscore, der sich wiederum in sog. Standardwerte (STEN-Werte) einer Normgruppe umformulieren läßt. Der Mittelwert dieser von 1 bis 10 reichenden STEN-Werteskala beträgt 5.5, die Standardabweichung ± 2.

Der Fremdbeurteilungsteil in der Studie C umfaßte insgesamt 4 unterschiedliche Interviewabschnitte (I bis IV, Anhang). Die durchschnittliche Länge des Gesamtinterviews betrug ca. 2 1/2 Stunden:

- Abschnitt I: *Strukturiertes Interview zum Selbstverständnis (Damon und Hart 1988):*

  In den Fragen zur „Selbstdefinition", zur „Selbstbewertung", zum „Selbst in Vergangenheit und Zukunft" und zum „Selbst-Interesse" wird das Konzept des *Selbst als Objekt*, in den Fragen zur „Selbst-Kontinuität", zum „Selbst im Unterschied zu anderen" und zum „Selbst als Handlungszentrum" wird das Konzept des *Selbst als Subjekt* bestimmt. Grundlegend für die Auswertung der einzelnen Antworten ist ein systematisches Gegenfragen nach der Bedeutung der vorgebrachten Argumente, um dem Patienten zumindest die Chance zu geben, nochmals über seine Antworten zu reflektieren. Über ein Auswertungsmanual (Damon et al. 1988) wird eine Zuordnung zu einem der vier Entwicklungsniveaus getroffen (1 = kategoriale Identifikation, 2 = soziale Vergleichsbewertung, 3 = Beachtung interpersonaler Implikationen, 4 = systematische Überzeugungen und Lebenspläne). Gleichzeitig werden die für das Konzept des *Selbst als Objekt* vorgebrachten Argumente entsprechend körperlich-materieller, handlungsbezogener, sozialer und psychologischer Attribuierungsschemata auf den unterschiedlichen Entwicklungsniveaus geordnet. Eine qualitativ beschreibende Auswertung der protokollierten Antworten schließt sich an.

- o Abschnitt II: *Strukturiertes Interview zum Identitätsstatus (Marcia 1966, Marcia, Friedman 1970, Josselson 1987):*

  In den psychosozialen Bereichen „Beruf", „Politik", „Religion" und „Sexualität" werden jeweils getrennt die Identitätsstatus bestimmt. Im Unterschied zum Adams-Fragebogen, der eine dimensionale Bewertung in den vier verschiedenen Identitätsstatus entlang gedachter Skalenkontinua ermöglicht, wird hier ein kategorialer Wert festgelegt: 1 = etablierte Identität, 2 = übernommene (Pseudo-) Identität, 3 = Moratorium, 4 = Identitätsdiffusion. Für weitere Berechnungen wurden in unserer Auswertung die Identitätsstatus 1 und 2 als „stabile" Kategorien zusammengefaßt, da in ihnen eine verbindliche Entscheidung enthalten ist. Die Identitätsstatus 3 und 4 bildeten die „instabilen" Kategorien.

- o Abschnitt III: *Strukturiertes Interview zum Intimitätsstatus (Orlofsky 1976, Orlofsky et al. 1973, Tesch, Whitbourne 1982):*

  Der Intimitätsstatus wird zunächst in einer heterosexuellen Perspektive bestimmt: 1 = intim, 2 = präintim, 3 = verschmelzend, 4 = pseudointim, 5 = stereotyp, 6 = isoliert. Für weitere Berechnungen wurden in unserer Auswertung 1 und 2 zu einer „hohen Identität", 4 und 5 zu einer „niedrigen Intimität" zusammengefaßt. Auch aus einer gleichgeschlechtlichen Perspektive wird ein analoger Initimitätsstatus erstellt: 1 = bester Freund, 2 = guter Kamerad, 3 = stereotyp, 4 = isoliert.

- o Abschnitt IV: *Strukturiertes Interview zur familiären Beziehungsstruktur von jungem Erwachsenen und Eltern (Frank et al. 1988):*

  Für die Dimensionen „Autonomie" und „Verbundenheit" wird in je fünf Kategorien eine Zuordnung zu fünf Entwicklungsniveaus gemäß eines Auswertungsmanuals (Frank 1988) getroffen. Für weitere Berechnungen wurden in unserer Auswertung die Ebenen 5 und 4 zu einem hohen Niveau (= 1), die Ebenen 1 und 2 zu einem niedrigen Niveau (= 3) zusammengefaßt, die Ebene 3 als mittleres Niveau bezeichnet (= 2).

6.4. Beurteilung der Reliabilität der erhobenen Daten

Die 139 Patienten der *Studie A* wurden in der überwiegenden Mehrzahl in ausführlichen klinischen Gesprächen vom Autor selbst kennengelernt. Hinsichtlich der *Diagnosestellung* wurde eine weitgehende Übereinstimmung mit den behandelnden Ärzten bzw. Stationsärzten erzielt. Bei Ersterkrankungen ergab sich in der Nachuntersuchung der *Studie B* die Möglichkeit einer Überprüfung der initial gestellten Diagnosen. Bei zwei Patienten mit der Anfangsdiagnose einer Hebephrenie mußte eher die Differentialdiagnose einer Zyklothymie diskutiert werden, ein hebephrener Patient hatte mittlerweile eine relativ klare paranoid-halluzinatorische Schizophrenie entwickelt. Bei einem Patienten mit einer initialen endogenen Depression mußte schließlich eher an eine depressive Persönlichkeitsstörung gedacht werden. In der *Studie C* wurden die Diagnosen aus den Krankenakten übernommen und mit den behandelnden Ärzten gegengeprüft.

Unter den ausgefüllten Selbstfragebögen befanden sich entsprechend der in den Originalarbeiten publizierten Kriterien nur vereinzelt ungültige Exemplare. Deswegen schwanken die in den jeweiligen Berechnungen angegebenen Teilnehmerzahlen. Da in erster Linie Summen-Scores ermittelt wurden, konnte schon das Fehlen eines Items bewirken, daß der gesamte zugehörige Faktor in der Kalkulation dann unberücksichtigt blieb. Auch dieser Sachverhalt trug zur (insgesamt aber sehr geringen) Variabilität der Gruppenstärken bei.

Die standardisierten Interviews wurden vor Durchführung trainiert. Um einen Anhaltspunkt für die Interrater-Reliabilität zu erhalten, wurden in der Bewertung der „psychosozialen Kompetenz", der vier Abschnitte des strukturierten Interviews und des semiprojektiven Tests nach Loevinger jeweils 25 Protokolle doppelt bestimmt. Ein Rater war der Autor, ein zweiter Rater war mit der Durchführung der Studie nicht betraut und gab sein Urteil ohne Wissen über den klinischen Hintergrund nach detailliertem Kennenlernen der in den Auswertungsmanualen enthaltenen Kriterien an. Die jeweilige Übereinstimmungsrate bewegte sich zwischen 76 % und 88 %, wobei die höchste Diskrepanzquote, wie erwartet, in der Einschätzung der „aktuellen psychosozialen Kompetenz" ermittelt wurde. Da die meisten Unterschiede aber lediglich in einem Score lagen, der gewonnene Gesamtwert lediglich als orientierendes Globalmaß diente, schien uns dieser relativ hohe Prozentsatz divergierender Urteile hier noch annehmbar zu sein.

6.5. Statistische Auswertungsverfahren

Die EDV-Auswertung erfolgte an Rechenanlagen der Psychiatrischen Klinik (Studien A und B, Dr.med. Dipl. Math. Scherer), an privaten Rechenanlagen (Studie C, Dipl. Psych. Koloska, Dipl. Psych. Bardorf) sowie am Leibniz-Rechenzentrum der Universität München mittels SPSS-System.

Korrelationen zwischen Variablen mit diskret normalverteilten Werten auf klinischen Skalen wurden mit Hilfe von *Pearson's R Koeffizienten* berechnet. Korrelationen zwischen klinischen Skalen und dichotomen Variablen z.B. 0: psychiatrisch unauffällig (= Kontrollgruppe), 1: psychiatrische Diagnose (= Patientengruppe) wurden mittels *punktbiserialer Korrelationen* ermittelt. Hierbei war zu berücksichtigen, daß auf Grund der unterschiedlichen Randverteilungen von Gruppenvariablen und klinischen Skalen die üblichen Grenzen einer Produkt-Moment-Korrelation von 1.0 und + 1.0 nicht erreichbar sind (Carroll 1961). Hypothesen über das Zusammenwirken von klinischen Variablen wurden anhand einer Korrelationsmatrix überprüft, wobei die Berechnung von partiellen Korrelationen zusätzliche Überprüfungsmöglichkeiten liefern sollten.

Häufigkeitsvergleiche in Gruppen erfolgten mit *Chi^2-Test,* Mittelwertsvergleiche von Gruppen mit *univariaten* und *multivariaten Testverfahren (ANOVA, MANOVA).* Da die Varianzen der klinischen Skalen von Patienten- und Kontrollgruppe sich häufig nach dem F-Test signifikant unterschieden (Varianzeninhomogenität), wurde zur Berechnung einer *t-Statistik* eine separate Varianzschätzung für beide Gruppen vorgenommen. Die Signifikanz-Tests mit dieser t-Statistik setzen keine Varianzhomogenität voraus, wenn sie über eine *z-Verteilung* erfolgen (Lienert 1973).
Faktorenanalysen wurden nach dem *Hauptkomponenten-Verfahren ohne Rotation* durchgeführt (Überla 1968).

An weiteren statistischen Verfahren wurden zur Analyse von qualitativen Daten durchgeführt (Kennedy 1983):

o *Residuenanalyse* (Habermann 1973): Zur Feststellung von überfrequentierten Zellen in Kontingenztafeln wurden standardisierte Residuen berechnet.

- *Loglineare Modelle* zur multivariaten Analayse von qualitativen Daten: Ziel ist das Auffinden eines loglinearen Modells mit wenigen Parametern, das zugleich dem Datengut angepaßt ist. Als Maß für die Anpassung eines Modells an die Daten wurde Fischer's Chi-Quadrat (Residual-Chi-Quadrat) bzw. ein L-Quadrat ermittelt. Bei einer guten Modellanpassung ist das Residual-Chi-Quadrat niedrig und die Wahrscheinlichkeit (p) korrespondierend hoch.

- *Logit-Analyse:* Hierbei geht es weniger um die Auswahl eines bestimmten Modells als vielmehr um die Abschätzung der Effekte von erklärenden Faktoren auf abhängige Variablen. Es handelt sich also um eine asymmetrische Analyse.

- *Diskriminanzanalyse* zur Vorhersage eines dichtomen Kriteriums mit mehreren diskret intervallskalierten Variablen: Oft wird der multivariaten Analyse eine Einzelabschätzung der Diskriminanzkraft der Prädiktoren durch univariate Varianzanalysen vorgeschaltet. Mit Hilfe der Gewichtung mehrerer Prädiktoren der Linearkombination von Prädiktoren und Kriterium wird eine optimale Trennung der Gruppen gesucht. Diese ist dann gegeben, wenn die Varianz innerhalb der Gruppen minimal und die Varianz zwischen den Gruppen maximal wird. Voraussetzung für die Anwendung der Diskriminanzanalyse ist, daß die Varianz-Kovarianz-Matrizen innerhalb der Gruppen sich nur zufällig unterscheiden, d.h. homogen sind. Die Homogenität wurde in den durchgeführten Analysen der vorliegenden Arbeit durch Box's M geprüft (Krauth 1983).

6.6. Forschungsziele und Fragestellungen

Die Entwicklungsjahre zwischen Adoleszenz und jungem Erwachsenenalter bedeuten für jeden Heranwachsenden in unserer Gesellschaft die konstruktive Lösung einer Reihe von Entwicklungsaufgaben, unter denen die Loslösung von und Individuation gegenüber den Eltern, der Erwerb einer stabilen sexuellen Identität, die Aufnahme intimer Beziehungen, zuverlässige Kontakte in sozialen Referenzgruppen, die ausbildungsmäßige und berufliche Qualifikation mit Finden einer Stellung im Arbeitsleben sowie der erste Entwurf einer persönlichen Zukunft herausragen. Erfolge bzw. Mißerfolge bei diesen Entwicklungsaufgaben beschreiben je typische psychosoziale Anpassungsleistungen, die nach funktionalen und strukturellen Kriterien charakterisiert werden können. Ihre entwicklungsmäßige Brisanz erlangen die individuellen Lösungsmuster durch die Tatsache, da sie nicht nur passagere Antworten auf momentane psychosoziale Anforderungen darstellen, sondern erstmals in der biographischen Entwicklung auch zu einem langfristig angelegten Programm persönlicher Grundorientierungen und Verbindlichkeiten in einem breiten psychosozialen Rahmen mit weitreichenden Folgen für die anschließenden Entwicklungsabschnitte führen sollen. Diese Sichtweise hat für psychiatrisch erkrankte Patienten wie seelisch gesunde Heranwachsende gleichermaßen zu gelten. Eine gemeinsame theoretische Bezugsebene, die es gestattet, die individuellen Lösungsmuster in den zentralen Entwicklungsaufgaben zu bewerten und zu vergleichen, erlaubt nicht nur die Markierung wichtiger Entwicklungsverzögerungen in einzelnen Gruppen junger Erwachsener, sondern ermöglicht eventuell auch entscheidende Ressourcen zu erkennen, die leicht unter dem Eindruck eines psychopathologisch beherrschten Krankheitsgeschehens unterzugehen drohen. In einer klinisch-therapeutischen und rehabilitativen Perspektive könnte sich hieraus eine zusätzliche, eigenständig zu bewertende Orientierungsdimension ergeben.

In einer *Studie A* wurden als subjektiv zu beurteilende Parameter der psychosozialen Entwicklung Selbstkonzepte (OFFER), Identitätsprofile (ADAMS) und Ich-Stufen (LOEVINGER) bestimmt. Vergleiche wurden zwischen Patienten- und Kontrollgruppen, zwischen Frauen und Männern, und innerhalb der Patienten zwischen „psychotischen vs. nicht-psychotischen Erkrankungen", „schizophrenen vs. affektiven Psychosen", „hebephrener Subgruppe vs. übriger schizophrener Subgruppe" durchgeführt. Für die Patienten wurden an objektiven Maßen das „Niveau der aktuellen Kompetenz", das Ausmaß „frühkindlicher neurotischer Störungen", der Umfang „abnormer psychosozialer und familiärer Umstände in Kindheit und Gegenwart", „Indikatoren für eine Adoleszentenkrise" sowie die „prämorbide Anpassung" ermittelt.

Für die Patientengruppe interessierten Zusammenhänge zwischen einem über die Offer-Subskalen ermittelbaren „psychosozialen Anpassungskoeffizienten", wie er im subjektiven Urteil der Patienten niedergelegt ist, und der „prämorbiden Anpassung" sowie der „aktuellen psychosozialen Kompetenz".

Die Korrelationen von BPRS-Score als Ausdruck der aktuellen psychopathologischen Auffälligkeit und den einzelnen Offer-Subskalen wurden bestimmt. Ein weiterer Vergleich zwischen einer separat aus dem Offer-Fragebogen extrahierbaren Depressionsskala und den jeweiligen BPRS-Scores wurde vorgenommen. Für die im Initialstatus bei stationärer Aufnahme führenden psychopathologischen Syndrome wurden Profile mit Standardwerten der Offer-Subskalen erstellt.

Der korrelative Zusammenhang der im Adams-Fragebogen ermittelten Status für eine „ideologisch" bzw. „interpersonal" orientierte Identität und Maßen der „prämorbiden Anpassung", „frühkindlichen neurotischen Störungen", der „abnormen psychosozialen und familiären Umstände" und „Adoleszentenkrise" wurde bestimmt.

Interrelationen zwischen den Selbstkonzepten, Identitätsstatus und Ich-Stufen wurden berechnet.

Das Hauptziel der *Studie B* war, die Stabilität bzw. Variabilität der Patientenurteile in den Fragebögen nach OFFER, ADAMS und LOEVINGER zu überprüfen und in Beziehung zu klinischen Parametern des Verlaufstypus, des momentanen Krankheitsstatus und der aktuellen psychosozialen Kompetenz zu setzen. Hierbei war zu kontrollieren, ob systematische Unterschiede zwischen der Nachuntersuchungsgruppe und der nicht mehr erreichbaren Teilgruppe der Patienten hinsichtlich soziodemographischer, klinischer und Testbefunde zum Erstuntersuchungszeitpunkt bestanden.

Studie C zielte vorrangig auf eine Gegenüberstellung der in Selbstbeurteilungsfragebogen und strukturierten Interviews operationalisierten Konzepten der psychosozialen Entwicklung. Der Selbstbeurteilungsteil war hierbei um eine Abwehrstil- (BOND), eine psychosoziale Entwicklungs- (ERIKSON) sowie eine Familienklima-Skala (SCHNEEWIND) erweitert. Die klinische Brauchbarkeit dieser Skalen für eine Diskriminierbarkeit des psychiatrischen Status wurde getestet, eine Hierarchie der einzelnen Subskalen bezüglich erklärbarer Varianzanteile ermittelt. Die im Fremdbeurteilungsteil erhobenen Befunde sollten den Ausgang für multivariate und loglineare Berechnungen von Zusammenhängen zentraler Konzepte der psychosozialen Entwicklung bilden, insbesondere erneut zum Vergleich zwischen den Geschlechtern beitragen.

7. Darstellung der Ergebnisse

7.1. Studie A

7.1.1. Klinische Charakterisierung der Patientengruppe und soziodemographische Gegenüberstellung von Patienten- und Kontrollgruppe

In die *Studie A* wurden entsprechend der Einschlußkriterien *139 psychiatrisch erkrankte* und *221 seelisch gesunde junge Erwachsene* im Alter von 17/18 und 25/26 Jahren aufgenommen. Das durchschnittliche *Alter* betrug bei den Patienten 22.81 (± 2.4), bei den Probanden 22.36 (± 2.17) Jahre (n.s.). Die *Geschlechterverteilung* war bei den Patienten: Frauen: n = 79, Männer: n = 60, bei den Probanden: Frauen: n = 161, Männer: n = 60. Dies dokumentierte eine insgesamt höhere Bereitschaft der Frauen, an der Kontrollgruppe der Studie teilzunehmen. Hierbei war aber zu berücksichtigen, daß in den Referenzgruppen, aus denen für die Studie A die Probanden rekrutiert wurden, Frauen eindeutig stärker vertreten waren (Medizinstudium, Krankenpflegeschule und Krankengymnastikausbildung). Bei den Patienten war das Geschlechterverhältnis ausgewogener, was auch recht gut den tatsächlichen stationären Aufnahmen von Männern und Frauen dieses Altersabschnitts während der Studiendauer entsprach.

Patienten: n = 139 w: n = 79 m: n = 60	
Diagnosen nach ICD - 9. Rev.	
* nicht-psychotisch (300. , 301. , 303.0, 307.1, 309.1):	n = 38
* psychotisch (295.1 - 7, 296.0 - 3):	n = 101
* affektiv (295.7, 296.):	n = 41
* schizophren (295.1 - 6):	n = 60
* hebephren (295.1):	n = 32
* schizophren - Restgruppe (295.2, .3, .4, .6):	n = 28
Aufnahmestatus	
erste stationäre Aufnahme:	n = 79
zweite stationäre Aufnahme:	n = 25
wiederholte stationäre Aufnahme:	n = 35
Verlaufstypus	
akut:	n = 44
phasisch:	n = 19
chronisch:	n = 17
intermittierend:	n = 59

Tab. 3: Übersicht über Diagnosen (ICD - 9. Rev.), Aufnahmestatus, Verlaufstypus der Patienten in Studie A

Betrachtet man die *klinischen Grunddaten der Patientengruppe* mit der Übersicht über die *Diagnosen nach ICD 9. Rev.*, den stationären Aufnahmestatus sowie den Verlaufstypus (Tab. 3), so fällt zunächst ein klares Übergewicht der psychotischen Erkrankungen über die nicht-psychotischen Störungen auf. Dies unterstreicht aber den Charakter einer psychiatrischen Klinik mit einem Schwerpunkt in der Akutversorgung. Schizophrene und affektive Psychosen stehen in einem gleichmäßigen Verhältnis zueinander. Aufgrund psychopathologischer Überlegungen und Verlaufskriterien subsumierten wir die Subgruppe der schizoaffektiven Psychosen (295.7) für spätere Berechnungen von Gruppenvergleichen den affektiven Psychosen. In einer weiteren Untergruppenbildung stellten wir hebephrene Erkrankungen den restlichen schizophrenen Psychosen gegenüber. Der relativ hohe Prozentsatz von Hebephrenien mag hierbei überraschen, erklärt sich aber zum einen aus dem uns interessierenden Lebensalter, zum anderen aus der Tatsache gehäufter Überweisungen zu Zwecken einer diagnostischen Abklärung bis dato noch undurchsichtiger psychotischer Krankheitsverläufe.

Die Zusammenstellung des *Aufnahmestatus* belegt eine überwiegende Mehrheit von stationären Erstaufnahmen. Hierunter fielen insbesondere Patienten, die einen akuten oder phasischen *Krankheitsverlauf* aufwiesen. Eine große Anzahl der hebephrenen Patienten zeigte den separat registrierten Typus eines intermittierenden Verlaufs mit unklaren, zeitlich zuweilen prolongierten Prodromalstadien und passageren Teilremissionen. Der relativ geringe Prozentsatz von chronisch kranken Patienten in unserer Studie betont wiederum den Aspekt der Akutversorgung der psychiatrischen Klinik.

Von den 221 Probanden erklärten sich 100 bereit, auch noch einen anonym gestalteten Fragebogen mit Daten zum soziodemographischen Status auszufüllen. Diese Subgruppe wurde der Patientengruppe zum Vergleich gegenübergestellt (Tab. 4).

Eine Zuordnung der Patienten und Probanden zur *sozialen Schicht* in Anlehnung an das Modell von Moore und Kleining (1968) veranschaulicht auf einer deskriptiven Ebene, daß Probanden ein leichtes Übergewicht zugunsten höherer sozialer Schichten aufweisen. Hierbei ist aber die breitere Rekrutierungsbasis der Patienten zu berücksichtigen.

Hinsichtlich der *Lebensform* ist bemerkenswert, daß Patienten wie Probanden gleichermaßen meist noch immer mit ihren Eltern zusammenleben. Schon dieser Sachverhalt unterstreicht die Relevanz von Einflußfaktoren des häuslichen Milieus. Es folgen sowohl für Patienten wie auch Probanden die Lebensformen einer partnerschaftlichen Gemeinschaft bzw. einer eigenständigen Wohnung. Die übrigen Lebensformen der Patienten ergeben sich vorrangig aus der Situation eines Krankheitsverlaufs mit korrelierten therapeutischen bzw. rehabilitativen Wohngelegenheiten.

Die klare Mehrheit von Patienten und Probanden hält den *Familienstand* „ledig" inne.

In einem Vergleich hinsichtlich des erreichten *Schulabschlusses* zeigen die Patienten ein gewisses Übergewicht in der Rubrik „Hauptschulabschluß", die Probanden eines in der Rubrik „Abitur". Trotzdem ist die Verteilung der schulischen Qualifikationen in beiden Gruppen recht ebenmäßig. Ein Blick auf das im unmittelbaren Vorfeld zur Erkrankung eingenommene, *aktuelle Beschäftigungsverhältnis* verdeutlicht, daß lediglich bei den Patienten der Status eines „Arbeiters" vertreten ist, sich die Zahlen im Angestellten- bzw. Studienverhältnis aber gut entsprechen.

soziale Schicht	Patientengruppe	Kontrollgruppe	Total
untere Schicht	3		3
obere Unterschicht	12	4	16
untere Mittelschicht	53	21	74
mittlere Mittelschicht	55	39	94
obere Schicht	16	36	52
Total	139	100	239
Lebensform	Patientengruppe	Kontrollgruppe	Total
keine Angaben	7		7
allein	24	13	37
Eltern	60	55	115
Freund(in)/Ehepartner	24	24	48
Wohngemeinschaft	4	8	12
therap. Wohngemeinsch.	4		4
Heim/Institution	11		11
Sonstiges	5		5
Total	139	100	239
Familienstand	Patientengruppe	Kontrollgruppe	Total
ledig	126	90	216
verheiratet	9	9	18
geschieden	3		3
getrennt	1	1	2
Total	139	100	239
Schulabschluß	Patientengruppe	Kontrollgruppe	Total
keine	4	1	5
Hauptschule			
Hauptschule	48	24	72
mittlere Reife	48	25	73
Reife			
Abitur	38	48	86
Hochschule	1	2	3
Total	139	100	239
Beschäftigungsverhältnis	Patientengruppe	Kontrollgruppe	Total
nicht erwerbstätig	31	18	49
Arbeiter	27		27
Angestellter	32	33	65
Selbständiger	1	1	2
mithelf. Familienangeh.	3		3
Lehrling	10	8	18
Student	35	39	74
Total	139	100	239

Tab. 4: Vergleich von Patienten- und Kontrollgruppe in soziodemographischen Variablen

7.1.2. Parameter der psychosozialen Entwicklung der Patientengruppe

In einem detaillierten klinischen Interview wurden bei unseren Patienten standardisiert wichtige Parameter der psychosozialen Entwicklung erhoben (vgl. Anhang). Lediglich für die „Indikatoren einer Adoleszentenkrise" war eine analoge Vorgehensweise bei einem Teil unserer Kontrollgruppe (n = 100) möglich. Diesbezüglich kann also eine vergleichende Gegenüberstellung erfolgen. Die während dieses Interviewabschnitts registrierten und über fremdanamnestische Angaben erweiterten Informationen stellen auf einer deskriptiven Ebene den klinischen und psychosozialen Hintergrund für die weiterführenden Testuntersuchungen dar. Sie sollen in Übersichtsschemata aufbereitet werden.

Schwangerschaft:	
– unerwünscht/probl. Partn.:	8.6%
– Komplikationen:	4.3%
Perinatale Komplikationen:	28.8%
Verzögerung:	11.5%
Neurotizismen insgesamt:	70.5%
speziell:	
1. psychosomatisch/psychovegetativ	16.5%
2. autistische Verhaltensweisen	1.4%
3. prolongiertes Daumenlutschen/spez. Beruhigungstechniken	10.8%
4. Haareausreißen, Kopf-gegen-die-Wand-schlagen	2.9%
5. Fingernägelbeißen	10.8%
6. Stereotypien, Tics, Sprech- und Sprachstörungen	7.9%
7. kindliche Zwänge	3.6%
8. Ängste/ Phobien	43.2%
9. problematisches Trennungsverhalten	24.5%
10. auffällige Stimmungslabilitäten	15.1%
11. Überempfindlichkeit/ungewöhnliche Schüchternheit	32.4%
12. aggressives/ distanzloses Sozialverhalten	8.6%
13. gestörter Umgang mit Gegenständen (interesselos, zerstörend)	6.5%
14. verlängerte/ wiederauftretende Enkopresis/ Enuresis	12.2%

Tab. 5: Frühkindliche Neurotiszismen in der Patientengruppe

Bei 8.6 % der Patienten werden konflikthafte Partnerbeziehungen der Eltern, bei 4.3% bedeutsame medizinische Komplikationen während der Schwangerschaft berichtet.

In 28.8% werden perinatale Komplikationen, in 11.5% statumotorische oder Sprachverzögerungen angegeben.

In einem sehr hohen Prozentsatz von 70.5 % liegen relevante frühkindliche Neurotizismen vor, die breit über zahlreiche Erlebens-, Stimmungs- und Verhaltsbereiche streuen.

Kindheit:	
- unauffällig	40
- überangepaßt	56
- kontaktarm	24
- aggressiv	15
- unbekannt	4
Total	139
Schule:	
- unauffällig	62
- kontaktarm	51
- aggressiv	17
- Teilleistungsschwächen	8
- unbekannt	1
Total	139
Ausbildung:	
- unauffällig	47
- bedeutsamer Leistungsknick	27
- Unstetigkeiten/Abbrüche	64
- bedeutsame Autoritätskonflikte	1
- unbekannt	0
Total	139

***Tab. 6:** Sozialisation in Kindheit und Adoleszenz in der Patientengruppe*

Betrachtet man für die Patientengruppe den jeweiligen Prozentsatz „unauffälligen" Sozialverhaltens, so liegt in Kindheit, Schule und weiterführender Ausbildung ein relativ konstanter Anteil vor; dies gilt auch für den Prozentsatz auffälliger Aggressivität in Kindheit und Schule, die sich dann in der Adoleszenz wohl hinter den Rubriken „bedeutsamer Leistungsknick" oder „Unstetigkeiten und Abbrüche" verbirgt. Für die Items „Überangepaßtheit" und „Kontaktscheu" lassen sich auf Grund unserer Angaben keine einfachen Entwicklungsreihen in späteren Altersstufen vermuten (Tab. 6).

	Kontrollgruppe (n=100)	Patientengruppe (n=139)
1. Selbstentfremdung	39%	48,2%
2. außergewöhnliche Erlebnisse	8%	15,8%
3. Ängste, depressive Verstimmungen, Gefühle der Sinnlosigkeit	60%	81,3%
4. fehlende Zukunftsperspektive	4%	48,2%
5. Drogenerfahrungen		30,2%
6. ausgeprägtes Protestverhalten	12%	41,7%
7. soziales Ausflippen	7%	25,9%
8. häufig wechselnde sex. Beziehungen		11,5%
9. soziale Isolationstendenz	1%	51,1%
10. Sektenzugehörigkeit		5,8%
11. Suizidalität	15%	41,0%
12. Sonstiges		28,1%

Tab. 7: Indikatoren für eine Adoleszentenkrise in Patienten- und Kontrollgruppe

Selbst ein nur flüchtiger Blick auf die Prozentzahlen verdeutlicht für die Patientengruppe einen insgesamt problematischeren Entwicklungsverlauf in der Adoleszenz (Tab. 7). Immerhin berichteten aber auch 39% unserer Probanden von Episoden „beunruhigender Selbstentfremdung", kannten 60% zumindest passager auftretende Ängste, depressive Verstimmungen, Gefühle der Sinnlosigkeit, spielten 15% einmal mit Suizidgedanken oder verstanden Suizid als gut einfühlbaren Lösungsweg für Entwicklungsschwierigkeiten während dieser Jahre. Umgekehrt erfolgten nur bei den Patienten Angaben über „Drogenerfahrungen" (30.2%), „häufig wechselnde sexuelle Beziehungen" (11.5%) oder „Sektenzugehörigkeit" (5.8%). Besonders klar ist auch der Unterschied in dem Item „soziale Isolationstendenz" (1% vs. 51.1%). Auch das Problem der „Suizidalität" scheint in der Patientengruppe sehr virulent zu sein (41%).

Spezielle Störungen der psychosozialen Entwicklung zum Zeitpunkt der stationären Aufnahme werden in den Items „Verwahrlosung" (2.9%), „Kriminalität" (8.6%), „Prostitution" (0.7%), „Perversionen" (1.4%) protokolliert. Diese Formen gestörten Sozialverhaltens werden aber klar von dem beträchtlichen Prozentsatz eines süchtigen Verhaltens dominiert, das seit der Spätadoleszenz bis in die unmittelbare Zeit der aktuellen Erkrankung das psychiatrische Hauptproblem darstellt oder in der Mehrzahl dieser Patienten neben der psychiatrischen Grunderkrankung eine zusätzliche psychosoziale Auffälligkeit markiert.

Den größten Stellenwert nimmt hierbei die Droge „Alkohol" ein (18.7%); beachtenswert ist auch die relative Verbreitung eines bedeutsamen passageren oder permanenten „Cannabiskonsums" (15.1%). Weiterhin werden notiert: „Halluzinogene" (7.9%), „Sedativa/Hypnotika" (6.5%), „Kokain" (5.0%), „Opiate" (3.6%), „Analgetika" (2.2%), „Sonstige" (2.1%).

	Kindheit	Gegenwart	Kindheit u. Gegenwart
1. disharmonisch	10,1 %	29,0 %	59.7 %
2. mangelnde emotionale Wärme	17,3 %		37,4 %
3. abnorme familiäre Beziehungen	12,9 %	1,4 %	35,3 %
4. unzureichende/inkonsistente elterlicheKontrolle	20,1 %		12,2 %
5. unzureichende soziale, sprachliche Anregung	16,5 %		5,0 %
6. unzureichende innerfamiliäre Kommunikation	8,6 %	0,7 %	27,3 %
7. innerfamiliärer Mißbrauch/Mißhandlung	18,0 %	2,2 %	5,8 %
8. abnorme familiäre Verhältnisse	7,9 %	0,7 %	13,7 %
9. unzureichende Lebensbedingungen	3,6 %	3,6 %	2,2 %
10. andere psychosoziale Belastungen	18,0 %	8,6 %	6,5 %
11. psychische Störung beim Vater	8,6 %		20,1 %
12. psychische Störung bei der Mutter	14,4 %		19,4 %
13. psychische Störung bei Geschwistern	2,2 %	2,2 %	7,2 %

***Tab. 8:** Abnorme psychosoziale Umstände (insbesondere im Hinblick auf das familiäre Milieu) in der Patientengruppe*

Die schematische Zusammenstellung der *abnormen psychosozialen Umstände* in Tab. 8 erfaßt für die Patientengruppe die zeitlichen Rubriken mit vorrangigen Belastungen in der Kindheit, mit vorrangigen Belastungen in der Gegenwart sowie mit mehr oder weniger durchgängig ausgeprägten Belastungen. Zahlenmäßig überragen die Affirmationen zu den Items „familiäre Disharmonie", „mangelnde emotionale Wärme", „abnorme familiäre Beziehungen", „unzureichende und verzerrte innerfamiliäre Kommunikation". Beachtenswert sind die hohen Gesamtprozentsätze psychiatrisch relevanter Erkrankungen von Vater (20.1%), Mutter (19.4%) und Geschwistern (7.2%) bei unserer Patientengruppe. Achtet man auf die Vollständigkeit der Kernfamilien hinsichtlich der Präsenz beider Eltern, so ist ein kontinuierliches Sinken von der Kindheit (82%), über Schulalter (80.6%) und Jugendzeit (69.8%) in die Gegenwart der aktuellen psychiatrischen Erkrankung zu registrieren (66.9%), wobei sich das Fehlen von Vater und Mutter infolge Trennung, Scheidung, Tod durch somatische Erkrankung oder Suizid in etwa die Waage hält.

	Kindheit	Frühe Adoleszenz	Späte Adoleszenz	Allgemeines Anpassungsniveau
psychotisch (n=101)	0,299	0,334	0,397	0,316
nicht psychotisch (n=37)	0,358	0,406	0,432	0,328
schizophren (n=60)	0,317	0,366	0,461	0,380
affektiv (n=41)	0,272	0,286	0,304	0,221
hebephren (n=32)	0,302	0,360	0,471	0,395
restschizophren (n=28)	0,333	0,373	0,449	0,363

***Tab. 9:** Prämorbides Anpassungsniveau*

Die von Cannon-Spoor, Potkin und Wyatt (1982) entwickelte Skala der prämorbiden Anpassung ermöglicht eine getrennte Bestimmung für die Lebensabschnitte „Kindheit" (bis zum 11. L.j.), „Frühadoleszenz" (12. bis 15. L.j.), „Späte Adoleszenz" (16. bis 18. L.j.) und „junges Erwachsenenalter" (ab 19. L.j.) sowie ein Urteil über ein „allgemeines Anpassungsniveau" (aus Gründen der Vergleichbarkeit unserer jüngeren mit den älteren Patienten wird in Tab. 9 die Rubrik „junges Erwachsenenalter" nicht aufgenommen):

- o Der Vergleich „psychotisch vs. nicht-psychotisch" ist zwar im Gesamt-Score (0.35 ± 0.12 vs. 0. 40 ± 0.13) signifikant (ANOVA, F = 4.175, p = 0.043), aufgetrennt auf die einzelnen Lebensabschnitte finden sich aber nur für „Kindheit" und „frühe Adoleszenz" hoch signifikante Unterschiede (F = 6.943, p = 0.009; F = 9,544, p = 0.002), nicht hingegen für die nachfolgenden Entwicklungsphasen sowie für das allgemeine Anpassungsniveau. Aber auch hier zeichnet sich der Trend einer insgesamt ungünstigeren prämorbiden Anpassung bei den nichtpsychotischen Patienten ab.

- o Der Vergleich „affektiv vs. schizophren" deckt für die „Kindheit" einen signifikanten Unterschied auf (F = 4.664, p = 0.033) und fällt für die anschließenden Entwicklungsphasen sowie für das allgemeine Anpassungsniveau hoch signifikant zugunsten der affektiven Subgruppe aus (F = 14.674, p = 0.000; F = 36.12, p = 0.000, F = 38.809, p = 0.000; F = 48.582, p = 0.000).

- o Im Vergleich „hebephren vs. Rest-schizophren" lassen sich weder für eine der Entwicklungsphasen noch für das allgemeine Anpassungsniveau signifikante Unterschiede festhalten.

1. körperliche Identität (Dysmorphophobie)	28,1 %
2. sexuelle Identität (Homo-, Bisexualität)	35,3 %
3. Sexualität/ Partnerschaft	53,2 %
4. Simmungsstabilität	26,6 %
5. Selbstgefühl (persönliche Identität)	44,6 %
6. Sinnfrage / persönliche Lebensperspektive	39,6 %
7. Ausbildung / Leistungssektor	59,0 %
8. Loslösung vom Elternhaus / Verselbständigung /Veränderung der Familienstruktur	54,4 %
9. Autoritäten (Protestverhalten)	17,3 %
10. Integration in psychosoziale Bezugsgruppen	17,3 %
11. akzeptierte Rollenübernahme in der Öffentlichkeit (Verweigerung, Wahl einer negativen Identität)	2,9 %
12. religiöse, weltanschauliche, wertemäßige Orientierung	18,0 %

Tab. 10: *Möglicher psychosozialer Bedingungskontext der aktuellen psychiatrischen Erkrankung*

Im Rahmen der ausführlichen Erhebung der aktuellen Lebensumstände wurde auch versucht, den psychosozialen Bedingungskontext der jetzigen psychiatrischen Erkrankung näher einzukreisen (Tab. 10).

Die Benennung bedeutsamer Lebensumstände oder als relevant erachteter innerseelischer und interpersonaler Konfliktlagen erhebt hierbei aber keinen Anspruch auf ein explizit pathogenetisches Gewicht, sondern soll lediglich den aktuellen psychosozialen Hintergrund erhellen. Probleme, die um die Themen „Sexualität und Partnerschaft", „Leistung und berufliche Ausbildung" sowie „Ablösung vom Elternhaus und Veränderung der Familienstruktur" kreisen, werden von den Patienten als zentral hervorgehoben.

Versucht man die Häufigkeitsunterschiede in den einzelnen Patientenuntergruppierungen im Chi^2-Test zu überprüfen, so ergeben sich in erster Linie für den Vergleich von Patienten mit *schizophrenen und affektiven Psychosen* einige interessante Trends:

- Schizophrene Patienten weisen im unmittelbaren Vorfeld ihrer aktuellen Erkrankung signifikant häufiger ungelöste Probleme der körperlichen (Dysmorphophobie), der sexuellen (Homo-, Bisexualität) und der persönlichen Identität mit einem dominanten Verlust des basalen Selbstgefühls auf (Chi^2: 10.961, D.F. =2, p =0.004; Chi^2: 6.141, D.F. =2, p =046; Chi^2: 6.884, D.F. =2, p =0.032). Umgekehrt berichten Patienten mit affektiven Psychosen auch vor dem akuten Ausbruch der seelischen Erkrankung signifikant häufiger von zentralen Problemen, eine stabile Stimmungslage aufrechtzuerhalten (Chi^2: 9.584, D.F. =2, p =0.008), sowie von bedeutsamen Konflikten in Intimbeziehungen (Chi^2: 21.185, D.F. =2, p =0.000). Es besteht nur wenig Zweifel daran, daß diese als Störungen im psychosozialen Umfeld registrierten Konfliktlagen und Probleme eng mit dem eigentlichen Krankheitsgeschehen verbunden sind, retrospektiv als psychosozial relevante Prodromi gewertet werden können.
- *Frauen* unterscheiden sich von Männern ebenfalls in den Problemkreisen „Stimmungsstabilität" und „Sexualität/ Partnerschaft" bedeutsam (Chi^2: 7.152, D.F.= 2, p = 0.028; Chi^2: 24.841, D.F. = 2, p = 0.000).
- Der einzige hoch signifikante Unterschied für den Vergleich von *psychotischen und nicht-psychotischen Patienten* besteht in dem Item „Sinnfrage / persönliche Lebensperspektive", welches für nicht-psychotische Patienten in besonderem Maße zutrifft (Chi^2: 23.603, D.F. =2, p =0.000).

	-3	-2	-1	0	1	2
Beruf/Studium	5,8 %	26,6%	25,2%	3,6%	23,7%	14,4%
Familie	5,3 %	36,0%	40,3%	3,6%	12,2%	1,4%
Selbständigkeit (Wohn./Finanz.)	3,6 %	23,0%	31,7%	11,5%	22,3%	6,5%
Partnerschaft	8,6 %	44,6%	33,1%	1,4%	8,6%	2,9%
Soziale Kontakte	5,0 %	27,3%	28,1%	8,6%	25,9%	4,3%
Freizeit	2,2 %	14,4%	25,2%	20,1%	31,7%	5,8%

Tab. 11: Aktuelle psychosoziale Kompetenz in der Patientengruppe

Die Bestimmung der aktuellen sozialen Kompetenz für sechs zentrale Bereiche des Lebensalters zielte in der Gradierung von 0 bis -3 auf eine Einschätzung der vorliegenden Konflikte und/oder Defizite in zunehmender Schwere, in der Gradierung von 0 bis +3 auf eine Einschätzung vorhandener Zufriedenheit und Kompetenz in steigender Intensität (Tab. 11). Hierdurch erlangte die 0-Position eine metrische Zwitterstellung, die aber in Kauf genommen wurde, um Kompetenzen wie Defiziten ein gleichrangiges Gewicht zu verschaffen. Betrachtet man die Patienten als Gesamtgruppe, so fallen relativ gleichwertig über die Dimensionen verteilt zwei Schwerpunkte in den Abstufungen „-2" und „-1", also Defizite/ Konflikte leichten bis mittleren Grads einerseits, in der Abstufung „+1", also Zufriedenheit/Kompetenzen leichten Grads andererseits auf. Für den Bereich „Beruf und Studium" kann bei einem nicht unbeträchtlichen Prozentsatz (14.4%) eine positive Zufriedenheit bzw. Kompetenz mittlerer Ausprägung protokolliert werden.

Aufgetrennt nach einzelnen Patientensubgruppen ergeben sich folgende *durchschnittliche soziale Kompetenzwerte* (berechnet über alle sechs Lebensbereiche):

* psychotisch:	-3.44	± 5.89
* nicht-psychotisch: (ANOVA, F = 4.103, p = 0.045)	-5.66	± 4.30
* affektiv:	-0.13	± 4.78
* schizophren: (ANOVA, F = 33.55, p = 0.000)	-6.24	± 5.39
* hebephren:	-7.29	± 5.65
* Rest-schizophren: (ANOVA, F = 2.56, p = 0.115)	-5.07	± 4.93

Aktuelle psychopathologische Beeinträchtigung am Untersuchungstag, ermittelt über BPRS-Scores:

* psychotisch:	30.76	± 6.44
* nicht-psychotisch: (ANOVA, F = 0.01, p = 0.918)	30.89	± 6.44
* affektiv:	27.78	± 6.24
* schizophren: (ANOVA, F = 17.17, p = 0.000)	32.80	± 5.79
* hebephren:	32.91	± 5.72
* Rest-schizophren: (ANOVA, F = 0.02, p = 0.881)	32.68	± 5.98
* weiblich:	31.22	± 7.20
* männlich: (ANOVA, F = 1.24, p = 0.267)	29.96	± 4.88

7.1.3. Selbstkonzeptmessungen im Offer-Selbstbild-Fragebogen

7.1.3.1. Vergleichsuntersuchungen

In der Darstellung der Ergebnisse zum Offer-Selbstbild kam es zunächst darauf an, bei Patienten- und Kontrollgruppe unterschiedliche Anpassungsmuster in den zehn Subskalen herauszuarbeiten, dann analog auch Untergruppierungen in der Patientenpopulation zu bilden. Die Vergleiche stützten sich auf die errechneten Summenwerte in jeder Subskala. Da die einzelnen Subskalen aber jeweils eine unterschiedliche Anzahl von Items beinhalten, wurde zur besseren Veranschaulichung eine Umrechung in einen durchschnittlichen Rohwert/Summe der Items vorgenommen, so daß eine direktere Zusammenschau der Ergebnisse auf den einzelnen Skalen möglich wurde. Entsprechend der Konstruktion der 6-Punkte-Likert-Skala drückt hierbei ein niedrigerer Wert eine günstigere Akzeptanz des zur Selbstbeurteilung vorgelegten psychosozialen Teilbereichs aus. Erst in einem zweiten Schritt wurde versucht, die gefundenen Summenwerte auf eine geeignete normierte Referenzgruppe zu beziehen, die einer von Steinhausen (1986) vorgestellten Studie an deutschen Jugendlichen entlehnt wurde. Die um wenige Jahre jüngere Bezugsgruppe hier schien uns für unsere Untersuchungszwecke nichts desto weniger sehr geeignet zu sein (s.o.). Die über Umrechnungstabellen ermittelbaren Standardwerte beziehen sich auf einen durchschnittlichen Normmittelwert von 50, die Standardabweichungen betragen ± 15, wobei Werte über 50 eine positive Abweichung, Werte unter 50 eine negative Abweichung vom Normmittelwert ausdrücken.

Zur Anzahl der in den Hauptvergleichsgruppen angegebenen Personen ist anzumerken, daß in die Berechnung der Offer-Befunde noch zusätzlich neun Patienten mitintegriert wurden, die einer Vorlaufsstudie entstammten, also insgesamt 148 Patienten in dieser Teiluntersuchung berücksichtigt werden konnten (Kapfhammer et al. 1993a).

In der Gegenüberstellung von Patienten und Probanden als den beiden Hauptgruppen wurden als Signifikanzniveaus bestimmt: $p<0.05$ (*), $p<0.01$ (**), $p<0.001$ (***) (Abb. 2).

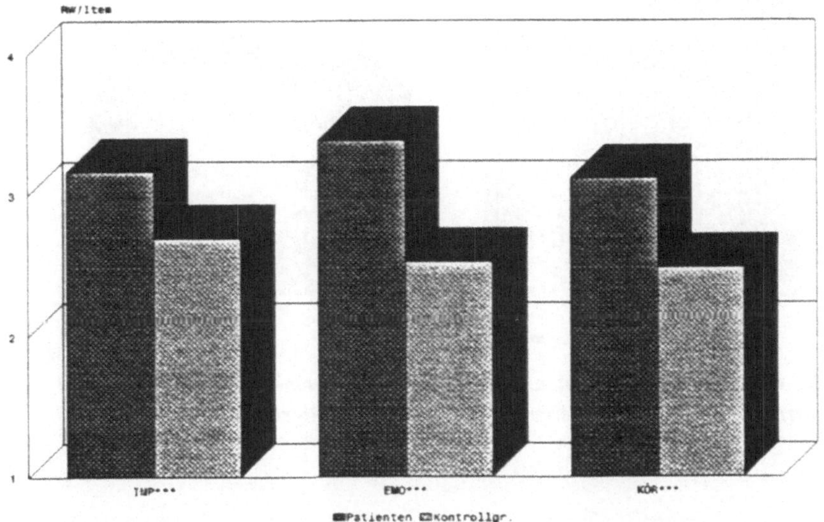

Abb. 2a: Offer-Selbstkonzeptskalen. Vergleich von Patienten- und Kontrollgruppe (Rohwert/Anzahl der Items) Patienten: n = 148, Kontrollgruppe: n = 215

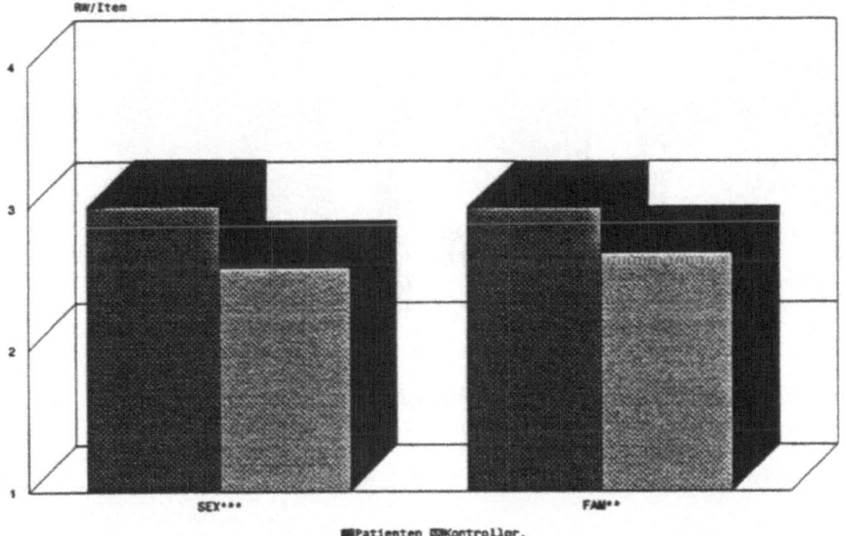

Abb. 2b: Offer-Selbstkonzeptskalen. Vergleich von Patienten- und Kontrollgruppe (Rohwert/Anzahl der Items) Patienten: n = 148, Kontrollgruppe: n = 215

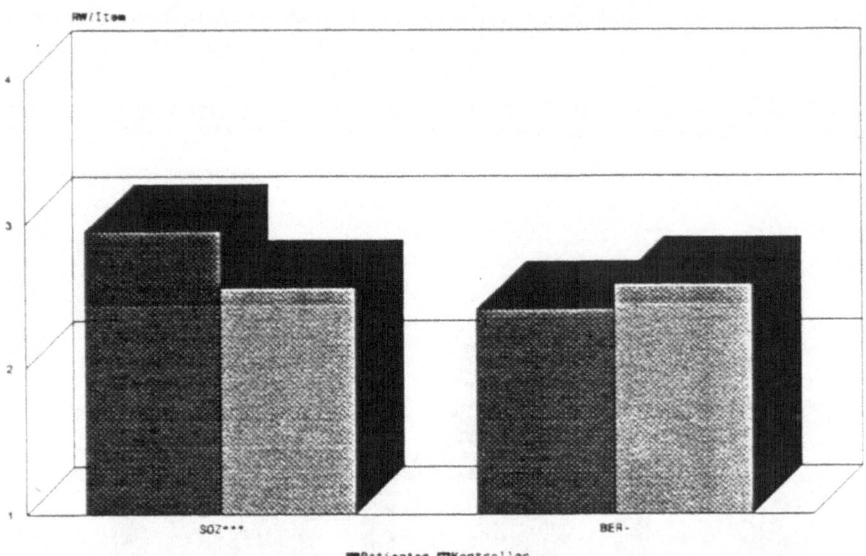

Abb. 2c: Offer-Selbstkonzeptskalen. Vergleich von Patienten- und Kontrollgruppe (Rohwert/Anzahl der Items) Patienten: n = 148, Kontrollgruppe: n = 215

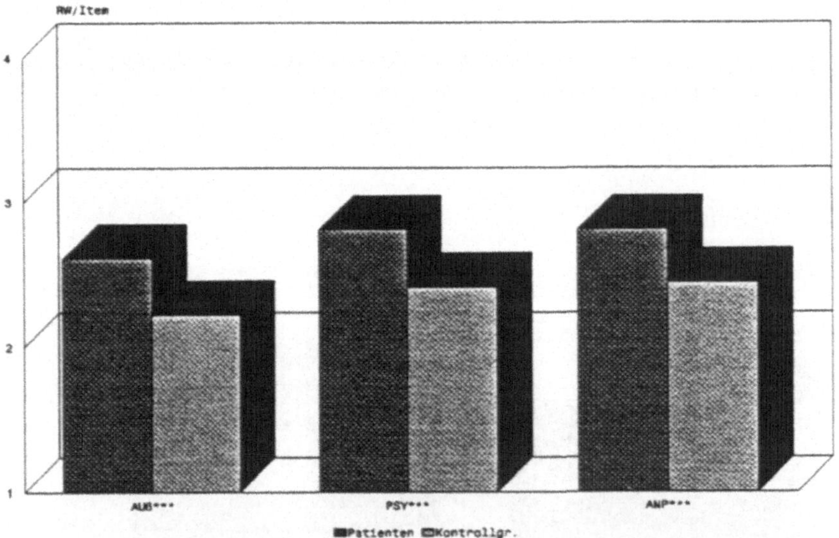

Abb. 2d: Offer-Selbstkonzeptskalen. Vergleich von Patienten- und Kontrollgruppe (Rohwert/Anzahl der Items) Patienten: n = 148, Kontrollgruppe: n = 215

Die in einem psychologischen Selbst zusammenfaßbaren Subskalen von „Impulskontrolle", „Emotionalität" und „Körperbild" zeigen durchgehend hochsignifikante Unterschiede zwischen den beiden Vergleichsgruppen auf (ANOVA, F = 37.560, p = 0.000; F = 91.277, p = 0.000; F = 55.362; p = 0.000). Auch im *sexuellen Selbst* wie im *familiären Selbst* unterscheiden sich Patienten und Probanden bedeutsam (F =25.251, p =0.000; F =9.893, p =0.002). Innerhalb des *sozialen Selbst* schneiden die Patienten lediglich in der Subskala „soziale Beziehungen" hoch signifikant ungünstiger als die Probanden ab (F =16.692, p =0.000), bewerten sich aber im Sektor „Berufs- und Bildungsziele" als gleich günstig angepaßt wie die Kontrollgruppe (F =2.581, p =0.109). Für die zu einem *adaptiven Selbst* integrierten Subskalen „Bewältigung der Außenwelt", „Psychopathologie" und „Allgemeine Anpassung" finden sich wieder durchgehend hoch signifikante Unterschiede zwischen Patienten- und Probandengruppe (F =20.548, p =0.000; F =76.333, p =0.000; F=32.919, p =0.000).

Einen Aufschluß über die klinische Bedeutsamkeit dieser aufgedeckten signifikanten Unterschiede zwischen den Gruppenmittelwerten in den unterschiedlichen psychosozialen Lebensbereichen erhält man erst, wenn man die *Umrechnung in Standardwerte* vornimmt (Abb. 3). Hier zeigt sich für unsere *Kontrollgruppe*, daß sie sich durchgängig in allen Subskalen im Sinne einer erfolgreichen psychosozialen Anpassung einschätzt, wobei sich die Standardwerte ebenmäßig um die jeweiligen Normmittelwerte gruppieren. Für die *Patientengruppe* wiederum läßt sich demonstrieren, daß sich ihre insgesamt nachteiligere psychosoziale Anpassung teils noch innerhalb einer Standardabweichung bewegt (Körperbild, soziale Beziehungen, Berufs- und Ausbildungsziele, sexuelle Einstellungen, familiäre Beziehungen, Bewältigung der Außenwelt, allgemeine Anpassung), teils aber mehr als eine Standardabweichung unter dem Normmittelwert liegt (Impulskontrolle, Emotionalität, Psychopathologie).

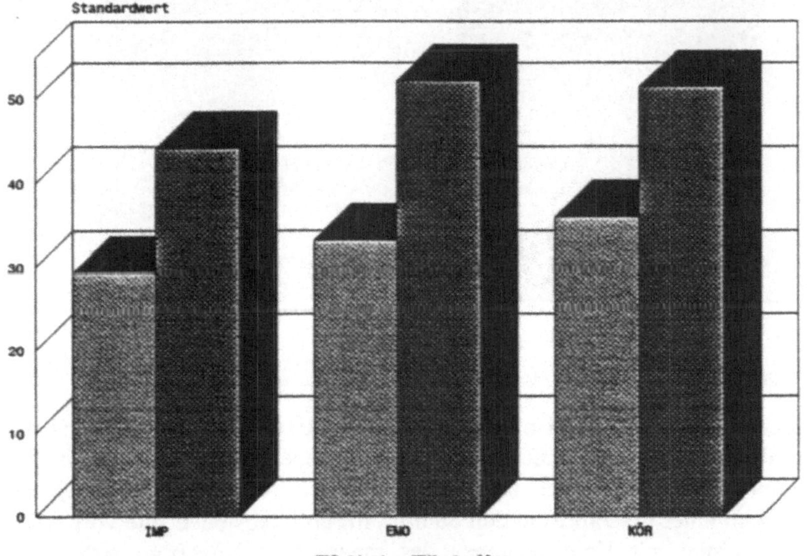

Abb. 3a: Offer-Selbstkonzeptskalen. Vergleich von Patienten- und Kontrollgruppe (Standardwerte) Patienten: n = 148, Kontrollgruppe: n = 215

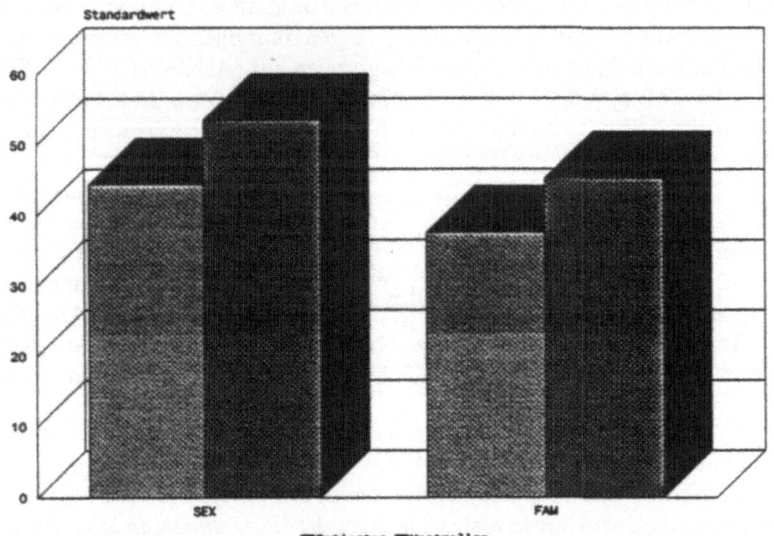

Abb. 3b: Offer-Selbstkonzeptskalen. Vergleich von Patienten- und Kontrollgruppe (Standardwerte) Patienten: n = 148, Kontrollgruppe: n = 215

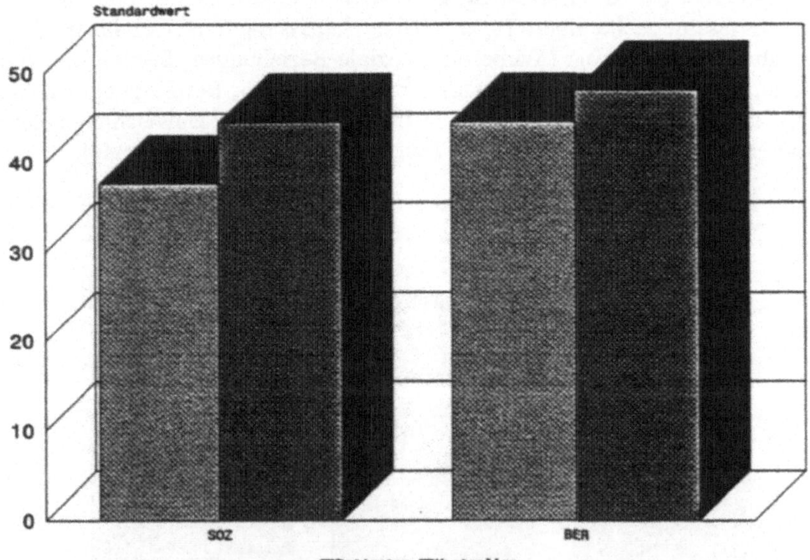

Abb. 3c: Offer-Selbstkonzeptskalen. Vergleich von Patienten- und Kontrollgruppe

Interessanterweise finden sich also in den subjektiven Urteilen der Patienten über ihre psychosoziale Anpassung die auffälligsten Unterschiede nicht nur im unmittelbaren Vergleich mit der Kontrollgruppe, sondern auch hinsichtlich einer Normgruppe etwas jüngerer Jugendlicher (19 Jahre) in den Selbstkonzeptdimensionen, die vorrangig die Auseinandersetzung mit Veränderungen des Innenlebens betreffen, sich auf eine private Selbstwahrnehmung beziehen („psychologisches Selbst").

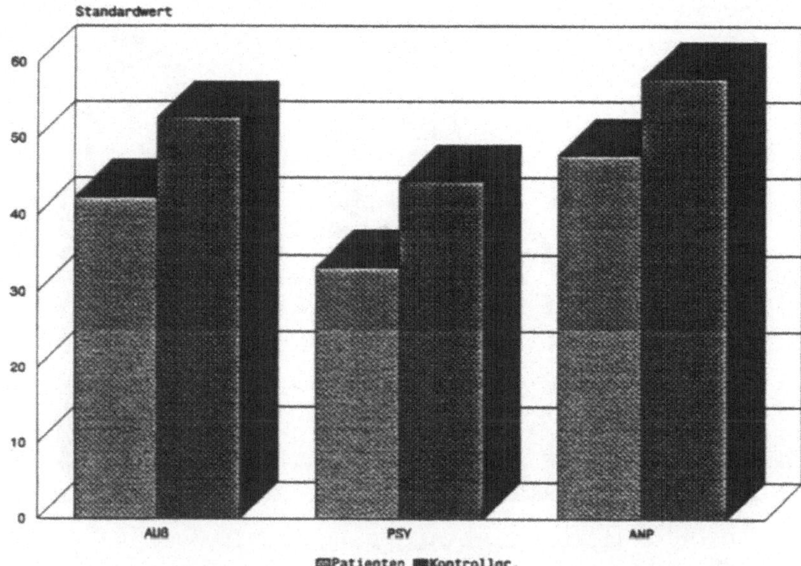

Abb. 3d: Offer-Selbstkonzeptskalen. Vergleich von Patienten- und Kontrollgruppe (Standardwerte) Patienten: n = 148, Kontrollgruppe: n = 215

Unsere *psychiatrisch erkrankten jungen Erwachsenen* berichten über gravierende Probleme der Impulskontrolle, erleben sich als emotional sehr labil, verletzlich, getragen von einer gedrückten Grundstimmung, fühlen sich in ihrer körperlichen Integrität bedeutsam verunsichert, benachteiligt, unvorteilhaft im äußeren Erscheinungsbild. Wenig überraschend sind die Auffälligkeiten in der Subskala „Psychopathologie", die dem „adaptiven Selbst" zugeordnet ist. In dieser Dimension werden aber weniger nosologisch orientierte Symptomenkomplexe abgebildet, sondern vielmehr allgemeinere Störanfälligkeiten in der Realitätswahrnehmung (z.B. „Ich glaube, die Wirklichkeit von der Phantasie unterscheiden zu können", oder „Wenn ich einen neuen Raum betrete, habe ich ein fremdes und komisches Gefühl"), in einer existentiellen Grundbefindlichkeit (z.B. „Oft habe ich das Gefühl, daß ich eher sterben als weiterleben würde", oder „Meistens fühle ich mich gefühlsleer"), in einer basalen Selbstkonstituierung (z.B. „Wenn ich mit Leuten zusammen bin, werde ich durch das Hören fremdartiger Geräusche belästigt").

Im absoluten Ausmaß geringer, aber nach wie vor im direkten wie indirekten Vergleich bedeutsam sind die Berichte der Patienten über ein wenig förderliches Familienklima, eine unsichere und unerwünschte Existenz innerhalb des Familienverbands, eine mangelnde Verständnisbereitschaft der Eltern. Mit Entfernung von der eigenen Person und der Ursprungsfamilie fallen die Urteile über die einer sozialen Öffentlichkeit zugehörigen Lebensbereiche, die subjektiven Einschätzungen der hier erbrachten Anpassungsleistungen, der erfüllten Rollenerwartungen bei den Patienten günstiger aus. Für die Dimension der „Berufs- und Bildungsziele" läßt sich eine deckungsgleiche Bejahung einer leistungs- und erfolgsorientierten Arbeitswelt bei ihnen feststellen. Bemerkenswert ist ferner, wie nahe ihre Urteile in der Dimension einer „allgemeinen Anpassung" sich einem hypothetischen Normmittelwert annähern.

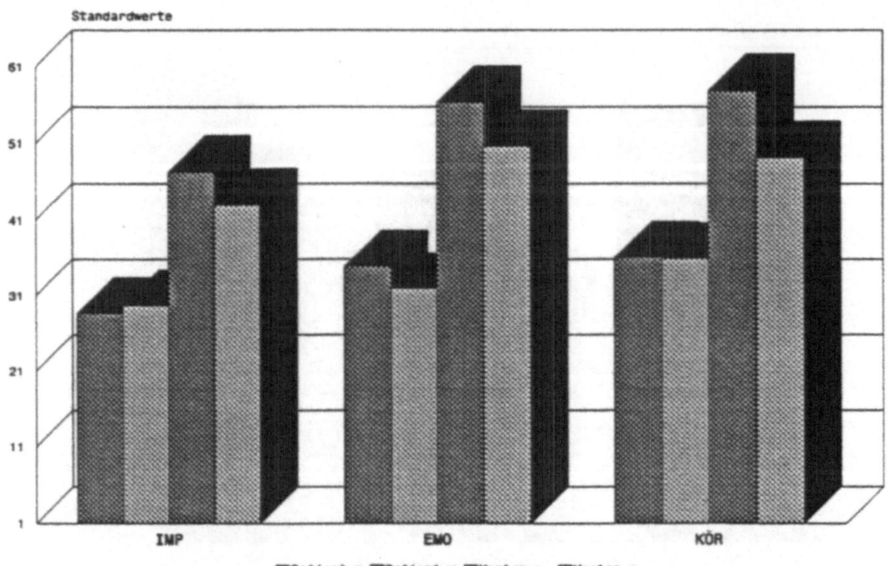

Abb. 4a: Offer-Selbstkonzeptskalen. Vergleich von Patienten und Kontrollgruppe nach Geschlecht aufgeschlüsselt

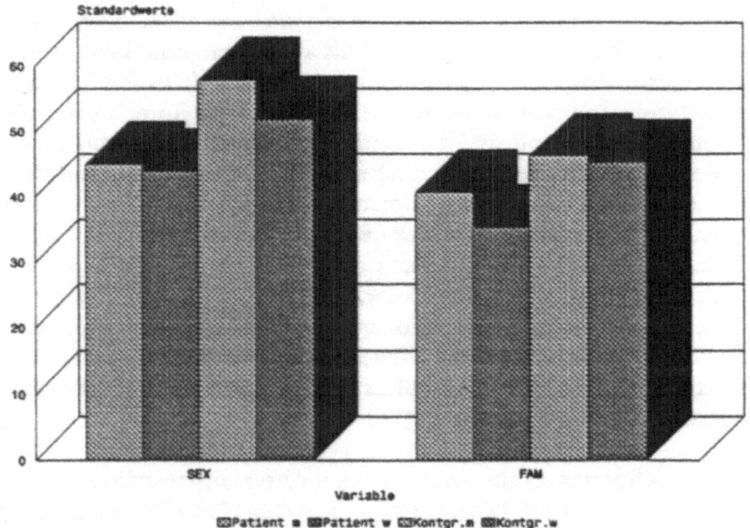

Abb. 4b: Offer-Selbstkonzeptskalen. Vergleich von Patienten und Kontrollgruppe nach Geschlecht aufgeschlüsselt

Abb. 4 faßt die Ergebnisse der *beiden Hauptvergleichsgruppen* zusammen, nachdem eine zusätzliche *Auftrennung nach Geschlechtern* vorgenommen worden ist. Die graphische Darstellung vermittelt diesmal sofort die Standardwerte. Das Schema erlaubt einerseits eine deskriptive Aussage über die Selbsteinschätzung der psychosozialen Anpassung von Frauen und Männern insgesamt. Eine zugrunde gelegte multi-

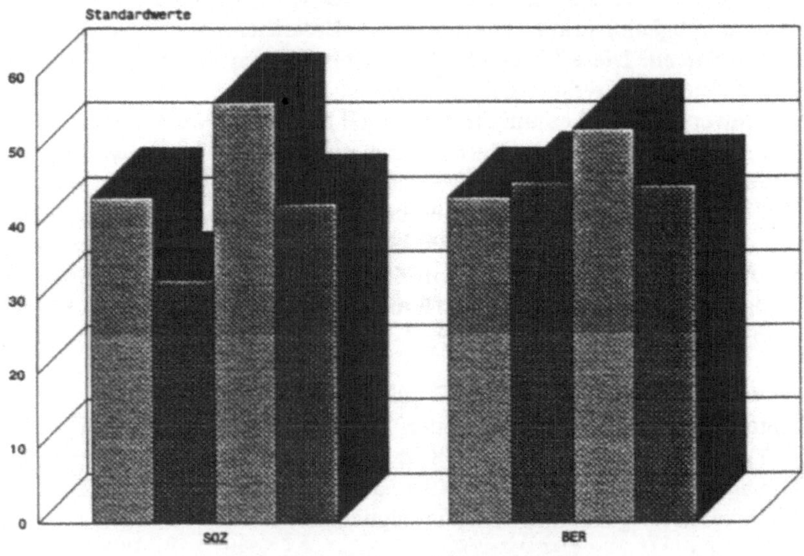

Abb. 4c: Offer-Selbstkonzeptskalen. Vergleich von Patienten und Kontrollgruppe nach Geschlecht aufgeschlüsselt

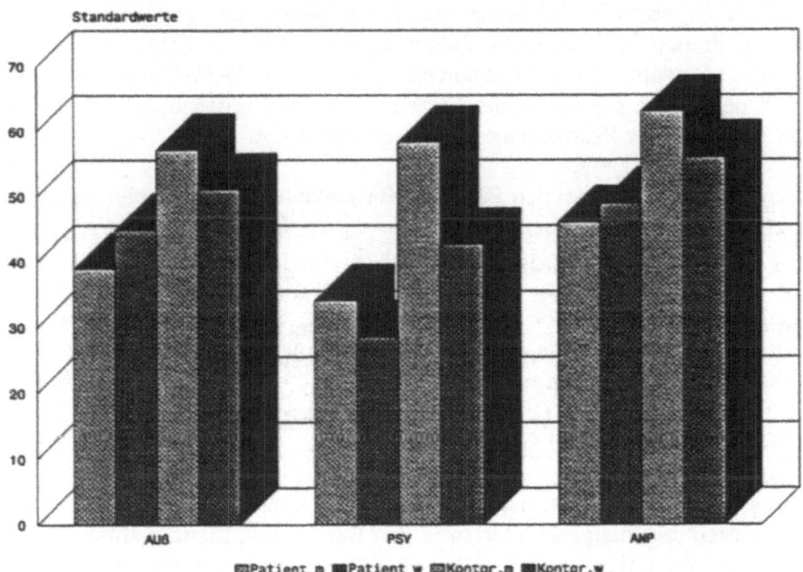

Abb. 4d: Offer-Selbstkonzeptskalen. Vergleich von Patienten und Kontrollgruppe nach Geschlecht aufgeschlüsselt

variate Berechnung ermöglicht andererseits aber auch einen Aufschluß über einen wahrscheinlichen differentiellen Geschlechtseffekt in den einzelnen Subskalen je nach Gruppenzugehörigkeit:

Betrachtet man zunächst nur die *Gruppe der Probanden,* so läßt sich festhalten, daß sich *Männer* durchgängig in allen psychosozialen Bereichen als erfolgreicher angepaßt einstufen als *Frauen.* Diese Unterschiede sind bis auf den Sektor „familiäre Beziehungen" auf dem 1%-Niveau signifikant. Es ist aber zu berücksichtigen, daß auch alle Standardwerte der Frauen um die jeweiligen Normmittelwerte streuen, also eine generell ungestörte psychosoziale Entwicklung ausdrücken. Wendet man eine analoge Perspektive auf die *Patientengruppe* an, so sind auf einer wiederum deskriptiven Ebene die Unterschiede zwischen Frauen und Männern nicht mehr so gleichförmig zugunsten oder zuungunsten eines Geschlechts verteilt. So schneiden beispielsweise *weibliche Patienten* der Tendenz nach in den Subskalen „Bewältigung der Außenwelt", „allgemeine Anpassung", „Berufs- und Ausbildungsziele" sowie „Impulskontrolle" günstiger ab.

In einem *univariaten* Vergleich von *Frauen und Männern insgesamt* finden sich signifikante Unterschiede für die Subskalen „Emotionalität" (ANOVA, $F = 11.831$, $p = 0.001$), „Körperbild" ($F = 14.078$, $p = 0.000$), „Sexualität" ($F = 14.674$, $p = 0.000$) und „Psychopathologie" ($F = 10.331$, $p = 0.001$), wobei die Signifikanzen eine subjektive Überlegenheit der Männer signalisieren.

Eine *multivariate* Berechnung deckt einen differentiellen Geschlechtseffekt je nach Gruppenzugehörigkeit für die Subskalen „allgemeine Anpassung", „Bewältigung der Außenwelt" (MANOVA, $F = 7.164$, $p = 0.008$; $F = 5.756$, $p = 0.017$) und „Berufs- und Ausbildungsziele" ($F = 5.517$, $p = 0.019$) auf. In einer deskriptiven Umsetzung besagen diese Ergebnisse, daß einer tendenziell günstigeren psychosozialen Angepaßtheit der Frauen innerhalb der Patientengruppe für die Sektoren „allgemeine Anpassung", „Bewältigung der Außenwelt" sowie „Berufs- und Bildungsziele" eine tendenziell negativere psychosoziale Entwicklung der Frauen im Vergleich zu den Männern innerhalb der Probandengruppe gegenübersteht.

Führt man die Vergleiche bei den Patienten für einzelne Untergruppierungen fort, so werden zunächst die *psychotischen* den *nicht-psychotischen Patienten* gegenübergestellt (Abb. 5 a). Hierbei überrascht, daß sich die Subgruppe der nicht-psychotischen Patienten in ihrem subjektiven Urteil in allen zehn Bereichen der psychosozialen Anpassung als gestörter erlebt als die psychotische Subgruppe. Hoch signifikante Unterschiede finden sich in den Subskalen „Emotionalität" (ANOVA, $F = 17.63$, $p = 0.000$), „soziale Beziehungen" ($F = 15.75$, $p = 0.000$) und „Psychopathologie" ($F = 14.57$, $p = 0.000$). Die Differenzen in den Subskalen „Körperbild" ($F = 9.86$, $p = 0.002$), „familiäre Beziehungen" ($F = 7.31$, $p = 0.008$) und „allgemeine Anpassung" ($F = 7.75$, $p = 0.006$) erreichen das 1%-Signifikanzniveau. In der Darstellung der Standardwerte ist bemerkenswert, daß die nicht-psychotische Subgruppe mit ihren ungünstigsten Werten in den Bereichen „Emotionalität" und „Psychopathologie" immerhin zwei Standardabweichungen unter dem Normmittelwert liegt. Gravierende Störungen der psychosozialen Anpassung liegen auch für die Sektoren „Impulskontrolle", „Körperbild" und „soziale Beziehungen" vor, faßt man die absoluten Standardwerte ins Auge.

Der Vergleich von *Patienten mit schizophrenen und affektiven Psychosen* weist eine hochsignifikante Überlegenheit der affektiven Subgruppe in der Dimension der „allgemeinen Anpassung" (ANOVA, $F = 11.32$, $p = 0.001$) auf, die Unterschiede

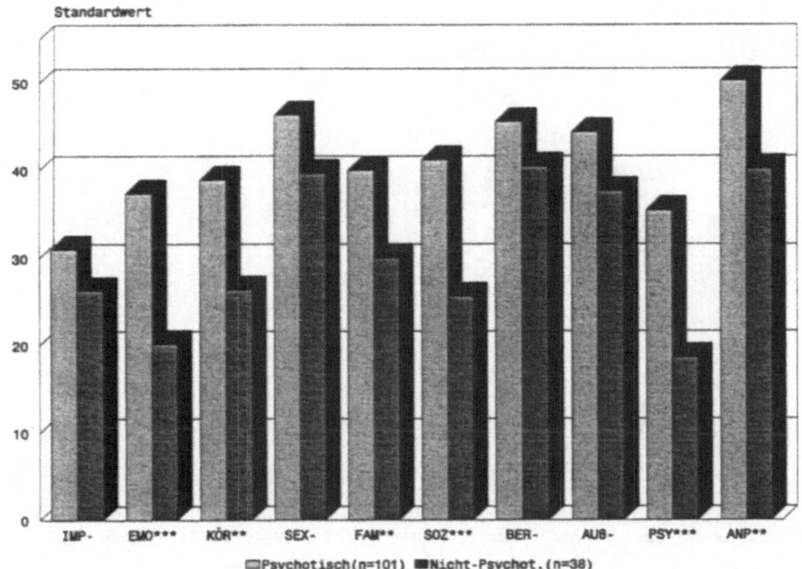

Abb. 5a: Offer-Selbstkonzeptskalen (Standardwerte). Vergleich von psychotischen und nicht-psychotischen Patienten

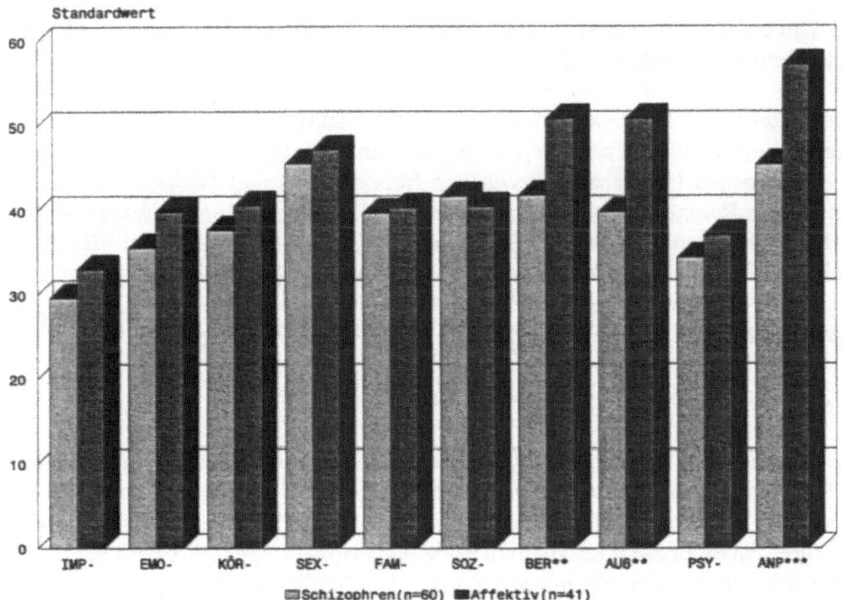

Abb. 5b: Offer-Selbstkonzeptskalen (Standardwerte). Vergleich von schizophrenen und affektiv-psychotischen Patienten

in den Bereichen „Berufs- und Bildungsziele" ($F = 7.42$, $p = 0.008$) sowie „Bewältigung der Außenwelt" ($F = 7.02$, $p = 0.009$) erreichen 1%-Signifikanzniveau (Abb. 5 b). Erinnert man sich der Ergebnisse der Kontrollgruppe, so besteht in

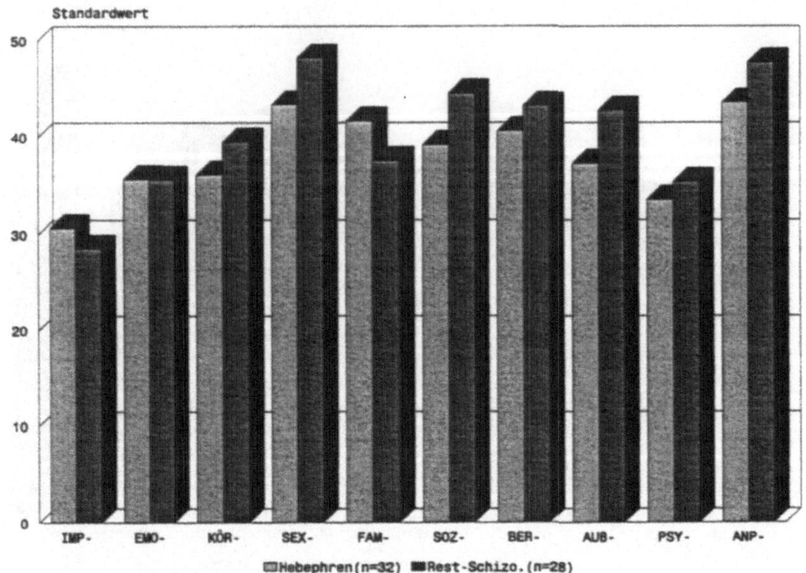

Abb. 5c: Offer-Selbstkonzeptskalen (Standardwerte). Vergleich von Patienten mit Hebephrenien und anderen schizophrenen Psychosen

diesen Dimensionen bei den affektiv erkrankten Patienten eine nahezu identische Übereinstimmung mit den Probanden.

Zumindest unter der Perspektive der im Offer-Selbstkonzept niedergelegten subjektiven Anpassungsleistungen an eine persönliche, familiäre und soziale Umwelt scheinen keine bedeutsamen Unterschiede zwischen *Hebephrenen* und *Patienten mit anderen schizophrenen Psychosen* zu bestehen (Abb. 5 c). Die nachteiligsten Werte liegen für beide Untergruppierungen in der Subskala der „Impulskontrolle" vor. Erstaunlich sind die relativ günstigen Scores in den Dimensionen „sexuelle Beziehungen" und „allgemeine Anpassung", die durchaus im Umfeld der Normmitte einer Bezugsgruppe angesiedelt sind.

7.1.3.2. Relativierung mittels klinischer und psychosozialer Variablen

In einer Querschnittserhebung wirft die Messung von Selbstkonzepten die Frage nach der Abhängigkeit von aktuellen Einflüssen des Krankheitsgeschehens auf. Die Konstruktion des Offer-Selbstbild-Fragebogens zielt zwar auf die Erfassung situationsübergreifender Entwicklungs- und Anpassungsprozesse eines Individuums, doch sind hiermit aktuelle Codeterminanten selbstverständlich nicht ausgeschlossen. Die Durchführung der Untersuchung in den ersten Wochen des stationären Aufenthalts legte einen Zusammenhang zu den im initialen Befund gezeigten führenden *psychopathologischen Syndromen* einerseits, zu der am Untersuchungstag selbst vorherrschenden psychopathologischen Beeinträchtigung, wie sie beispielsweise in dem Globalmaß der *BPRS* erfaßt wird, andererseits nahe.

Da im psychopathologischen Erstbefund meist mehrere dominante Syndrome bei einem Patienten benannt worden waren, führte eine Aufgliederung der Offerwerte nach dem Ordnungsgesichtspunkt eines Syndroms dazu, daß individuelle Mehrfachbearbeitungen nicht zu vermeiden waren, daß ferner nur in Ausnahmefällen von einem reinen, z.B. einem „paranoiden" Syndrom ausgegangen werden konnte, wo in Wirklichkeit z.B. ein „paranoides und depressives" Syndrom bestand. Vor diesem Hintergrund wurde die *Darstellung nach dem Syndromgesichtspunkt* auf einer rein deskriptiven Ebene vorgenommen, auf weitere statistische Berechnungen aber verzichtet.

Abb. 6a faßt die *Standardwerte in den zehn Offer-Subskalen* für die *Syndrome paranoid-halluzinatorisch* (n = 65), *depressiv* (n = 63) und *maniform* (n = 31) zusammen. Ein gleichgerichteter, je in sich geschlossener, d.h. zu keinen Überschneidungen neigender Kurvenverlauf fällt für die drei Syndrome auf. Der Tendenz nach zeichnen sich Patienten mit einem führenden „maniformen Syndrom" durch ein insgesamt günstigeres psychosoziales Anpassungsprofil gegenüber Patienten mit einem „paranoid-halluzinatorischen" bzw. „depressiven Syndrom" aus. Hierbei ist zu berücksichtigen, daß die Ausprägung eines führenden „maniformen Syndroms" in

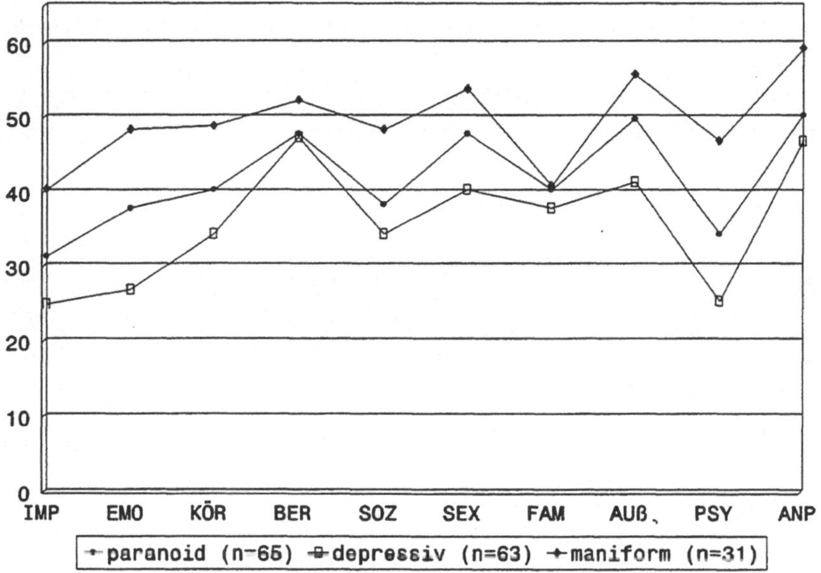

Abb. 6a: Offer-Standardwerte für paranoid-halluzinatorisches, depressiv-ängstliches, maniformes Syndrom

aller Regel auch die Zugehörigkeit zur Subgruppe der affektiven Psychosen auf einer diagnostischen Ebene bedeutet, sich die erzielten Skalenwerte, von den Dimensionen „Impulskontrolle" und „familiäre Beziehungen" abgesehen, meist um die Normmittelwerte verteilen. Umgekehrt gehen in die Untergruppenbildung nach einem führenden „depressiven Syndrom" neben Patienten mit endogenen und neurotischen Depressionen auch zahlreiche hebephrene Patienten ein, so daß die gravierenden Unterschiede im Vergleich zum „maniformen Syndrom" auch auf dieser diagnosti-

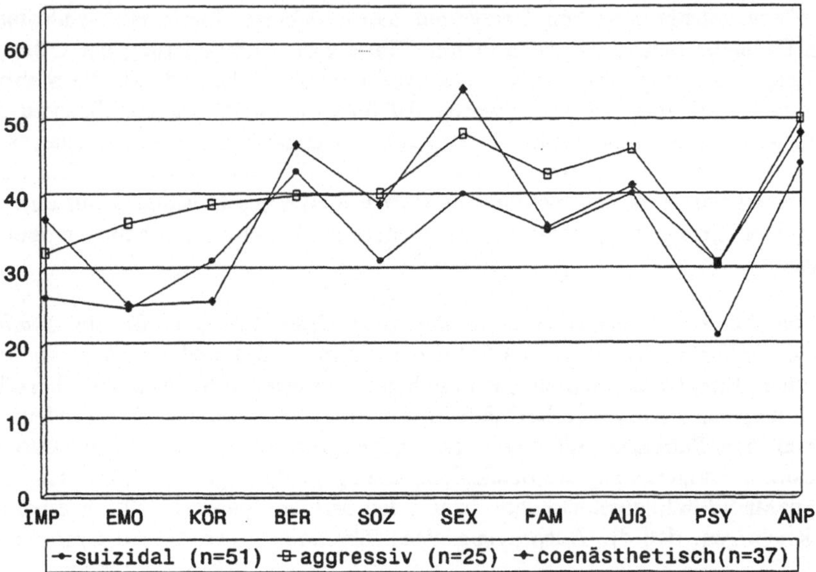

Abb. 6b: Offer-Standardwerte für suizidales, aggressiv-erregtes, coenästhetisch-hypochondrisches Syndrom

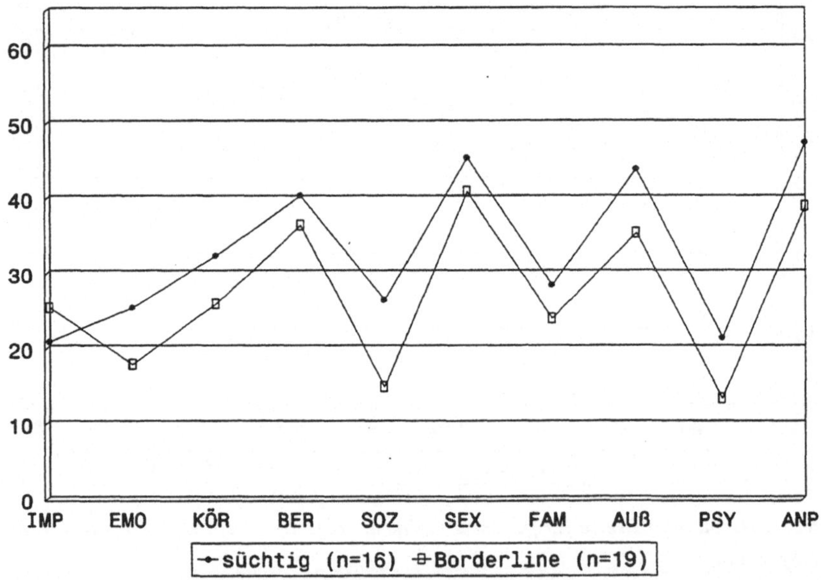

Abb. 6c: Offer-Standardwerte für Syndrom des süchtigen Verhaltens und Borderline-Syndrom

schen Ebene relativiert werden müssen. Auffällig sind die Angaben über erhebliche Probleme der Impulskontrolle und über eine allgemeinere psychopathologische Vulnerabilität bei dieser Gruppe. Das „paranoid-halluzinatorische Syndrom" nimmt eine Mittelstellung in den Anpassungsleistungen ein.

Abb. 6b gibt das Offer-Profil für die Syndrome *suizidal* (n = 50), *aggressiv-erregt*

(n = 25) und *coenästhetisch-hypochondrisch* (n = 37) wieder. Global beurteilt scheint eine nach außen orientierte Aggressivität mit einem insgesamt günstigeren Anpassungsverlauf korreliert zu sein, wobei wiederum die häufige Vergesellschaftung einer aggressiven Erregung mit einer maniformen Stimmungslage zu beachten ist. Die Dimensionen „Impulskontrolle" und „Psychopathologie" weisen analog auf ein differentielles Bewußtsein von subjektiver Gestörtheit hin und laufen hier auch der Unterscheidung zwischen „maniformen" und „depressiven Syndrom" parallel. Das „coenästhetisch-hypochondrische Syndrom" nimmt eine Mittelstellung ein.
Abb. 6c skizziert die Offer-Standardwerte für die beiden Syndrome eines *süchtigen Verhaltens* (n = 16) sowie einer *Borderline-Erlebens- und Verhaltensorganisation* (n = 19). Der fast exakt parallele Kurvenverlauf der beiden Syndrome sticht ins Auge, so daß das „Borderline-Syndrom" beinahe als Intensivierung des „Sucht-Syndroms" imponiert. In einem deskriptiven Vergleich mit den anderen Syndromen zeichnen sich die Anpassungsprofile durch gravierende Auslenkungen nach beiden Polen hin aus und bilden dadurch im subjektiven Urteil der Patienten ein äußerst heterogenes Anpassungsmuster ab. Borderline-Patienten erzielen in den Dimensionen „Emotionalität", „Soziale Beziehungen" und „Psychopathologie" die absolut niedrigsten Werte, beurteilen sich aber in ihren sexuellen Einstellungen und Kontakten, in der Bewältigung der Außenwelt und der allgemeinen Anpassung als weitgehend unbeeinträchtigt.

Ein korrelativer Zusammenhang zu aktuellen psychopathologischen Auffälligkeiten, wie sie in der Brief Psychiatric Rating Scale gemessen werden, gibt einen Anhaltspunkt, inwieweit die im Offer-Selbstbild-Fragebogen gemessenen psychosozialen Anpassungsleistungen mit aktuellen Beeinträchtigungen des seelischen Befindens einhergehen, also das subjektive Urteil der Patienten auch vom momentanen Krankheitszustand beeinflußt werden könnte. Abb. 7 führt die jeweiligen *Korrelationskoeffizienten (Pearson' s R)* zwischen den *BPRS-Scores* und den *Werten in den Offer-Subskalen* auf, Signifikanzen auf dem 5%- bzw. 1%-Niveau werden markiert. Auch wenn für eine Reihe von Dimensionen signifikante Korrelationen angegeben werden können (auf 1%-Niveau: „Soziale Beziehungen", „Psychopathologie", „allgemeine Anpassung"), ist die reale Größe der jeweiligen Korrelationskoeffizienten bescheiden, die hierüber erklärbare gemeinsame Varianz im Bereich von wenigen Prozenten. Aufgrund dieser Zusammenhänge läßt sich also ein situationsübergreifender Kontext für die im Offerselbstbild verdichteten psychosozialen Anpassungsprozesse behaupten.

Im Offer-Selbstbild-Fragebogen lassen sich fünf Items zu einer separaten Depressions-Subskala zusammenfassen, die aber im Unterschied beispielsweise zur Hamilton-Depressionsskala grundlegendere Befindlichkeitsstörungen und existentielle Lebensgefühle erfaßt (Item 27: „Meistens fühle ich mich gefühlsleer", Item 40: „Oft habe ich das Gefühl, daß ich eher sterben als weiterleben möchte", Item 45: „Ich fühle mich sehr einsam", Item 75: „Meiner Meinung nach ist das Leben eine endlose Kette von Problemen ohne Lösungen in Sicht", Item 93: „Ich fühle mich häufig traurig"). Ein Zusammenhang zwischen *BPRS-Scores* und *Werten auf dieser Depressions-Skala* ist korrelativ zwar bedeutsam gegeben (p = 0.0245), im absoluten Ausmaß (Pearson's R: 0.1679) aber ähnlich zu vernachlässigen wie die Korrelationen zu den zehn anderen Offer-Subskalen. Die möglichen Summenwerte in dieser Depressions-Subskala reichen von 5 bis 30. Abb. 8 gibt die jeweiligen Scores für die auch oben schon vorgeführten Unter-

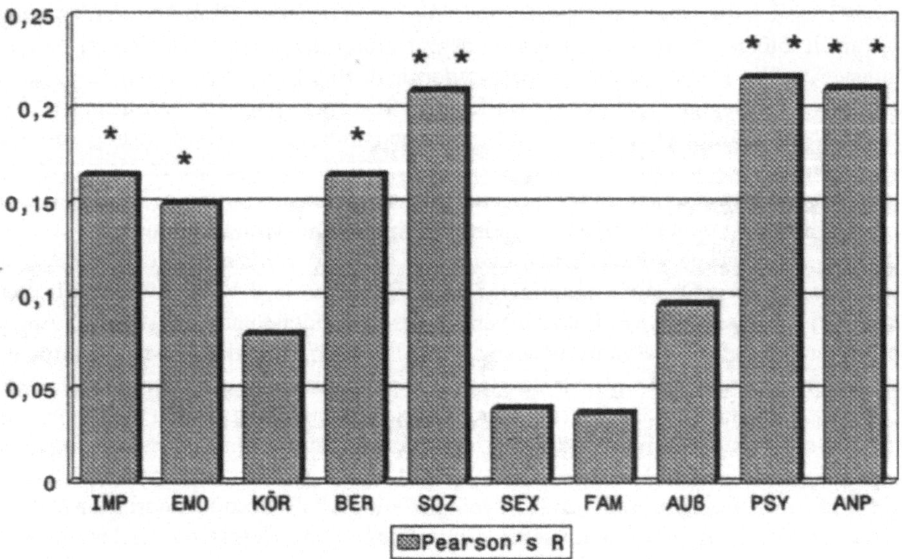

Abb. 7: Korrelation der BPRS-Scores mit den Werten der Offer-Subskalen (p < 0.05, ** p < 0.01)*

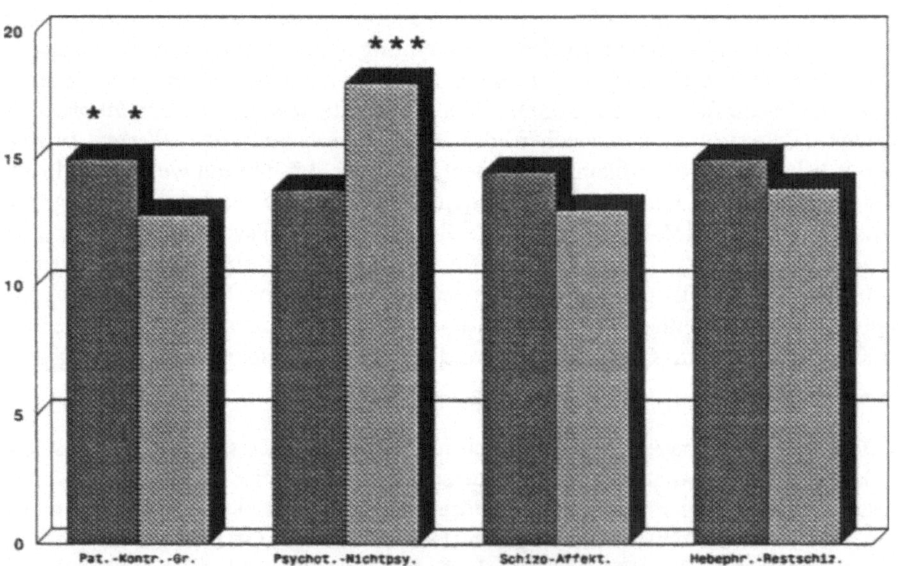

*Abb. 8: Offer-Depressions-Subskala: Vergleiche von Patienten- und Kontrollgruppe sowie von Patientenuntergruppierungen (** p <0.01; *** p < 0.001)*

gruppierungen an. Patienten und Probanden unterscheiden sich auf dem 1%-Niveau signifikant (ANOVA, F = 8.23, p = 0.004). Erneut erreicht der Unterschied zwischen psychotischen und nicht-psychotischen Patienten aber das höchste Ausmaß (F = 18.84, p = 0.000), während sich die übrigen Untergruppierungen recht ähnlich

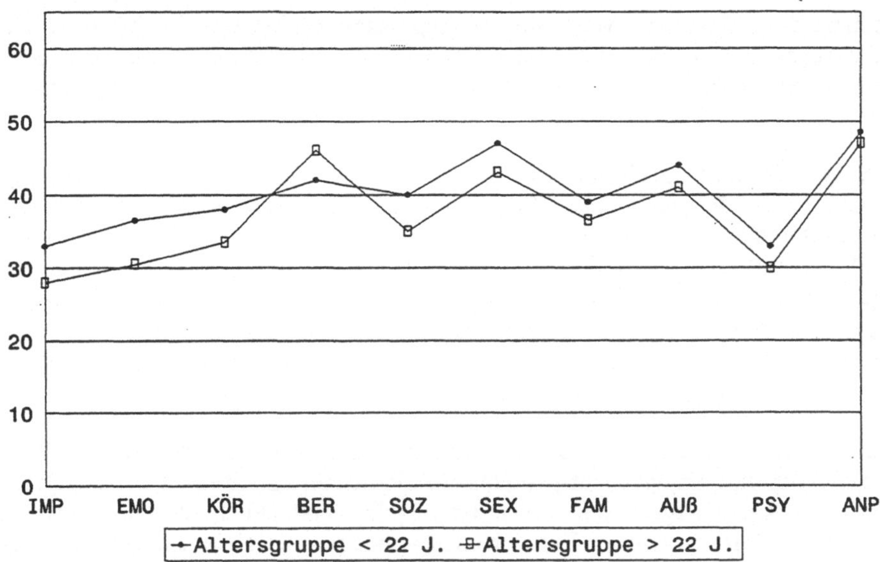

Abb. 9: Offer-Selbstkonzeptskalen (Standardwerte). Vergleich von Patienten jünger/gleich

verhalten („schizophren vs. affektiv": F = 1.98, p = 0.163; „hebephren vs. rest-schizophren": F = 0.48, p = 0.490).

Die Referenzgruppe, über die unsere Rohwerte in normierte Standardwerte umgerechnet werden können, rekrutiert sich aus im Mittel jüngeren Jugendlichen (bis zu 19 Jahre). Um einen systematischen *Alterseffekt* zu kontrollieren, empfiehlt es sich, die Patientengruppe in eine jüngere (jünger-gleich 22 Jahre) und eine ältere Subgruppe (älter als 22 Jahre) aufzutrennen und anschließend deren durchschnittliche Scores miteinander zu vergleichen. Abb.9 beinhaltet die Standardwerte in den zehn Offer-Selbstbild-Dimensionen für die beiden Altersgruppen. Abgesehen vom Bereich der „Berufs- und Bildungsziele" weisen die jüngeren Patienten tendenziell günstigere psychosoziale Anpassungsleistungen auf, die jedoch in keinem Fall eine statistische Signifikanz erreichen (Imp: F = 2.115, p = 0.148; Emo: F = 2.343, p = 0.128; Koe: F = 1.303, p = 0.256; Soz: F = 1.641, p = 0.202; Ber: F = 0.9404, p = 0.334; Fam: F = 0.703, p = 0.403; Sex: F = 1.004, p = 0.318; Anp: F = 0.302, p = 0.583; Psy: F = 0.572, p = 0.451; Aus: F = 0.802, p = 0.372).

Faßt man die im Offer-Selbstbild niedergelegten subjektiven Urteile als Ausdruck einer grundlegenden Anpassungsbemühung auf, so lassen sich die in den zehn Subskalen erzielten Summenscores über eine einfache Arhithmetik in einem globalen *Offer-Anpassungskoeffizienten* zusammenfassen. Die im Offer-Fragebogen maximal möglichen Scores sind 93 x 6, die minimalen Scores hingegen 93 x 1; diese Werte können nun auf eine Zahlenstrecke von 0 bis 465 transponiert werden. Bildet man einen Quotienten aus der Summe der erzielten Werte dividiert durch 465, so ergibt sich ein Wert zwischen „0" und „1". Das mathematische Verfahren entspricht somit einer affinen Abbildung. In unserem Falle wurde eine Abbildung auf die Strecke zwischen „0" und „1" vorgenommen, wobei Werte, die gegen den „0"-Pol tendieren, auf eine zunehmend günstigere, Werte, die gegen den „1"-Pol tendieren, auf eine zunehmend ungünstigere psychosoziale Anpassung verweisen. Die so ermittelten Offer-Anpassungskoeffizienten ermöglichen dann eine einfachere Behandlung der korrelativen Zusammenhänge mit weiteren Parametern der psychosozialen Entwicklung.

Es zeigen sich hochsignifikante Unterschiede zwischen den *Offer-Anpassungskoeffizienten* für die *Patienten- und Kontrollgruppe* einerseits (ANOVA, F = 27.03, p = 0.000), für *psychotische und nicht-psychotische Patienten* andererseits (F = 18.57, p = 0.000). Folgerichtig spiegelt sich die insgesamt schlechtere psychosoziale Anpassung der nicht-psychotischen Patienten auch in diesem zu einem Globalmaß zusammengefaßten Offer-Anpassungskoeffizienten wider. Die für *Männer* und *Frauen* errechneten Maße unterscheiden sich hingegen nicht signifikant voneinander (F = 0.86, p = 0.354).

Nehmen wir den hoch signifikanten Unterschied der *Offer-Anpassungskoeffizienten* für die psychotischen und nicht-psychotischen Patienten als Ausdruck divergierender subjektiver Anpassungsurteile, so interessiert selbstverständlich auch eine Relativierung hinsichtlich objektiverer Entwicklungsparameter. Hierzu bieten sich die Werte in der *prämorbiden Anpassungsskala nach Cannon-Spoor et al. (1982)* einerseits, die Fremdurteile über die *aktuelle soziale Kompetenz* andererseits an. Die Berechnung der Werte in der prämorbiden Anpassungskala erlaubt die Ermittlung eines allgemeinen Durchschnittswerts über die einzelnen Entwicklungsphasen hinweg (s.o.), wobei niedrigere Werte ein günstigeres Anpassungsprofil widerspiegeln. Umgekehrt je negativer die Summenwerte auf den jeweils zwischen +3 und -3 sich erstreckenden Skalen für die sechs Lebensbereiche ausfallen, desto ungünstiger wird die aktuelle Kompetenz eingestuft. In der Gegenüberstellung der psychotischen und nicht-psychotischen Patienten finden sich auch für diese Parameter jeweils signifikante Unterschiede:

o *allgemeiner Wert der prämorbiden Anpassung:*

* psychotisch:	0.352	± 0.117	n = 89
* nicht-psychotisch: (ANOVA, F = 4.175, p = 0.043)	0.401	± 0.128	n = 35

o *allgemeine aktuelle psychosoziale Kompetenz:*

* psychotisch:	3.438	± 5.885	n = 89
* nicht-psychotisch: (ANOVA, F = 4.103, p = 0.045)	5.657	± 4.304	n = 35

Wenngleich die erzielten Unterschiede nicht mehr die Signifikanzniveaus wie im Offer-Anpassungskoeffizienten erreichen, so ist die gleichsinnige Differenzierung zwischen den beiden Subgruppen sowohl in den Selbst- als auch den Fremdurteilen bemerkenswert. Die korrelativen Zusammenhänge zwischen den drei Maßen (Offer-Anpassungskoeffizient, prämorbide Anpassung, aktuelle psychosoziale Kompetenz) werden in Tab. 12 aufgeführt. Offenkundig beziehen sich die in den Fremdbeurteilungen von prämorbidem Anpassungsniveau und aktueller sozialer Kompetenz auf relativ zusammengehörig erscheinende Entwicklungs- bzw. Anpassungsprozesse (Pearson's R: 0.7392), während die beiden Zusammenhänge von je Fremdbeurteilung und Selbstbeurteilung viel lockerer ausfallen, und wohl eher Unterschiedliches betreffen (Pearson's R: 0.1757 bzw. 0.2549). Im Hinblick auf die aktuelle psychopathologische Beeinträchtigung, wie sie im BPRS-Score festgehalten wird, bestehen zwischen den beiden Untergruppen keine signifikanten Unterschiede (psychotisch: 30.8 ± 6.4, nicht-psychotisch: 30.9 ± 6.6, ANOVA, F = 0.01, p = 0.918).

	Pearsons R	Signifikanz
Offer-Anpassungskoeffizient/prämorbides Anpassungsniveau	0.1757	0.0196
aktuelle psychosoz. Kompetenz/prämorbides Anpassungsniveau	0.7392	0.0000
Offer-Anpassungskoeffizient/aktuelle psychosoz. Kompetenz	0.2549	0.0014

Tab. 12: Korrelative Zusammenhänge zwischen Offer-Anpassungskoeffizient, prämorbidem Anpassungsniveau und aktueller psychosozialer Kompetenz

Der *Offer-Anpassungskoeffizient* kann auch als Grundlage für eine weitere Untergruppierung der Patienten nach dem Aspekt der psychosozialen Anpassung dienen. Für die Gesamtgruppe der Patienten läßt sich ein Mittelwert von 0.362 mit der Standardabweichung von ± 0.115 angeben. Nimmt man die jeweiligen Standardabweichungen nach unten und oben, so ergeben sich jenseits dieser Trennmarken jeweils eine besonders günstige bzw. eine besonders ungünstige Subgruppe. In die besonders günstige Subgruppe (0.203 ± 0.026) fallen 13 Patienten, in die besonders ungünstige Subgruppe (0.544 ± 0.062) 36 Patienten. Einer Mittelgruppe (0.364 ± 0.064) im Bereich der zwei Standardabweichungen gehören 90 Patienten an.

Die Tab. 13 a, b, c geben entsprechend der vorgenommenen Gruppenbildung die jeweiligen Häufigkeiten gemäß Geschlecht, Verlaufstypus und prämorbidem Anpassungsniveau wieder.

Geschlecht	sehr gut	durchschnittlich	sehr schlecht	Total
männlich	5	44	11	60
weiblich	8	46	25	79
Total	13	90	36	139

Tab. 13a: Patientenuntergruppierung nach Offer-Anpassungskoeffizienten: Geschlecht

Verlaufstypus	sehr gut	durchschnittlich	sehr schlecht	Total
akut	5	33	6	44
phasisch	3	13	3	19
chronisch	2	9	6	17
intermittierend	3	35	21	59
Total	13	90	36	139

Tab. 13b: Patientenuntergruppierung nach Offer-Anpassungskoeffizienten: Verlaufstypus

	sehr gut	durchschnittlich	sehr schlecht	Signifikanz
Prämorbides Anpassungsniveau	0,294	0,364	0,409	0,012

Tab. 13c: Patientenuntergruppierung nach Offer-Anpassungskoeffizienten: Prämorbides Anpassungsniveau

7.1.4. Bestimmungen des Identitätsstatus im Adams-Fragebogen

7.1.4.1. Vergleichsuntersuchungen

Das im Adams-Fragebogen zugrunde gelegte theoretische Konzept der unterschiedlichen *Identitätsstatus nach Marcia* (s.o.) bezieht sich auf acht psychosoziale Lebensbereiche, die *global* zusammengefaßt, aber auch getrennt nach vorwiegend *ideologischen* bzw. vorwiegend *interpersonalen* Identitätsaspekten verrechnet werden können. Wenngleich in den inhaltlichen Bereichen eine große Ähnlichkeit mit den dimensionalen Aspekten des Offer-Selbstbild-Fragebogens besteht, ist weniger eine bipolare Zustimmung oder Ablehnung zu einer psychosozialen Verhaltens- und Erlebnisweise im subjektiven Urteil intendiert, die wiederum auf eine mehr oder weniger geglückte psychosoziale Anpassungleistung im objektiven Verständnis schließen läßt. Stattdessen versucht bereits die Konstruktion der zur Einschätzung vorgelegten Sätze auch die prozessualen Momente der Einstellungs-, d.h. Identitätsbildung zu erfassen.

Die hier integrierten Aspekte von fehlender oder variantenreicher Experimentierung einerseits sowie von fehlender oder verbindlicher Entscheidung andererseits erfordern also eine Beurteilung von vier unterschiedlichen Status der Identitätsbildung. Dies bedeutet aber, daß die Bestimmung sowohl eines globalen als auch engerer ideologisch bzw. interpersonal ausgerichteter Identitätsmaße nie zu kategorialen Scores führen kann, sondern ein dimensionales Urteil zu all diesen vier Statusmöglichkeiten beinhaltet. Konkret drückt ein niedriger Wert eine überwiegende Zustimmung zu einem bestimmten Identitätsstatus, ein höherer Wert aber eine zunehmende Ablehnung aus. Mit diesen *dimensionalen Urteilen* hinsichtlich der vier Statusmöglichkeiten ergibt sich dann ein für eine Gruppe je typisches *Identitätsstatusprofil*, das für unsere Zwecke lediglich auf einer deskriptiven Ebene dargestellt werden soll, während für die einzelnen Identitätsstatus selbst jeweils varianzanalytische Mittelwertsvergleiche vorgenommen werden. In der graphischen Darstellung wird für die diskreten Identitätsstatus jeweils der durchschnittliche Skalenwert abgebildet, entsprechend der Skalenkonstruktion also ein Wert zwischen "1" und "6" (Kapfhammer et al. 1993 b).

Abb. 10 a veranschaulicht die Vergleiche zwischen *Patienten- und Kontrollgruppe* hinsichtlich der relativen Urteile zu den einzelnen *globalen Identitätsstatus*. Beide Gruppen requirieren in ähnlichem Ausmaß den Status der „erworbenen Identität" für sich (ANOVA,F = 2.232, p = 0.136), unterscheiden sich aber in den übrigen Status der „übernommenen oder Pseudoidentität", des „Moratoriums" sowie der „Identitätsdiffusion" hoch signifikant (F = 47.804, p = 0.000; F = 29.634, p = 0.000; F = 45.435, p = 0.001), wobei die Differenzen hier jeweils eine stärkere Ablehnung

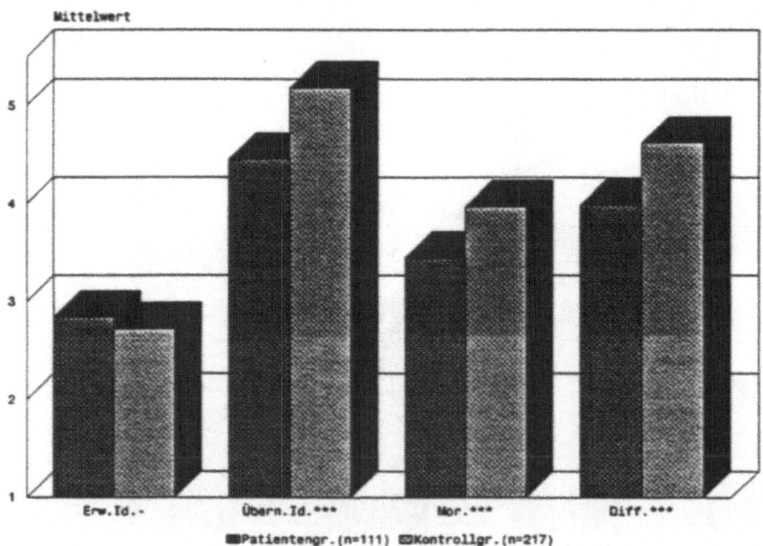

*Abb. 10a: Adams-Identitätsstatus. Vergleich von Patienten- und Kontrollgruppe (*** $p < 0.001$, * $p < 0.05$). Gesamtidentität*

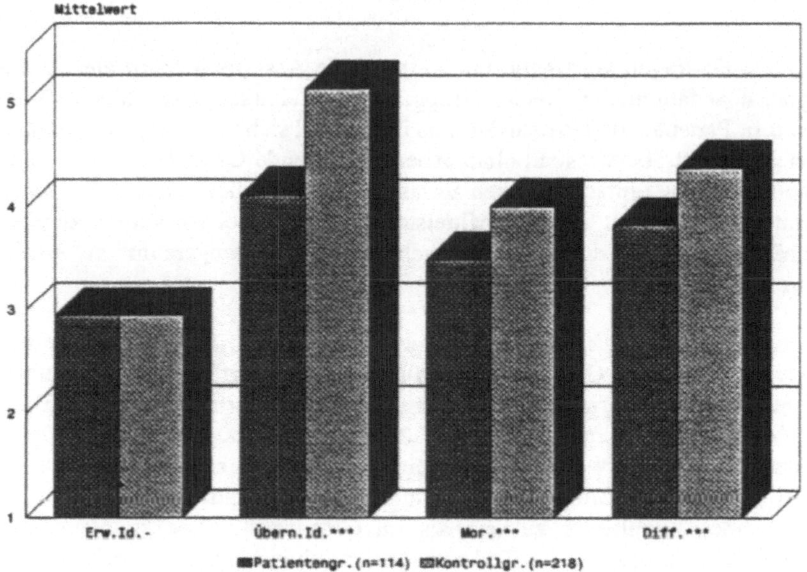

*Abb. 10b: Adams-Identitätsstatus. Vergleich von Patienten- und Kontrollgruppe (*** $p < 0.001$, * $p < 0.05$). Ideologische Identität*

dieser Identitätsstatus durch die Kontrollgruppe meinen. Bei einer Betrachtung des Identitätsprofils fällt trotz der bestehenden signifikanten Gruppenunterscheide auf, daß Patienten wie Probanden gleichermaßen den Status der „Pseudoidentität" am klarsten von sich weisen, sich also im subjektiven Urteil deutlich dagegen aussprechen, sie

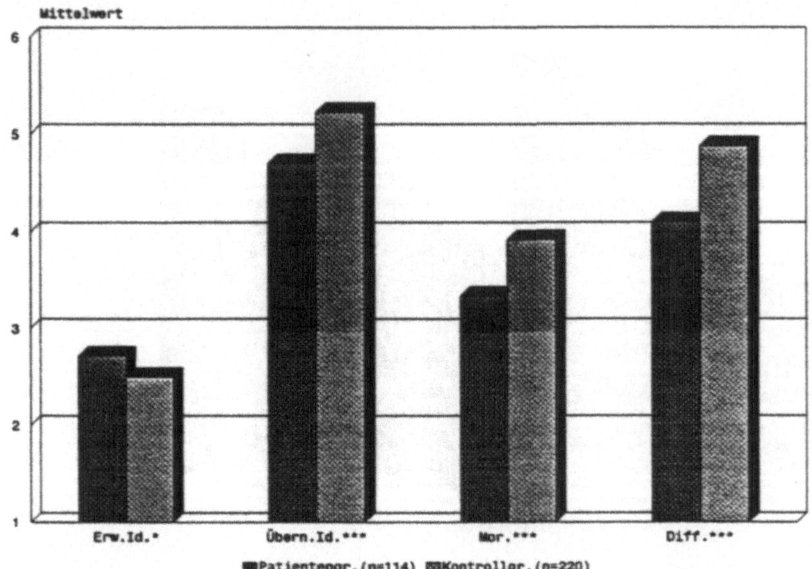

*Abb. 10c: Adams-Identitätsstatus. Vergleich von Patienten- und Kontrollgruppe (*** $p < 0.001$, * $p < 0.05$). Interpersonale Identität*

lösten ihre Identitätsfragen vorrangig durch eine bloße Assimilation sozialer Rollenerwartungen. Klar fällt auch in beiden Gruppen die Ablehnung einer „Identitätsdiffusion" aus, d.h. Patienten und Probanden sind überzeugt, sich in den angesprochenen Lebensbereichen nicht überwiegend ohne experimentierende Orientierung und ohne verbindliche Festlegung einfach „treiben zu lassen". Die Zurückweisung des Status eines „Moratoriums" nimmt hier eine Mittelstellung ein, wobei vor allem Patienten signifikant häufiger für sich diesen sozial angebotenen „Übergangsraum" als zutreffend ankreuzen.

Betrachtet man den *ideologischen* Part dieser Urteile (Abb. 10 b), so fallen die Vergleiche zwischen beiden Gruppen analog aus, wobei die Differenzen hinsichtlich „Pseudoidentität", „Moratorium" und „Identitätsdiffusion" erneut hoch signifikant sind (ANOVA, $F = 79.306$, $p = 0.000$; $F = 25.123$, $p = 0.000$; $F = 27.414$, $p = 0.001$), hinsichtlich der „erworbenen Identität" jedoch nicht signifikant sind ($F = 0.000$, $p = 0.989$). Das Profil über die vier diskreten Identitätsstatus erscheint bei den Patienten noch nivellierter zu sein als im Globalmaß. Dies könnte darauf hinweisen, daß die im ideologischen Teil enthaltenen Lebensbereiche (Beruf, religiöse, politische und allgemeine Weltanschauung) für die Patienten als Gesamtgruppe nicht so sehr nach den prozessualen Momenten der Identitätsbildung differenziert werden, sondern vielleicht nach basaleren Kategorien einer vorrangig nach außen orientierten sozialen Anpassung. Möglicherweise kommt aber diese Nivellierung auch durch eine hohe Heterogenität der Patientengruppe zustande.

Abb. 10 c beschreibt den *interpersonalen* Part der Identitätsbildung der beiden Vergleichsgruppen. Neben den hoch signifikanten Unterschieden in den drei Identi-

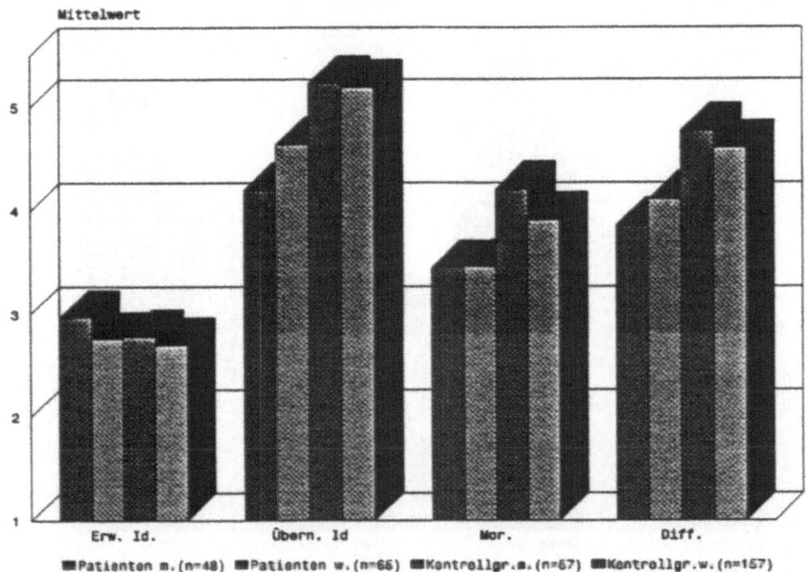

Abb. 11a: Adams-Identitätsstatus. Vergleich von Patienten- und Kontrollgruppe nach Geschlecht aufgeschlüsselt. Gesamtidentität

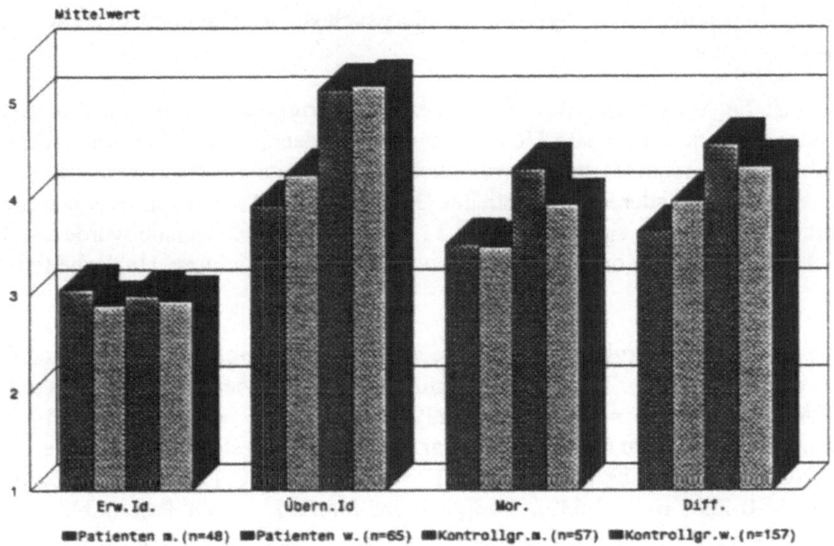

Abb. 11b:Adams-Identitätsstatus. Vergleich von Patienten- und Kontrollgruppe nach Geschlecht aufgeschlüsselt. Ideologische Identität

tätsstatus von „Pseudoidentität", „Moratorium" und „Identitätsdiffusion" (ANOVA, F = 22.654, p = 0.000; F = 31.373, p = 0.000; F = 54.031, p = 0.000) erreicht hier auch der Status der „erworbenen Identität" eine Signifikanz (F = 5.603, p = 0.019). Auch erscheint das Identitätsstatusprofil der Patientengruppe in diesen Aspekten deutlich prononcierter im Vergleich zum ideologischen Part, was eine größere

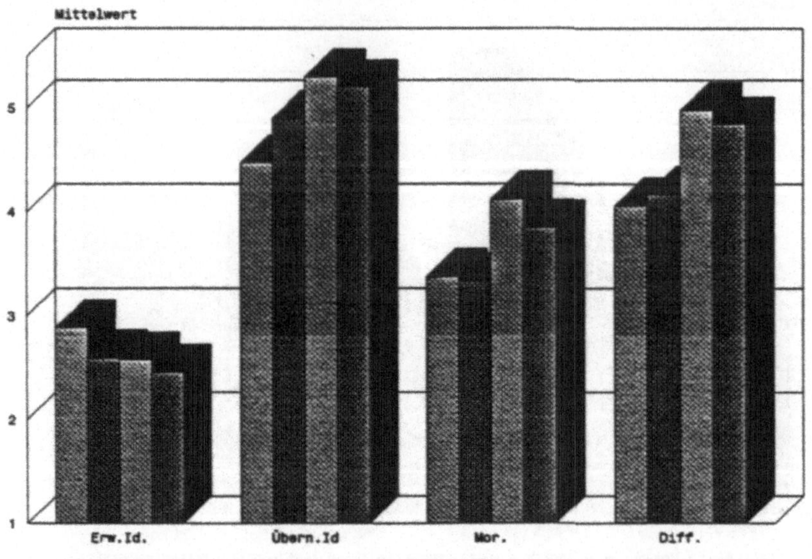

Abb. 11c: Adams-Identitätsstatus. Vergleich von Patienten- und Kontrollgruppe nach Geschlecht aufgeschlüsselt. Interpersonale Identität

persönliche Relevanz dieser Bereiche für die psychosoziale Identität der Patienten signalisieren könnte.

Eine zusätzliche Auftrennung der beiden *Vergleichsgruppen* in *Frauen* und *Männer* erlaubt einerseits die univariate Überprüfung vorhandener Geschlechtsunterschiede bezüglich der vier Identitätsstatus, ermöglicht andererseits die multivariate Bestimmung eventuell vorhandener differentieller Geschlechtseffekte je nach Gruppenzugehörigkeit. Beide Aspekte sind in die Abb. 11 a, b, c integriert, deshalb wurde auf die graphische Markierung von Signifikanzen verzichtet, um nicht zu Unklarheiten zu führen.

In einem *univariaten* Vergleich unterscheiden sich beide Geschlechter bezüglich der *globalen Identität* (Abb. 11 a) nicht signifikant in den vier Statusmöglichkeiten (ANOVA, $F = 2.766$, $p = 0.097$;$F = 3.219$, $p = 0.074$; $F = 2.186$, $p = 0.140$; $F = 0.166$, $p = 0.684$). Im *ideologischen* Part (Abb. 11 b) bestehen analoge Verhältnisse (ANOVA, $F = 1.409$, $p = 0.236$; $F = 2.078$, $p = 0.150$; $F = 3.633$, $p = 0.058$; $F = 0.220$, $p = 0.639$). Lediglich im *interpersonalen* Part (Abb. 11 c) unterscheiden sich Frauen und Männer hinsichtlich des Status der „erworbenen Identität" signifikant (ANOVA, $F = 4.130$, $p = 0.043$), wobei diese Differenz eine stärkere Zustimmung der Frauen zu diesem Status besagt.

Eine *multivariate* Berechnung deckt in der *globalen Identität* für die beiden Status „Pseudoidentität" und „Identitätsdiffusion" einen differentiellen Geschlechtsffekt auf (MANOVA, $F = 4.377$, $p = 0.037$; $F = 4.714$, $p = 0.031$). In der *ideologischen Identität* findet sich dieser differentielle Geschlechtseffekt für die „Identitätsdiffusion" (MANOVA, $F = 6.355$, $p = 0.012$), in der *interpersonalen Identität* für die „Pseudoidentität" wieder (MANOVA, $F = 5.224$, $p = 0.023$).

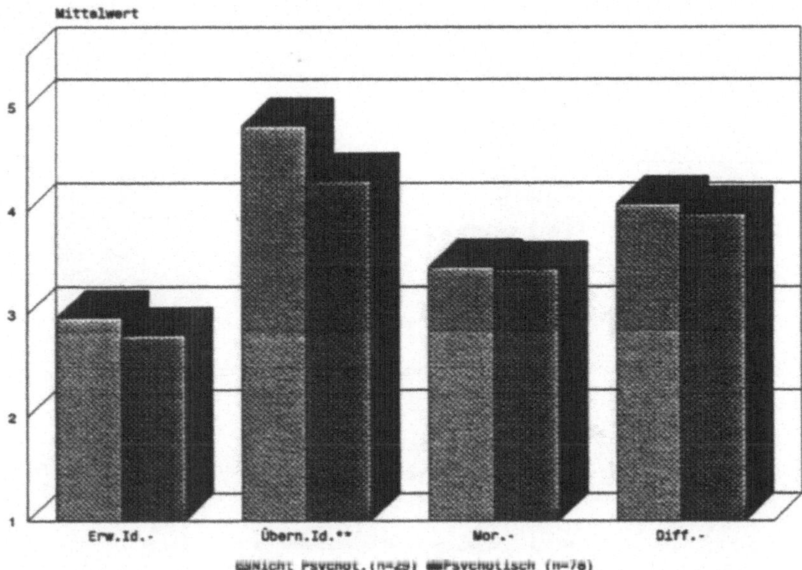

Abb. 12a: Adams-Identitätsstatus. Vergleich von psychotischen und nicht-psychotischen Patienten. Gesamtidentität. ** $p < 0.01$, * $p < 0.5$

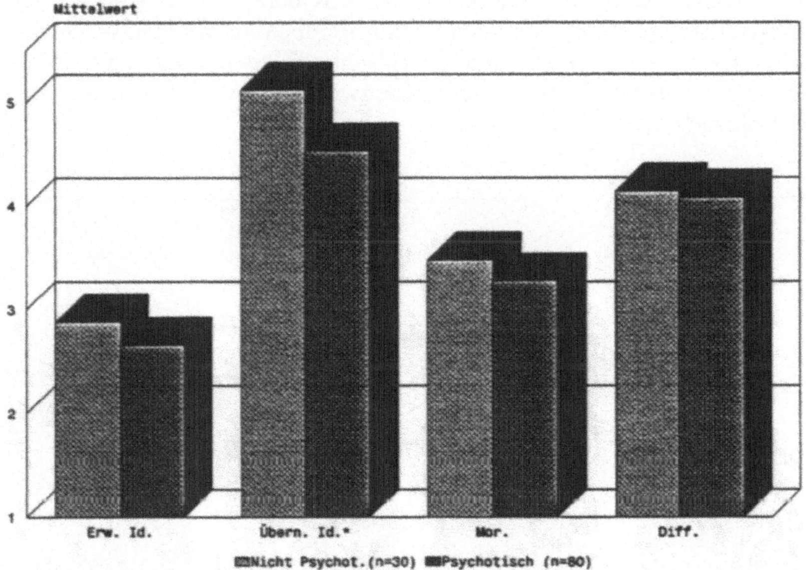

Abb. 12b: Adams-Identitätsstatus. Vergleich von psychotischen und nicht-psychotischen Patienten. Ideologische Identität. ** $p < 0.01$, * $p < 0.5$

In einer deskriptiven Umsetzung könnten diese Ergebnisse besagen, daß Frauen als Patienten in ideologischen Aspekten ihres psychosozialen Lebens den Status der „Identitätsdiffusion" für sich stärker ablehnen als ihre männlichen Kollegen, während es sich in der Kontrollgruppe gerade umgekehrt verhält. Frauen als Patienten scheinen

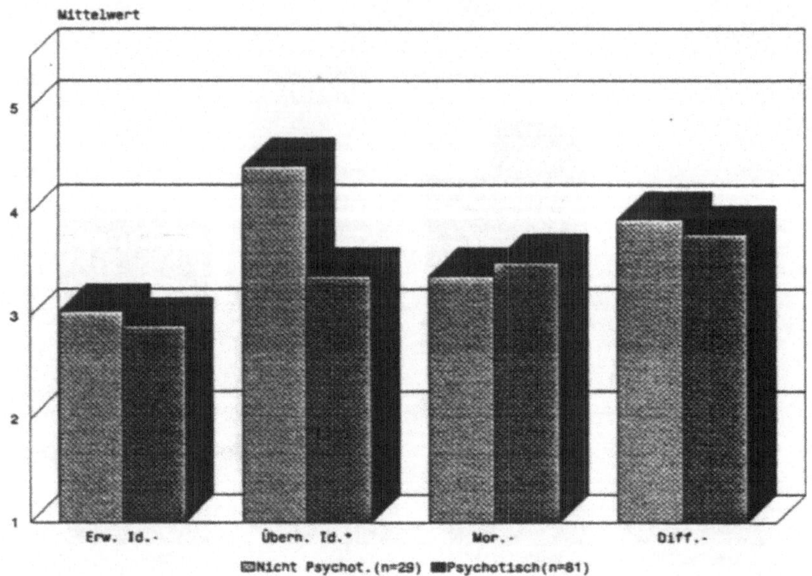

Abb. 12c: Adams-Identitätsstatus. Vergleich von psychotischen und nicht-psychotischen Patienten. Interpersonale Identität. $** p < 0.01$, $* p < 0.5$

in interpersonalen Aspekten wiederum den Status der „Pseudoidentität" für sich stärker abzulehnen, während dies in der Kontrollgruppe für die Männer zutrifft. Bei der Bewertung dieser differentiellen Geschlechtseffekte müssen aber jeweils die zugrunde liegenden bedeutsamen Unterschiede zwischen den beiden Gruppen im Auge behalten werden (s.o.).

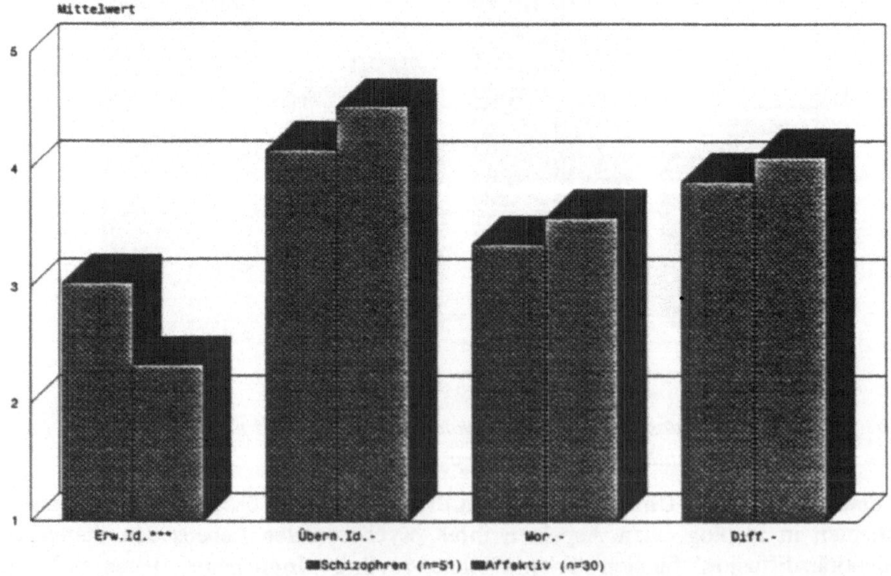

Abb. 13a: Adams-Identitätsstatus. Vergleich von Patienten mit schizophrenen und affektiven Psychosen. Gesamtidentiät

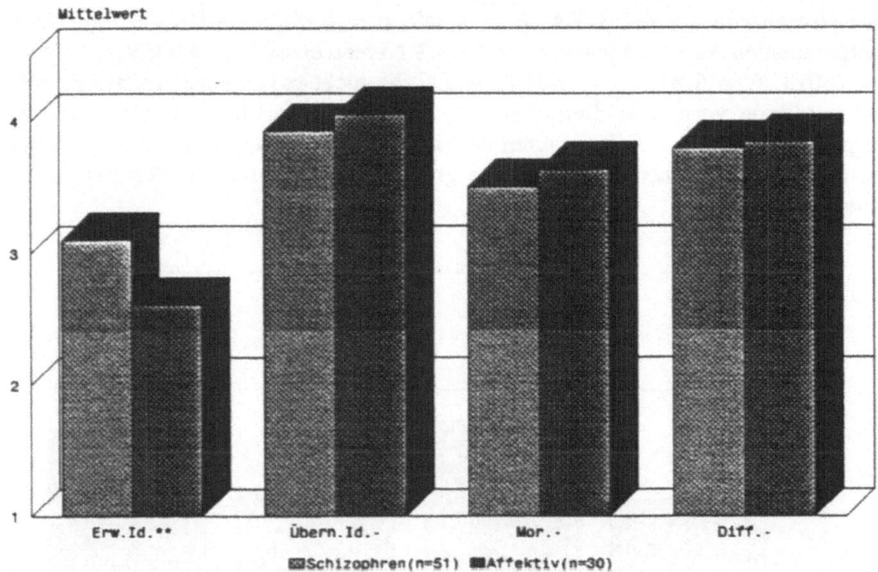

Abb. 13b: Adams-Identitätsstatus. Vergleich von Patienten mit schizophrenen und affektiven Psychosen. Ideologische Identität

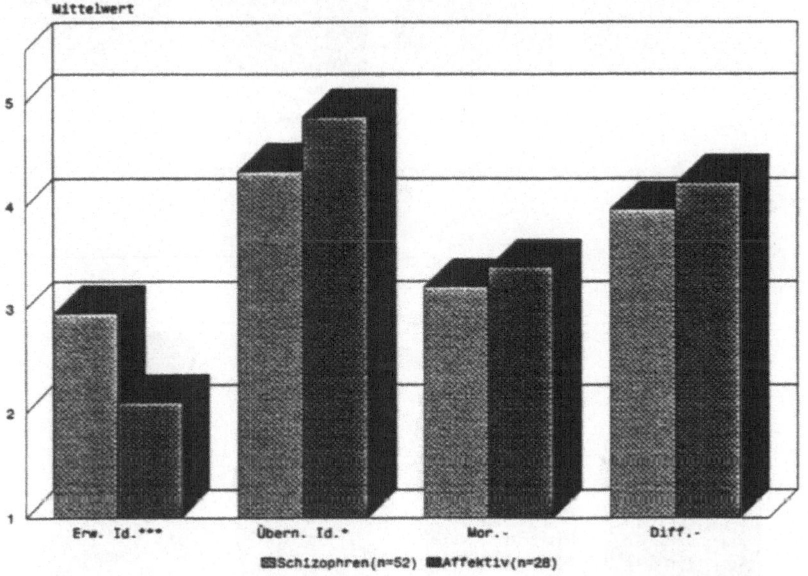

Abb. 13c: Adams-Identitätsstatus. Vergleich von Patienten mit schizophrenen und affektiven Psychosen. Interpersonale Identität

Führt man die Vergleiche bei den Patienten wieder für die einzelnen Untergruppierungen fort, so trifft man zunächst in Abb. 12 a, b, c auf die Gegenüberstellung von *psychotischen* und *nicht-psychotischen Patienten.* Hier finden sich für den Status der „Pseudoidentität" signifikante Unterschiede, die in der globalen Identität ein Signifikanz-Niveau von 1% (ANOVA, F = 7.349, p = 0.008), in den ideologischen und interpersonalen Aspekten jeweils nur das 5% Niveau erreichen (ANOVA, F = 6.408, p = 0.013; F = 6.871, p = 0.010), wobei die nicht-psychotischen Patienten dieses Konzept klarer verneinen. Betrachtet man die jeweiligen Identitätsprofile der beiden Vergleichsgruppen, so fällt auf einer deskriptiven Ebene die klarere Konturierung bei den nicht-psychotischen Patienten, die größere Nivellierung bei den psychotischen Patienten auf.

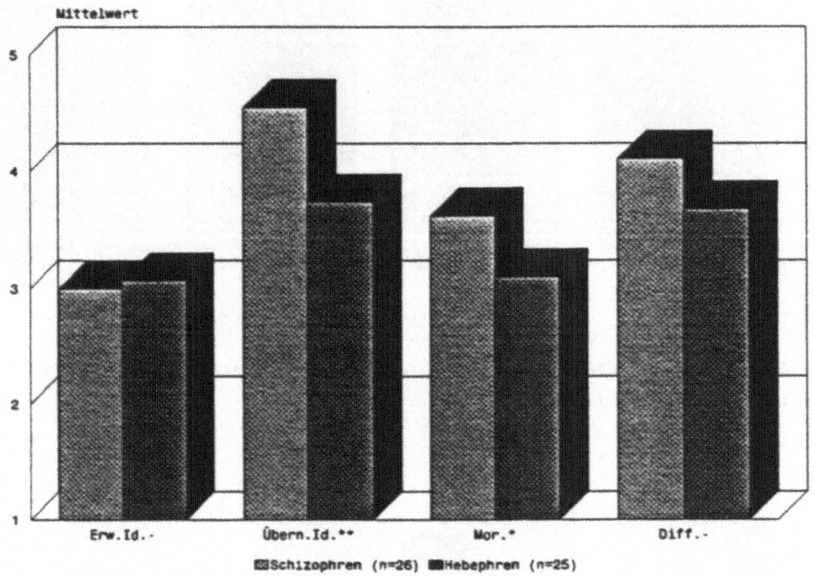

Abb. 14a: Vergleich von Patienten mit Hebephrenien und anderen schizophrenen Psychosen. Gesamtidentität

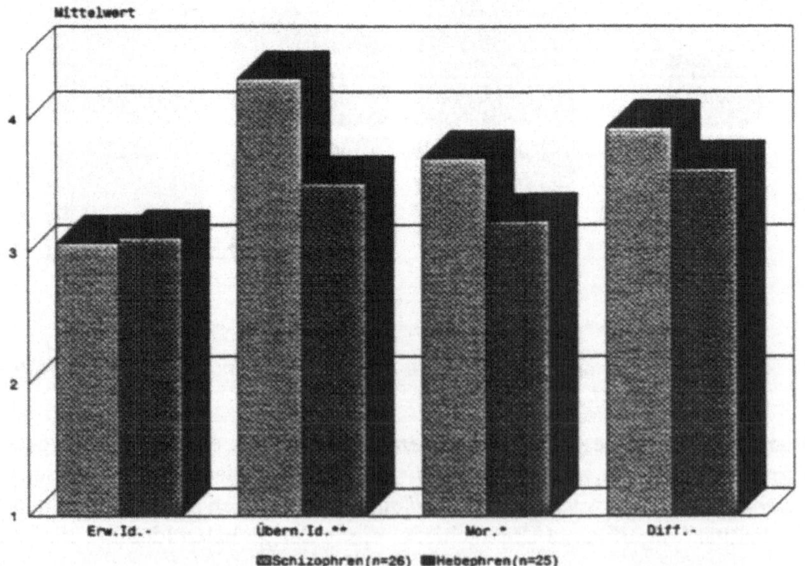

Abb. 14b: Vergleich von Patienten mit Hebephrenien und anderen schizophrenen Psychosen. Ideologische Identität

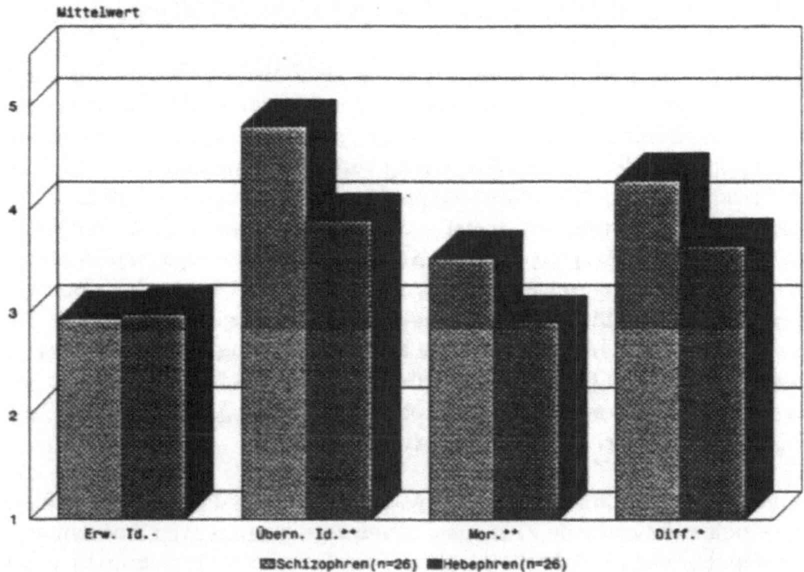

Abb. 14c: Vergleich von Patienten mit Hebephrenien und anderen schizophrenen Psychosen. Interpersonale Identität

Die Vergleiche von *Patienten mit schizophrenen und affektiven Psychosen* (Abb. 13 a, b, c) lassen für die Gesamtidentität im Status der „erworbenen Identität" einen hoch signifikanten Unterschied (ANOVA, F = 16.945, p = 0.000) erkennen, der im ideologischen Part das 1% Niveau erreicht (ANOVA, F = 7.240, p = 0.009), im interpersonalen Part aber wieder hoch signifikant ist (ANOVA, F = 20.743, p = 0.000). Affektiv erkrankte Patienten lehnen hier zusätzlich auch das Konzept der „Pseudoidentität" entschiedener für sich ab (F = 4.218, p = 0.043).

Abb. 14 a, b, c stellen die Identitätsstatusprofile von Hebephrenen und Patienten mit übrigen schizophrenen Psychosen dar. In der Gesamtidentität lehnen hebephrene Patienten sowohl den Status der „Pseudoidentität" (F = 10.241, p = 0.002) als auch den des „Moratoriums" (F = 6.692, p = 0.013) weniger klar ab als die Vergleichsgruppe. Die Verhältnisse für den ideologischen Part sind analog („Pseudoidentität": ANOVA, F = 11.202, p = 0.002; „Moratorium": F = 4.396, p = 0.041), intensivieren sich aber im interpersonalen Part noch („Pseudoidentität": ANOVA, F = 9.372, p = 0.004; „Moratorium": F = 7.570, p = 0.008), wenn hier die Hebephrenen zusätzlich auch den Status der „Identitätsdiffusion" nicht so entschieden zurückweisen (F = 4.888, p = 0.032).

7.1.4.2. Relativierung mittels klinischer und psychosozialer Variablen

Die Vermutung, daß Patienten eventuell ihren persönlichen Ort zu den einzelnen Identitätsstatus nicht so klar nach den prozessualen Momenten der Experimentierung und Entscheidung bestimmen wie die Probanden, sondern sich möglicherweise gemäß globalerer Richtlinien der sozialen Anpassung verhalten, kam durch den Blick auf die auffällige Nivellierung der Identitätsstatusprofile zustande (vgl. Abb. 10 a, b, c). Eine Überprüfung dieser Vermutung bietet sich in dem multivariaten *Vergleich der Identitätsprofile* an, die beispielsweise nach dem *Offer-Anpassungskoeffizienten* gebildete Patientenuntergruppierungen erreichen (Anhang 1a). Weder im ideologischen noch im interpersonalen Identitätsstatus finden sich überzeugende statistische Trends, die eine analogisierende Interpretation für beide subjektiven Urteile hinsichtlich der psychosozialen Anpassung rechtfertigen würden. Dies schließt nun aber nicht generell aus, daß das an Marcia orientierte Konzept der Identitätsbildung auch bei Patienten sinnvoll instrumentalisiert werden könnte (vgl. Studie C).

Eine weitere Relativierung der im Adams-Identitätsstatus-Fragebogen gefundenen Ergebnisse zielt auf eventuelle Zusammenhänge zum quantitativen Ausmaß der über Indikatoren beschriebenen Adoleszentenkrise, zur Summe der registrierten abnormen psychosozialen und familiären Umstände (früher und jetzt) sowie zur Summe der frühkindlichen Neurotizismen. Die in der Skala der prämorbiden Anpassung erreichten Scores werden jeweils in eine begleitende Korrelation miteinbezogen.

Anhang 1b gibt die berechneten korrelativen Zusammenhänge zwischen *Identitätsstatus, frühkindlichen Neurotizismen und prämorbidem Anpassungsniveau* wieder. Während die beiden objektiven Maße hochsignifikant zusammenhängen ($p = 0.0003$), müssen die subjektiven Werturteile über die aktuelle Identitätsbildung und die fremdbeurteilten Hinweise auf frühkindliche Neurotizismen als weitgehend unabhängige Maße der psychosozialen Entwicklung bei unseren Patienten eingestuft werden.

Analoge Ergebnisse finden sich für die korrelativen Zusammenhänge des quantitativen Ausmaßes *abnormer familiärer und psychosozialer Umstände* (Anhang 1c) bzw. der *Adoleszentenkrise* (Anhang 1d) zu den Scores auf der prämorbiden Anpassungsskala und den Werten im Adamsfragebogen. Während wiederum hoch signifikante Korrelationen jeweils zwischen den beiden objektiven Maßen nachgewiesen werden können ($p = 0.0001$, $p = 0.0001$), muß die subjektive Meinungsbildung zu den Identitätsstatus als weitgehend unabhängig von diesen Parametern der psychosozialen Entwicklung gewertet werden.

7.1.5. Ich-Stufen im Loevinger-Satzergänzungstest

7.1.5.1. Vergleichsuntersuchungen

Die über den Loevinger-Satzergänzungstest ermittelten *Ich-Stufen* beschreiben die *kognitiven, affektiven und interpersonalen Entwicklungsvoraussetzungen,* mit denen ein Individuum zu einem bestimmten Zeitpunkt die Auseinandersetzung mit einer Reihe von psychosozialen Aufgaben aufnimmt.
Der semiprojektive Test zielt auf keine explizite Bewertung der ergänzten Satzinhalte,

sondern auf eine *Beurteilung nach formalen und strukturellen Gesichtspunkten.* Die in unserer Untersuchung zugrunde gelegte Auswertungsmodalität beschreibt einen für jeden Patienten und Probanden typischen Gesamtwert (1=I-2, 2=Delta, 3=Delta/I-3, 4=I-3, 5=I-3/4, 6=I-4, 7=I-4/5, 8=I-5). Für statistische Gruppenvergleiche werden diese Einzelstufen aber zu präkonformistischen, konformistischen und postkonformistischen Ich-Entwicklungsniveaus zusammengefaßt (Kapfhammer et al. 1993 c).

Der Häufigkeitenvergleich von Loevinger-Ich-Stufen bei *Patienten- und Kontrollgruppe* im Chi^2 Test zeigt einen hoch signifikanten Unterschied (Chi^2: 58.476, D.F. = 7, p = 0.000; die Statistik ist aber infolge einiger Zellen unter einem Erwartungswert von 5 nur deskriptiv zu gebrauchen). Probanden beweisen insgesamt einen klaren Trend zu höheren Ich-Verarbeitungsstufen (Tab. 14).

Eine ähnlich überlegene Tendenz läßt sich auch generell für die Frauen (Patientinnen *und* weibliche Probanden) im Vergleich zu den Männern (Patienten *und* Probanden) nachweisen (Chi^2: 20.343, D.F. = 7, p = 0.0049; statistische Ausssage erneut wegen einiger Zellen unter Erwartungswert von 5 eingeschränkt).

Loevinger-Ichstufen	Patientengruppe	Kontrollgruppe	männlich	weiblich
1	31 (23,3%)	8 (3,8%)	21	18
2	50 (37,6%)	74 (34,7%)	45	79
3	2 (1,5%)	4 (1,9%)	3	3
4	17 (12,8%)	18 (8,5%)	13	22
5	17 (12,8%)	80 (37,6%)	21	76
6	7 (5,3%)	26 (12,2%)	5	28
7	5 (3,8%)	2 (0,9%)	2	5
8	4 (3,0%)	1 (0,5%)	1	4
Total	133 (100%)	213 (100%)	111	235

Tab. 14: Loevinger-Ichstufen: Vergleich von Patienten- und Kontrollgruppe

Faßt man die Einzelwerte der Loevinger-Ichstufen in den einzelnen *Entwicklungsniveaus* zusammen (Tab. 15), so bilden sich selbstverständlich analoge statistische Signifikanzen ab („Patienten vs. Probanden": Chi^2: 17.780, D.F. = 2, p = 0.0001; „männlich vs. weiblich": Chi^2: 11.274, D.F. = 2, p = 0.0036). 60.9 % unserer Patienten zeigen Antworttendenzen auf einem unreifen *präkonformistischen* Ich-Funktionsniveau. Aber immerhin auch 38.5 % der Probanden weisen Werte auf dieser Ebene auf. Hierbei gilt es zu bedenken, daß von den Patienten dieses Niveaus 23.3 % auf der unreifsten, der „impulsiven" Ich-Stufe (I-2) funktionieren, während bei den Probanden nur 3.8 % diese unterste Stufe aufweisen, die überwiegende Mehrheit aber der „selbstschützenden" Ich-Stufe (Delta) angehört (34.7%). Auf einem *konformistischen* Ich-Funktionsniveau operieren 27.1 % der Patienten, 47.9 % der Probanden, und schließlich auf einem *postkonformistischen* Ich-Funktionsniveau noch 12.0% der Patienten und 13.6% der Probanden.

Loevinger-Entw.niveau	Patientengruppe	Kontrollgruppe	männlich	weiblich
präkonformistisch	81 (60,9%)	82 (38,5%)	66 (59,5%)	97 (41,3%)
konformistisch	36 (27,1%)	102 (47,9%)	37 (33,3%)	101 (43,0%)
postkonformistisch	16 (12,0%)	29 (13,9%)	8 (7,2%)	37 (15,7%)
Total	133 (100%)	213 (100%)	111 (100%)	235 (100%)

***Tab. 15:** Loevinger-Entwicklungsniveaus: Vergleich von Patienten- und Kontrollgruppe*

Tab. 16 und 17 geben die Vergleiche für die *Patientenuntergruppierungen* hinsichtlich der *Loevinger-Ich-Stufen* bzw. deren Zusammenfassung in die *Entwicklungsniveaus* wieder. Sieht man von der allenfalls tendenziellen Überlegenheit der nicht-psychotischen Patienten gegenüber den psychotischen Patienten auf präkonformistischen, konformistischen und postkonformistischen Ich-Funktionsniveaus ab (50%, 28.1%, 21.9 % vs. 65.2%, 27%, 7.9%; Chi2: 4.890, D.F. = 2, p = 0.0867), so sind alle übrigen Vergleiche ohne jegliche Signifikanz („schizophren vs. affektiv": Chi2: 2.088, D.F. = 2, p = 0.352; Chi2: 2.70, D.F. = 2, p = 0.259).

Loevinger-Ichstufen	1	2	3	4	5	6	7	8	Total
psychotisch	19	39	2	10	12	3	2	2	89
nicht-psychotisch	8	8		5	4	3	2	2	32
schizophren	12	25	1	5	5	1	1	1	52
affektiv	7	14	1	5	6	2	1	1	37
hebephren	9	13		3	1	1	1		28
rest-schizophren	3	12	1	2	5			1	24

***Tab. 16:** Loevinger-Ichstufen: Vergleich von Patientenuntergruppierungen*

Loevinger Entwickl. Niv.	präkonformistisch	konformistisch	postkonformistisch	Total
psychotisch	58	24	7	89
nicht-psychotisch	16	9	7	32
schizophren	37	12	3	52
affektiv	21	12	4	37
hebephren	22	4	2	28
rest-schizophren	15	8	1	24

Tab. 17: Loevinger -Entwicklungsniveaus: Vergleich von Patientenuntergruppierungen

7.1.5.2. Relativierung mittels klinischer und psychosozialer Variablen

Tab. 18 verschafft einen Überblick über die Verteilung der erzielten *Ich-Stufen*, wenn man eine *syndromale Orientierung* zugrunde legt.

Loevinger-Ichstufen	1	2	3	4	5	6	7	8	Total
paranoid-halluzinatorisch	16	27	1	6	7	2	1	1	61
ängstlich-depressiv	14	21	2	10	7	3	1	3	61
maniform	7	12		3	3	1	1		27
suizidal	11	18		8	3	3		2	45
aggressiv-erregt	8	10		4	1				23
coenästhetisch-hypochondrisch	7	11	2	6	3	3	4	1	37
süchtig	4	5			2			1	12
Borderline	6	5		1	3	1		2	18

Tab. 18: Loevinger-Ichstufen: Aufgliederung nach Syndromen

Da in der Tabelle eine Reihe von Zellen leer sind bzw. unter einem Erwartungswert von 5 bleiben, ist ein Chi^2-Test nicht mehr durchführbar, lediglich eine deskriptive Bewertung möglich. Trotzdem lassen sich einige Grundtendenzen ausmachen. Übereinstimmend in allen Syndromen ist jeweils mehr als die Hälfte der Patienten in den beiden unreifsten Ich-Stufen vertreten. Dies ist besonders offenkundig für die Syndrome „maniform", „suizidal", „aggressiv-erregt", „süchtig" und „Borderline". Berücksichtigt man lediglich die unterste, „impulsive" Ich-Stufe (I-2), so rangieren hier die Syndrome „aggressiv-erregt" (35%), „süchtig" (33%) und „Borderline" (33%) zu oberst. Sieht man von dem Syndrom „aggressiv-erregt" ab, so gelingt es in allen übrigen Syndromen immerhin einigen unserer Patienten, sogar das postkonformistische Ich-Funktionsniveau in der aktuellen Untersuchungssituation zu instrumentalisieren.

Im Verständnis von Loevinger beschreiben die Ich-Stufen umfassende Modalitäten der Ich-Funktionalität. Im Offer-Selbstbild-Fragebogen drückt die Subskala *allgemeine Anpassung* ein globales Maß für Ich-Stärke aus. Eine Korrelation zwischen diesen beiden Variablen ergibt einen Pearson' s R-Koeffizienten von 0.0869 (Signifikanz: 0.0558). Beide Maße verweisen also auf weitgehend von einander unabhängige Charakteristika der Ich-Funktionalität. Unter der Perspektive der „psychosozialen Anpassungsprozesse" kann dies bedeuten, daß eine erfolgreiche soziale Adaptation durchaus auf unterschiedlichen Ich-Stufen, wenngleich mit unterschiedlicher Wahrscheinlichkeit gelingen kann, oder umgekehrt, daß auch Personen mit hohen Loevinger-Scores ein bedeutsames Risiko zu seelischer Dekompensation tragen bzw. aktuelle Probleme der psychosozialen Entwicklung zeigen können.

Eine weitere Möglichkeit, einen eventuellen Zusammenhang zwischen der *Reife der Ich-Stufen* und der über den *Offer-Anpassungskoeffizienten* definierten Güte der psychosozialen Anpassung zu überprüfen, weist Tab. 19 auf. Da auch hier einige Zellen leer sind bzw. unter einem Erwartungswert von 5 bleiben, ist ein Chi^2-Test nicht durchzuführen. Orientiert man sich auf einer deskriptiven Ebene lediglich am Prozentsatz der Patienten, die in den Untergruppierungen jeweils auf einem präkonformistischen Niveau operieren, so zeigen sich folgende Zahlen: 71%, 62%, 59%. Diese Reihe der Prozentsätze läßt somit in keinem Fall den Schluß zu, daß den über den Offer-Anpassungskoeffizienten als unterschiedlich „psychosozial angepaßt" eingestuften Patientensubgruppen im gleichgerichteten Sinne auch unterschiedlich reife bzw. unreife Ich-Stufen zuzuordnen wären. Es muß also auch in dieser Gegenüberstellung von Loevinger-Scores und Offer-Anpassungskoeffizienten von weitgehend unabhängigen Variablen der psychosozialen Entwicklung bzw. Anpassung ausgegangen werden.

Offer-Anpassungskoeffizient	sehr gut	durchschnittl.	sehr schlecht	Total
Loevinger-Ichstufen				
1	4	15	10	29
2	3	36	10	49
3	2			2
4	1	14	1	16
5	1	8	7	16
6	2	2	3	7
7		4	1	5
8		3	1	4
Total	13	82	33	128

Tab. 19: Loevinger-Ichstufen: Aufgliederung in Patientenuntergruppierungen nach dem Offer-Anpassungskoeffizienten

7.1.6. Zusammenfassung der Studie A (Kapfhammer et al. 1994a)

Eine einleitende Gegenüberstellung von Patienten- und Kontrollgruppe zeigt eine gute Vergleichbarkeit in zahlreichen *soziodemographischen* Variablen.

In der Charakterisierung der *psychosozialen Entwicklung* der Patienten fällt das starke Ausmaß einer Beeinträchtigung bereits der frühkindlichen Anpassung auf, das von einer hohen Rate an abnormen familiären und psychosozialen Umständen begleitet ist. Der Prozentsatz an neuropsychiatrisch relevanten Störungen bei Eltern und Geschwistern ist zu beachten.

Ein Vergleich hinsichtlich *Indikatoren für eine Adoleszentenkrise* spricht für einen insgesamt wesentlich problematischeren Entwicklungsverlauf der Patienten in diesen Jahren. Besonders deutlich diskriminieren „Drogenerfahrungen", „häufig wechselnde sexuelle Beziehungen", „Sektenzugehörigkeit", „soziale Isolationstendenz" und „Suizidneigung" zwischen Patienten und Probanden. Die subjektiven Angaben der Probanden sprechen aber bei einer nicht unbeträchtlichen Subgruppe ebenfalls für eine zumindest passager empfindsam beeinträchtigte psychosoziale Entwicklung.

An *speziellen* Störungen der psychosozialen Entwicklung muß bei den Patienten das hohe Ausmaß begleitender Suchtprobleme beachtet werden.

Die Bewertung des *prämorbiden Anpassungsniveaus* trägt zu einer hoch signifikanten Diskrimination zwischen Patienten mit schizophrenen und affektiven Psychosen zugunsten der affektiven Subgruppe bei. Auffälligerweise zeigen auch die nicht-psychotischen Patienten ein klar niedrigeres prämorbides Anpassungsniveau.

Wird der *mögliche psychosoziale Bedingungskontext der aktuellen psychischen Erkrankung* sondiert, so imponieren bei der Subgruppe der schizophrenen Patienten in erster Linie Fragen der körperlichen, sexuellen und personalen Identität, bei der affektiven Subgruppe langfristige Störungen der Regulierung einer Stimmungsstabilität, Probleme in partnerschaftlichen und intimen Beziehungen. Nicht-psychotische Patienten zeichnen sich gegenüber psychotischen Patienten vorrangig durch ungelöste Fragen nach dem Lebenssinn und einer persönlichen Zukunft aus. In der Patientengesamtgruppe treten absolut die Problemkreise von Sexualität und Partnerschaft, Leistung und beruflicher Ausbildung, Ablösung vom Elternhaus hervor. Frauen unterscheiden sich von Männern in erster Linie durch eine besondere Störanfälligkeit in einer stabilen Stimmungslage und in intimen Beziehungen.

Die Beurteilung der *aktuellen sozialen Kompetenz* weist auf eine Überlegenheit der Patienten mit affektiven Psychosen gegenüber Patienten mit schizophrenen Psychosen hin. Nicht-psychotische Patienten zeigen stärkere Beeinträchtigungen als psychotische Patienten.

Die Bestimmung der psychopathologischen Auffälligkeit zum Untersuchungszeitpunkt mittels *BPRS* deckt lediglich Unterschiede zwischen den Subgruppen der Patienten mit schizophrenen und affektiven Psychosen auf. In einer klinischen Beurteilung muß aber das absolute Ausmaß der jeweiligen psychopathologischen Beeinträchtigung in beiden Subgruppen als gleichwertig eingestuft werden.

Die Skalen des *Offer-Selbstbild-Fragebogens* zeigen eine durchgehend ungünstigere psychosoziale Anpassung der Patienten im Vergleich zu den Probanden an. In Relativierung zu einer Normgruppe fallen insbesondere die Defizite in den Dimensionen „Impulskontrolle", „Emotionalität", „Psychopathologie" und „familiäre Beziehungen" auf. Die einer eher sozialen Öffentlichkeit zugewandten psychosozialen Bereiche werden von den Patienten im subjektiven Urteil als deutlich geringer gestört eingestuft. In der Skala „Beruf und Ausbildungsziele" besteht zwischen Patienten und Probanden kein Unterschied.

In den Patientenuntergruppierungen fällt erneut die signifikant stärkere Beeinträchtigung der nicht-psychotischen gegenüber der psychotischen Subgruppe auf. Hoch signifikante Unterschiede bestehen in den Dimensionen „Emotionalität", „Impulskontrolle", „Körperbild", „soziale Beziehungen" und „Psychopathologie". Patienten mit affektiven Psychosen unterscheiden sich von Patienten mit schizophrenen Psychosen insbesondere in den Bereichen „allgemeine Anpassung", „Bewältigung der Außenwelt" und „Beruf und Ausbildungsziele" und erreichen hier die Werte der Kontrollgruppe.

Wenngleich auf einer deskriptiven Ebene einzelnen führenden psychopathologischen Syndromen differentielle Anpassungsprofile zugeordnet werden können, so müssen die in den Offer-Selbstkonzepten abgebildeten psychosozialen Anpassungsleistungen doch als weitgehend unabhängig von den aktuellen BPRS-Scores betrachtet werden.

Eine Gegenüberstellung eines grundlegenden Anpassungskoeffizienten, der aus den Offer-Scores berechenbar ist, eines allgemeinen prämorbiden Anpassungsniveaus und einer durchschnittlichen aktuellen sozialen Kompetenz spricht dafür, daß die in Selbst- und Fremdurteilen abgebildeten Prozesse unterschiedliche Aspekte der psychosozialen Anpassung bzw. Entwicklung betreffen.

Auch der *Adams-Identitätsstatus-Fragebogen* diskriminiert klar zwischen Patienten- und Kontrollgruppe. Beide Gruppen unterscheiden sich nicht in dem Ausmaß der Zustimmung zum Status „erworbene Identität", jedoch signifikant in den übrigen Status „Pseudoidentität", „Moratorium" und „Identitätsdiffusion". In der Patientengruppe finden sich vergleichsweise mehr Zeichen eines unverbindlichen Rollenexperimentierens in einem sozial tolerierten Übergangsstadium, aber auch mehr Zustände fehlender Experimentierung und mangelnder Entscheidung. Auffällig ist, daß Patienten wie Probanden am entschiedensten den Status der „Pseudoidentität" zurückweisen, also die kritiklose Übernahme von außenbestimmten Idealen und sozialen Rollenerwartungen. Differenziert man die globalen Identitätsstatus in überwiegend ideologisch und überwiegend interpersonale Aspekte, dann scheinen für die Patienten ideologische Fragen von geringerer Relevanz im Prozeß der Identitätsbildung zu sein als interpersonale Fragen.

Frauen und Männer verhalten sich in ihren subjektiven Urteilen zur Identitätsbildung insgesamt recht ähnlich. Frauen weisen lediglich im ideologischen Part den Status der „Identitätsdiffusion" und im interpersonalen Part den Status der „Pseudoidentität" deutlicher zurück als die Männer. Sie bejahen hingegen den Status der „erworbenen Identität" in interpersonalen Identitätsfragen stärker als die Männer. Dadurch erlangen sie auf einer deskriptiven Ebene ein konturierteres Identitätsprofil, das sich tendenziell der Kontrollgruppe deutlicher annähert.

In den Patientenuntergruppierungen lehnen die nicht-psychotischen Patienten den Status der „Pseudoidentität" entschiedener als die psychotischen Patienten ab. Patienten mit affektiven Psychosen beanspruchen den Status der „erworbenen Identität" stärker für sich und weisen den Status der „Pseudoidentität" klarer zurück als die schizophrenen Patienten. Hebephrene wiederum weisen das mit Abstand nivellierteste Identitätsprofil auf. Sie scheinen kaum in der Lage zu sein, die unterschiedlichen Status, insbesondere der „Pseudoidentität", des „Moratoriums", der „Identitätsdiffusion" differentiell in ihren kognitiven Urteilsprozeß miteinzubeziehen.

Die subjektiven Urteile der Identitätsbildung sind als relativ unabhängig von den Maßen der „frühkindlichen Neurotizismen", der „Adoleszentenkrise", der „abnormen psychosozialen Umstände" sowie des „prämorbiden Anpassungsniveaus" einzuschätzen, die wiederum untereinander aber relativ gut korrelieren.

In den *Loevinger-Ich-Stufen* zeigen die Probanden gegenüber den Patienten eine statistische Überlegenheit in höher strukturierten Niveaus der innerseelischen Verarbeitung. Auch Frauen schneiden insgesamt tendenziell günstiger als Männer ab. 60.9% der Patienten operieren auf einem präkonformistischen Funktionsniveau, aber immerhin auch 38.5% der Probanden. Hierbei ist jedoch zu berücksichtigen, daß die überwiegende Mehrzahl der Patienten die unterste, „impulsive" Ich-Stufe einnimmt, die Probanden auf diesem Niveau vorrangig der „selbstschützenden" Ich-Stufe angehören.

In den Patientenuntergruppierungen weisen lediglich die nicht-psychotischen Patienten eine Tendenz zu allgemein höheren Ich-Funktionsweisen auf.

In einer *syndromalen* Gruppierung sind die niedrigsten Ich-Stufen überproportional häufig in den Syndromen „aggressiv-erregt", „süchtig" und „Borderline" vertreten.

Das Ich-Funktionsniveau erscheint als relativ unabhängig von den psychosozialen Anpassungsleistungen, wie sie sich in den Offer-Selbst-Konzepten abbilden.

7.2. Studie B

7.2.1. Klinische und soziodemographische Charakterisierung der Patienten-Nachuntersuchungsgruppe

psychotische und nicht-psychotische Patienten			
Nachuntersuchung	nein	ja	Total
nicht-psychotisch	19	19	38
psychotisch	43	58	101
Total	62	77	139
schizophrene und affektiv-psychot. Patienten			
Nachuntersuchung	nein	ja	Total
schizophren	23	37	60
affektiv	20	21	41
Total	43	58	101
Patienten mit Hebephrenien und anderen schizophrenen Psychosen			
Nachuntersuchung	nein	ja	Total
rest-schizophren	14	14	28
hebephren	9	23	32
Total	23	37	60
Borderline Patienten			
Nachuntersuchung	nein	ja	Total
Borderline-Syndrom			
nein	55	65	120
ja	7	12	19
Total	62	77	139

Tab. 20: Untergruppierungen der Patienten: Häufigkeitsvergleiche in Gruppe 1 und 2

77 Patienten aus der Erstuntersuchungsgruppe konnten im mittleren Durchschnitt nach ca. 1 1/2 bis 2 Jahren zu einer detaillierten Nachuntersuchung motiviert werden. Um die Aussagekraft der zum Nachuntersuchungszeitpunkt erhobenen Daten einschätzen zu können, ist ein mehrschichtiger Vergleich zwischen diesen Patienten und jenen notwendig, die lediglich an der Erstuntersuchung teilnahmen .

Gruppe 1, die nur an der Erstuntersuchung teilnahm, unterschied sich hinsichtlich des Alters nicht signifikant von der Gruppe 2, die beide Untersuchungstermine wahrnahm (23,1 +/- 2.1 Jahre vs. 22.5 +/- 2.6 Jahre; ANOVA, $F = 1.931$, $p = 0.167$).

Tab. 20 zeigt die Gegenüberstellung der diagnostischen Kategorien in Gruppe 1 und 2. Die Vergleiche lassen sich auch statistisch abstützen (Chi2-Test).

- o Der Vergleich *psychotischer und nicht-psychotischer Patienten* trägt nicht signifikant dazu bei, ob ein Patient sich auch an der Nachuntersuchung beteiligt (Chi^2: 0.1963, D.F. = 1, p = 0.6577, nach Yates-Korrektur).
- o Der Vergleich *schizophrener und affektiv psychotischer Patienten* trägt nicht signifikant dazu bei, ob ein Patient sich auch an der Nachuntersuchung beteiligt (Chi^2: 0.702, D.F. = 1, p = 0.4021, nach Yates-Korrektur).
- o Der Vergleich von Patienten mit Hebephrenie und anderen schizophrenen Psychosen trägt nicht signifikant dazu bei, ob ein Patient sich auch an der Nachuntersuchung beteiligt (Chi^2:2.168, D.F. = 1, p = 0.1409, nach Yates-Korrektur).
- o Die Diagnose einer *Borderline-Persönlichkeitsstörung* trägt gleichfalls nicht signifikant dazu bei, ob ein Patient sich auch an der Nachuntersuchung beteiligt (Chi^2: 0.20, D.F. = 1, p = 0.6549, nach Yates-Korrektur).

Aus diesen Vergleichen läßt sich ableiten, daß beide Gruppen auf der Ebene der Diagnosenhäufigkeiten einander recht gut entsprechen. Bezieht man in den Vergleich auch die Geschlechtsvariable mit ein, so ergibt sich folgender Zusammenhang:

Gruppe 1		Gruppe 2		Total
Männer:	n = 19	Männer:	n = 41	60
Frauen:	n = 43	Frauen:	n = 36	79
	n = 62		n = 77	139

Der Häufigkeitsvergleich zwischen den Geschlechtern deckt einen bedeutsamen Unterschied auf (Chi^2: 6.897, D.F. = 1, p = 0.0086, nach Yates-Korrektur); demnach erklären sich Frauen in unserer ursprünglichen Patientengruppe insgesamt signifikant weniger bereit, auch an der Nachuntersuchung teilzunehmen.

In einigen *zentralen soziodemographischen Variablen* wie „Familienstand", „erreichter Schulabschluß", „aktuelles Beschäftigungsverhältnis" und „soziale Schicht" bestehen zwischen den beiden Gruppen 1 und 2 ebenfalls keine signifikanten Unterschiede (Chi^2: 3.412, D.F. = 3, p = 0.3323; Chi^2: 4.990, D.F. = 5, p = 0.4171; Chi^2: 2.661, D.F. = 6, p = 0.8500; Chi^2: 1.433, D.F. = 4, p = 0.8384; Tab.21).

Familienstand Nachuntersuchung	nein	ja	Total
ledig	54	72	126
verheiratet	6	3	9
geschieden	2	1	3
getrennt		1	1
Total	62	77	139
Schulabschluß Nachuntersuchung	nein	ja	Total
keine	2	2	4
Hauptschule	20	28	48
mittlere Reife	18	30	48
Abitur	22	16	38
Hochschule		1	1
Total	62	77	139
Beschäftigungsverhältnis Nachuntersuchung	nein	ja	Total
nicht erwerbstätig	13	18	31
Arbeiter	12	15	27
Angestellter	15	17	32
Selbständiger	1		1
mithelfender Familienangehöriger	2	1	3
Lehrling	5	5	10
Student	14	21	35
Total	62	77	139
Soziale Schicht Nachuntersuchung	nein	ja	Total
untere Unterschicht	1	2	3
obere Unterschicht	4	8	12
untere Mittelschicht	22	31	53
mittlere Mittelschicht	27	28	55
obere Schicht	8	8	16
Total	62	77	139

Tab. 21: Vergleich von Gruppe 1 und 2 hinsichtlich einiger soziodemographischen Variablen

Werden für beide Gruppe 1 und 2 jeweils die durchschnittlichen *Standardwerte in den Offer-Subskalen* als Anhalt für die subjektive Einschätzung der psychosozialen Anpassung sowie die *BPRS-Scores* als Indikator für die psychopathologische Beeinträchtigung zum Zeitpunkt der Erstuntersuchung berechnet, so zeigen die Vergleiche durchwegs keinerlei statistisch signifikante Unterschiede (Imp: $F = 0.193$, $p = 0.661$; Emo: $F = 0.162$, $p = 0.688$; Koe: $F = 0.002$, $p = 0.968$; Soz: $F = 0.101$, $p = 0.751$; Ber: $F = 0.409$, $p = 0.524$; Fam: $F = 0.56$, $p = 0.44$; Anp: $F = 0.124$, $p = 0.726$; Psy: $F = 0.004$, $p = 0.953$; Aus: $F = 0.049$, $p = 0.826$; BPRS: $F = 1.742$, $p = 0.189$).

7.2.2. *Offer-Selbstbild-Fragebogen: Vergleich von Erst- und Nachuntersuchung*

Über 77 Patienten, die sowohl an der Erst- als auch an der *Nachuntersuchung* teilnahmen, ließ sich ein Vergleich hinsichtlich der *Standardwerte im Offer-Selbst-Fragebogen* durchführen und damit ein Aufschluß über die zeitliche Stabilität bzw. Variabilität in den unterschiedlichen psychosozialen Selbst-Konzepten gewinnen. Abb. 15 zeigt die Gegenüberstellung der in den zehn Offer-Selbstkonzeptskalen erzielten Standardwerte:

- o Die im *psychologischen Selbst* integrierten Skalen von „Impulskontrolle", „Emotionalität" und „Körperbild" weisen lediglich für die Skala „Emotionalität" signifikante Unterschiede auf (ANOVA: F = 3.90, p = 0.052). Die Patienten zeigen also zum Nachuntersuchungstermin eine höhere emotionale Stabilität, wobei die Standardwerte eine Rückkehr in den Bereich einer Standardabweichung vom Normmittelwert aufweisen. Für die Skalen „Impulskontrolle" und „Körperbild" besteht eine gute zeitliche Stabilität (F = 1.60, p = 0.210; F = 1.36, p = 0.248). Zu beachten ist, daß die Standardwerte in der Dimension „Impulskontrolle" auch zum Nachuntersuchungstermin noch unter einer Standardabweichung vom Normmittelwert liegen.

- o Im *sozialen Selbst* finden sich für die Skala „soziale Beziehungen" hoch signifikante Unterschiede zugunsten des Nachuntersuchungszeitpunkts (F = 13.71, p = 0.000), während die Werte in der Skala „Berufs- und Ausbildungsziele" eine hohe Stabilität beweisen (F = 0.05, p = 0.818).

- o Sowohl im *familiären* als auch im *sexuellen Selbst* besteht eine hohe Stabilität der entwickelten Konzepte (F = 0.14, p = 0.709; F = 1.78, p = 0.186).

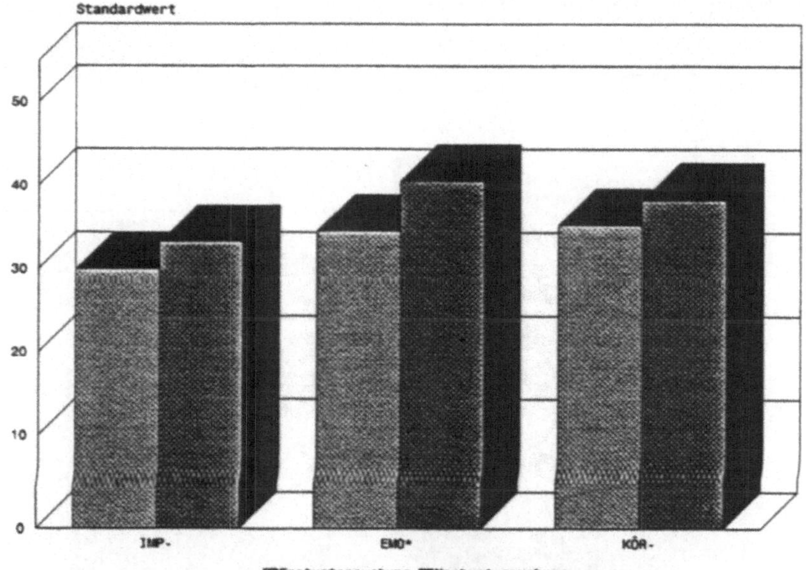

*Abb. 15a: Offer-Selbstkonzeptskalen. Vergleich der Patientengruppe (n = 77) in Erst- und Nachuntersuchung (*** p < 0.001, ** p < 0.01, * p < 0.05)*

o Auch im *adaptiven Selbst* besteht für die Skalen „Bewältigung der Außenwelt" und „allgemeine Anpassung" eine gute zeitliche Stabilität (F = 0.31, p = 0.581; F = 0.57, p = 0.451). Lediglich in der Skala „Psychopathologie" findet sich eine signifikante Besserung der Scores auf dem 1%-Niveau (F = 7.57, p = 0.007)

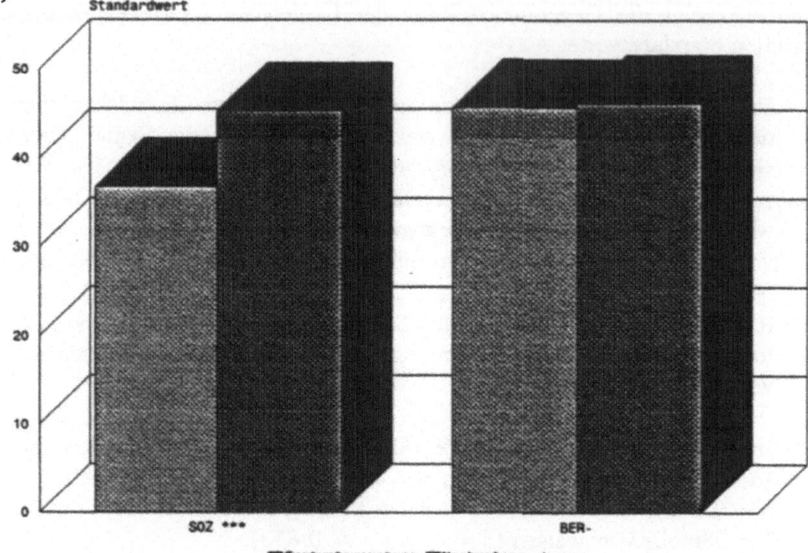

*Abb. 15b: Offer-Selbstkonzeptskalen. Vergleich der Patientengruppe (n = 77) in Erst- und Nachuntersuchung (*** p < 0.001, ** p < 0.01, * p < 0.05)*

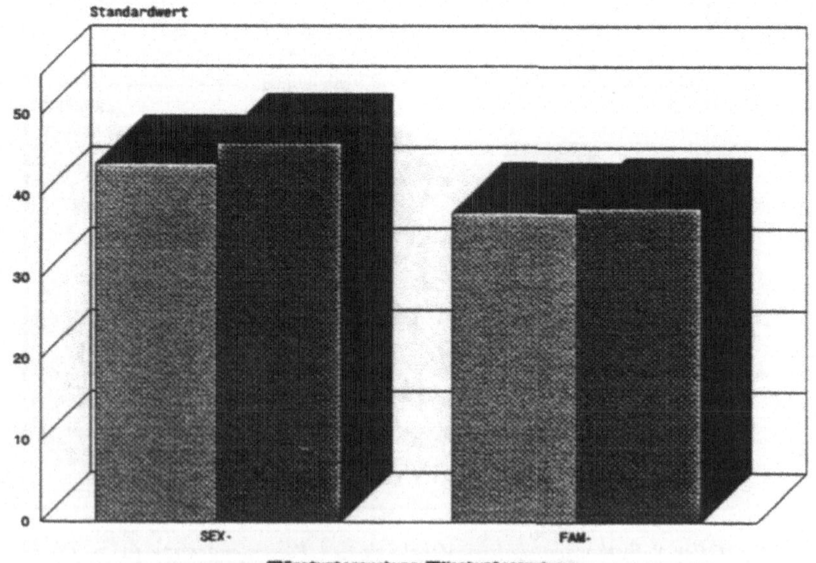

*Abb. 15c: Offer-Selbstkonzeptskalen. Vergleich der Patientengruppe (n = 77) in Erst- und Nachuntersuchung (*** p < 0.001, ** p < 0.01, * p < 0.05)*

Betrachtet man die Offer-Selbstkonzepte insgesamt, so überrascht eine relativ hohe Stabilität in den meisten der Skalen über einen Zeitraum von durchschnittlich 1 1/2 bis 2 Jahren. Auf weiterführende Vergleiche in den Patientenuntergruppierungen wird deshalb verzichtet.

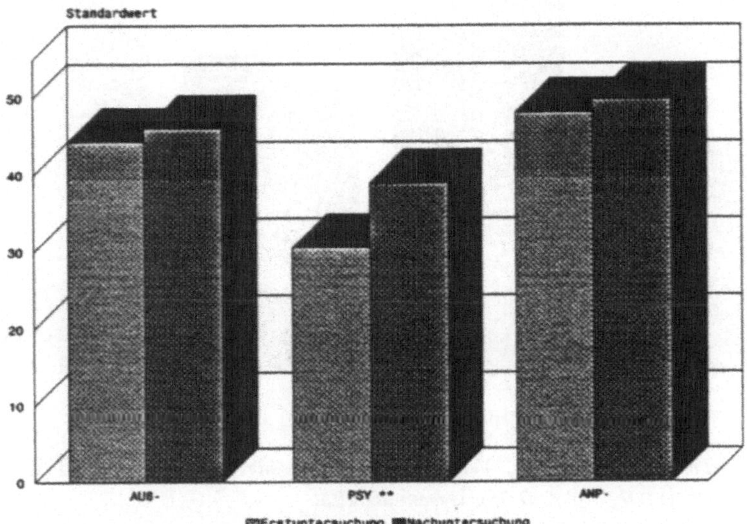

*Abb. 15d: Offer-Selbstkonzeptskalen. Vergleich der Patientengruppe (n = 77) in Erst- und Nachuntersuchung (*** p < 0.001, ** p < 0.01, * p < 0.05)*

7.2.3. *Adams-Identitätsstatus-Fragebogen: Vergleich von Erst- und Nachuntersuchung*

Abb. 16 a gibt die Ergebnisse der *Identitätsstatus zum Erst- und Nachuntersuchungszeitpunkt* für die *Gesamtidentität* wieder. Während für die Status „Moratorium" und „Identitätsdiffusion" praktisch keine Unterschiede bestehen (ANOVA, F = 1.70, p = 0.197; F = 0.06, p = 0.815), lassen sich für die beiden übrigen Identitätsstatus signifikante Differenzen aufweisen. Im Identitätsstatus „erworbene Identität" erreicht der Unterschied eine 5%-ige Signifikanz (F = 5.65, p = 0.021), wobei die Patienten zum Nachuntersuchungstermin hierbei subjektiv dieses Konzept nicht so stark bejahen wie bei der Erstuntersuchung. Die gravierendsten Unterschiede bestehen aber im Identitätsstatus „übernommene oder Pseudoidentität", den die Patienten bei der Nachuntersuchung hoch signifikant stärker ablehnen (F = 32.00, p = 0.000). Sie erzielen hier Scores, die denen der Kontrollgruppe bei der Erstuntersuchung gleichkommen (vgl. Abb. 10 a). Dadurch erhält auf einer deskriptiven Ebene das Identitätsprofil der Patienten in der Nachuntersuchung auch eine klarere Konturierung.

Für die separate Betrachtung der ideologischen Identität finden sich ganz analoge Verhältnisse (Abb. 16 b). Auch hier weisen die Patienten in der Nachuntersuchung das Konzept der „übernommenen Identität" mit hoch signifikant stärkerer Entschiedenheit zurück (ANOVA, F = 65.49, p = 0.000). Hinsichtlich des Status „erworbene

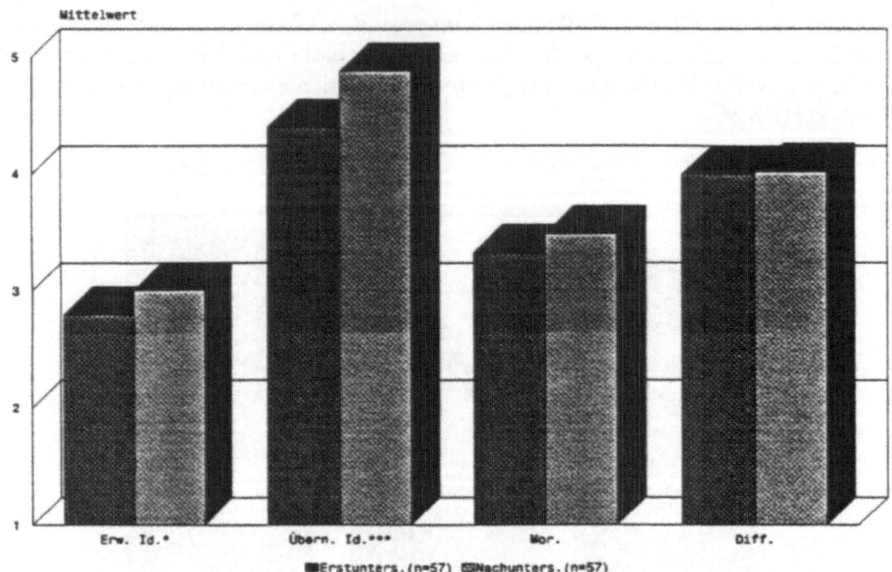

*Abb. 16a: Adams-Identitätsstatus. Vergleich der Patientengruppe in Erst- und Nachuntersuchung (*** $p < 0.001$, * $p < 0.05$). Gesamtidentität*

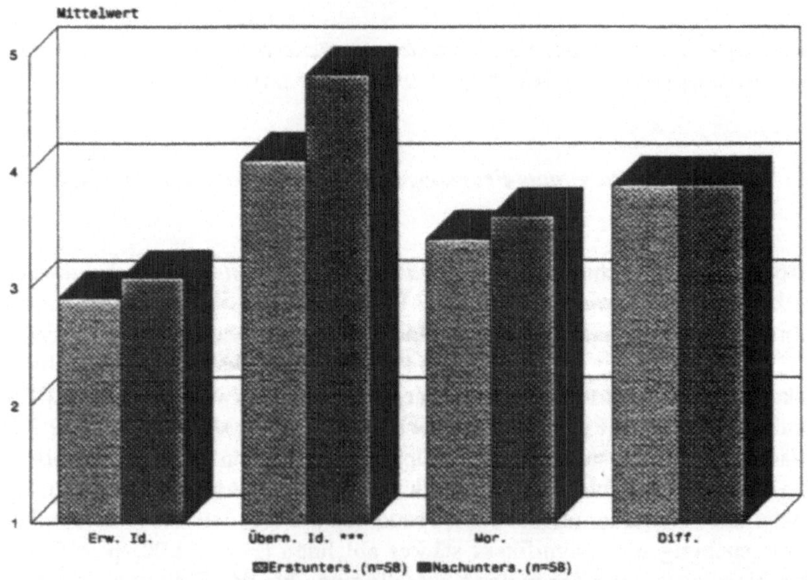

*Abb. 16b: Adams-Identitätsstatus. Vergleich der Patientengruppe in Erst- und Nachuntersuchung (*** $p < 0.001$, * $p < 0.05$). Ideologische Identität*

Identität" bestehen aber keine signifikanten Unterschiede (F = 2.76, p = 0.102; „Moratorium": F = 2.05, p = 0.157; „Identitätsdiffusion": F = 0.00, p = 1.00).

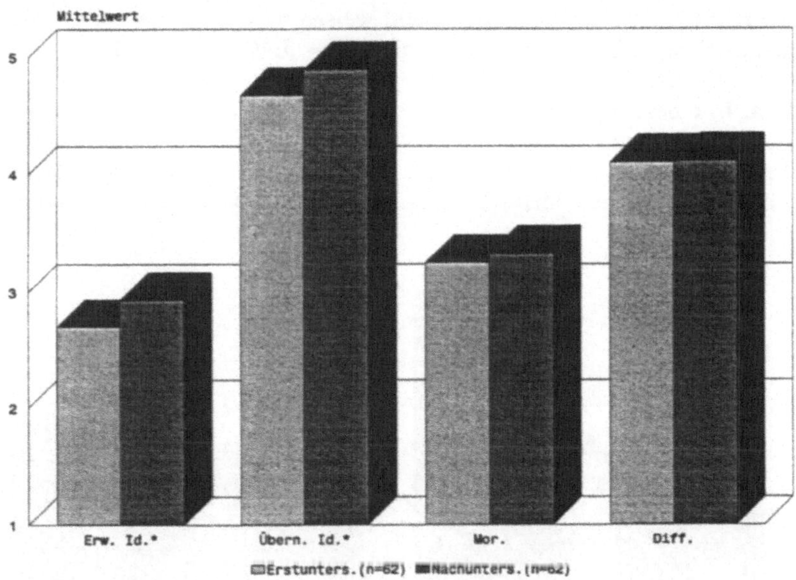

*Abb. 16c: Adams-Identitätsstatus. Vergleich der Patientengruppe in Erst- und Nachuntersuchung (*** p < 0.001, * p < 0.05) Interpersonale Identität*

In der *interpersonalen Identität* sind erneut die Ergebnisse in den Status von „Moratorium" und „Identitätsdiffusion" zu den beiden Untersuchungsterminen recht gut vergleichbar (ANOVA, F = 0.46, p = 0.498 F = 0.02, p = 0.888)(Abb. 16c). Den Status „erworbene Identität" bejahen die Patienten signifikant weniger als noch

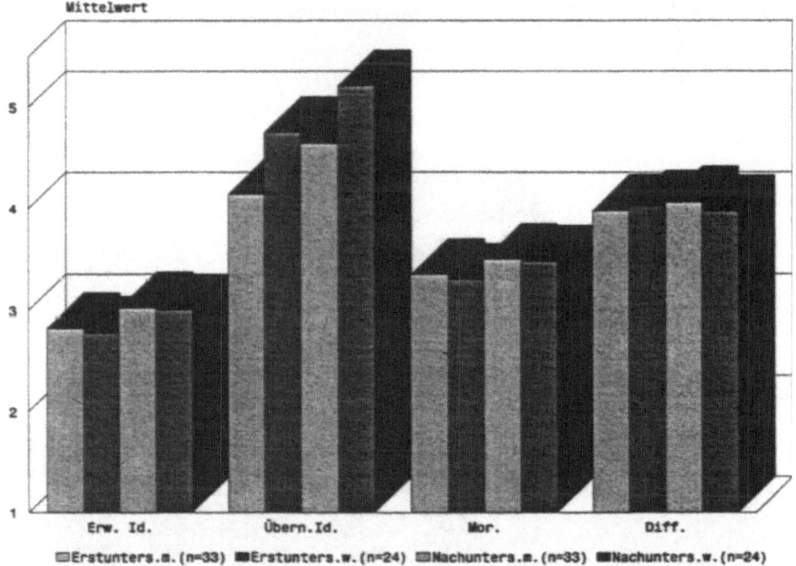

Abb. 17a: Adams-Identitätsstatus. Vergleich der Patientengruppe in Erst- und Nachuntersuchung, nach Geschlecht aufgeschlüsselt. Gesamtidentität

Monate zuvor (F = 6.16, p = 0.016), und weisen wiederum den Status „übernommene Identität" signifikant deutlicher zurück (F = 5.46, p = 0.023).

Abb. 17 a, b, c berücksichtigen neben dem Vergleichskriterium *Untersuchungszeitpunkt* noch die Variable *Geschlecht*. Untersucht man einen Geschlechtseffekt über beide Termine hinweg, so ist auffallend, daß sich lediglich für den Untervergleich „Status der übernommenen Identität" in der „ideologischen Identität" ein signifikanter

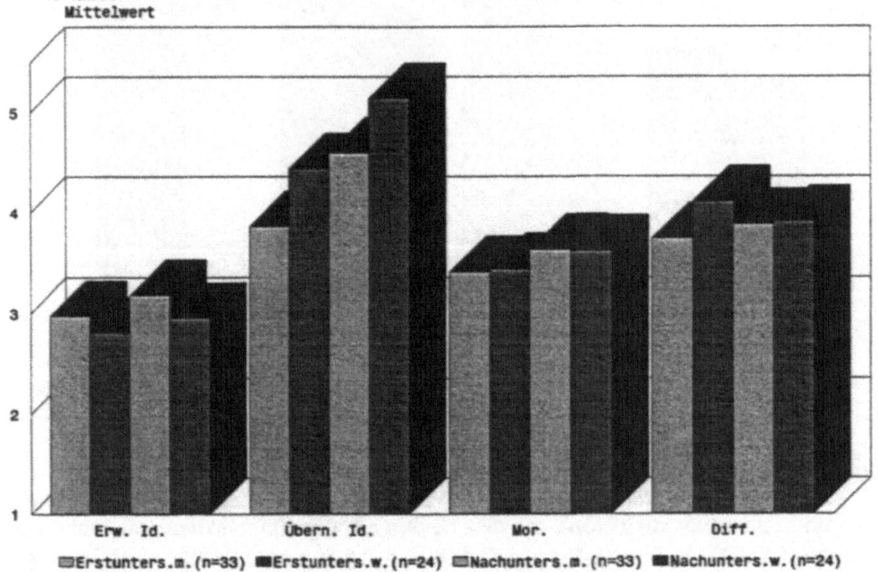

Abb. 17b: Adams-Identitätsstatus. Vergleich der Patientengruppe in Erst- und Nachuntersuchung, nach Geschlecht aufgeschlüsselt. Ideologische Identität

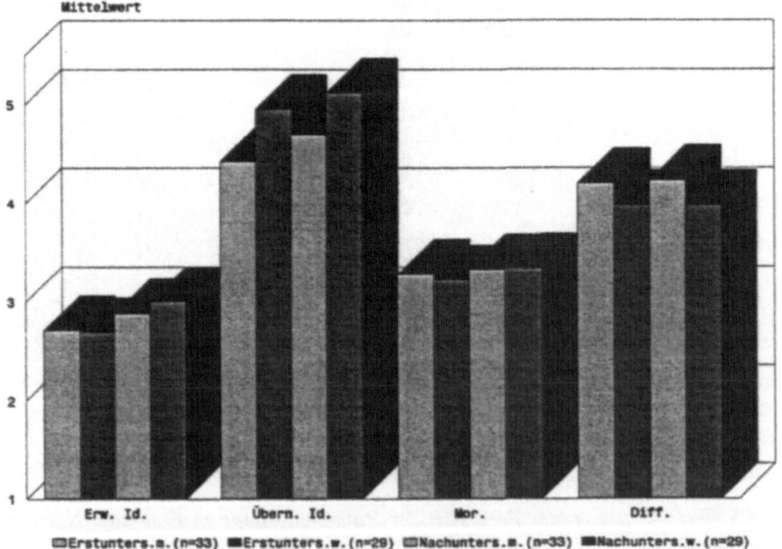

Abb. 17c: Adams-Identitätsstatus. Vergleich der Patientengruppe in Erst- und Nachuntersuchung, nach Geschlecht aufgeschlüsselt. Interpersonale Identität

Unterschied (ANOVA, $F = 6.76$, $p = 0.012$) findet, der besagt, daß Frauen zu beiden Untersuchungsterminen dieses Konzept stärker als ihre männlichen Pendants ablehnen. In einer *multivariaten Betrachtung* muß aber festgehalten werden, daß sich weder Frauen noch Männer je nach Untersuchungszeitpunkt differentiell in ihren subjektiven Urteilen zu den Identitätsfragen verhalten.

7.2.4. Loevinger-Satzergänzungstest: Vergleich von Erst- und Nachuntersuchung

Die in diesem Abschnitt zu den vorherigen Vergleichsuntersuchungen divergierenden Teilnehmerzahlen kamen dadurch zustande, daß in der Nachuntersuchung 8 Patienten enthalten waren, die in der Erstuntersuchung diesen Testteil nur unvollständig ausgefüllt hatten. Tab. 22 erlaubt eine Gegenüberstellung der in Erst- und Nachuntersuchung erzielten Loevinger-Ich-Stufen. Wenngleich ein statistischer Häufigkeitsvergleich infolge einiger Zellen mit Erwartungswerten unter 5 nicht möglich ist, zeigt eine deskriptive Bewertung doch eine klare Fortbewegung der Häufigkeitsschwerpunkte von den niedrigen zu den mittleren Ich-Stufen. Für Männer und Frauen scheinen in der Nachuntersuchung vergleichbare Tendenzen zu bestehen. Tab. 23 vermittelt ebenfalls einen deskriptiven Eindruck über die Häufigkeiten in den einzelnen Ich-Stufen für die Patientenuntergruppierungen.

Loevinger-Ichstufen	1	2	3	4	5	6	7	8	Total
Erstuntersuchung	15	32	1	9	7	3	2	2	71
Nachuntersuchung	7	23	1	12	26	5	1	4	79
männlich (N.u.)	6	14	1	7	12	2	1		43
weiblich (N.u.)	1	9	5	1	4	3	1	3	36

Tab. 22: Loevinger-Ichstufen: Vergleich der Ergebnisse in Erst- und Nachuntersuchung

Untergruppe	nicht psychot.	psychot.	Total	schizophren	affektiv	Total	nicht-hebephren	hebephren	Total
1	2	5	7	5		5		5	5
2	4	19	23	12	7	19	2	10	12
3		1	1		1	1			
4	2	10	12	7	3	10	3	4	7
5	10	16	26	10	6	16	7	3	10
6		5	5	3	2	5	2	1	3
7		1	1		1	1			
8	1	3	4	1	2	3	1		1
Total	19	60	79	38	22	60	15	23	38

Tab. 23: Loevinger-Ichstufen: Vergleiche der Patientenuntergruppierungen in der Nachuntersuchung

Werden die Loevinger-Ich-Stufen in den drei diskreten *Entwicklungsniveaus* „präkonformistisch-konformistisch-postkonformistisch" zusammengefaßt, so werden auch statistische Häufigkeitsvergleiche über den Chi^2-Test möglich:

- Abb. 18 zeigt die prozentuale Verteilung der Patienten auf die einzelnen Entwicklungsniveaus in Erst- und Nachuntersuchung. Die Kontrollgruppe der Erstuntersuchung ist als weitere Referenzmöglichkeit ebenfalls graphisch enthalten. Der Vergleich der Patientengruppe über die beiden Zeitpunkte deckt hoch signifikante Unterschiede auf (Chi2: 10.463, D.F. = 2, p = 0.0053), die in erster Linie über die Umverteilung des Schwerpunkts der Ich-Funktionalität vom präkonformistischen auf das konformistische Niveau zustande kommen. Im Vergleich mit der Kontrollgruppe weist die Patientengruppe zum Nachuntersuchungstermin praktisch identische Ergebnisse auf.

- Abb. 19 a, b, c stellen die prozentualen Häufigkeiten in den *Patientenuntergruppierungen* „psychotisch – nicht-psychotisch", „schizophren – affektiv", „hebephren – rest-schizophren" für die beiden Untersuchungstermine zusammen. Für alle Subgruppen läßt sich die Bewegung von Erst- zu Nachuntersuchung

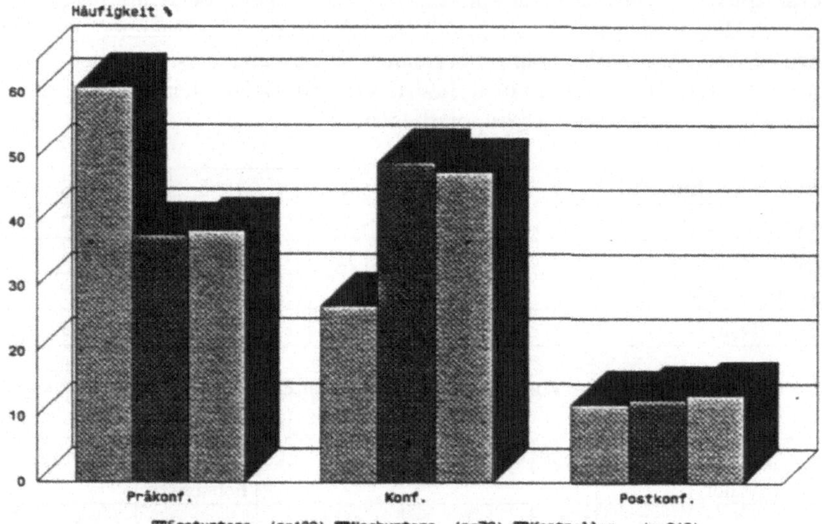

Abb. 18: Loevinger-Entwicklungsniveau. Patientengruppe in Erst- und Nachuntersuchung, Kontrollgruppe in Erstuntersuchung

analog nachzeichnen, die auch für die Gesamtpatientengruppe charakteristisch ist, nämlich eine Verlagerung der Häufigkeitsschwerpunkte vom präkonformistischen zum konformistischen Funktionsniveau. Während alle Vergleiche der Patientenuntergruppierungen zum Zeitpunkt der Erstuntersuchung zu nicht-signifikanten Unterschieden führen (Tab. 17), besteht in der Nachuntersuchung ein signifikanter Unterschied im Vergleich „hebephren – rest-schizophren" (Chi^2: 10.240, D.F. = 2, p = 0.006), der insgesamt eine auffälligere Tendenz der hebephrenen Patienten zu unreiferen Niveaus der Ich-Funktionalität gegenüber den Patienten mit anderen schizophrenen Psychosen signalisiert.

7.2.5. Relativierung mittels klinischer und psychosozialer Variablen

Da die Ergebnisse im Selbstkonzept- und im Identitätsstatusteil erstaunliche Stabilitäten und lediglich in Unterkomponenten Veränderungen über die Zeit aufweisen, zielt eine

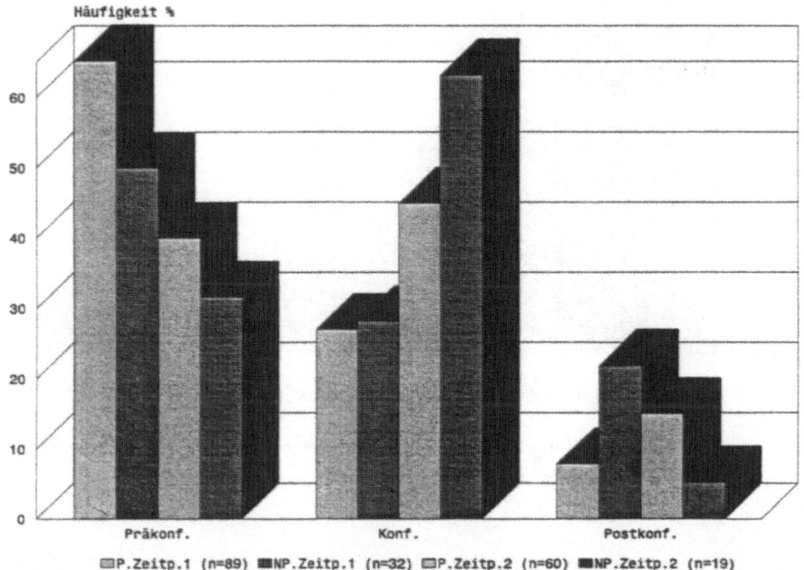

Abb. 19a: Loevinger-Entwicklungsniveau. Patientenuntergruppierungen in Erst- und Nachuntersuchung. Psychotische und nicht-psychotische Patienten

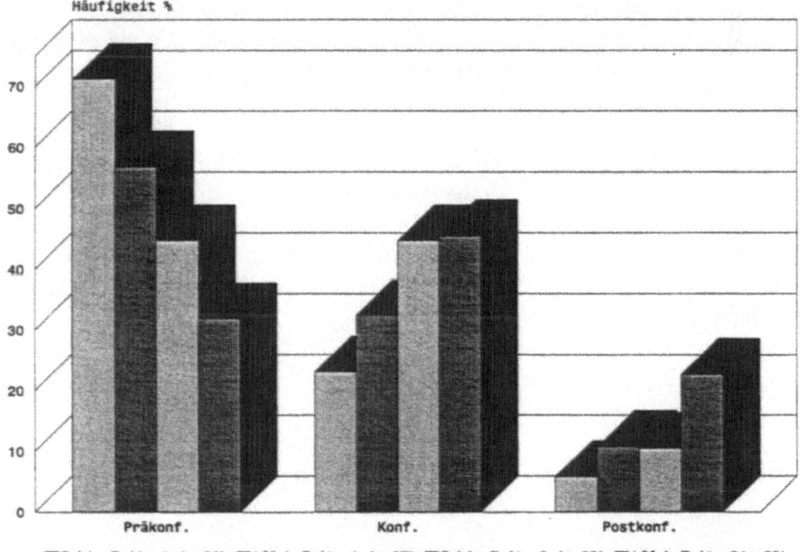

Abb. 19b: Loevinger-Entwicklungsniveau. Patientenuntergruppierungen in Erst- und Nachuntersuchung. Schizophrene und affektiv-psychotische Patienten

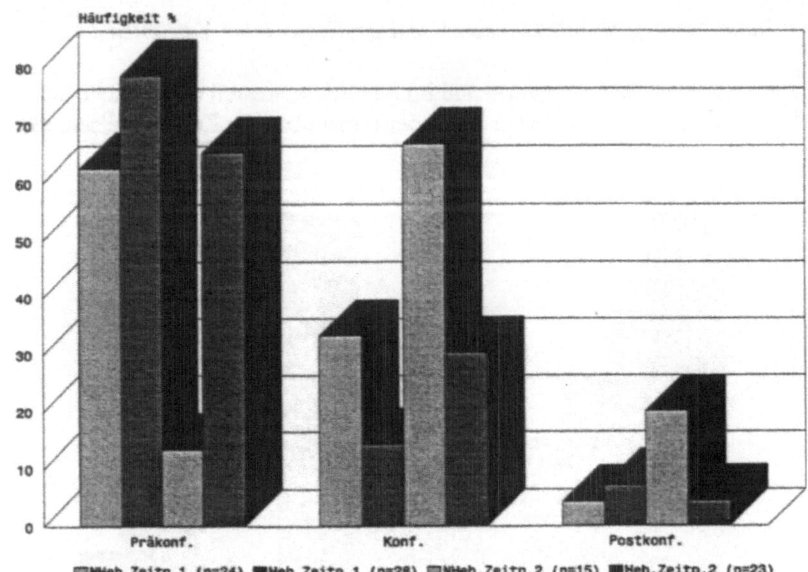

Abb. 19c: Loevinger-Entwicklungsniveau. Patientenuntergruppierungen in Erst- und Nachuntersuchung. Patienten mit Hebephrenien und anderen schizophrenen Psychosen

nähere Bestimmung der zeitlichen Variabilität von Testergebnissen über klinische und psychosoziale Parameter in erster Linie auf die Resultate in den Loevinger-Ich-Stufen.

Tab. 24 stellt zunächst ein Diagramm über die *Differenzbildung der Loevinger-Werte von Nachuntersuchung zu Erstuntersuchung in Abhängigkeit der ICD-Diagnosen* dar. Lediglich einige Diagnosegruppen erlauben eine sinnvolle Beschreibung der zwischen den beiden Untersuchungsterminen beobachtbaren Bewegungen, da sie eine hinreichende Anzahl von Patienten beinhalten. Die hier angegebenen Zahlenwerte geben lediglich das absolute Ausmaß der Differenzbildung wieder, ohne etwas über das Ausgangsniveau aussagen zu können. So läßt sich beispielsweise für die Subgruppe der Hebephrenien (295.1) lediglich feststellen, daß eine beträchtliche Anzahl auf ihrer ursprünglichen Ich-Stufe verbleibt, einige Patienten sich bis zu drei Stufen verbessern, einige Patienten sich bis zu drei Stufen verschlechtern. Diese Bewegungen müssen aber vor dem Hintergrund der überwiegend niedrigen Ich-Stufen bei Erstuntersuchung relativiert werden. Als ein anderes Beispiel dient die Subgruppe der schizoaffektiven Psychosen (295.7), die sich zur überwiegenden Mehrheit in ihren Ich-Stufen verbessert. Analoge Betrachtungen können ferner für die Subgruppe der Borderline-Persönlichkeitsstörungen (301.8) angestellt werden.

ICD - 9. Rev.	295. 1	295. 2	295. 3	295. 7	296. 0	296. 1	296. 2	296. 3	300. 3	300. 4	301. 1	301. 6	301. 8	307. 1	Tota l
Differenz															
-4.00						1									1
-3.00	1		1											1	3
-2.00	1		1							1		1			4
-1.00	3		1			1									5
0.00	8	1	2	2		1		1	1				5		21
1.00	3		1	2							1		1		8
2.00	3			2		2	1								8
3.00	1		3	5	1								4		14
4.00		1	1	2									2		6
6.00			1												1
Total	20	2	12	13	1	5	1	1	1	1	1	1	12	1	71

Tab. 24: Differenzbildung der Loevinger-Werte (Nach-und Erstuntersuchung) in Abhängigkeit von den Diagnosen (ICD-9.Rev.)

Erstunters. klassifik.	1	2	3	4	5	6	7	8	Total
Differenz									
-4.00						1			1
-3.00					2		1		3
-2.00				2		1		1	4
-1.00		3	1		1				5
0.00	4	11		1	3		1	1	21
1.00	4	1		3					8
2.00		4		3		1			8
3.00	2	11			1				14
4.00	5	1							6
6.00		1							1
Total	15	32	1	9	7	3	2	2	71

Tab. 25: Differenzbildung der Loevinger-Werte (Nach-und Erstuntersuchung) in Abhängigkeit von den Ausgangswerten bei Erstuntersuchung

Tab. 25 berücksichtigt die *Bewegungen der Loevinger-Werte in Abhängigkeit von der Ausgangsstufe bei Erstuntersuchung.* Diese Übersicht läßt aber wiederum keine Aussage entsprechend der Patientenuntergruppierungen oder ICD-Diagnosen zu. Aus der Übersicht kann zunächst nur abgeleitet werden, daß Patienten, die sich ursprünglich auf den beiden unteren Ich-Stufen befinden, im weiteren Verlauf durchaus eine Chance haben, sich in ihrem Funktionsniveau zu verbessern, daß Patienten auf mittleren Ich-Stufen eine bidirektionale Veränderung zeigen, und daß Patienten auf hohen Ich-Stufen ihr Niveau entweder halten oder sich verschlechtern.

Erst die Zusammenstellung in Tab. 26, die eine Veränderung gemäß des *klinischen Status in der Nachuntersuchung* beinhaltet, wirft ein näheres Bild auf die zuvor allgemeiner beobachteten Differenzbildungen zwischen Nach- und Erstuntersuchung. Demnach lassen sich Verbesserungen in den Loevinger-Scores klar den beiden günstigen klinischen Status „seelisch gesund/sozial integriert" und „seelisch remittiert/noch soziale Schonung" zuordnen. Im Status „wiederholt krank/symptomfreie Intervalle" bildet sich eine bidirektionale Veränderung in Richtung Verbesserung wie auch Verschlechterung ab, wobei aber ca. ein Drittel dieser Patienten auf ihrem ursprünglichen Niveau verbleibt. Patienten im Status „wiederholt krank/nur teilweise remittiert" haben eine hohe Chance, sich in der Nachuntersuchung zu verschlechtern, nur zwei Patienten verbessern sich um eine Stufe. Ein Patient, der seit dem ersten Untersuchungstermin durchgehend krank gewesen ist, befindet sich auch in der Nachuntersuchung auf derselben, d.h. in diesem Fall niedrigen Ich-Stufe.

Nachunters.klassifik.	1	2	3	4	5	Total
Differenz						
-4.00			1			1
-3.00			1	2		3
-2.00			1	3		4
-1.00				5		5
0.00	1	4	8	7	1	21
1.00	2	2	2	2		8
2.00	3	2	3			8
3.00	3	3	8			14
4.00	2	1	3			6
6.00		1				1
Total	11	13	27	19	1	71

1: seelisch gesund/sozial integriert, 2: seelisch remittiert/noch soziale Schonung,
3: wiederholt krank/symptomfreie Intervalle, 4: wiederholt krank/nur teilweise remittiert,
5: unverändert krank

Tab. 26: Differenzbildung der Loevinger-Werte (Nach-und Erstuntersuchung) in Abhängigkeit vom klinischen Status bei Nachuntersuchung

Legt man den beobachteten Differenzbildungen in den Loevinger-Scores als Ordnungsprinzip den Verlaufstypus zugrunde, der bei Erstuntersuchung für die Patienten registriert worden ist, so bilden sich hiermit gut vergleichbare Tendenzen ab (Tab. 27). Demnach weisen die Verlaufstypen „akut" und „phasisch" die höchsten Chancen zu einer Verbesserung der Ich-Stufen bei der Nachuntersuchung auf. Der „intermittierende" und der „chronische" Verlaufstypus lassen wiederum recht schön eine bidirektionale Veränderungsrichtung erkennen, wobei wiederum je ca. ein Drittel auf der ursprünglichen Ich-Stufe verbleibt.

Verlaufsklassifik.	1	2	3	4	Total
Differenz					
-4.00			1		1
-3.00				3	3
-2.00			1	3	4
-1.00	2	1		2	5
0.00	6	3	4	8	21
1.00	4	1	1	2	8
2.00	4	1		3	8
3.00	6	5	1	4	14
4.00	3	2		1	6
6.00	1				1
Total	26	11	8	26	71

1:akut, 2:phasenhaft, 3:chronisch, 4:intermittierend

Tab. 27: Differenzbildung der Loevinger-Werte (Nach-und Erstuntersuchung) in Abhängigkeit vom Verlaufstypus

Tab. 28 gibt die *Differenzbildung für männliche und weibliche Patienten* wieder. Da hier zahlreiche Zellen erneut unter dem Erwartungswert von 5 liegen oder leer sind, kann der im Chi^2-Test gefundene signifikante Unterschied (Chi^2: 19.004, D.F. = 9, p = 0.0252) nicht verwertet werden. Als eine vorsichtige Interpretation auf deskriptiver Ebene könnte man vielleicht wagen, daß Männer in einem stärkeren Maße als Frauen dazu tendieren, auf der ursprünglichen Ich-Stufe zu verharren, und sowohl in den Verbesserungen als auch in den Verschlechterungen mäßigere Veränderungen zeigen.

Geschlecht	männlich	weiblich	Total
Differenz			
-4.00		1	1
-3.00	1	2	3
-2.00	3	1	4
-1.00	5		5
0.00	13	8	21
1.00	7	1	8
2.00	2	6	8
3.00	4	10	14
4.00	2	4	6
6.00	1		1
Total	38	33	71

Tab. 28: Differenzbildung der Loevinger-Werte (Nach-und Erstuntersuchung) in Abhängigkeit vom Geschlecht

Für die *Patienten*, die an der *Nachuntersuchung* teilnahmen, wurde in analoger Weise zur Erstuntersuchung auch das *Niveau der für das zurückliegende Halbjahr „aktuellen psychosozialen Kompetenz"* bestimmt (Tab. 29):

Zeitpunkt 1: Erstuntersuchung	-3	-2	-1	0	1	2	3
Beruf/Studium	4,6 %	29,2%	24,6%		21,5%	20,0%	
Familie	4,6 %	33,8%	46,2%	1,5%	12,3%	1,5%	
Selbständigkeit (Wohn./Finanz.)	1,5 %	20,0%	40,0%	7,7%	24,6%	6,2%	
Partnerschaft	7,7 %	43,1%	35,4%	1,5%	7,7%	4,6%	
Soziale Kontakte	3,1 %	26,2%	27,7%	6,2%	29,2%	7,7%	
Freizeit		12,3%	23,1%	18,5%	38,5%	7,7%	
Zeitpunkt 2: Nachuntersuchung	**-3**	**-2**	**-1**	**0**	**1**	**2**	**3**
Beruf/Studium	1,5 %	6,2%	26,2%	3,1%	46,2%	13,8%	3,1 %
Familie		10,8%	35,4%	27,7%	23,1%	3,1%	
Selbständigkeit (Wohn./Finanz.)		6,2%	27,7%	7,7%	43,1%	15,4%	
Partnerschaft	4,6 %	27,7%	36,9%	4,6%	20,0%	6,2%	
Soziale Kontakte	3,1 %	9,2%	26,2%	6,2%	40,0%	15,4%	
Freizeit		3,1%	18,5%	13,8%	50,8%	13,8%	

Tab. 29: Aktuelle psychosoziale Kompetenz der Patientennachuntersuchungsgruppe im zeitlichen Verlauf

Eine große Anzahl der Patienten erzielt in den sechs Lebensbereichen nun Werte, die sich von den negativen Extrema (-3 und -2) weg um ein bis zwei Stufen in positiver Richtung verbessern. Dies läuft einer tendenziellen symptomatischen Stabilisierung und sozialen Reintegration in der Gesamtgruppe der Patienten wohl parallel. Eine Betrachtung der Veränderungen in den einzelnen psychosozialen Dimensionen zeigt, daß berufliche Aktivitäten, soziale Kontakte und Freizeitunternehmungen ihre besondere Bedeutung beibehalten, sogar einen deutlichen Zugewinn an objektivierbarer Kompetenz und subjektiv vermittelter Zufriedenheit hier anzeigen. Ein relativ hoher Prozentsatz der Patienten hat es mittlerweile gewagt, von zu Hause auszuziehen, in einer selbständigen Wohnung oder in Gemeinschaft mit anderen zu leben. Eine berufliche Regelmäßigkeit scheint auch eine gewisse finanzielle Basis für eine soziale Selbständigkeit zu schaffen. Eine räumliche Distanzierung von der Ursprungsfamilie ermöglicht es vielen Patienten, sich auch persönlich wohler zu fühlen und sich konfliktfreier zu bewegen. Wenngleich auch im Bereich partnerschaftlicher und intimer Beziehungen ein positiver Trend besteht, können die nach wie vor bedeutsamen Schwierigkeiten hier nicht übersehen werden. Generell muß auch betont werden, daß nach wie vor ein beachtlicher Prozentsatz unserer Patienten weiterhin erhebliche Defizite in den unterschiedlichen Lebensbereichen aufweist.

Bildet man eine Differenz zwischen den in Nach- und Erstuntersuchung erhobenen Werten für die „aktuelle soziale Kompetenz", so werden einige Korrelationsberechnungen möglich:

- o Die korrelativen Zusammenhänge der Differenzen in der *„sozialen Kompetenz"* und den Differenzen der *„Ich-Stufen"* zeigen einen Pearson's R-Korrelationskoeffizient von 0.34, der hoch signifikant ist (p = 0.002).
- o Die korrelativen Zusammenhänge der *Differenzen der „Offer-Anpassungskoeffizienten" von Nach- und Erstuntersuchung* und den *Differenzen der „Ich-Stufen"* zeigen einen Pearson's R-Korrelationskoeffizient von 0.35, der ebenfalls hoch signifikant ist (p = 0.003).

Hieraus kann man vorsichtig ableiten, daß die im Ich-Funktionsniveau beobachtbaren Veränderungen zwischen Nach- und Erstuntersuchung sich gleichsinnig sowohl in Veränderungen der subjektiven wie auch objektiven Urteilen über die psychosoziale Anpassung in der Zwischenzeit widerspiegeln.

7.2.6. Zusammenfassung der Studie B (Kapfhammer 1994b)

Die Teilgruppe der Patienten, die sich nach der Erstuntersuchung bereit erklärte, auch an einer *Nachuntersuchung ca. 2 Jahre später* teilzunehmen, ist als *repräsentativ* für die ursprüngliche Gesamtgruppe der Patienten anzusehen. Ein Vergleich dieser Nachuntersuchungsgruppe mit der Gruppe von Patienten, die lediglich die Studie A absolvierte, deckt weder in den diagnostischen Kategorien, in den Patientenuntergruppierungen noch in den zahlreichen soziodemographischen Variablen systematische Unterschiede auf. Beide Subgruppen differieren weder signifikant in den Offer-Skalen-Standardwerten noch in den BPRS-Scores. Insgesamt weisen aber Männer eine höhere Bereitschaft zur Mitarbeit in der Follow up-Studie auf als Frauen.

Die *Offer-Selbstkonzepte* zeigen eine relativ hohe zeitliche Stabilität. Lediglich in den Dimensionen „Emotionalität", „soziale Beziehungen" und „Psychopathologie" lassen sich signifikante Besserungen nachweisen. Weiterhin fallen die gravierenden Defizite in der Skala „Impulskontrolle" auf.

Auch im *Adams-Identitätsstatus-Fragebogen* überwiegen die Konstanzen gegenüber den Variabilitäten. So fallen die Urteile hinsichtlich der Status „Moratorium" und „Identitätsdiffusion" quasi identisch aus. Während die Patienten in der Nachuntersuchung den Status der „Pseudoidentität" signifikant entschiedener als in der Voruntersuchung ablehnen und darin den Urteilen der Kontrollgruppe sehr nahekommen, können sie jetzt den Status der „erworbenen Identität" nicht mehr so klar für sich bejahen wie in der Studie A. Diese Tendenz zeichnet sich besonders in der interpersonalen Identitätsbildung ab.

Als einziger Geschlechtsunterschied behauptet sich über die Zeitspanne von 1 1/2 Jahren, daß Frauen signifikant entschiedener den Status der „Pseudoidentität" im ideologischen Part der Identitätsbildung zurückweisen als die Männer.

In den *Loevinger-Ich-Stufen* findet sich insgesamt eine signifikante Umverteilung vom präkonformistischen auf ein konformistisches Funktionsniveau. In den Patientenuntergruppierungen sind analoge Bewegungen zu beobachten. Lediglich bei den hebephrenen Patienten überwiegen weiterhin niedrige Ich-Funktionsweisen. Es bestehen keine systematischen Unterschiede mehr zwischen Frauen und Männern. Generell haben sich die Werte der Patientennachuntersuchungsgruppe denen der Probandengruppe aus Studie A deutlich angenähert.

Die Verbesserungen in den Ich-Stufen können trefflich entsprechend eines „klinischen Status in der Nachuntersuchung" bzw. des „Verlaufstypus bei Erstuntersuchung" erklärt werden. Patienten, die in der Nachuntersuchung den Status „seelisch gesund/sozial integriert" oder „symptomatisch remittiert/noch soziale Schonung" einnehmen, oder die einen „akuten" oder „phasischen Verlaufstypus" bei Erstuntersuchung anzeigen, erzielen eine klare Verbesserung in ihrem innerseelischen Verarbeitungsniveau.

Frauen weisen eine insgesamt größere Variabilität in positiver wie negativer Richtung auf als Männer. Dadurch wird ihre ursprüngliche Überlegenheit im weiteren Verlauf egalisiert.

Den Veränderungen in den subjektiven Urteilen der psychosozialen Anpassung entsprechen auch die tendenziellen Verbesserungen in der „aktuellen sozialen Kompetenz" zum Nachuntersuchungstermin. Hierbei korrespondieren die Differenzbildungen in den Offer-Anpassungskoeffizienten, den Loevinger-Ich-Stufen und der sozialen Kompetenz gleichsinnig.

7.3. Studie C

In die *Studie C* wurden entsprechend der Einschlußkriterien *105 psychiatrisch erkrankte* und *100 seelisch gesunde junge Erwachsene* aufgenommen. Das durchschnittliche *Alter* betrug bei den Patienten 23.4 (± 2.3), bei den Probanden 22.9 (± 2.4) Jahre (n.s.). Die Geschlechterverteilung war bei den Patienten: Frauen: n = 52, Männer: n = 53, bei den Probanden: Frauen: n = 50, Männer: n = 50, so daß in beiden Untersuchungsgruppen von einem sehr ausgewogenen Geschlechterverhältnis ausgegangen werden konnte. Tab. 37 gibt eine Übersicht über grundlegende klinische Parameter der Patientengruppe. Hieraus wird ersichtlich, daß ca. zwei Drittel der Patienten an einer psychotischen Erkrankung litten, ebenso die akuten und intermittierenden Verlaufstypen überwogen. Die Patientengruppe der Studie C wies somit eine gute Übereinstimmung mit der aus Studie A auf.

Patienten: n = 105 w: n = 52 m: n = 53	
Diagnosen nach ICD - 9. Rev.	
295.	n = 56 * Psychotisch: 66%
296.	n = 12
297.	n = 1
300.	n = 8 * Nicht-psychotisch: 34%
301.	n = 19
303.	n = 1
304.	n = 4
306.	n = 1
308.	n = 3
Aufnahmestatus	
erste stationäre Aufnahme:	n = 58
zweite stationäre Aufnahme:	n = 13
wiederholte stationäre Aufnahme:	n = 34
Verlaufstypus	
akut:	n = 33
phasenhaft:	n = 9
chronisch:	n = 15
intermittierend	n = 48
Klinischer Status	
stationär behandelt:	n = 51
nicht stationär / teilweise remittiert:	n = 11
nicht stationär / unverändert krank:	n = 3
symptomatisch remittiert/ soziale Schonung:	n = 31
psychisch gesund / sozial integriert:	n = 9

Tab. 30: Übersicht über Diagnosen (ICD - 9. Rev.), Aufnahmestatus, Verlaufstypus, klinischer Status der Patienten in Studie C

7.3.1. Selbstbeurteilungsteil

Die Grundkonzeption der Studie C intendierte neben einer Gegenüberstellung von Ergebnissen aus Selbstbeurteilungsfragebogen und Daten aus strukturierten klinischen Interviews auch eine Erweiterung der in den vorangegangenen Studienabschnitten eingesetzten Skalen. Offer-Selbstbild-, Adams-Identitätsstatusfragebogen und Loevinger-Satzergänzungstest kamen erneut zur Anwendung. Um unnötige Wiederholungen zu vermeiden, sollen bei ihnen nur die Grundergebnisse mit einigen zusätzlichen Berechnungen angeführt werden.

Die im Selbstbeurteilungsteil angewandten Skalen werden im Hinblick auf ihre Vorhersagekraft für den psychiatrischen Status getestet (dichotome Variable mit den Ausprägungen *0: psychiatrisch unauffällig, 1: psychiatrische Diagnose).* Die Höhe der punktbiserialen Korrelationen zwischen den einzelnen Skalen und Gruppenvariablen ergibt hierbei ein Maß für die Diskriminationskraft der Skalen (also je höher eine Korrelation ist, desto eher können durch die jeweilige Skala Fälle von Nicht-Fällen getrennt werden). Zur Einzelabschätzung der Vorhersagekraft der Skalen (Prädiktoren) auf den psychiatrischen Status (Kriterium) läßt sich der Determinationskoeffizient als Quadrat des Korrelationskoeffizienten berechnen (wobei der Koeffizient angibt, welcher Varianzteil des Kriteriums von dem Prädiktor erklärt wird).

7.3.1.1. Offer-Selbstbild-Fragebogen

Die im Offer-Fragebogen operationalisierten Selbstbeurteilungsvariablen lassen sich als geeignete *Prädiktoren für den psychiatrischen Status* auffassen. Eine statistisch gesicherte Vorhersage besteht für alle Subskalen auf einem Signifikanzniveau von $p < 0.01$. Im einzelnen ergeben sich folgende *Korrelationskoeffizienten:*

> Impulskontrolle ($r = 0.38$; $N = 199$), Emotionale Stabilität ($r = 0.51$; $N = 195$), Körperbild ($r = 0.48$; $N = 199$), Sexualität ($r = 0.33$; $N = 198$), Familie ($r = 0.43$; $N = 192$), Soziale Beziehungen ($r = 0.43$; $N = 198$), Beruf ($r = 0.24$; $N = 192$), Bewältigung der Außenwelt ($r = 0.29$; $N = 195$), Psychopathologie ($r = 0.52$; $N = 198$), Allgemeine Anpassung ($r = 0.40$; $N = 179$).

Hierbei bestehen erhebliche Interkorrelationen zwischen den biserialen Korrelationskoeffizienten für die unterschiedlichen Offer-Subskalen. Insbesondere 'Impulskontrolle', 'emotionale Stabilität', 'Körperbild' als „psychologisches Selbst" und 'soziale Beziehungen' bilden ein einheitliches Variablencluster. Die Korrelationen liegen in einer Spannbreite von $r = 0.57$ bis $r = 0.80$ (Tab. 31).

	O_IMPULS	O_EMOT	O_KOERP	O_SOZ
O_IMPULS	1.0000	0.7951	0.6838	0.5724
O_EMOT		1.0000	0.7960	0.7338
O_KOERP			1.0000	0.7919
O_SOZ				1.0000

Tab. 31: Korrelationsmatrix der Offer-Selbstbild-Subskalen „Impulskontrolle", „Emotionalität", „Körperbild" und „soziale Beziehungen"

Es kann demnach davon ausgegangen werden, daß mit diesen Subskalen keine unabhängigen Konzepte der psychosozialen Anpassung in der Selbstbeurteilung gemessen werden. So gehen also im subjektiven Empfinden der Patienten/Probanden mit gestörten sozialen Beziehungen auch Anzeichen einer geringen Impulskontrolle, einer emotionalen Labilität sowie eines disharmonischen Körperbilds einher. Bei einer erfolgreichen psychosozialen Adaptation ist analog zu argumentieren.

Dies bestätigen die Ergebnisse einer *Faktorenanalyse nach dem Hauptkomponentenverfahren ohne Rotation.* Auch hierdurch wird ein einheitliches Variablencluster für die zehn Offer-Selbstbild-Subskalen nahegelegt. Auffallend hoch durch ihre Faktorladung markieren wieder die Variablen 'Impulskontrolle', 'Emotionalität', 'Körperbild' und 'soziale Beziehungen' den Hauptfaktor. Dieser Faktor erklärt 55.9% der Varianz. Die einzelnen Variablen laden unterschiedlich hoch auf diesem ersten Faktor, in einer Spannweite von 0.52 bis 0.91 (Anhang 2a).

Da die Offer-Subskalen infolge ihrer starken Interkorrelationen (Tab. 40), wie auch die Faktorenanalyse zeigt, keine eigenständigen Beiträge zur Vorhersage auf das Kriterium „psychiatrischer Status" leisten, kann auf eine multivariate Analyse mit dem Verfahren der Diskriminanzanalyse verzichtet werden (Anhang 2b).

Werden die *Vergleiche zwischen Patienten- und Kontrollgruppe* im Sinne eines *„case control"* für die Offer-Subskalen durchgeführt, so unterscheiden sich „Fälle" (F) und „Nichtfälle" (K) auch nach alpha-Adjustierung in allen Subskalen signifikant auf dem 1%-Niveau. Die in Tab. 32 enthaltene Gegenüberstellung der Daten für die beiden Gruppen beziehen sich auf Rohwerte, die entsprechend der unterschiedlichen Anzahl von Items in den Subskalen Summenscores einer differierenden Größenordnung sind, also keine normierte Standard- oder adaptierte Skalenwerte darstellen (s.o.). Wenngleich sich für diesen Gruppenvergleich durchgängig signifikante Unterschiede festhalten lassen, liegen die niedrigsten t-Werte durchaus in Übereinstimmung mit den Resultaten der Studie A ebenfalls in den Subskalen „Beruf- und Ausbildungsziele" sowie „Bewältigung der Außenwelt".

Skalenbezeichnung	X_F	X_K	t-Wert
o_impuls	25.51 (100)	20.54 (99)	5.76 **
o_emot	31.21 (96)	21.48 (99)	8.25 **
o_koerp	25.45 (100)	18.28 (99)	7.72 **
o_sex	26.54 (99)	22.21 (99)	4.87 **
o_fam	56.32 (93)	43.42 (99)	6.52 **
o_soz	25.61 (99)	19.01 (99)	6.66 **
o_beruf	17.12 (93)	14.85 (99)	3.47 **
o_aussen	12.23 (97)	10.12 (98)	4.12 **
o_psycho	28.51 (99)	19.51 (99)	8.57 **
o_anpass	28.60 (80)	23.40 (99)	5.67 **

Tab. 32: Case-Control-Vergleich für Offer-Skalen

Betrachtet man die analogen *Vergleiche für nicht-psychotische und psychotische Patienten* (Tab. 33), so ergeben sich signifikante Unterschiede auf dem 1% Niveau in den Subskalen „Familienbeziehungen" und „Impulskontrolle". Die in diesen Dimensionen höheren Summenscores der nicht-psychotischen Patienten zeigen eine im Vergleich zu den psychotischen Patienten signifikant ungünstigere psychosoziale Anpassung an. Sieht man von der Subskala „Beruf- und Ausbildungsziele" einmal ab, so läßt sich dies trendmäßig auch für die übrigen Bereiche behaupten, was ebenfalls die in Studie A gefundenen Resultate gut bestätigt.

Skalenbezeichnung	X_n	X_p	t-Wert
o_impuls	27.74 (35)	24.44 (64)	2.35 **
o_emot	33.46 (35)	30.10 (60)	1.59
o_koerp	27.12 (34)	24.74 (65)	1.43
o_sex	27.34 (35)	26.05 (63)	.74
o_fam	67.13 (30)	51.17 (63)	5.60 **
o_soz	27.44 (34)	24.73 (64)	1.44
o_beruf	16.83 (35)	17.29 (58)	-.44
o_aussen	13.09 (34)	11.79 (62)	1.40
o_psycho	20.20 (35)	27.58 (64)	1.43
o_anpass	29.68 (25)	28.11 (55)	.89

Tab. 33: Vergleich von neurotischen und psychotischen Fällen für Offer-Skalen

7.3.1.2. *Adams-Identitätsstatus-Fragebogen*

Die im Adams-Fragebogen operationalisierten Selbstbeurteilungsvariablen des Identitätsstatus lassen sich z.T. als *Prädiktoren für den psychiatrischen Status* auffassen.

Tab. 34 beinhaltet die Korrelationsmatrix der je vier Status der ideologischen (1) und der interpersonalen Identität (2). Eine statistisch gesicherte Vorhersage auf dem 1%-Niveau gelingt aber nur für die interpersonale Identität in den Status „Identitätsdiffusion" (r = 0.32; N = 126) und „Moratorium" (r = 0.47; N = 133), (die Minuswerte der biserialen Korrelationskoeffizienten ergeben sich aus der Konstruktion der zugrunde gelegten Likert-Skala, auf der ein niedriger Wert eine Zustimmung, ein hoher Wert hingegen eine Ablehnung des zur Beurteilung vorgelegten Konzeptes bedeutet).

Mit dem Determinationskoeffizient, dem quadrierten Korrelationskoeffizient, ist die aufgeklärte Varianz durch die Linearkombination von Prädiktor und Kriterium errechenbar. Danach klärt die Variable „Diffusion" 10% und „Moratorium" 22% der Varianz der Variablen „psychiatrischer Status" auf.

Die Methode der linearen *Diskriminanzanalyse* erlaubt über die Einzelabschätzung der Prädiktoren hinaus auch eine Beurteilung der Vorhersage des dichotomen Kriteriums „psychiatrischer Status" mit mehreren Prädiktoren (multivariater Ansatz). In die Analyse der schrittweisen Diskriminanzanalyse werden nur solche Variablen

Correlations	GRUPPE	AD1_DIFF	AD2_DIFF	AD1_PSEU	AD2_PSEU	AD1_MOR	AD2_MOR	AD1_IDE	AD2_IDE
GRUPPE	1.0000 (206) P= .	-.1541 (126) P= .	-.3274 (133) P= .000	.0045 (125) P= .480	-.0568 (132) P= .259	-.2279 (125) P= .005	-.4733 (133) P= .000	-.0598 (125) P= .254	.1699 (132) P= .026
AD1_DIFF	-.1541 (126) P= .042	1.0000 (126) P= .	.4970 (125) P= .000	.0796 (125) P= .189	.1075 (124) P= .117	.3407 (125) P= .000	.1443 (124) P= .103	-.1433 (125) P= .055	-.0205 (124) P= .411
AD2_DIFF	-.3274 (133) P= .000	.4970 (125) P= .000	1.0000 (133) P= .	.3060 (124) P= .000	.3267 (132) P= .000	.4212 (124) P= .000	.2781 (132) P= .001	-.0032 (124) P= .486	-.3265 (132) P= .000
AD1_PSEU	0.0045 (125) P= .480	.0796 (125) P= .189	.3060 (124) P= .000	1.0000 (125) P= .	.8020 (124) P= .000	.2234 (124) P= .006	.0427 (124) P= .319	-.3144 (124) P= .000	-.3085 (124) P= .000
AD2_PSEU	-.0568 (132) P= .259	.1075 (124) P= .117	.3267 (132) P= .000	.8020 (124) P= .000	1.0000 (132) P= .	.1622 (123) P= .037	.1213 (132) P= .083	-.2595 (123) P= .002	-.3078 (132) P= .000
AD1_MOR	-.2279 (125) P= .005	.3407 (125) P= .000	.4212 (124) P= .000	.2234 (124) P= .006	.1622 (123) P= .037	1.0000 (125) P= .	.4587 (123) P= .000	-.1342 (125) P= .068	-.2351 (123) P= .004
AD2_MOR	-.4733 (133) P= .000	.1143 (124) P= .103	.2781 (132) P= .001	.0427 (124) P= .319	.1213 (132) P= .083	.4587 (123) P= .000	1.0000 (133) P= .	.2179 (123) P= .008	-.1360 (132) P= .060
AD1_IDE	-.0598 (125) P= .254	-.1433 (125) P= .055	-.0032 (124) P= .486	-.3144 (124) P= .000	-.2595 (123) P= .002	-.1342 (125) P= .068	.2179 (123) P= .008	1.0000 (125) P= .	.3778 (123) P= .000
AD2_IDE	.1699 (132) P= .026	-.0205 (124) P= .411	-.3265 (132) P= .000	-.3085 (124) P= .000	-.3078 (132) P= .000	-.2351 (123) P= .004	-.1360 (132) P= .060	.3778 (123) P= .000	1.0000 (132) P= .

Tab. 34: Korrelationstabelle Adams

aufgenommen, die einen minimalen F-Wert von 1 liefern. Anhang 3a zeigt die Mittelwertsunterschiede der in Frage kommenden Prädiktoren von Patienten- (1) und Kontrollgruppe (2) sowie die varianzanalytisch ermittelten F-Werte. Anhang 3b belegt eine gute Homogenität der betreffenden Varianz-Kovarianz-Matrizen mittels Analyse durch Box' M.

GRUPPE	AD2_DIFF	AD1_DIFF	AD2_MOR	AD1_MOR
1	35.3333	32.45833	27.37500	32.20833
2	39.43434	34.88889	33.48485	35.35354
Total	38.63415	34.41463	32.29268	34.73984

Mittelwertunterschiede der Prädiktoren und die F-Werte

Aus diesen Vorberechnungen ergibt sich, daß für eine lineare Diskriminanzanalyse sinnvollerweise nur die Variablen „Moratorium" und „Identitätsdiffusion" der interpersonalen Identität (AD2-MOR, AD2-DIFF) in die Analysegleichung aufgenommen werden.

Ein Gütemaß der Differenzierung durch die Diskriminanzfunktion stellt die *Reklassifikation nach der Diskriminanzfunktion* dar. Die Diskriminanzfunktion ist in unserem

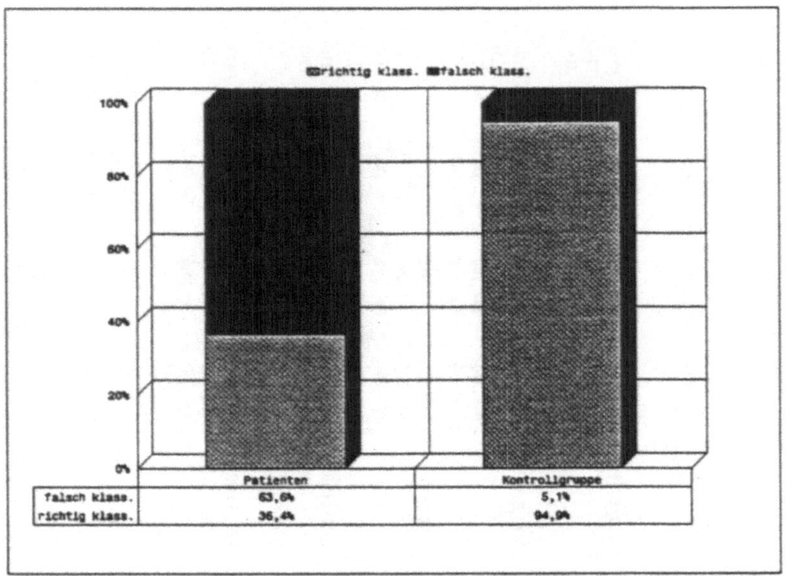

Abb. 20: Reklassifikation durch die Diskriminanzfunktion der Adams-Skalen

Fall eine Linearfunktion der Prädiktoren „AD2-Diff" und „AD2-Mor" sowie der Kriteriumsvariable „psychiatrischer Status". Patienten und Probanden werden nach dieser Diskriminanzfunktion neu klassifiziert. Mit dem Kriterium „tatsächlicher" und „prognostizierter Gruppenzugehörigkeit" werden die Prozentsätze für richtig und falsch klassifizierte Fälle ableitbar. Abb. 20 veranschaulicht die für die beiden Untersuchungsgruppen durch die Diskriminanzfunktion erzielten Prozentsätze richtig und falsch klassifizierter Fälle. Während die Probanden der Kontrollgruppe an Hand dieser Diskriminanzfunktion zu einem hohen Prozentsatz (94.9%) zutreffend prognostizierbar sind, weisen die Patienten mit 63.6% eine sehr hohe Fehlerquote auf. Hinsichtlich der Prädiktionskraft des Identitätsstatus nach Adams muß also festgehalten werden, daß den subjektiven Urteilen unserer Patienten über vorgelegte Fragestellungen zur Identität nur ein sehr bescheidenes Gewicht zugesprochen werden kann. Hierbei ist zu bedenken, daß in der modellhaft durchgeführten Diskriminanzanalyse ohnehin nur zwei der vier Statusmöglichkeiten der interpersonalen Identität berücksichtigt werden konnten, die anderen Statusmöglichkeiten der „erworbenen" und „übernommenen Identität", vor allem aber alle Status der ideologischen Identität keinen statistisch gesicherten Wert für die Diskriminierbarkeit der Kriteriumsvariable besaßen.

Führt man erneut die *Mittelwertsvergleiche zwischen Patienten- und Kontrollgruppe* im Sinne eines *„case control"* durch, ergeben sich die bekannten Signifikanzen auf dem 1%- (**) sowie auf dem 5%-Niveau (*) (Tab. 35).

Skalenbezeichnun g	X_F	X_K	t-Wert
ad1_diff	32.69 (26)	34.94 (100)	-1.80 *
ad2_diff	35.47 (34)	39.43 (99)	-3.52 **
ad1_pseud	40.76 (25)	40.70 (100)	.05
ad2_pseud	40.90 (33)	41.63 (99)	- .59
ad1_mor	32.28 (25)	35.38 (100)	-3.07 **
ad2_mor	27.32 (34)	33.48 (99)	-6.12 **
ad1_iden	23.60 (25)	24.47 (100)	-.09
ad2_iden	22.51 (33)	20.27 (99)	2.15 *

Tab. 35: Case-Control-Vergleich für Adams-Skalen

Für die Unterscheidung von *nicht-psychotischen vs. psychotischen Patienten* spielen insbesondere der Status „übernommene Identität" in der „ideologischen" und „interpersonalen Identität" eine Rolle. Die betreffenden t-Werte sind auch nach alpha-Adjustierung auf dem 1%-Niveau signifikant. Demnach weisen nicht-psychotische Patienten entschiedener das Konzept der an Eltern und anderen Autoritätspersonen orientierten Identitätsvorgaben zurück (Tab. 36).

Skalenbezeichnung	X_n	X_p	t-Wert
ad1_diff	32.64 (11)	32.73 (15)	-.04
ad2_diff	36.50 (14)	34.75 (20)	.87
ad1_pseud	44.45 (11)	37.86 (14)	3.71 **
ad2_pseud	44.14 (14)	38.53 (19)	3.14 **
ad1_mor	31.64 (11)	32.79 (14)	-.64
ad2_mor	27.86 (14)	26.95 (20)	.51
ad1_iden	23.18 (11)	23.93 (14)	-.5
ad2_iden	24.21 (14)	21.26 (19)	1.71 *

Tab. 36: Vergleich zwischen neurotischen und psychotischen Fällen für Adams-Skalen

Wollte man entsprechend der Vorgaben von Adams et al. (1979) über alle subjektiven Urteile hinweg einen *dominanten Identitätsstatus* berechnen (Anhang), wobei zusätzlich zu den vier Statusmöglichkeiten ein sog. „Übergangsstatus" (z.B. Diffusion-Moratorium, Diffusion-Pseudoidentität ect.) bestimmt werden kann, so ergibt sich folgendes Bild:

Tab. 37 zeigt die Häufigkeitsverteilung für die einzelnen Status in der „ideologischen Identität", Tab. 38 die entsprechende Häufigkeitsverteilung in der „interpersonalen Identität". Die Unterschiede der Häufigkeiten sind in den Chi^2-Testen jeweils statistisch signifikant, können aber nur deskriptiv bewertet werden, da einige Zellen zu gering besetzt sind. Es ist wichtig zu erinnern, daß dieses Verfahren auf einen diskreten Status zielt, also die Differenziertheit einer dimensionalen Betrachtung wie oben aufgibt.

Status1	Count	Überg.	Diff.	Fore	Mor.	Ach.	Row Total
Gruppe	1.00	19		2	82	3	106
	2.00	49	5	9	18	19	100
	Column	68	5	11	10	22	206
	total	33.0	2.4	5.3	48.5	10.7	100.0

Chi^2: 75.17522; DF=4; Signifikanz: .0000; Min. E.F. 2.425; Zellen mit EF < 5: 2 von 10 (20.0%)

***Tab. 37:** Kreuztabelle psychiatrischer Status (1: Patientengruppe, 2: Kontrollgruppe) und ideologischer Identitätsstatus*

Status2	Count	Überg.	Diff.	Mor.	Ach.	Row Total
Gruppe	1.00	27	1	78		106
	2.00	45	6	22	27	100
	Column	72	7	100	27	206
	total	35.0	3.4	48.5	13.1	100.0

Chi^2: 66.31293; DF=3; Signifikanz: .0000; Min. E.F. 3.398; Zellen mit EF < 5: 2 von 8 (25.0%)

***Tab. 38:** Kreuztabelle psychiatrischer Status (1: Patientengruppe, 2: Kontrollgruppe) und interpersonaler Identitätsstatus*

- In der „ideologischen Identität" überwiegen in beiden Untersuchungsgruppen die Status „Moratorium" und „Übergang", wenngleich in reziprokem Verhältnis. Insgesamt nehmen 48.5% aller Studienteilnehmer den Identitätsstatus „Moratorium" ein, wovon 82% Patienten sind. Im „Übergangsstatus" ist es gerade umgekehrt. Dieser Status drückt eine Bewegung zwischen zwei Status aus, stellt also eine im Fluß befindliche Entwicklungsveränderung dar.
- In der „interpersonalen Identität" herrschen ganz analoge Verhältnisse vor. Wiederum nehmen 48.5% aller Studienteilnehmer den Identitätstatus „Moratorium" ein, wovon 78% Patienten sind. Im „Übergangsstatus" ergibt sich erneut ein umgekehrtes Verhältnis.

7.3.1.3. Loevinger-Satzergänzungstest

In der Gegenüberstellung der im Loevinger-Satz-Ergänzungstest erzielten *Ich-Stufen* finden sich erneut bedeutsame Unterschiede zwischen Patienten- und Kontrollgruppe. Berücksichtigt man in der Interpretation dieses Sachverhalts auch den klinisch-symptomatischen Status, so befinden sich die Patienten mit der niedrigsten Ich-Stufe in den Kategorien „stationär behandelt" bzw. „nicht stationär / unverändert krank", die Patienten mit der höchsten Ich-Stufe hingegen ausnahmslos in den Kategorien „psychisch gesund / sozial integriert". Sowohl die trendmäßige Überlegenheit der Probandengruppe in der Gesamtbeurteilung der Ich-Stufen als auch die angedeutete Dichotomisierung der Resultate hinsichtlich eines klinisch-symptomatischen Status („krank" vs. „gesund") bei den Patienten bestärken die Aussagekraft der in Studie A und B gefundenen Ergebnisse.

Da die *Loevinger-Ich-Stufen* keine dimensionale, sondern kategoriale Werte darstellen, läßt sich nur ein ungefährer *Zusammenhang zum psychiatrischen Status* darstellen. Ein solches Assoziationsmaß ist Cramer's V. Es beträgt 0.3324.

7.3.1.4. Bond-Abwehrstil-Fragebogen

Das nach *Bond* operationalisierte Konzept der *„Abwehrstile"*, das eine unterschiedliche Strukturhöhe und kognitive Reife von zu allgemeineren Abwehrtendenzen gruppierten innerseelischen Mechanismen berücksichtigt, bringt nur eingeschränkt Aufschluß für die Klärung der Variable „psychiatrischer Status". Betrachtet man die Korrelationsmatrix für die vier Abwehrstile und die Lügenskala (Tab. 39), so sind die Variablen „Unreife" (r = 0.49; N = 186), „Omnipotenz" (r = 0.19, N = 185) und

Correlations:	GRUPPE	B_UNREIF	B_OMNI	B_NEURO	B_REIF	B_LÜG
GRUPPE	1.0000	.4956	.1925	.1881	-.1040	-.0803
	(206)	(186)	(185)	(188)	(189)	(187)
	P= .	P= .000	P= .004	P= .005	P= .007	P= .137
B_UNREIF	.4956	1.0000	.3143	.3581	-.1281	.4123
	(186)	(186)	(184)	(186)	(186)	(185)
	P= .000	P= .	P= .000	P= .000	P= .041	P= .000
B_OMNI	.1925	.3143	1.0000	.2670	.1157	.1125
	(185)	(184)	(185)	(185)	(185)	(184)
	P= .004	P= .000	P= .	P= .000	P= .058	P= .064
B_NEURO	.1881	.3581	.2670	1.0000	.2569	-.0160
	(188)	(186)	(185)	(188)	(187)	(187)
	P= .005	P= .000	P= .000	P= .	P= .000	P= .414
B_REIF	-.1049	-.1281	.1157	.2569	1.0000	.0752
	(189)	(186)	(185)	(187)	(189)	(186)
	P= .077	P= .041	P= .058	P= .000	P= .	P= .154

Tab. 39: *Korrelationstabelle Bond*

„neurotische Mechanismen" ($r = 0.19$; $N = 188$) zwar auf dem 1%-Niveau signifikant von der Null-Korrelation verschieden. Aber lediglich die Variable „Unreife" (Abwehrstil 1) erklärt 25% der Varianz der Kriteriumvariablen „psychiatrischer Status". Das bedeutet, daß sich in den subjektiven Urteilen Patienten von Probanden lediglich in einem verstärkten Gebrauch von Abwehrmechanismen wie Projektion, passive Aggression, narzißtische Rückzugshaltung oder Ausagieren signifikant unterscheiden. Da die im Abwehrstil 1 versammelten Mechanismen vor allem einen in der interpersonalen Interaktion störenden Handlungsaspekt betonen, läßt sich auch auf der Ebene des Abwehrkonzeptes eine global ungünstigere psychosoziale Abwehrstrategie der Patienten behaupten.

Aus der Korrelationsmatrix ist ferner ersichtlich, daß die Variablen „Unreife" und „Lügenskala" signifikant miteinander korrelieren ($r = 0.41$; $N = 185$; $p < 0.01$). Eine Interpretation unter dem Aspekt der Realitätskontrolle einerseits, der auf wechselseitigem Vertrauen gestützten zwischenmenschlichen Beziehungen andererseits muß erfolgen.

Führt man den *„case control"* für die beiden Untersuchungsgruppen der Patienten und Probanden durch, so erzielen die Abwehrstile 1, 2 und 3 zwar auf dem 1%-Niveau signifikante t-Werte (Tab.40). Nimmt man jedoch eine alpha-Adjustierung vor, so ist nur ein signifikanter Unterschied für den Abwehrstil 1 ("Unreife") ermittelbar.

Skalenbezeichnung	X_F	X_K	t-Wert
b_unreif	109.80 (86)	80.31 (100)	7.60 **
b_omni	40.56 (85)	35.69 (100)	2.61 **
b_neurot	36.72 (88)	33.20 (100)	2.56 **
b_reif	29.42 (89)	30.93 (100)	-1.41
b_lüg	61.10 (87)	62.87 (100)	-1.08

Tab. 40: Case-Control-Vergleich für Bond-Skalen

Wie die Tab. 41 zeigt, ergeben sich keinerlei signifikante Unterschiede für *psychotische* und *nicht-psychotische Patienten.* Es läßt sich also keine schwerpunktmäßige Zuordnung unterschiedlich hoch strukturierter Abwehrmaßnahmen zu einzelnen Patientenuntergruppierungen vornehmen.

Skalenbezeichnung	X_n	X_p	t-Wert
b_unreif	115.43 (30)	106.79 (56)	1.36
b_omni	40.50 (30)	40.60 (55)	-.04
b_neurot	35.10 (31)	37.60 (57)	-1.08
b_reif	28.33 (30)	29.97 (59)	-.88
b_lüg	63.23 (31)	59.93 (56)	1.21

Tab. 41: Vergleich von neurotischen und psychotischen Fällen für Bond-Skalen

7.3.1.5. Erikson-Selbstbeurteilungsbogen zur psychosozialen Entwicklung

Die Erikson-Skalen liefern einen statistisch gesicherten *Zusammenhang mit der Variablen „psychiatrischer Status"*. Wie die Tab. 42 zeigt, sind die Interkorrelationen zwischen den Variablen in einer Spannbreite von r = 0.32 und r = 0.71 aber sehr hoch. Es ist also zu überprüfen, inwieweit relativ unabhängige Konzepte vorliegen, oder mit den verschiedenen Skalen ähnliche psychosoziale Anpassungsleistungen gemessen werden.

Die Durchführung einer *Diskriminanzanalyse* ist bei den vorherrschenden Interkorrelationsbedingungen nicht angebracht.

Die Berechnung einer *Hauptkomponentenfaktorenanalyse* ohne Varimax-Rotation der Erikson-Skalen zeigt hingegen, daß die Variablen keineswegs unabhängige Konzepte messen. Der erste Faktor der Analyse erklärt 62.5% der Gesamtvarianz und unterstützt die Annahme eines eng zusammenhängenden Variablenclusters (Tab. 43). In analoger Weise ist auch der starke Abfall der Eigenwerte zu interpretieren. Die durchgängig hohen Ladungen aller Variablen auf diesem Faktor 1 weisen auf ein dem Fragebogen zugrunde liegendes einheitliches Konstrukt hin.

Correlations	GRUPPE	E_HOPE	E_WILL	E_PURPOS	E_COMPE	E_FIDE	E_LOVE
GRUPPE	1.0000	.3280	.3122	.4043	.3504	.4010	.3822
	(206)	(188)	(189)	(188)	(189)	(190)	(190)
	P= .	P= .000	P= .000	P= .000	P= .000	P= .000	P= .000
E_HOPE	.3280	1.0000	.4247	.4466	.4403	.5388	.5998
	(188)	(188)	(187)	(186)	(187)	(188)	(188)
	P= .000	P= .	P= 000	P= .000	P= .000	P= .000	P= .000
E_WILL	.3122	.4247	1.0000	.6723	.6138	.6526	.4547
	(189)	(187)	(189)	(187)	(188)	(189)	(189)
	P= .000	P= .000	P= .	P= .000	P= .000	P= .000	P= .000
E_PURPOS	.4043	.4466	.6723	1.0000	.6855	.7118	.4700
	(188)	(186)	(187)	(188)	(188)	(188)	(188)
	P= .000	P= .000	P= .000	P= .	P= .000	P= .000	P= .000
E_COMPE	.3504	.4403	.6138	.6855	1.0000	.6161	.4652
	(189)	(187)	(188)	(188)	(189)	(189)	(189)
	P= .000	P= .000	P= .000	P= .000	P= .	P= .000	P= .000
E_FIDE	.4010	.5388	.6526	.7118	.6161	1.0000	.4518
	(190)	(188)	(189)	(188)	(189)	(190)	(190)
	P= .000	P= .000	P= .000	P= .000	P= .000	P= .	P= .000
E_LOVE	.3822	.5998	.4547	.4700	.4652	.4518	1.0000
	(190)	(188)	(189)	(188)	(189)	(190)	(190)
	P= .000	P= .000	P= .000	P= .000	P= .000	P= .000	P= .

Tab. 42: Korrelationstabelle Erikson

Faktor	Eigenvalue	% der Varianz	Kumulierte %
1	3.74756	62.5	62.5
2	.81245	13.5	76.0
3	.46947	7.8	83.8
4	.38619	6.4	90.3
5	.33084	5.5	95.8
6	.25349	4.2	100.0
Die Hauptkomponentenanalyse extrahierte einen Faktor.			
Faktormatrix:			
Faktor 1		Faktor 1	
_HOPE	.70370	COMPET	.81759
_WILL	.80291	_FIDE	.83969
_PURPOS	.86263	_LOVE	.70003

Tab. 43: Hauptkomponentenanalyse

Unter einem theoretisch zu diskutierenden Aspekt sollte aber zumindest festgehalten werden, daß sowohl in der Korrelationsmatrix als auch im Ladungsprofil hinsichtlich des Faktors 1 tendenzmäßig eine höhere Assoziation zwischen den Konzepten „Urvertrauen" („hope") und „Intimität" („love") einerseits und den Konzepten „Autonomie" („will"), „Initiative" („purpose"), „Werksinn" („competence") und „Identität" („fidelity") andererseits zu bestehen scheint, also möglicherweise eine schwerpunktmäßige Gruppierung selbst- und objektorientierter Tendenzen der psychosozialen Anpassung damit zum Ausdruck kommen könnte.

Führt man wieder einen *Mittelwertsvergleich* zwischen *Patienten- und Kontrollgruppe* im Sinne eines *„case control"* durch, so unterscheiden sich „Fälle" und „Nicht-Fälle" auch nach alpha-Adjustierung in allen Erikson-Skalen signifikant auf dem 1%-Niveau (Tab. 44).

Skalenbezeichnung	X_F	X_K	t-Wert
e_hope	18.85 (88)	15.70 (100)	4.60 **
e_will	17.45 (89)	14.57 (100)	4.42 **
e_purpos	19.27 (88)	14.66 (100)	5.86 **
e_compet	15.70 (89)	12.66 (100)	5.02 **
e_fide	19.43 (90)	15.14 (100)	5.88 **
e_love	19.14 (90)	15.31 (100)	5.58 **

Tab. 44: Case-Control-Vergleich für Erikson-Skalen

Für den Vergleich von *„psychotischen"* und *„nicht-psychotischen Patienten"* führt lediglich die Variable „Urvertrauen" („Hope") zu signifikanten Unterschieden auf dem 1%-Niveau (Tab. 45). Hierbei ist zu beachten, daß es die „nicht-psychotischen Patienten" sind, die eine statistisch bedeutsam stärkere Tendenz in Richtung „Urmißtrauen" aufweisen. Dieses Detailergebnis fordert eine zusammenschauende Interpretation mit analogen Resultaten aus Studie A.

Skalenbezeichnung	X_n	X_p	t-Wert
e_hope	21.76 (29)	17.42 (59)	3.77 **
e_will	17.68 (31)	17.33 (58)	.30
e_purpos	20.17 (29)	18.83 (59)	.98
e_compet	16.10 (30)	15.49 (59)	.55
e_fide	20.48 (31)	18.88 (59)	1.19
e_love	19.94 (31)	18.73 (59)	.99

Tab. 45: Vergleich zwischen neurotischen und psychotischen Fällen für Erikson-Skalen

7.3.1.6. Schneewind/Moos Familienklimaskala

Eine statistisch gesicherte Vorhersage von Variablen des Familienklimas auf das Kriterium „psychiatrischer Status" ist in gewissem Umfang möglich. So zeigen die Variablen „Zusammenhalt" (FKS 1), „Offenheit" (FKS 2), „Aktive Freizeitgestaltung" (FKS 7) und „Organisation" (FKS 9) auf dem 1 % Niveau signifikante Korrelationen mit dem Kriterium „psychiatrischer Status" (Tab. 46). Die negativen Korrelationen sind aus der Konstruktion der Skalen sinngemäß ableitbar und in unseren Ergebnissen stimmig.

Die Skala „Zusammenhalt" beschreibt aus der Sichtweise des Patienten/Probanden das Ausmaß, in dem Familienmitglieder zusammenhalten, sich gegenseitig unterstützen und für einander verfügbar sind.

Die Skala „Offenheit" erfaßt Aspekte wie Offenheit im Ausdruck von Gefühlen, unsanktionierte Äußerungen von Kritik und Ärger, Spontaneität und Aufgeschlossenheit.

Die Skala „aktive Freizeitgestaltung" mißt, ob und inwieweit in der Familie die Freizeit durch Unternehmungen, Interessen und Sozialkontakte aktiv und vielseitig genützt werden kann.

Die Skala „Organisation" erfaßt Ordnung, Planung und die eindeutige Regelung von Verantwortlichkeiten innerhalb der Familie.

Correlations:	GRUPPE	FKS1	FKS2	FKS3	FKS4	FKS5	FKS6	FKS7	FKS8	FKS9	FKS10
GRUPPE	1.0000 (206) P= .	-.3365 (180) P= .000	-.3791 (182) P= .000	.1557 (181) P= .018	-.1315 (181) P= .039	.0617 (181) P= .205	-.1325 (182) P= .037	-.3664 (180) P= .000	-.0223 (180) P= .383	-.1991 (181) P= .004	.0744 (179) P= .161
FKS1	-.3365 (180) P= .000	1.0000 (180) P= .	.7338 (180) P= .000	-.5719 (179) P= .000	.3942 (179) P= .000	-.0703 (179) P= .175	.2742 (180) P= .000	.5524 (178) P= .000	.1903 (178) P= .005	.4130 (179) P= .000	-.1109 (177) P= .071
FKS2	-.3791 (182) P= .000	.7338 (180) P= .000	1.000 (182) P= .	-.4600 (181) P= .000	.4158 (181) P= .000	-.1643 (181) P= .014	.2683 (182) P= .000	.5308 (180) P= .000	.1081 (180) P= .074	.2787 (181) P= .000	-.2098 (179) P= .002
FKS3	.1557 (181) P= .018	-.5719 (179) P= .000	-.4600 (181) P= .000	1.0000 (181) P= .	-.4628 (180) P= .000	.0823 (181 P= .135	-.0020 (181) P= .489	-.3109 (180) P= .000	-.1683 (179) P= .012	-.3240 (180) P= .000	.1411 (178) P= .030
FKS4	-.1315 (181) P= .039	.3942 (179) P= .000	.4518 (181) P= .000	-.4628 (180) P= .000	1.000 (181) P= .	-.2479 (180) P= .000	.1615 (181) P= .015	.3182 (180) P= .000	-.0377 (180) P= .308	.0856 (181) P= .126	-. 3720 (178) P= .000
FKS5	.0617 (181) P= .205	-.0703 (179) P= .175	-.1643 (181) P= .014	.0823 (181) P= .135	-.2479 (180) P= .000	1.000 (181) P= .	-.0252 (181) P= .368	-.0871 (180) P= .122	.0060 (179) P= .468	.1190 (180) P= .056	.2951 (178) P= .000
FKS6	-.1325 (182) P= .037	.2742 (180) P= .000	.2683 (182) P= .000	-.0020 (181) P= .489	.1615 (181) P= .015	-.0252 (181) P= .368	1.000 (182) P= .	.4112 (180) P= .000	.2010 (180) P= .003	.0656 (181) P= .190	-.1722 (179) P= .011
FKS7	-.3664 (180) P= .000	.5524 (178) P= .000	.5308 (180) P= .000	-.3109 (180) P= .000	.3182 (180) P= .000	-.0871 (180) P= .122	.4112 (180) P= .000	1.0000 (180) P= .	.2295 (179) P= .001	.2396 (180) P= .001	-.1213 (177) P= .054
FKS8	-.0223 (180) P= .383	.1903 (178) P= .005	.1081 (180) P= .074	-.1683 (179) P= .012	-.0377 (180) P= .308	.0060 (179) P= .468	.2010 (180) P= .003	.2295 (179) P= .001	1.0000 (180) P= .	.1300 (180) P= .041	.0830 (177) P= .136
FKS9	-.1991 (181) P= .004	.4130 (179) P= .000	.2787 (181) P= .000	-.3240 (180) P= .000	.0856 (181) P= .126	.1190 (180) P= .056	.0656 (181) P= .190	.2396 (180) P= .001	.1300 (180) P= .041	1.0000 (181) P= .	.2442 (178) P= .001
FKS10	.0744 (179) P= .161	-.1109 (177) P= .071	-.2098 (179) P= 002	.1411 (178) P= .030	-.3720 (178) P= .000	.2951 (178) P= .000	-.1722 (179) P= .011	-.1213 (177) P= .054	.0830 (177) P= .136	.2442 (178) P= .001	1.0000 (179) P= .

Tab. 46: Korrelationstabelle FKS

In der subjektiven Einschätzung liegen die Skalen „Offenheit" und „Zusammenhalt" sehr nahe beieinander. Die Korrelation ist mit $r = 0.73$ ($N = 180$; $p < 0.01$) relativ hoch.

Zur Analyse der Vorhersage des „psychiatrischen Status" durch mehrere Variablen des Familienklimas kann erneut die Diskriminanzanalyse verwendet werden. Hierbei werden nur die Variablen einbezogen, die nach univariatem f-Test signifikant zwischen den Gruppen unterscheiden. Für die Analyse des Familienklimas werden deshalb nur die Variablen FKS 1, FKS 7 und FKS 9 berücksichtigt (Anhang 4a, b). FKS 2 wird infolge der hohen Korrelation zu FKS 1 in der ersten Kalkulation zunächst noch ausgeklammert.

Mit der Diskriminanzanalyse sollen die zwei Fragen nach der Güte der Diskriminationsfähigkeit dieser Skalen insgesamt, aber auch nach der Höhe des relativen Beitrags der einzelnen Variablen beantwortet werden.

Betrachtet man hier die Korrelationen der einzelnen FKS-Skalen mit der gefundenen Diskriminanzfunktion, so ergibt sich für FKS 7 $r = 0.91$, für FKS 1 $r = 0.81$ sowie für FKS 9 $r = 0.31$. Analog verhalten sich die relativen Beträgshöhen der Einzelskalen zur Diskriminanzfunktion. Demnach wird diese hauptsächlich von den Variablen FKS 7 und FKS 1 getragen.

Auf die Frage, wie gut die FKS-Variablen 1 und 7 insgesamt eine Vorhersage erlauben, geben die Reklassifikationsergebnisse von Fällen und Nicht-Fällen an Hand der Diskriminanzfunktion Aufschluß:

Tatsächliche Gruppe	Fallanzahl	Vorhergesagte Gruppenzugehörigkeit	
		(1)	(2)
Patienten (1)	80	46	34
		57.5%	42.5%
Probanden (2)	98	22	76
		22.4%	77.6%

An Hand der über FKS 1 und 7 aufgestellten Diskriminanzfunktion lassen sich also 68.54% der „gruppierten" Studienteilnehmer richtig reklassifizieren.

Wird analog eine Diskriminanzanalyse für die Skalen FKS 2, 7 und 9 durchgeführt (Anhang 4c, d), so zeigen die Korrelationen der einzelnen FKS-Skalen für FKS 2 $r = 0.84$, für FKS 7 $r - 0.83$ und FKS 9 $r = 0.45$. Die Skalen FKS 2 und 7 tragen das Hauptgewicht der Diskriminanzfunktion. Wiederum trägt FKS 9 ein geringeres Gewicht zu dieser zweiten Diskriminanzfunktion bei.

Die Güte der Diskriminationsfähigkeit dieser Funktion kann erneut über die Methode der Reklassifikation von Fällen und Nicht-Fällen bemessen werden:

Tatsächliche Gruppe	Fallanzahl	Vorhergesagte Gruppenzugehörigkeit	
		(1)	(2)
Patienten (1)	82	51	31
		62.2%	37.8%
Probanden (2)	98	23	75
		23.5%	76.5%

70% der klassifizierten Studienteilnehmer können also mittels der Diskriminanzfunktion richtig zugeordnet werden.

Werden *Mittelwertsvergleiche von Patienten- (F) und Probandengruppe (K)* im Sinne eines *„case control"* vorgenommen, so ergeben sich die bereits bekannten Unterschiede von Fällen und Nicht-Fällen auf dem 1%-Niveau in den Skalen FKS 1, 2, 7 und 9. Unterschiede auf dem 5%-Niveau finden sich zusätzlich für die Skalen FKS 3 („Konfliktneigung"), FKS 4 („Selbständigkeit") und FKS 6 („Kulturelle Orientierung") (Tab. 47).

Skalenbez.	X_F	X_K	t-Wert
FKS1	3.78 (80)	5.45 (100)	-4.74 **
FKS2	3.55 (82)	5.52 (100)	-5.51 **
FKS3	7.39 (82)	6.64 (99)	2.12 *
FKS4	4.91 (82)	5.55 (99)	-1.76 *
FKS5	5.99 (82)	5.71 (99)	.82
FKS6	5.15 (82)	5.77 (100)	-1.83 *
FKS7	3.95 (82)	5.77 (98)	-5.24 **
FKS8	4.39 (82)	4.48 (98)	-.30
FKS9	4.56 (82)	5.40 (99)	-2.71 **
FKS10	4.67 (79)	4.34 (100)	.98

Tab. 47: Case-Control-Vergleich für FKS-Skalen

Die *Mittelwertsvergleiche von nicht-psychotischen (n) und psychotischen Patienten (p)* decken auf dem 1%-Niveau signifikante Unterschiede für die Skalen FKS 1 und FKS 3 auf (Tab. 48). Demnach zeichnen sich nicht-psychotische Patienten durch ein geringeres Bewußtsein eines allgemeinen familiären Zusammengehörigkeitsgefühls, eine schwächere Einsatzbereitschaft bei alltäglichen Verrichtungen und ein weniger ausgeprägtes emotionales Aufeinanderzugehen, Zuhören und Interesse an den Problemen der Familienmitglieder einerseits, durch eine größere Häufigkeit von familiären Streitigkeiten, stärkere ärgerliche Expressivität und durch ein geringeres Bemühen um sachliche Schlichtung von Meinungsverschiedenheiten im Vergleich zu den psychotischen Patienten aus.

Skalenbez.	X_n	X_p	t-Wert
FKS1	2.81 (26)	4.24 (54)	-2.72 **
FKS2	2.96 (27)	3.84 (55)	-1.63
FKS3	8.44 (27)	6.87 (55)	3.22 **
FKS4	4.37 (27)	5.18 (55)	-1.36
FKS5	6.22 (27)	5.87 (55)	.59
FKS6	5.48 (27)	4.98 (55)	.95
FKS7	3.44 (27)	4.20 (55)	-1.39
FKS8	3.89 (27)	4.64 (55)	-1.60
FKS9	4.19 (27)	4.75 (55)	-1.12
FKS10	4.42 (26)	4.79 (53)	-.64

Tab. 48: Vergleich zwischen neurotischen und psychotischen Fällen für FKS-Skalen

7.3.2. *Fremdbeurteilungsteil*

Dem Selbstbeurteilungsteil, der sich auf detaillierte Fragebogen stützte, wurde in der Studie C ein in den Konzepten verwandter Fremdbeurteilungsteil gegenübergestellt. Dieser zielte nicht auf die Skalierung diskret beobachtbarer psychosozialer Verhaltensakte, sondern auf die Erforschung subjektiv verfügbarer Organisationsstrukturen mittels der Methode eines strukturierten klinischen Interviews. Elemente des Fremdbeurteilungsteils waren die Analyse des Selbstverständnisses, die Bestimmung des Identitäts- und Intimitätsstatus und die Bewertung des Beziehungsmusters zu den Eltern bzw. innerfamiliärer Strukturen. Da die Auswertung der Interviewabschnitte methodisch eine Zuordnung zu diskreten Kategorien bzw. zu Organisationsstufen vorsieht, erfolgten statistische Vergleiche durch die Überprüfung der resultierenden Häufigkeiten mittels Chi^2-Test. Bei erfüllten Bedingungen wurden multivariate Verfahren wie z.B. die Residuenanalyse nachgeschaltet.

7.3.2.1. *Interview zum Selbstverständnis nach Damon und Hart*

7.3.2.1.1. *Selbstverständnis: Selbst als Objekt*

In der Analyse des Selbstverständnisses für den Aspekt des „Selbst als Objekt", also des in einem bewußten Reflexionsakt objektivierbaren Anteils des Selbsterlebens, erfolgt die Zuordnung der subjektiven Argumente zu sukzessiv aufeinanderfolgenden Organisationsniveaus. Auf einem Niveau (1) herrschen vor allem kategoriale Aussagen nach Einzelattributen vor, ohne ein übergeordnetes Leitprinzip zu beachten; auf einem Niveau (2) dominieren der soziale Vergleich, die in einer sozialen Bezugsgruppe gültigen Wertmaßstäbe; auf einem Niveau (3) werden zunehmend die interpersonalen Folgen einer Selbsteinschätzung berücksichtigt; und schließlich auf einem Niveau (4) stellen persönliche Lebensphilosophien oder Wertesysteme das entscheidende Strukturprinzip der vorgebrachten Urteile dar. Die einzelnen Niveaus bilden hierbei eine Entwicklungsreihe und zeichnen sich durch eine fortschreitend komplexere Strukturiertheit aus (Anhang).

Unter dem Aspekt des *Selbst als Objekt* sind die Dimensionen der *Selbstdefinition,* der *Selbstbewertung,* des *Selbst in der zeitlichen Entwicklung von der Vergangenheit in die Zukunft* sowie des *Selbst in einer idealen Erscheinungsweise, in einer Wunschperspektive* versammelt.

Es sollen zunächst die Vergleiche zwischen der *Patienten- (1) und der Probandengruppe (2)* dargestellt werden. Anhang 5a gibt eine Übersicht über die jeweiligen *Häufigkeitsunterschiede* in den vier Dimensionen des *Selbst als Objekt.* Die durchgeführten Chi^2-Testberechnungen führen durchgängig zu hoch signifikanten Differenzen zwischen den beiden Untersuchungsgruppen. Da aber in allen Tabellen Zellen auftreten, in denen die erwartete Häufigkeit unter 5 liegt, ist auf die statistische Interpretation zu verzichten, auch eine multivariate Weiterbearbeitung der Daten über eine Residuenanalyse nicht möglich. Die Interpretation erfolgt deshalb deskriptiv und stützt sich im Vergleich von „Fällen" und „Nicht-Fällen" auf die Statistik der Spaltenprozente.

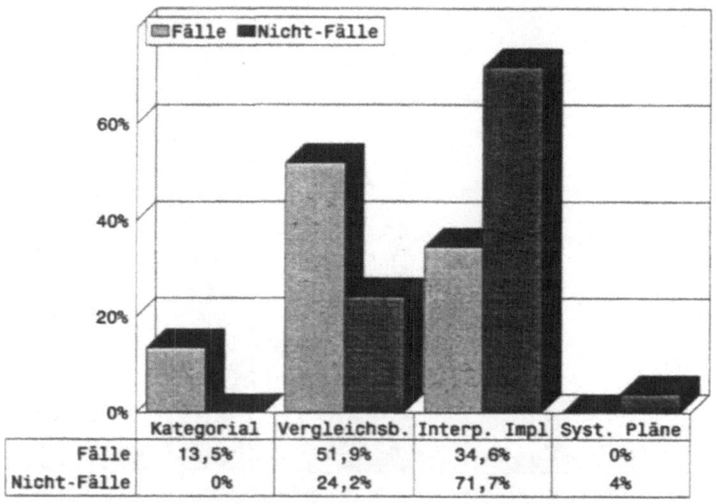

Abb. 21 Selbstdefinition und Selbst als Objekt

In der Dimension der Selbstdefinition geben Patienten typisierende Selbstbeschreibungen vorrangig auf dem Niveau (2) ab; ihre Argumente verweisen also bevorzugt auf äußerliche Verhaltens- und Erwartungsnormen der jeweiligen sozialen Bezugsgruppe (51.9%). Probanden hingegen aktualisieren in erster Linie Organisationsformen des Niveaus (3), kennzeichnen sich über festgefügte Persönlichkeitseigenschaften oder Attribute mit wesentlichen interpersonalen Implikationen (71.7%). Keiner der Patienten erreicht die höchste Ebene (4), aber auch nur ein sehr geringer Prozentsatz (4%) der Probanden. 13.5% der Patienten sind auf dem Niveau (1) arretiert, auf dem kein Zusammenhang zu Ganzheit oder Einheit stiftenden Beschreibungen hergestellt werden kann. Diesen Patienten ist nur eine Typisierung ihrer Person über isolierte, kategoriale Einzelattribute z.B. Kopfform, Körpergröße usw. möglich. Keiner der Probanden argumentiert auf dieser unreifen Stufe (Abb. 21).

In der Dimension der *Selbstbewertung* bilden sich ganz analoge Verhältnisse ab, wobei sich auch die erzielten Prozentsätze gut entsprechen. Bestimmen *Patienten*, was sie an sich positiv oder negativ wertschätzen, benützen sie in erster Linie wieder Normen, Verbots- und Belobigungskriterien der sozialen Bezugsgruppe (68.3%). *Probanden* greifen überwiegend auf Prinzipien des Niveaus (3) zurück (61.2%) (Abb. 22).

Auch die Häufigkeitsprozente in der Dimension des *Selbst in Vergangenheit und Zukunft* spiegeln in struktureller Hinsicht ein ganz ähnliches Bild wider (Abb. 23).

Betrachtet man das *Selbst in einer Wunschperspektive* so liegt für die *Patientengruppe* eine unveränderte Verteilung auf die einzelnen Niveaus mit erneuter Dominanz des Niveaus (2) vor. *Probanden* aber zeigen im Vergleich zu den vorherigen Dimensionen des „Selbst als Objekt" eine stärkere Tendenz zu höheren Strukturebenen auf. So befinden sich nur mehr 19.4% auf Ebene (2), weiterhin 63% auf Ebene (3), aber immerhin 16.3% auf Ebene (4). Diese Probandenuntergruppe verweist, wird sie nach erhofften oder erwünschten Veränderungen in ihrem Leben gefragt, auf individuelle

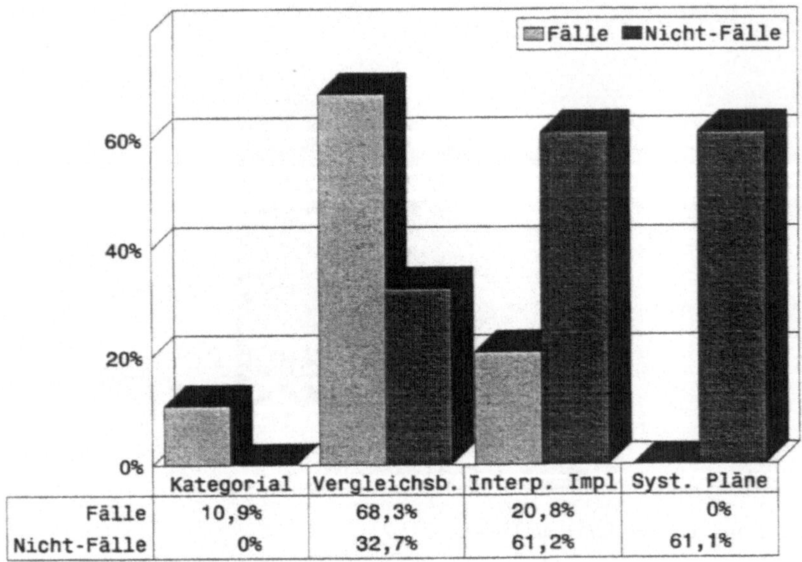

	Kategorial	Vergleichsb.	Interp. Impl	Syst. Pläne
Fälle	10,9%	68,3%	20,8%	0%
Nicht-Fälle	0%	32,7%	61,2%	61,1%

Abb. 22: Selbstbewertung und Selbst als Objekt

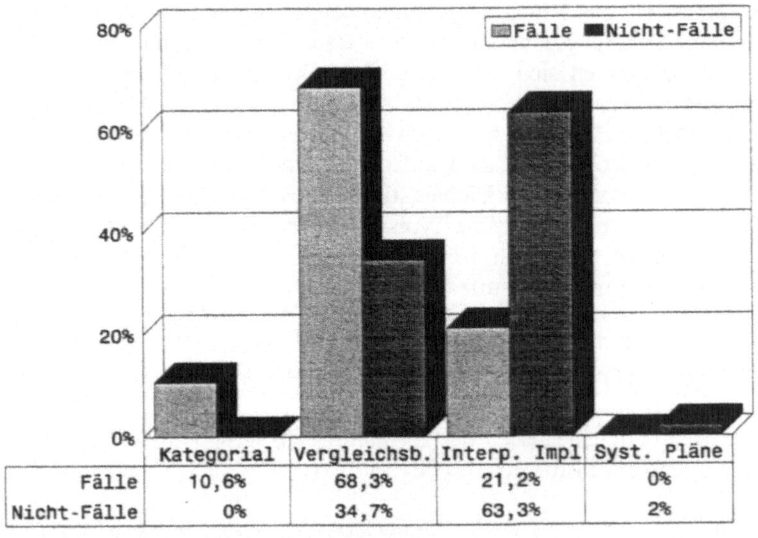

	Kategorial	Vergleichsb.	Interp. Impl	Syst. Pläne
Fälle	10,6%	68,3%	21,2%	0%
Nicht-Fälle	0%	34,7%	63,3%	2%

Abb. 23: Zukunft/Vergangenheit und Selbst als Objekt

Lebensprinzipien oder unverwechselbar persönliche Wertmaßstäbe, die sie zu verwirklichen trachtet (Abb. 24).

(Anhang 5b stellt die Vergleiche in den vier Dimensionen des „Selbst als Objekt" nach *Frauen und Männern* zusammen. Für beide Geschlechter der zusammengefaßten Untersuchungsgruppen herrschen überwiegend ähnliche Verhältnisse vor. Lediglich

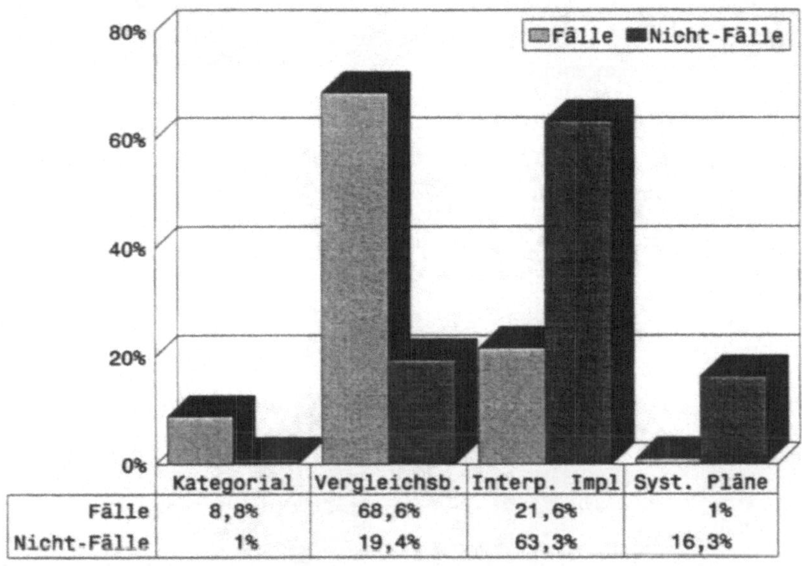

Abb. 24: Wunschperspektive und Selbst als Objekt

in der Dimension *Selbst in Vergangenheit und Zukunft* argumentieren Frauen tendenziell auf höheren Strukturebenen mit einem Schwerpunkt auf Niveau (3) (50.9% vs. 30.9%)).

7.3.2.1.2. Selbstverständnis: Selbst als Subjekt

In der Analyse des Selbstverständnisses unter dem Aspekt des *Selbst als Subjekt* wird für die Dimensionen des *Selbst im Bewußtsein einer persönlichen Kontinuität*, des

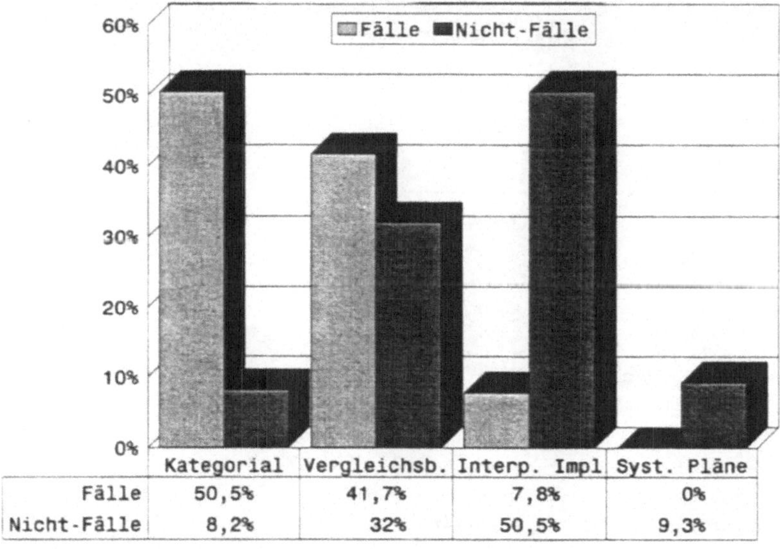

Abb. 25: Handlungs- und Willenszentrum und Selbst als Subjekt

Selbst im Bewußtsein der Einzigartigkeit der Lebenserfahrung und des *Selbst als aktives Handlungs- und Willenszentrum* analog eine Zuordnung zu vier diskreten Organisationsniveaus vorgenommen.
Anhang 5c gibt die *Häufigkeitsunterschiede* für die *Patienten- und die Probandengruppe* wieder. Als Grundtendenz in den subjektiven Urteilen der *Patienten* kann festgehalten werden, daß im Aspekt des „Selbst als Subjekt" noch deutlicher die niedrigen Strukturebenen als im Aspekt des „Selbst als Objekt" beansprucht werden. Besonders ausgeprägt ist dieses Argumentationsverhalten in der Dimension des *Selbst als Handlungs- und Willenszentrum,* wo sich 50.5% der Patienten auf Ebene (1)

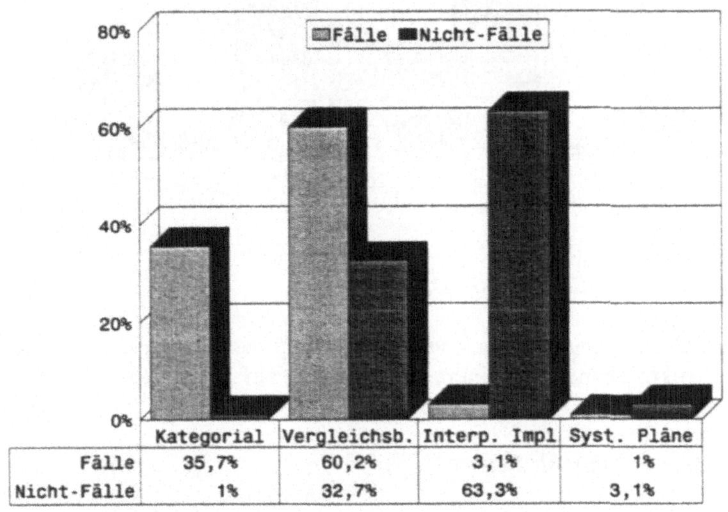

	Kategorial	Vergleichsb.	Interp. Impl	Syst. Pläne
Fälle	35,7%	60,2%	3,1%	1%
Nicht-Fälle	1%	32,7%	63,3%	3,1%

Abb. 26: Selbstkontinuität und Selbst als Subjekt

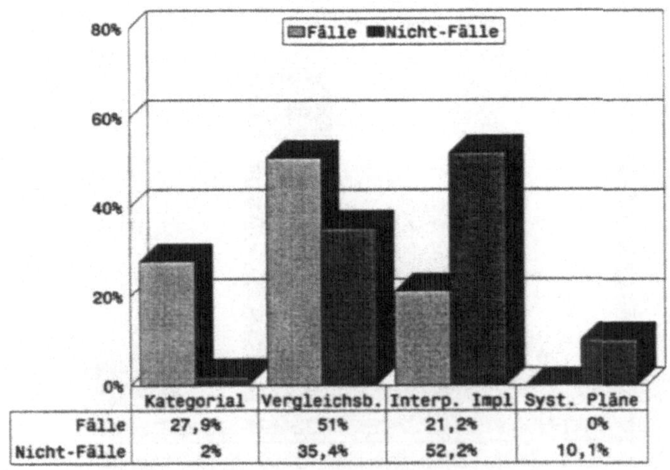

	Kategorial	Vergleichsb.	Interp. Impl	Syst. Pläne
Fälle	27,9%	51%	21,2%	0%
Nicht-Fälle	2%	35,4%	52,2%	10,1%

Abb. 27: Einzigartigkeit und Selbst als Subjekt

beziehen (Abb. 25). Ihre Lebensgeschicke erleben sie von äußeren, unkontrollierbaren Faktoren bestimmt, sehen sich außerstande, auf den Gang der persönlichen Entwicklung eigenständig einzuwirken. In der Bestimmung einer *Selbst-Kontinuität* und einer *Einzigartigkeit des Selbst* argumentieren sie bevorzugt auf dem Niveau (2), führen permanente, unveränderbare Selbstcharakteristika einerseits, Vergleiche zwischen Selbst und Anderen entlang isolierter Dimensionen andererseits an (60.2% bzw. 51.0%). Doch auch die Prozentsätze auf der niedrigsten Strukturebene (1) sind in diesen beiden Dimensionen relativ hoch (35.7% bzw. 27.9%) (Abb. 26, 27). Die Patienten müssen hier also auf ausschließlich kategoriale Identifikationen wie isolierte Einzelattribute zurückgreifen, um zu dokumentieren, wie sie sich selbst über die Zeit gleichbleiben bzw. sich von der Personalität anderer unterscheiden.
Wenngleich bei den *Probanden* im Aspekt des „Selbst als Subjekt" weiterhin das Niveau (3) klar dominiert, so fällt doch ein vergleichsweise höherer Prozentsatz in den jeweiligen Niveaus (2) auf, besonders in den Dimensionen der *Selbstkontinuität* und des *Selbst als Handlungs- und Willenszentrum* (32.7% bzw. 32.0%).
Anhang 5d belegt, daß sich Frauen und Männer in den Dimensionen des Selbst als Subjekt sehr ähnlich verhalten.

7.3.2.1.3. Selbstverständnis: Differenzierung nach Attributionsschemata und inhaltliche Qualifizierung der Selbstverständnisdimensionen

Die Auswertung des klinischen Selbstverständnis-Interviews nach Damon und Hart sieht vor, neben der Zuordnung der Argumente zu diskreten Strukturniveaus auch die unterschiedlichen *Modi der Attributionsschemata nach überwiegend körperlich-materiellen, handlungsbezogenen, sozialen oder psychologischen Bezügen* zu registrieren. Tab. 49 gibt eine derartige Übersicht über die vier unterschiedlichen Attributionsmodi getrennt nach der Höhe der Strukturebene für Patienten (A) und Probanden (B). Die Verteilung auf die einzelnen Modi spiegelt also die extensionale Breite der Aussagen zum „Selbstverständnis" wider. Die in der Tabelle aufgeführten Zahlen sind als Prozente zu verstehen, wobei ein mindestens einmaliger Einsatz eines bestimmten Modus auf einer jeweiligen Strukturebene genügt, den Patienten oder Probanden hier aufzuführen. Eine weitere Differenzierung des Prozentsatzes nach der Anzahl der insgesamt vorgebrachten Modi ist aus Gründen der Übersichtlichkeit unterblieben.

Für Patienten wie für Probanden kann trotz der offenkundigen Unterschiede festgehalten werden, daß ein Rückgriff auf alle vier Modi vorherrscht, wenn die einzelnen Dimensionen des Selbstverständnisses subjektiv bestimmt werden. Es setzen also auch Probanden körper- und handlungsbezogene Argumente ein, wenn sie sich zum Gegenstand einer bewußten Reflexion machen, und konzentrieren sich nicht ausschließlich auf soziale oder psychologische Kriterien. Wenngleich eine stärkere Tendenz zu sozialen und psychologischen Argumenten für die jungen Erwachsenen unserer Studie in ihrer Selbstcharakterisierung vorherrscht, und dies gilt auch für die Patienten, so ist doch die Entwicklungsreife des Selbstverständnisses neben der Strukturhöhe (s.o.) vor allem in dem ausgewogenen Einsatz aller vier Modi zu sehen.

körperlich				
A	23.0	71.7	11.3	0.0
	(1)	(2)	(3)	(4)
B	3.0	30.0	44.0	14.0
handlungsbezogen				
A	23.6	82.1	15.1	1.9
	(1)	(2)	(3)	(4)
B	1.0	46.0	42.0	18.0
sozial				
A	24.5	87.7	46.2	4.7
	(1)	(2)	(3)	(4)
B	1.0	86.0	89.0	26.0
psychologisch				
A	51.9	92.5	59.4	8.5
	(1)	(2)	(3)	(4)
B	9.0	72.0	89.0	42.0

Tab. 49: Vergleich von Patienten (A) und Probanden (B) im Einsatz unterschiedlicher Selbstschemata (körperlich, handlungsbezogen, sozial, psychologisch), geordnet nach Strukturebenen (1) bis (4) [%]

Neben der Bestimmung eines vorrangigen Strukturniveaus und der modalen Verteilung der Attributionsschemata führt auch eine nähere *inhaltliche Qualifizierung* der vorgetragenen Argumente zu recht eindrucksvollen Unterschieden zwischen Patienten und Probanden. Die Differenzen in den Häufigkeiten erreichen im Chi^2-Test meist eine hohe statistische Signifikanz ($p < 0.001$). Zur Veranschaulichung sollen aber nur Prozentsätze dienen (Tab. 50).

Die *Sicht auf die eigene Person* läßt sich durch die vorgestellte Beurteilung in den Augen von Drittpersonen präzisieren. Diese in einer Frage angestoßene kognitive Operation erfordert die Fähigkeit zur Übernahme einer *Fremdperspektive* und setzt eine klare Abgrenzung der eigenen von dieser anderen Person voraus. Patienten wie Probanden argumentieren überwiegend, daß sie z.B. von ihren Familienmitgliedern oder Freunden ganz ähnlich bzw. identisch gesehen würden, wie sie sich selbst auch beurteilten. Nur 7.5 % der Patienten kommen zu einer differenzierten Bewertung bei diesem Perspektivenwandel, immerhin aber 34.0 % der Probanden. Einem Drittel der Patienten, aber auch ca. einem Zehntel der Probanden ist diese sozial-kognitive Leistung nicht möglich.

57.5 % der Patienten zeichnen ein Bild von sich, das von einem überwiegend positiven *Selbstwert* getragen ist, 42.5% charakterisieren sich überwiegend mit negativem Selbstwert. Fast alle Probanden können auf ein positiv getöntes Selbstbild in der Selbstbewertung zurückgreifen.

	Patienten	Probanden
Sicht durch Andere		
* ähnlich/identisch	61.3%	57.0%
* differenziert	7.5%	34.0%
* nicht vorstellbar	31.2%	9.0%
Selbstwert		
* überwiegend positiv	57.5%	95.0%
* überwiegend negativ	42.5%	5.0%
Implizites Entwicklungskonzept		
* persönliche Zukunft		
- vorstellbar	69.8%	98.0%
- nicht vorstellbar	30.2%	2.0%
* Entwicklungsstillstand	5.7%	2.0%
* qualitative Umschichtung	0.9%	39.0%
* radikaler Bruch	8.5%	6.0%
* undifferenzierte Veränderungserwartung	46.2%	21.0%
* konventionelle Veränderung	7.5%	23.0%
* persönliche Veränderung	14.2%	36.0%
* Lösung psychosozialer Probleme	14.2%	18.0%
* Überwindung der psychischen Krankheit	15.1%	
Selbst-Kontinuität		
* Verlust durch Krankheit	12.3%	
* globaler Identitätsverlust	22.6%	
* globale Suche nach Identität	22.6%	16.0%
* Kontinuität über Affekte und Stimmungen	21.7%	3.0%
* Kontinuität über Handlungsweisen	17.9%	
* Identitätskern und periphere Modifikation	22.6%	77.0%
Vorbild - Identifikationsfigur		
* Familienangehöriger	3.8%	0.0%
* Freund	3.8%	0.0%
* Idol	10.4%	3.0%
* Phantasiegestalt	8.5%	0.0%
* Sich selbst zum Vorbild	39.6%	38.0%
* kein Vorbild	32.1%	58.0%

Tab. 50: Qualifizierung der Selbstverständnis-Dimensionen

In der Dimension des *Selbst in Vergangenheit und Zukunft* müssen die Untersuchungsteilnehmer *implizite Entwicklungskonzepte* einsetzen und in die Zukunft projizieren. Für ein Drittel der Patienten ist eine *persönliche Zukunft* nicht vorstellbar. 5.7% erleben bei sich einen *Entwicklungsstillstand*, glauben, daß ihr Leben „ausgelaufen", arretiert sei. Während nur knapp 1% der Patienten sich vorstellen kann, daß sich die persönliche Zukunft durch eine *qualitative Umgestaltung* der momentanen Lebenssituation aktiv bewerkstelligen lasse, argumentieren 39.0% der Probanden genau in dieser Weise. Relativ hoch bei Patienten (46.2%) und Probanden (21.0%) sind Erwartungen, die künftige Entwicklung werde zur *nicht näher konkretisierbaren Veränderung* in der Lebensweise oder im persönlichen Befinden führen. 7.5% der Patienten, 23.0% der Probanden erwarten *konventionelle Veränderungen* in verschiedenen psychosozialen Bereichen etwa über eine berufliche Qualifikation, ein verändertes familiäres Zusammenleben oder ein Eingehen von Partnerschaften. Für 14.2% der Patienten, für 36.0% der Probanden bedeutet zukünftige Entwicklung vorrangig eine *Auseinandersetzung mit zentralen Aspekten der Persönlichkeit*. Je 14.2% bzw. 18.0% intendieren eine Entwicklung über die *Lösung aktuell vorherrschender psychosozialer Probleme*. Bei 15.1% der Patienten ist das implizite Entwicklungskonzept eng mit der erwarteten oder erhofften *Überwindung der psychischen Krankheit* verknüpft.

Befragt nach der *Kontinuität im Selbsterleben über die Veränderungen in der Zeit* geben 12.3% der Patienten einen *qualitativen Bruch* infolge ihrer Erkrankung an, 22.6% berichten, in ihrem Selbsterleben aktuell ein grundlegendes *Identitätsgefühl verloren* zu haben. 22.6% der Patienten, aber auch 16.0% der Probanden befinden sich auf der *krisenhaften Suche nach einem entwicklungsbedingt verlorenen Identitätsgefühl.* 21.7% der Patienten können eine *Kontinuität* im Selbsterleben herstellen, wenn sie bewußt oder unbewußt vertraute *Affektzustände oder Stimmungslagen* z.B. durch Alkohol oder wütenden Streit mit Partnern konstellieren; 17.9% gelingt dies, wenn sie ganz bestimmte *Handlungen* vollziehen, z.B. Sport betreiben, sich geistig mit einem speziellen Thema beschäftigen. Bei den Probanden betragen die jeweiligen Prozentsätze hier 3.0% bzw. 4.0%. Während die große Mehrheit der Probanden die Kontinuität des Selbsterlebens als *Identität im Persönlichkeitskern mit entwicklungsbedingten peripheren Abänderungen* konzeptualisiert, argumentieren nur 22.6% der Patienten in analoger Weise.

Die Suche nach äußeren *Identifikationsmöglichkeiten* ist bei den Patienten deutlicher als bei Patienten ausgeprägt.

7.3.2.2. Interview zum Identitätsstatus nach Marcia und zum Intimitätsstatus nach Orlofsky

Der Interviewabschnitt zur Bestimmung eines *Identitätsstatus* zielt auf die Zuordnung zu einem kategorialen Status („etablierte oder erworbene Identität", „übernommene" oder „Pseudoidentität", „Moratorium", „Identitätsdiffusion") in den psychosozialen Bereichen „Beruf", „Politik", „Religion" und „Sexualität".

Der Interviewabschnitt zur Bestimmung eines *Intimitätsstatus* berücksichtigt in einer *heterosexuellen Perspektive* sechs unterschiedliche Stufen („intim", „präintim", „verschmelzend", „pseudointim", „stereotyp" und „isoliert"). In einer *homosexuellen Perspektive* (beinhaltet lediglich den Bereich der gleichgeschlechtlichen Beziehungen und impliziert keine Konnotation im Sinne einer homosexuellen Geschlechtsidentität oder homosexuellen Praxis) können vier unterschiedliche Status zugeordnet werden ("bester Freund", „guter Kamerad", „stereotyp" und „isoliert").

7.3.2.2.1. Identitätsstatus

Die Vergleiche zwischen *Patienten- und Probandengruppe* werden erneut im Sinne eines „case control" vorgestellt. Für alle Vergleiche von „Fällen" und „Nicht-Fällen" ist die Statistik der Spaltenprozente interpretierbar, da die Randverteilung für beide Gruppen annähernd gleich ist.

Im Bereich *Beruf* besteht zwischen den Untersuchungsgruppen ein hoch signifikanter Unterschied (Chi^2: 59.35, D.F.: 3, p = 0.000) hinsichtlich der Häufigkeiten in den

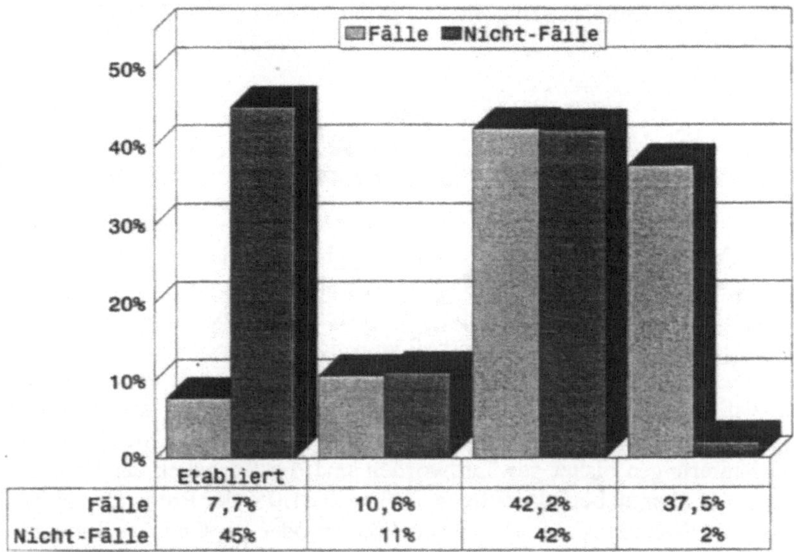

	Etabliert			
Fälle	7,7%	10,6%	42,2%	37,5%
Nicht-Fälle	45%	11%	42%	2%

Abb. 28: Identitätsbereich Beruf

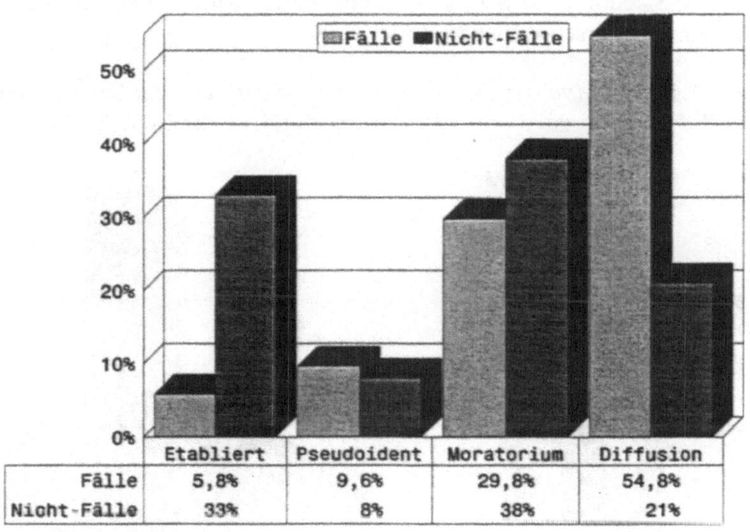

	Etabliert	Pseudoident	Moratorium	Diffusion
Fälle	5,8%	9,6%	29,8%	54,8%
Nicht-Fälle	33%	8%	38%	21%

Abb. 29: Identitätsbereich Religion

vier Statusmöglichkeiten (Abb. 28). Über 80% der Patienten befinden sich demnach in den beiden niedrigen Identitätsstatus, wobei das „Moratorium" am häufigsten (42.2%) eingenommen wird. Probanden können für sich in 45% den Status „etablierte Identität" beanspruchen, aber immerhin 42% befinden sich noch im „Moratorium", d.h. sind nach wie vor auf der Suche nach einer subjektiv überzeugenden und verbindlichen Entscheidung für eine berufliche Laufbahn. Patienten wie Probanden befinden sich zu gleichen Anteilen selten im Status der „Pseudoidentität" (10.6% vs. 11%).

Die *Pearsonsche Rangkorrelation* der Variablen *„psychiatrischer Status"* (1 = Fall, 2 = Nicht-Fall) und der Variablen *„Stabilität der Identität im Bereich Beruf"* (1 = et. Id., 2 = Ps.id., 3 = M, 4 = Id.diff.) fällt mit r = 0.51 recht hoch aus (N = 204; p < 0.01).

Auch im Bereich *Politik,* der allgemeinpolitische, gesellschaftliche und weltanschauliche Aspekte des sozialen Lebens in der Bedeutsamkeit für den einzelnen Untersuchungsteilnehmer erfaßt, werden sehr deutliche Unterschiede zwischen Patienten und Probanden aufgedeckt (Abb. 30). Patienten befinden sich in über 90% in den beiden niedrigen Identitätsstatus, wobei mit 67.3% der Status „Identitätsdiffusion" zu erkennen gibt, daß dieser Ausschnitt des psychosozialen Lebens für die Patienten weder ein subjektiv bedeutsames Feld der Auseinandersetzung ist, noch hier klare und verbindliche Orientierungen bisher gewählt worden sind. Im Vergleich der Untersuchungsgruppen gilt es aber zu berücksichtigen, daß auch 31.0% der Probanden hierzu keinerlei konturierte Stellungnahme abgegeben können oder persönliches Interesse artikulieren. Ca. ein Drittel befindet sich noch auf der Suche nach einer akzeptablen politischen Überzeugung, ca. ein weiteres Drittel proklamiert für sich bereits einen verbindlichen inneren Standort. Der Status „Pseudoidentität" spielt in beiden Untersuchungsgruppen nur eine verschwindende Rolle.

Die *Pearsonsche Rangkorrelation* von *„psychiatrischem Status"* und der Stabilität der *Identität im Bereich Politik* ist mit r = 0.42 erneut hoch (N = 204; p < 0.01).

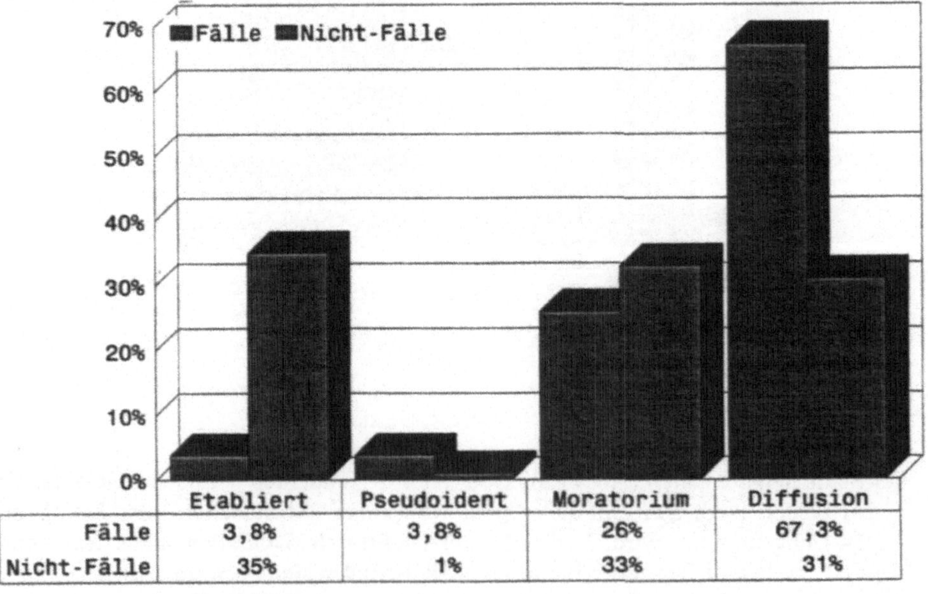

	Etabliert	Pseudoident	Moratorium	Diffusion
Fälle	3,8%	3,8%	26%	67,3%
Nicht-Fälle	35%	1%	33%	31%

Abb. 30: Identitätsbereich Politik

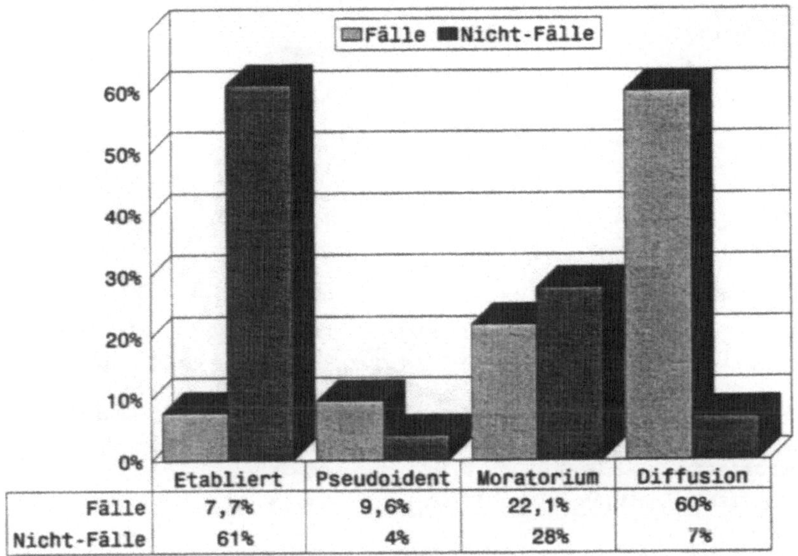

Abb. 31: Identitätsbereich Sexualität

Im Bereich *Religion* besteht zwischen den Untersuchungsgruppen ein hoch signifikanter Unterschied (Chi2: 36.18, D.F.: 3, p = 0.000) (Abb. 29). Wiederum befinden sich die Patienten in über 90% in den zwei niedrigen Status, wobei der Status der „Identitätsdiffusion" mit 54,8% hier klar prävaliert. Probanden lassen in 33% erkennen, daß sie sich detailliert mit religiösen Fragestellungen auseinandergesetzt und einen persönlich akzeptablen Standpunkt gefunden haben. 38% befinden sich noch im Stadium einer experimentierenden Orientierung („Moratorium"). Wiederum werden in beiden Untersuchungsgruppen die Status „Pseudoidentität" jeweils am wenigsten beansprucht.

Die *Pearsonsche Rangkorrelation* von „psychiatrischem Status" und Stabilität der *Identität im Bereich Religion* beträgt r = 0.39 (N = 204; p < 0.01).

Im Bereich Sexualität besteht zwischen den beiden Untersuchungsgruppen erneut ein hoch signifikanter Unterschied (Chi2: 88.53, D.F.: 3, p = 0.000) (Abb. 31). Wiederum befinden sich über 80% der Patienten in den beiden niedrigen Identitätstatus mit einem Überwiegen der „Identitätsdiffusion" (60%). Ca. zwei Drittel der Probanden haben für sich klare und persönlich verbindliche Konzepte zu sexuellen Verhaltensweisen, partnerschaftlichen Beziehungsmustern und Rollenerwartungen der beiden Geschlechter nach einem Stadium des Experimentierens entwickelt. 28% der Probanden gibt an, sich noch in diesem Stadium der experimentierenden Suche zu befinden. Wiederum kennzeichnend für beide Untersuchungsgruppen ist, daß sich nur verschwindende Prozentsätze auf den Status der „Pseudoidentität" verteilen.

Die *Pearsonsche Rangkorrelation* von *psychiatrischem Status* und der Stabilität der *Identität im Bereich Sexualität* ist mit r = 0.61 recht hoch (N = 204; p < 0.01).

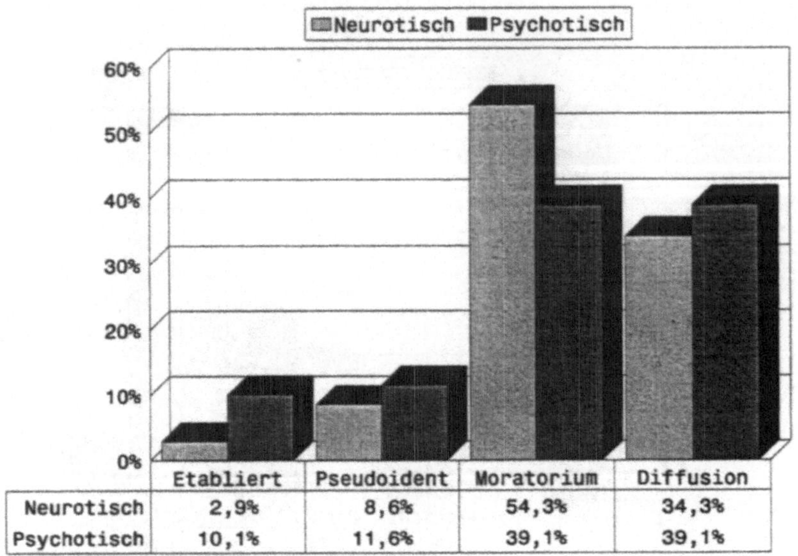

	Etabliert	Pseudoident	Moratorium	Diffusion
Neurotisch	2,9%	8,6%	54,3%	34,3%
Psychotisch	10,1%	11,6%	39,1%	39,1%

Abb. 32: Identitätsbereich Beruf für Patientengruppe

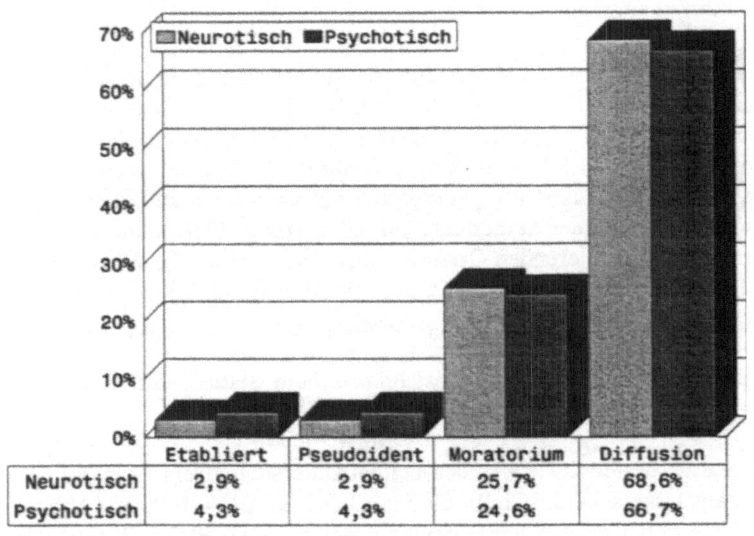

	Etabliert	Pseudoident	Moratorium	Diffusion
Neurotisch	2,9%	2,9%	25,7%	68,6%
Psychotisch	4,3%	4,3%	24,6%	66,7%

Abb. 33: Identitätsbereich Politik für Patientengruppe

Aus den Abbildungen 32 - 35 ist ersichtlich, daß nicht-psychotische und psychotische Patienten in den Identitätsstatus recht gut vergleichbar sind. Während im Bereich „Beruf" der Status des „Moratoriums" überwiegt, dominiert in den Bereichen „Politik", „Religion" und „Sexualität" jeweils klar der Status „Identitätsdiffusion".

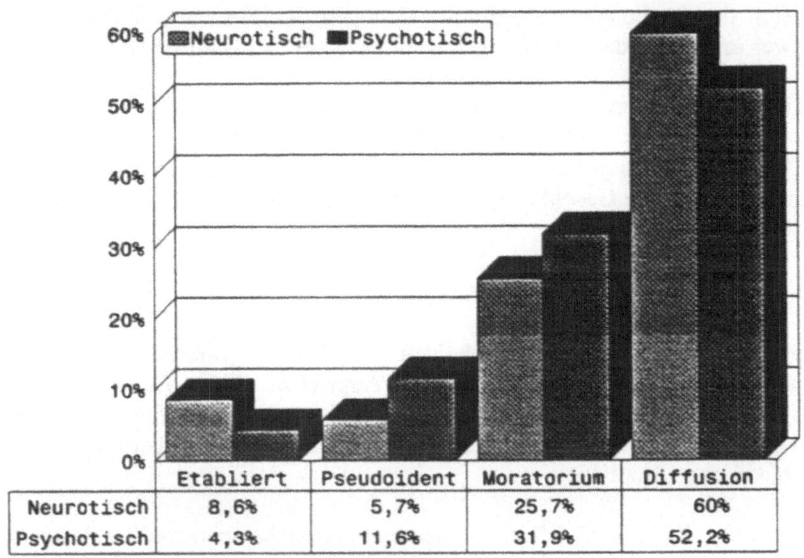

Abb. 34: Identitätsbereich Religion für Patientengruppe

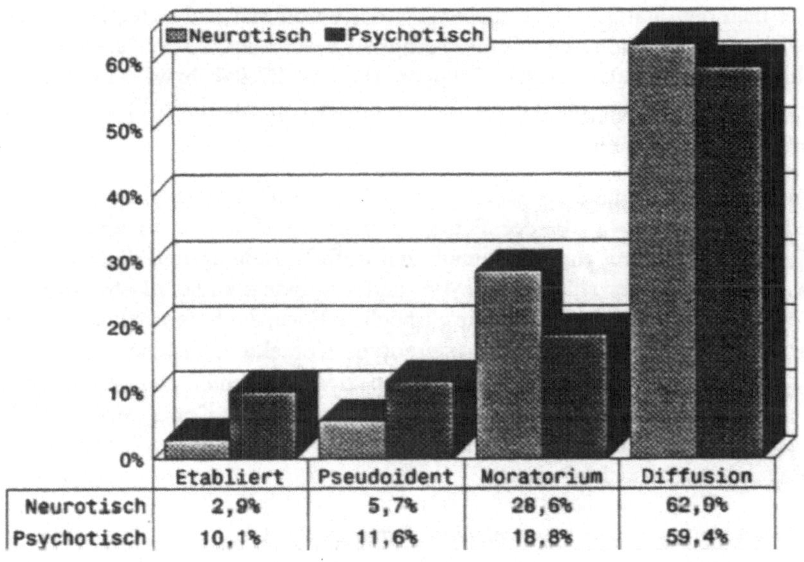

Abb. 35: Identitätsbereich Sexualität für Patientengruppe

Anhang 6a stellt die *Vergleiche von Frauen und Männern* hinsichtlich der erzielten *Identitätsstatus* in den vier psychosozialen Bereichen zusammen. Alle berechnete Chi^2-QuadratWerte sind nicht signifikant. Eine Analyse der Residuen ist somit nicht sinnvoll. Die Annahme eines statistischen Geschlechtseffektes auf die Identität in der hier benützten Konzeptualisierung nach Marcia ist also nicht gestützt. Auch mit dem

Vergleich der Spaltenprozente für die Gruppen der Frauen und Männer läßt sich unschwer erkennen, daß ein Geschlechtseffekt kaum feststellbar ist.

Ein Zusammenhang zwischen Geschlecht und der Variable „psychiatrischer Status" ist nicht nachweisbar (Anhang 6b). Da Geschlecht weder einen Zusammenhang mit Identität noch mit psychiatrischem Status aufweist, kann die Auswertung eines Zusammenhangs von Geschlecht, Identität und psychiatrischer Status entfallen (vgl. Logitanalyse s.u.).

7.3.2.2.2. Intimitätsstatus

Patienten und *Probanden* unterscheiden sich hoch signifikant im Vergleich der *Initimitätstatus* in einer *heterosexuellen Perspektive* (Chi^2: 73.89, D.F.: 3, p = 0.000). Analog sind die Unterschiede in einer *homosexuellen Perspektive* zu sehen. Aus den Daten wird deutlich, daß die Variable „Intimität" eng verwoben ist mit dem „psychiatrischen Status".

Abb. 36 zeigt, daß nur 12.5% der Patienten in einer *heterosexuellen Perspektive* den Status „hohe Intimität" („intim", „präintim") einnehmen. 68% der Probanden hingegen befinden sich in diesem Status. In den niedrigsten Intimitätsstatus „isoliert" müssen 51.9% der Patienten eingeordnet werden, aber nur 9% der Probanden. Betrachtet man den Status „verschmelzend", der emotional und sexuell enge Beziehungen ohne partnerschaftliche Wechselseitigkeit beschreibt, so zeichnen sich keine Unterschiede zwischen den beiden Gruppen ab. Mit 27.9% bzw. 15.0% nehmen Patienten bzw. Probanden die Stufen der mittleren („pseudointim") und niedrigen („stereotyp") Intimität ein.

Abb. 37 gibt die Verhältnisse der *gleichgeschlechtlichen freundschaftlichen Beziehungen* wieder. Immerhin 42.6% der Patienten besitzen Kontakte zu einem „besten Freund", können also mit ihm eine emotional tiefe Beziehung unterhalten, sich auf ihn als vertrauten Partner stützen. Für 4% sind zumindest kameradschaftliche Kontakte zu einem Mitglied in der Peergroup als höchste Form der homosexuellen Intimität möglich, ca. je ein Viertel pflegen nur stereotype Kontakte oder sind völlig isoliert. Mehr als drei Viertel der Probanden unterhält spezielle Beziehungen zu einem „besten Freund", 14.0% charakterisieren ihre gleichgeschlechtlichen Kontakte als oberflächlich-stereotyp, 5% haben zumindest gute Kontakte zur „Peer-group", aber auch 5% von ihnen sind psychosozial isoliert.

Bei *psychotischen* und *nicht-psychotischen Patienten* bestehen weder in *hetero-* noch in *homosexueller Perspektive* signifikante Unterschiede in den Intimitätsstatus (Chi^2: 0.00, p = 1.0 bzw. Chi^2: 0.17, p = 0.6785, jeweils nach Yates -Korrektur).

Frauen und *Männer* unterscheiden sich in ihrer Fähigkeit, intime Kontakte zum gleichen und zum anderen Geschlecht herzustellen und zu unterhalten, hoch bedeutsam (Anhang 7).

In einer *heterosexuellen* Perspektive ist die durchgeführte Statistik mittels Chi2-Test hoch signifikant (Chi2: 19.90, D.F.: 3, p = 0.0002). Frauen und Männer unterscheiden sich insbesondere in den beiden Statusmöglichkeiten „verschmelzend" und

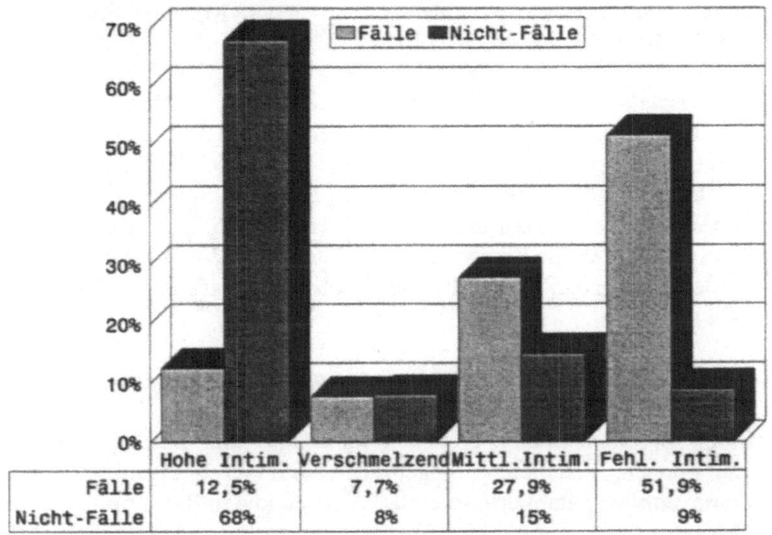

Abb. 36: Zusammenhang zwischen psychiatrischem Status und heterosexuellem Intimitätsstatus

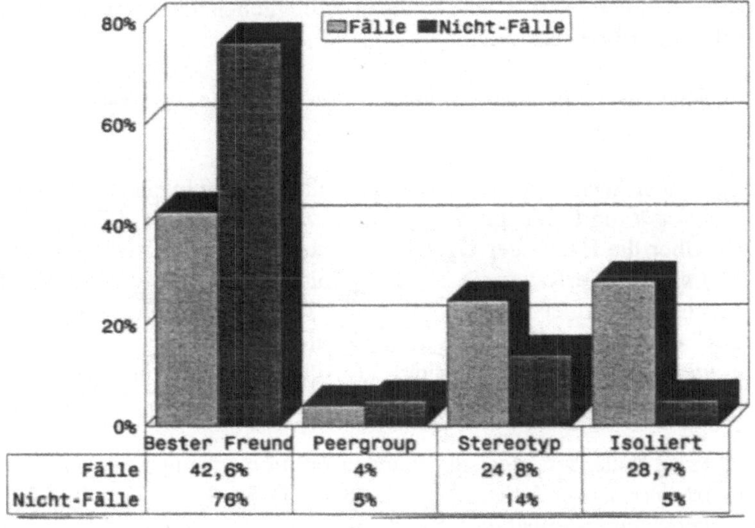

Abb. 37: Zusammenhang zwischen psychiatrischem Status und homosexuellem Intimitätsstatus

„isoliert". Während 14.8% der Frauen dieser Kategorie zugeordnet werden, trifft dies für Männer in keinem Fall zu. Aus dem Patienten/Probanden-Vergleich ist abzuleiten, daß sich je vier Frauen auf die beiden Untersuchungsgruppen verteilen. Fehlende Intimität („isoliert") ist für 22.2% der Frauen kennzeichnend, hingegen für 40.6% der Männer typisch. Tendenziell läßt sich die größere Fähigkeit der Frauen, intime Beziehungen einzugehen, auch in den beiden übrigen Statusmöglichkeiten

„hohe Intimität" und „stereotyp" ablesen (Frauen vs. Männer, Spaltenprozente: 54.3% vs. 45.7% bzw. 45.5% vs. 54.5%).

In einer *homosexuellen Perspektive* geben 70.8% aller Frauen an, eine „beste Freundin" zu haben. Zu vergleichbaren Anteilen treffen bei ihnen die restlichen Prozente auf die Kategorien „stereotyp" (14.2%) und „isoliert" (13.2%) zu. Von den Männern berichten nur 46.3% über einen „besten Freund", knapp die Hälfte befindet sich in den unteren Kategorien der Intimität („stereotyp": 25.3%, „isoliert": 21.1%). In beiden Geschlechtern ist die Kategorie „Beziehung zu einem gleichgeschlechtlichen Mitglied aus der Peer-group" nur selten die höchste Intimitätsstufe (Frauen: 1.9%, Männer: 7.4%).

7.3.2.2.3. Zusammenhang von Identitäts- und Intimitätsstatus

Um statistische *Zusammenhänge zwischen Identitäts- und Intimitätsstatus* besser aufdecken zu können, erschien es angebracht, die vier Statusmöglichkeiten der Identität in eine *stabile* („etablierte Identität", „Pseudoidentität") und eine *instabile Identität* („Moratorium", „Identitätsdiffusion") zu gruppieren. Die sechs Möglichkeiten der Intimität in einer heterosexuellen Perspektive wurden in eine *hohe* („intim", „präintim") und eine „mittlere-niedrige Intimität" zusammengefaßt, die beiden Kategorien „verschmelzend" und „isoliert" *(fehlende Intimität)* aber belassen. In einer homosexuellen Perspektive wurden die ursprünglichen vier Statusmöglichkeiten für die Berechnungen beibelassen.

Es sollen zunächst die Ergebnisse in einer *heterosexuellen Perspektive* dargestellt werden.

Abb. 38 zeigt einen hoch signifikanten statistischen Zusammenhang zwischen der *beruflichen Identität* und der *heterosexuellen Intimität* (Chi^2: 19.11, D.F.: 3, p = 0.0003). Über die Hälfte der Untersuchungsteilnehmer mit stabilem Identitätsstatus (57.3%) sind in die Kategorie „hohe Intimität" eingeordnet, während 39.5% der Untersuchungsteilnehmer mit instabilem Identitätskonzept in die Kategorie „fehlende Intimität" eingeordnet sind. Umgekehrt ist aber zu beachten, daß die Kombination „stabile Identität – fehlende Intimität" (16.0%) und „instabile Identität – hohe Intimität" (29.5%) durchaus bei unseren Kandidaten vorkommen.

Abb. 39 zeigt einen statistisch hoch signifikanten Zusammenhang zwischen *politischer Identität* und *heterosexueller Intimität* (Chi^2: 28.73, D.F.: 3, p = 0.000). Über zwei Drittel der Untersuchungsteilnehmer mit stabilem Identitätskonzept (72.7%) sind in die Kategorie „hohe Intimität" eingeordnet worden. Der Intimitätsstatus „fehlende Intimität" kommt in dieser Untergruppe kaum vor (9.1%). Betrachtet man hingegen die Reihenprozente für die Untergruppe mit instabiler Identität, so ist eine wesentlich unentschiedenere Verteilung auf die verschiedenen Intimitätsstatus festzuhalten. So befinden sich sowohl 30.6% in der Rubrik „hohe Intimität", aber auch 36.9% in der „fehlenden Intimität".

In Abb. 40 wird der Zusammenhang zwischen *religiöser Identität* und *heterosexueller Intimität* veranschaulicht. Die Chi^2-Statistik ist mit Chi^2: 6.48 nicht signifikant. Tendenziell läßt sich zwar eine Assoziation zwischen stabiler Identität und hoher

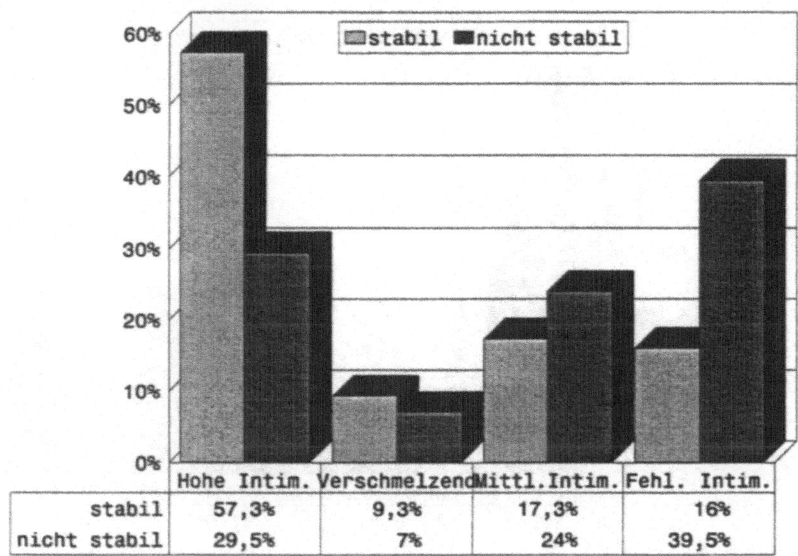

Abb. 38: Zusammenhang zwischen beruflicher Identität und heterosexuellem Intimitätsstatus

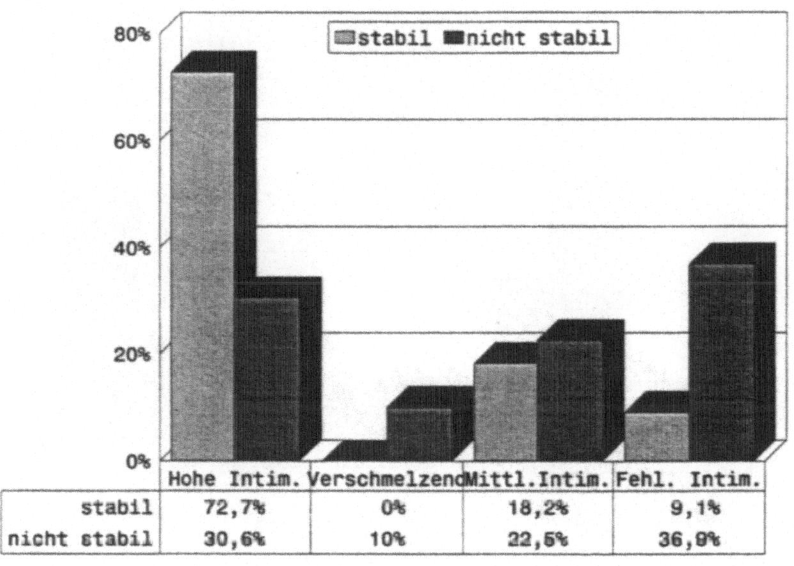

Abb. 39: Zusammenhang zwischen politischer Identität und heterosexuellem Intimitätsstatus

Intimität behaupten (52.6%). Doch befinden sich immerhin auch 21.1% dieser Untersuchungsteilnehmer in der Kategorie „fehlende Intimität". Für die Rubrik „instabile Identität" läßt sich keine schwerpunktmäßige Verteilung in den Intimitätsstatus ausmachen.

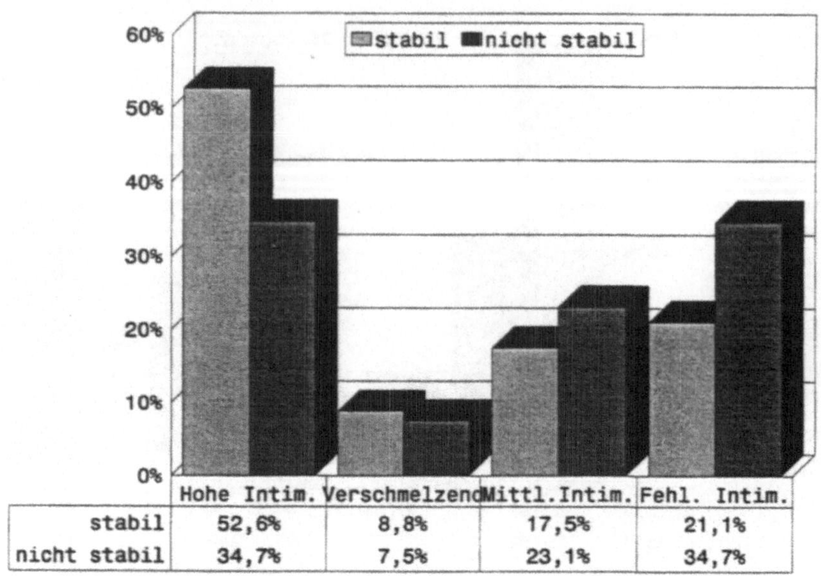

Abb. 40: Zusammenhang zwischenreligiöser Identität und heterosexuellem Intimitätsstatus

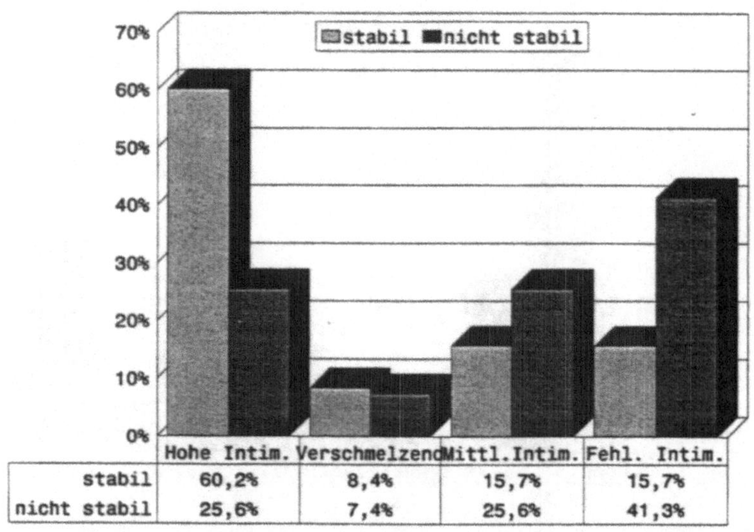

Abb. 41: Zusammenhang zwischen sexueller Identität und heterosexuellem Intimitätsstatus

Abb. 41 zeigt wiederum einen statistisch hoch signifikanten Zusammenhang zwischen *sexueller Identität* und *heterosexueller Intimität* (Chi^2: 27.68, D.F.: 3, p = 0.000). Über die Hälfte der Untersuchungsteilnehmer mit stabilem Identitätskonzept (60.2%) sind in die Kategorie „hohe Intimität" eingeordnet. Nur je 15.7% befinden sich in der „mittleren-niedrigen" und „fehlenden" Intimitätskategorie. Umgekehrt nimmt der höchste Prozentsatz der Untersuchungsteilnehmer mit einem instabilen Identitätskon-

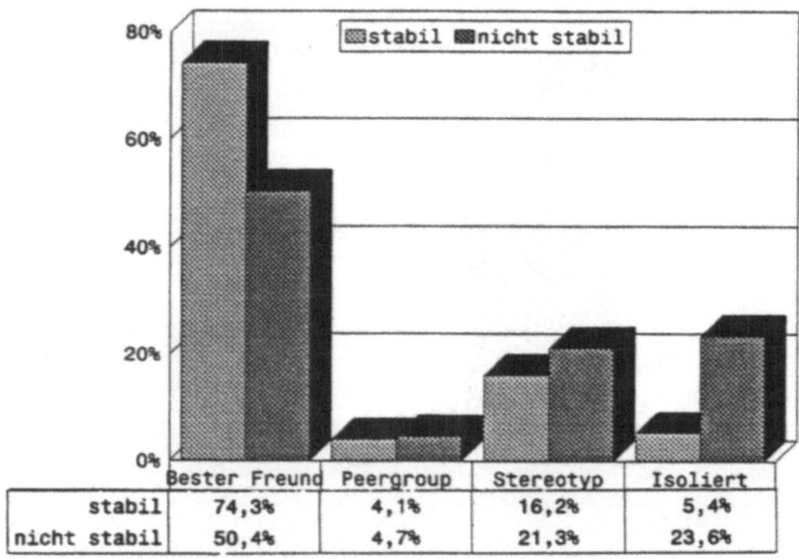

	Bester Freund	Peergroup	Stereotyp	Isoliert
stabil	74,3%	4,1%	16,2%	5,4%
nicht stabil	50,4%	4,7%	21,3%	23,6%

Abb. 42: Zusammenhang zwischen beruflicher Identität und homosexuellem Intimitätsstatus

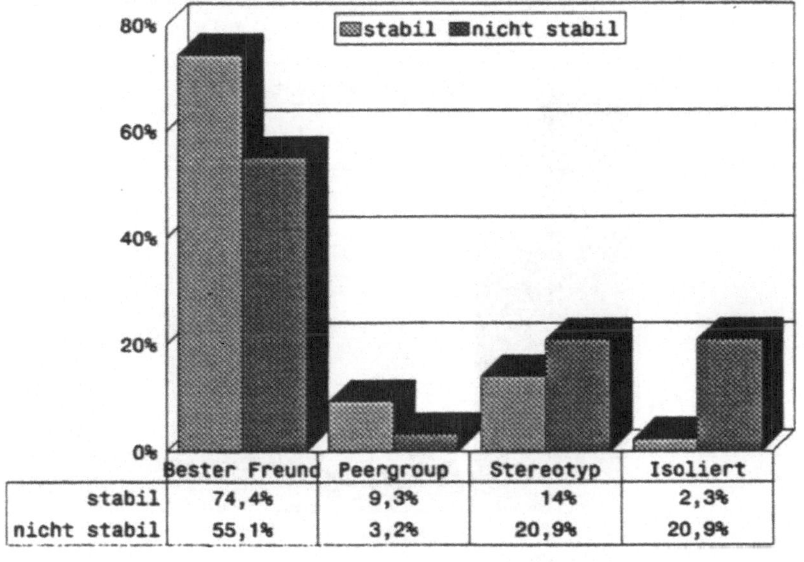

	Bester Freund	Peergroup	Stereotyp	Isoliert
stabil	74,4%	9,3%	14%	2,3%
nicht stabil	55,1%	3,2%	20,9%	20,9%

Abb. 43: Zusammenhang zwischen politischer Identität und homosexuellem Intimitätsstatus

zept die Rubrik „fehlende Intimität" ein (41.3%), aber immerhin ein Viertel (25.6%) erreichen den Status einer hohen Intimität".

Die Ergebnisse der Zusammenhänge zwischen Identitäts- und Intimitätsstatus in einer *homosexuellen Perspektive* werden in den Abb. 42-45 veranschaulicht. Da in allen durchgeführten Vergleichen Zellenhäufigkeiten mit einem Erwartungswert unter 5 entstehen, sind die Statistiken immer nur dekriptiv zu werten.

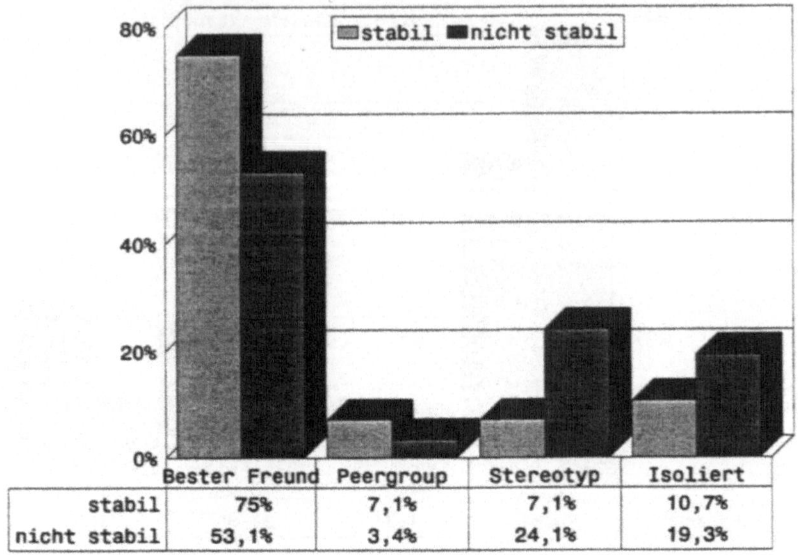

	Bester Freund	Peergroup	Stereotyp	Isoliert
stabil	75%	7,1%	7,1%	10,7%
nicht stabil	53,1%	3,4%	24,1%	19,3%

Abb. 44: Zusammenhang zwischen religiöser Identität und homosexuellem Intimitätsstatus

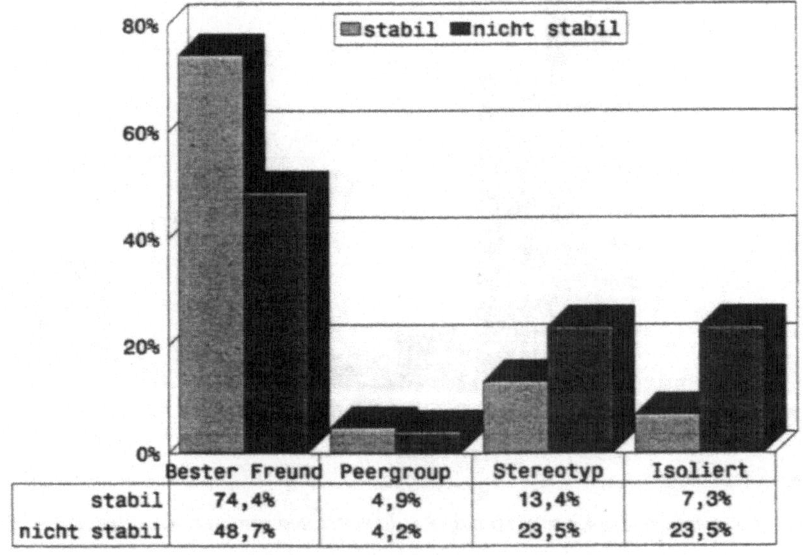

	Bester Freund	Peergroup	Stereotyp	Isoliert
stabil	74,4%	4,9%	13,4%	7,3%
nicht stabil	48,7%	4,2%	23,5%	23,5%

Abb. 45: Zusammenhang zwischen sexueller Identität und homosexuellem Intimitätsstatus

Abb. 42 zeigt den Zusammenhang zwischen *beruflicher Identität* und *homosexueller Intimität*. Drei Viertel der Untersuchungsteilnehmer mit einem stabilen Konzept befinden sich auch in der höchsten Stufe „bester Freund" (74.3%), aber auch die Hälfte mit einem instabilen Konzept kann dieser Intimitätskategorie zugeordnet werden. Probanden mit einem stabilen Identitätsstatus sind weniger häufig „isoliert" (5.4%) im Vergleich zu Probanden mit instabilem Status (23.6%).

Abb. 43 gibt den Zusammenhang zwischen *politischer Identität* und *homosexueller Intimität* wider. Erneut liegen die Verhältnisse für Untersuchungsteilnehmer mit einem stabilen Konzept eindeutiger vor. 74.4% befinden sich in der höchsten, nur 2.3% aber in der niedrigsten Intimitätsstufe. Die Probanden mit einem instabilen Konzept verteilen sich in etwa je zur Hälfte (55.1%) auf die höchste und die beiden niedrigen Intimitätsstufen (20.9% bzw. 20.9%).

Abb. 44 drückt den Zusammenhang zwischen *religiöser Identität* und *homosexueller Intimität* aus. Sowohl für die Verteilung der Probanden mit stabilem als auch mit instabilem Identitätsstatus liegen quasi identische Ergebnisse wie in der vorherigen Abb. 45 vor.

Abb. 45 beinhaltet den Zusammenhang zwischen *sexueller Identität* und *homosexueller Intimität*. Auch hier bestehen in den beiden Untergruppen mit stabilem bzw. instabilem Identitätskonzept ganz analoge Häufigkeitsverteilungen wie in den zwei vorherigen Graphen.

Der *Zusammenhang zwischen Identitäts- und Intimitätsstatus* kann weiter differenziert werden, wenn die Variable *„Geschlecht"* kontrolliert wird. Um statistische Aussagen machen zu können, empfahl es sich, die vier Identitätsstatus in eine „stabile" und eine „instabile Identität" (s.o.) zusammenzufassen, aber auch in eine „hohe" („intim", „präintim", „verschmelzend") und eine „niedrige Intimität" („pseudointim", „stereotyp", „isoliert") zu unterscheiden. Die Häufigkeitsunterschiede wurden mittels Chi^2-Test überprüft (D.F. jeweils 3, lediglich in „sexuelle Identität" D.F.: 2) (Tab.51).

Bei den *Männern* läßt sich jeweils ein signifikanter bis hoch signifikanter Zusammenhang zwischen den vier Identitätsstatus und der *heterosexuellen* Intimität nachweisen. Bei den Frauen besteht kein signifikanter Zuammenhang zwischen religiöser Identität und *heterosexueller* Intimität.

In einer *homosexuellen Perspektive* besteht bei den *Männern* lediglich im politischen Bereich ein signifikanter Zusammenhang, bei den Frauen hingegen in den Bereichen Religion und Sexualität.

Die Anwendung *loglinearer Modelle* ist ein Verfahren zur multivariaten Analyse von qualitativen Daten. Ziel ist das Auffinden eines loglinearen Modells mit wenigen Parametern, das zugleich dem Datengut gut angepaßt ist. Als Maß für die Anpassung eines Modells an die Daten dient die L-Quadrat-Statistik (L-Quadrat: Komponenten-Chi^2-Quadrate). Bei guter Modellanpassung ist dieses *L-Quadrat* niedrig und die Wahrscheinlichkeit (p) hoch. Bei der *Logit-Analyse* wiederum geht es weniger um die Auswahl eines bestimmten Modells als vielmehr um die Abschätzung der konkreten Effekte von erklärenden Faktoren auf abhängige Variablen. Zur Entscheidung dieser Fragen werden wiederum *L-Quadrate* berechnet, die bei einem signifikanten Effekt möglichst hoch sein sollen.

In unserem Kontext wurde dieses Verfahren eingesetzt, um (1) den *„psychiatrischen Status"* durch die Variablen *„Geschlecht"* und *„Identitätsstatus"*, um (2) den *„Iden-*

titätsstatus" wiederum durch die Variablen *„Geschlecht"* und *„Intimitätsstatus"* zu analysieren.

heterosexuelle Intimität	**Männer**	**Frauen**
* berufliche Identität	Chi^2: 10.45 p = 0.0054	Chi^2: 8.77 p = 0.0324
* politische Identität	Chi^2: 19.39 p = 0.0001	Chi^2: 12.93 p = 0.0048
* religiöse Identität	Chi^2: 6.72 p = 0.0348	Chi^2: 0.93 p = 0.8173
* sexuelle Identität	Chi^2: 12.89 p = 0.0016	Chi^2: 14.28 p = 0.0025
homosexuelle Intimität	**Männer**	**Frauen**
* berufliche Identität	Chi^2: 7.16 p = 0.0670	Chi^2: 7.56 p = 0.0561
* politische Identität	Chi^2: 11.03 p = 0.0116	Chi^2: 4.39 p = 0.2224
* religiöse Identität	Chi^2: 4.83 p = 0.1845	Chi^2: 8.68 p = 0.0338
* sexuelle Identität	Chi^2: 6.34 p = 0.0963	Chi^2: 11.32 p = 0.0101

Tab. 51: Zusammenhang zwischen Identitäts- und Intimitätstatus unter Kontrolle der Geschlechtsvariable

In Anhang 8a werden sowohl die Auswahl der loglinearen Modelle als auch die Ergebnisse der Logitanalysen für die Vorhersage des „psychiatrischen Status" durch das „Geschlecht" und den „Identitätsstatus" zusammengestellt. Hieraus ergibt sich, daß Nullmodell und Geschlecht jeweils nur eine schlechte Anpassung an die Daten erzielen können. Durch die Aufnahme der Variable „Identitätsstatus" ergibt sich dann aber stets eine gute Anpassung. In der Abschätzung der konkreten Einzeleffekte kann wiederum nur für die Variable „Identitätsstatus" eine bedeutsame Vorhersagekraft nachgewiesen werden.

In Anhang 8b werden die analogen Ergebnisse für die Analyse des „Identitätstatus" durch die Variablen „Geschlecht" und „Intimität" wiedergegeben. Erneut bewirkt lediglich „Initimität" eine gute Anpassung an die Daten des Identitätsstatus; lediglich für den Faktor „Intimität" kann ein bedeutsamer Vorhersageeffekt bestätigt werden.

Für das *Identitätskonzept* ist es möglich, Ergebnisse aus *Selbst- und Fremdbeurteilungen* einander gegenüberzustellen. Die Resultate aus dem Identitätsstatus-Interview nach Marcia können mit den Daten aus dem Adams-Identitätsstatus-Fragebogen in Beziehung gesetzt werden. Aber lediglich die Scores aus dem Teil der „interpersonalen Identität" (Adams) stellen hierfür eine statistisch weiter bearbeitbare Basis. Werden die kategorialen Status der „etablierten" und „Pseudoidentität" zu einem *stabilen,* des „Moratoriums" und der „Identitätsdiffusion" zu einem *instabilen Identitätskonzept* gruppiert, lassen sich die korrespondierenden Mittelwerte der dimensionalen Adamsskalen varianzanalytisch miteinander vergleichen. Tab. 52 gibt einen Überblick über die durchgeführten Varianzanalysen.

Zur Orientierung ist daran zu erinnern, daß sich die „interpersonale Identität" nach Adams mit je 8 Items auf die vier Statusmöglichkeiten verteilt, also jeder Status Summenwerte von 8 bis 48 erzielen kann. Interpretativ bedeuten niedrigere Scores eine Tendenz zur Akzeptanz, höhere Scores aber eine Tendenz zur Ablehnung des vorgelegten Identitätsstatus. Die Untergruppen mit stabilem und instabilem Identitätskonzept verhalten sich zunächst im Hinblick auf die Werte in den Adams-Skalen für die einzelnen Statusmöglichkeiten trotz nachweisbarer Unterschiede tendenziell erstaunlich ähnlich. So akzeptieren beide Gruppen in der subjektiven Einschätzung das Konzept „etablierte Identität" für sich am deutlichsten, distanzieren sich am entschiedensten von der „Pseudoidentität", aber auch klar von der „Identitätsdiffusion". Im Hinblick auf das Moratorium wird eine Mittelstellung eingenommen. Betrachtet man die jeweiligen Vergleiche zwischen den beiden Untergruppen, so beanspruchen die Probanden mit stabilem Identitätskonzept für sich in allen psychosozialen Bereichen den Status der „etablierten Identität" eindeutiger, mit Signifikanzen in Beruf und Religion, weisen den Status der „Pseudoidentität" klarer zurück, mit einer Signifikanz in Religion, und distanzieren sich auch durchgängig stärker vom Status der „Identitätsdiffusion", mit Signifikanzen in Beruf, Politik und Religion. Den Status des „Moratoriums" lehnt die Untergruppe mit stabilem Konzept wiederum konsequenter ab, wobei alle Unterschiede statistische Signifikanz erreichen, die in der Sexualität am ausgeprägtesten ist.

Es läßt sich also zusammenfassend beurteilen, daß sich die Untersuchungsteilnehmer unabhängig von ihrer Zuteilung zu einer Untergruppe mit stabilem bzw. instabilem Identitätskonzept durch Fremdbeurteilung in ihren Selbsteinschätzungen trendmäßig gut entsprechen. Die zwischen den Untergruppierungen aufgedeckten Unterschiede verhalten sich aber durchwegs im Sinne der theoretischen Erwartungsmöglichkeiten. Beiden methodischen Ansätzen kann also eine eigenständige Wertigkeit zugesprochen werden.

Adams - etablierte Identität	stabil	instabil
* Beruf	19.67 ± 5.68	21.83 ±5.63
	F = 4.78	p = 0.036
* Politik	20.05 ±4.95	21.15 ± 6.02
	F = 0.99	p = 0.3220
* Religion	18.84 ± 4.76	21.86 ± 5.95
	F = 8.69	p = 0.0038
* Sexualität	20.24 ± 5.95	21.45 ± 5.49
	F = 1.47	p = 0.2280
Adams - Pseudoidentität		
* Beruf	41.70 ±5.31	41.23 ±5.67
	F = 0.25	p = 0.6188
* Politik	41.76 ± 5.22	41.32 ± 5.62
	F = 0.18	p = 0.6757
* Religion	43.09 ± 4.73	40.60 ± 5.69
	F = 6.35	p = 0.0129
* Sexualität	41.27 ± 5.63	41.63 ± 5.38
	F = 0.14	p = 0.7064
Adams - Moratorium		
* Beruf	33.19 ±5.64	30.79 ± 5.55
	F = 6.12	p = 0.0146
* Politik	33.71 ± 5.83	31.19 ± 5.51
	F = 5.49	p = 0.0206
* Religion	33.91 ± 5.26	30.89 ± 5.67
	F = 8.88	p = 0.0034
* Sexualität	33.72 ± 4.95	30.08 ±5.86
	F = 15.00	p = 0.0002
Adams - Identitätsdiffusion		
* Beruf	40.02 ± 4.50	37.07 ± 5.58
	F = 10.97	p = 0.0012
* Politik	40.18 ± 4.76	37.72 ± 5.36
	F = 6.11	p = 0.0147
* Religion	40.24 ± 4.61	37.49 ±5.41
	F = 8.50	p = 0.0042
* Sexualität	38.96 ±4.62	37.88 ± 5.90
	F = 1.37	p = 0.2432

Tab. 52: Varianzanalytische Vergleiche der Adamsskalen-Mittelwerte (interpersonale Identität) in den Gruppen mit stabilem und instabilem Identitätskonzept nach Marcia

7.3.2.3. Interview zur familiären Beziehungsstruktur von jungem Erwachsenen und Eltern nach Frank

Die Interviewmethode zielt darauf, die innerfamiliären Beziehungsmuster eines jungen Erwachsenen im Umgang mit seinen Eltern detailliert zu erfassen und operationalisierten Strukturkriterien zuzuordnen. Zehn Untersuchungsdimensionen lassen sich hierbei in theoretisch übergreifende Faktoren der autonomiefördernden Selbstbehauptung einerseits und verbundenheitsstiftenden Kommunikation andererseits gruppieren.

Für die statistische Auswertung wurden die fünf möglichen Strukturebenen in drei Kategorien einer „niedrigen" (1, 2), einer „mittleren" (3) und „hohen Strukturiertheit" (4, 5) zusammengefaßt.

Tab. 53 zeigt, daß die Häufigkeitsvergleiche von *Patienten* und *Probanden* in der Chi^2-Statistik für alle Dimensionen hoch signifikante Unterschiede aufdecken. Stellt man die jeweiligen Chi^2-Quadrate im Faktor „Verbundenheit" (1-5) jenen im Faktor „Autonomie" (6-10) gegenüber, so läßt sich für die autonomiebezogenen Dimensionen eine vergleichsweise noch stärkere Assoziation zur Variablen *„psychiatrischer Status"* behaupten (Cramer's V).

Familiäre Dimension	Chi-Quadrat	D.F.	Signifikanz (p)
Nähe	21.76	2	.0000
Kommunikation	26.93	2	.0000
Fürsorge	33.40	2	.0000
Empathie	29.47	2	.0000
Achtung	25.93	2	.0000
Entscheidungsfähigkeit	54.08	2	.0000
Unabhängigkeit	83.63	2	.0000
Persönliche Kontrolle	44.59	2	.0000
Selbstbehauptung	58.92	2	.0000
Verantwortlichkeit	67.23	2	.0000

Tab. 53: Zusammenhang zwischen innerfamiliären Beziehungsmustern und psychiatrischem Status

Die Verteilungen der unterschiedlich strukturierten innerfamiliären Funktionsweisen in den einzelnen Dimensionen lassen für jede Untergruppe getrennt betrachtet typische Trends erkennen:

- Bei den *Patienten* liegt in den *verbundenheitsbezogenen Dimensionen* in etwa eine Gleichverteilung auf die drei Strukturniveaus zu je einem Drittel vor, wobei in den Dimensionen „Fürsorge" und „Empathie" eine stärkere Tendenz zur Kategorie einer hohen Strukturiertheit erkennbar ist. Dieselbe Tendenz zugunsten der Kategorie einer hohen Strukturiertheit besteht durchgängig auch für die *autonomiebezogenen Dimensionen,* wobei reziprok die Prozentsätze v.a. in der Kategorie einer niedrigen Strukturiertheit abgenommen haben.

- o *Probanden* befinden sich in den *verbundenheitsbezogenen Dimensionen* zu zwei Drittel bis drei Viertel in der höchsten Strukturkategorie. Eine Ausnahme bildet die Dimension „Achtung", in der über die Hälfte der Probanden (58%) sich auf einem mittleren Strukturniveau bewegt. In den *autonomiebezogenen Dimensionen* befinden sich fast alle Probanden in der höchsten Strukturkategorie (94% -100%).

Psychotische und *nicht-psychotische Patienten* unterscheiden sich signifikant in den Dimensionen „Nähe" und „Achtung" (Chi^2: 11.11, p = 0.0039 bzw. Chi^2: 6.40, p = 0.0408). Psychotischen Patienten gelingt es hierbei, in den Beziehungen zu ihren Eltern einen vergleichsweise höheren Grad von innerfamiliärer Nähe zu erleben und bringen ihnen auch ein höheres Maß an Respekt entgegen.

Die Vergleiche zwischen *Frauen* und *Männern* zeigen mehr Ähnlichkeiten als Differenzen (Tab. 54). Lediglich in der Dimension „Unabhängigkeit" besteht ein signifikanter Unterschied auf dem 1% Niveau (Chi^2: 9.56, p = 0.0084), und in den Dimensionen „Empathie" (Chi^2: 6.36, p = 0.0415), „Entscheidungsfähigkeit" (Chi^2: 7.45, p = 0.0238) und „Verantwortlichkeit" (Chi^2: 6.93, p = 0.0313) auf dem 5% Niveau. Die aufgedeckten Unterschiede lassen sich so interpretieren, daß Frauen gegenüber Männern im Umgang mit ihren Eltern eine höhere Unabhängigkeit behaupten, ein größeres Empathievermögen zeigen, in innerfamiliären Entscheidungsprozessen durchsetzungsfähiger sind und auch besser für sich und auch für andere Verantwortung übernehmen können.

Familiäre Dimension	Chi-Quadrat	D.F.	Signifikanz (p)
Nähe	3.09	2	.2136
Kommunikation	2.15	2	.3419
Fürsorge	0.01	2	.9948
Empathie	6.36	2	.0415
Achtung	0.81	2	.6674
Entscheidungsfähigkeit	7.48	2	.0238
Unabhängigkeit	9.56	2	.0084
Persönliche Kontrolle	0.62	2	.7338
Selbstbehauptung	3.21	2	.2013
Verantwortlichkeit	6.93	2	.0313

Tab. 54: Zusammenhang zwischen innerfamiliären Beziehungsmustern und Geschlecht

Ein *Zusammenhang* zwischen der *Strukturhöhe der innerfamiliären Beziehungsmuster* und einer *stabilen* bzw. *instabilen* Ausprägung des *Identitätskonzeptes* kann über eine Chi^2-Quadrat-Statistik analysiert werden (Anhang 9a).

Greift man lediglich die Zusammenhänge heraus, die sich auf einem 1% Niveau als statistisch signifikant erweisen, so läßt sich für die *verbundenheitsbezogenen Dimensionen* behaupten, daß ein *stabiles Identitätskonzept* im Vergleich zu einem instabilen

- o im Bereich *Beruf* mit Kategorien einer höheren Strukturiertheit in den Dimensionen „Kommunikation" und „Empathie",

- o im Bereich *Politik* in allen Dimensionen bedeutsam assoziiert ist,
- o im Bereich *Religion* mit keiner Dimension statistisch signifikant verbunden zu sein scheint,
- o im Bereich *Sexualität* in den Dimensionen „Nähe", „Fürsorge", „Empathie" und „Achtung" bedeutsam assoziiert ist.

Für die *autonomiebezogenen Dimensionen* läßt sich wiederum behaupten, daß ein *stabiles Identitätskonzept*

- o im Bereich *Beruf* mit höheren Strukturkategorien in den Dimensionen „Entscheidungsfähigkeit", „Unabhängigkeit", „persönliche Kontrolle" und „Verantwortlichkeit",
- o im Bereich *Politik* in den Dimensionen „Unabhängigkeit", „persönliche Kontrolle" und „Selbstbehauptung",
- o im Bereich *Religion* in den Dimensionen „Unabhängigkeit" und „Selbstbehauptung",
- o im Bereich „Sexualität" in allen Dimensionen bedeutsam assoziiert ist.

Anhang 9b zeigt den Zusammenhang zwischen der *Strukturhöhe der innerfamiliären Beziehungsmuster* und der Ausprägung eines Status mit *hoher* bzw. *niedriger Intimität*. Von einer Ausnahme (homosexuell „Nähe") abgesehen läßt sich behaupten, daß sowohl in *hetero-* als auch in *homosexueller Perspektive* eine signifikante, sogar meist hoch signifikante Assoziation zwischen höher strukturierten innerfamiliären Beziehungsmustern und hohen Graden der Intimität besteht.

7.3.3. Zusammenfassung der Studie C

Die Studie C beinhaltet einen Selbst- und einen Fremdbeurteilungsteil. Beide methodischen Ansätze zielen auf die Erfassung einander zugeordneter ähnlicher Theoriekonzepte: „Selbstbild" und „Selbstverständnis", „Identitäts-" und „Intimitätsstatus", „Familienklima" und „Familiäre Beziehungsstruktur" sowie in Ergänzung zu den „Ich-Stufen" ein Maß für „Abwehrstile".

Für den *Selbstbeurteilungsteil* faßt die Tab.55 nochmals eine Hierarchie der über die Einzelskalen erklärbaren Varianzanteile der Variablen „psychiatrischer Status" zusammen. Zugrunde liegen die jeweiligen punktbiserialen Korrelationskoeffizienten.

Da die Interviewdaten kategoriale Werte darstellen, läßt sich ein Zusammenhang zum „psychiatrischen Status" nur über Assoziationsmaße wie z.B. den Kontingenzkoeffizienten (Cramer's V) ausdrücken. Tab. 56 veranschaulicht die Hierarchie dieser Kontingenzkoeffizienten für den *Fremdbeurteilungsteil* (** : $p < 0.01$).

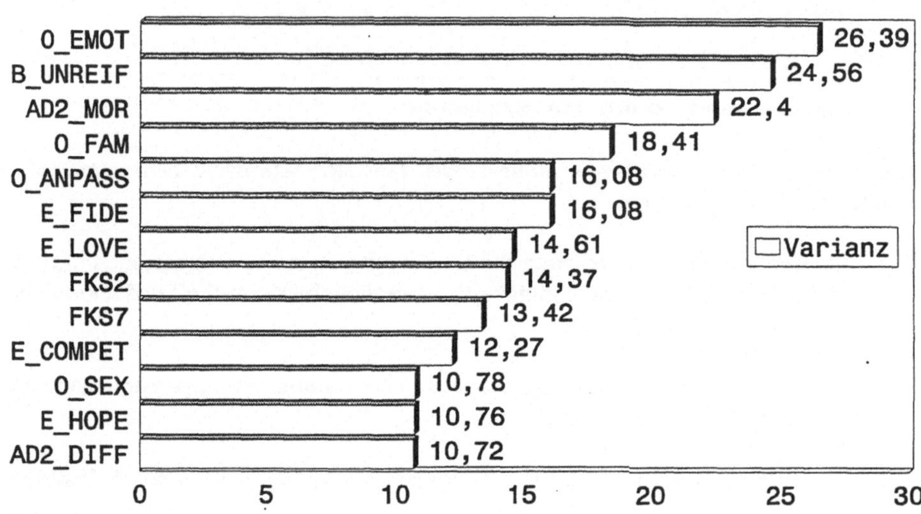

Tab. 55: Klinische Skalen und Vorhersage des psychiatrischen Status

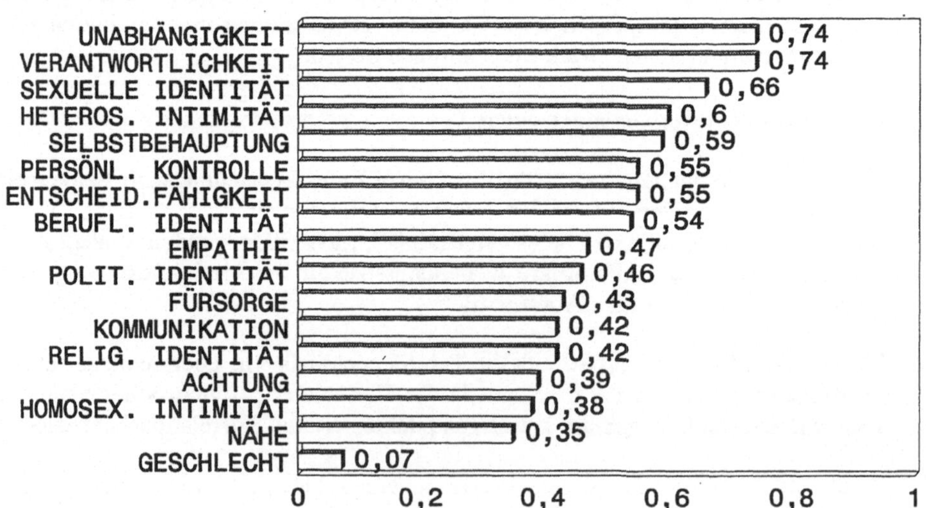

Tab.56: Fremdbeurteilungsratings und Vorhersage des psychiatrischen Status

Im *Offer-Selbstbild* zeichnen sich in den durchgeführten Vergleichen ganz analoge Tendenzen wie in den Ergebnissen der Studie A ab. Eine Faktorenanalyse nach dem Hauptkomponentenverfahren belegt, daß die zehn Subskalen auf wenige Faktoren reduzierbar sind. Ein Hauptfaktor mit 55.9% erklärter Varianz wird v.a. von den Subskalen „Emotionalität", „Körperbild" und „soziale Beziehungen" getragen und könnte als allgemeiner Faktor einer „inneren und äußeren psychosozialen Anpassung" interpretiert werden.

Im *Interview zum „Selbstverständnis"* läßt sich für die Aspekte des *„Selbst als Objekt"* festhalten, daß Patienten in einer systematischen Reflexion auf die eigene Personalität vorrangig Strukturkriterien aktualisieren, die auf die Antizipation einer unmittelbaren sozialen Maßregelung, Standardbewertung, Belobigung und Bestrafung verweisen. Es scheint bei ihnen kaum eine spürbare Spannung zwischen Real- und Wunschselbstbild zu bestehen. Probanden hingegen setzen bevorzugt Strukturkriterien ein, die vielschichtige Auswirkungen bei sich registrierter Persönlichkeitscharakteristika auf die interpersonalen Beziehungen berücksichtigen. Die Konzeption einer personalen Ganzheit und individuellen Eigenart bildet die Basis für diese Selbstreflexionen. Es besteht eine deutliche Differenz zwischen Real- und Idealselbst, die als entwicklungsstimulierender Vektor verstanden werden kann.

In den Aspekten des *„Selbst als Subjekt"* bestehen prinzipiell ähnliche Unterschiede zwischen den Gruppen. Beiden Gruppen bereitet es aber größere Schwierigkeiten, in diesen Dimensionen Aussagen über sich zu machen. Häufig müssen die Patienten auf die niedrigste Strukturebene zurückweichen, können nur mehr kategoriale Identifikationen einsetzen, um z.B. die Kontinuität im Selbsterleben im zeitlichen Verlauf anzuzeigen. Am prägnantesten manifestieren sich diese Probleme in der Dimension des „Selbst als Handlungs- und Willenszentrum", in der über die Hälfte der Patienten sich nicht vorstellen kann, aktiv auf den Prozeß der eigenen Entwicklung einzuwirken.

Im Hinblick auf die Verteilung der eingesetzten Modi der *Attributionsschemata* besteht zwar bei beiden Gruppen eine Tendenz zu „sozialen" und „psychologischen Schemata". Beide Gruppen stützen sich aber in der Veranschaulichung ihres Selbstverständnisses auf eine breite Extension ihrer Argumente, die auch körperliche und handlungsbezogene Schemata miteinschließen.

Bedeutsame Unterschiede zwischen den Gruppen lassen sich auch feststellen, wenn implizite Konzepte z.B. der persönlichen Entwicklung und Zukunft, des Selbstwerts, der Kontinuität im Selbsterleben, der Suche nach äußeren Identifikationsmöglichkeiten inhaltlich aufgeschlüsselt werden.

Die im *Loevinger-Satzergänzungstest gefundenen Ich-Stufen* bestätigen im wesentlichen die in Studie A und B erhobenen Befunde. Es bestehen bedeutsame Unterschiede zwischen Patienten- und Probandengruppe. Ein Zusammenhang der kategorial zu verstehenden Ich-Stufen zum psychiatrischen Status wird über das Assoziationsmaß von Cramer's V : 0.3324 angezeigt. Es lassen sich in den hinsichtlich der Zusammensetzung von Frauen und Männern homogenen Stichproben keine systematischen Geschlechtseffekte feststellen.

Patienten und Probanden unterscheiden sich in den *Bond-Abwehrstilen* lediglich auf der Strukturebene 1, auf der unreife und kognitiv wenig differenzierte Abwehrmechanismen vorherrschen. Zwischen psychotischen und nicht-psychotischen Patienten ist hingegen keine weitere Differenzierung in den Bond-Abwehrstilen mehr möglich.

Im *Adams-Identitätsstatus* erweisen sich die Kategorien des „Moratoriums" und der „Identitätsdiffusion" in der interpersonalen Identität als signifikante Prädiktoren für den „psychiatrischen Status". Werden diese beiden Variablen in eine multivariate Diskriminanzfunktion eingeführt, so läßt sich über die hiermit assoziierte Möglichkeit einer Reklassifikation zeigen, daß die Probanden zu 94.9% damit richtig klassifiziert werden können, bei den Patienten aber mit 63.3% eine ungewöhnlich hohe Fehlerquote resultiert, also die Güte der Diskriminanzfähigkeit für die Patienten unzureichend ist.
Wird über alle Antworttendenzen des Adams-Fragebogen ein grundlegender Identitätsstatus berechnet, so überwiegen in beiden Untersuchungsgruppen die Status „Moratorium" und „Übergang" (als Bewegung zwischen zwei Status). Während sich die Patienten nach dieser Berechnung vorrangig im „Moratorium" befinden, beanspruchen die Probanden in ihren subjektiven Urteilen bevorzugt den „Übergangsstatus".

Die Bestimmung des *Identitätsstatus im Interview nach Marcia* deckt für die getrennt analysierten psychosozialen Bereiche des Berufs, der Politik, der Religion und der Sexualität hoch signifikante Unterschiede zwischen den beiden Untersuchungsgruppen auf. Während die Probanden jeweils in der Hälfte bis zwei Drittel der Fälle die reifste Identitätskategorie beanspruchen, befinden sich die Probanden in über 80% in den beiden niedrigsten Identitätsstatus. Patienten wie Probanden sind sehr selten in der Kategorie der „übernommenen" oder „Pseudoidentität".

Nicht-psychotische und psychotische Patienten zeigen nach dieser Bestimmungsmethode keine bedeutsamen Unterschiede. Es läßt sich auch kein Geschlechtseffekt nachweisen.

Unabhängig von einer Zuteilung zu einer Untergruppe mit „stabilem" bzw. „instabilem Identitätskonzept" durch Fremdbeurteilung entsprechen sich die Untersuchungsteilnehmer trendmäßig gut in ihren Selbsteinschätzungen. Die zwischen den Untersuchungsgruppen bestehenden Unterschiede, die häufig eine statistische Signifikanz erreichen, verhalten sich aber durchwegs stimmig im Sinne theoretischer Erwartungsmöglichkeiten.

Auch die Bestimmung des *Intimitätsstatus im Interview nach Orlofsky* zeigt auffällige Unterschiede der beiden Untersuchungsgruppen. In einer *heterosexuellen Perspektive* fallen mehr als 50% der Patienten in die niedrigste Kategorie „isoliert", während zwei Drittel der Probanden die höchste Stufe beanspruchen können. Günstiger gestalten sich die Verhältnisse der Patienten hinsichtlich *gleichgeschlechtlicher Freundschaften.* Immerhin 42.6% der Patienten besitzen enge freundschaftliche Kontakte zu einem Gleichaltrigen, während mehr als drei Viertel der Probanden einen „besten Freund" haben.

Psychotische und nicht-psychotische Patienten verhalten sich sowohl in hetero- als auch in homosexueller Perspektive sehr ähnlich in den erzielten Intimitätsstatus.

Frauen und Männer unterscheiden sich in den heterosexuellen Kategorien „verschmelzend" und „isoliert" hoch bedeutsam. Die Kategorie „verschmelzend" trifft auschließlich auf Frauen zu (14.8%), „fehlende Intimität" ("isoliert") ist für 22.2% der Frauen kennzeichnend, aber für 40.6% der Männer charakteristisch. Auch in der höchsten Statusmöglichkeit zeichnet sich tendenziell eine größere Fähigkeit der Frauen ab, intime Beziehungen einzugehen und zu unterhalten. Eine vergleichbare Überlegenheit der Frauen besteht auch hinsichtlich gleichgeschlechtlicher Freundschaften.

Werden *Zusammenhänge zwischen den Konzepten des Identitäts- und Intimitätsstatus* analysiert, so läßt sich eine schwerpunktmäßige Assoziation zwischen „stabilem Identitätsstatus" und Kategorien einer „hohen Intimität" einerseits, zwischen „instabilem Identitätsstatus" und Kategorien einer „niedrigen Intimität" andererseits postulieren. Wird bei dieser Analyse zusätzlich die Variable „Geschlecht" kontrolliert, so findet sich für die Männer ein signifikanter Zusammenhang zwischen den Identitätsstatus in allen vier psychosozialen Bereichen und der heterosexuellen Intimität, in gleichgeschlechtlicher Perspektive nur für den Bereich Politik. Bei Frauen besteht lediglich zwischen religiöser Identität und heterosexueller Intimität kein bedeutsamer Zusammenhang, in homosexueller Perspektive sind statistisch signifikante Beziehungen in den Bereichen Religion und Sexualität nachweisbar.

Logitanalysen zeigen, daß das Kriterium „psychiatrischer Status" treffend durch die Variable „Identitätsstatus" vorhergesagt werden kann, die isolierte Variable „Geschlecht" hierzu keinen Zugewinn in der Prognosegüte liefert. Ähnlich wird das Kriterium „Identitätsstatus" durch die Variable „Intimitätsstatus" vorzüglich erklärt, die Hereinnahme der Variablen „Geschlecht" bringt erneut keinen zusätzlichen Vorhersagewert.

Der *Erikson-Selbstfragebogen* erlaubt Aussagen über den inneren Zusammenhang der theoretisch postulierten epigenetischen Stufen der psychosozialen Entwicklung in den subjektiven Einschätzungen von Patienten und Probanden. Für alle Variablen finden sich hoch signifikante Unterschiede zwischen den Untersuchungsgruppen. Bei psychotischen und nicht-psychotischen Patienten besteht eine bedeutsame Differenz in der Variablen „Urvertrauen". Eine Faktorenanalyse nach dem Hauptkomponentenverfahren spricht sehr klar für einen zugrunde liegenden Hauptfaktor. Im Ladungsprofil deutet sich eine tendenzmäßig höhere Assoziation zwischen den Konzepten „Urvertrauen" und „Intimität" einerseits, zwischen den Konzepten „Autonomie", „Initiative", „Werksinn" und „Identität" anderseits an.

Die *Familienklima-Skala nach Schneewind/Moos* deckt für Patienten und Probanden bedeutsame Unterschiede in den Subskalen „Zusammenhalt", „Offenheit", „aktive Freizeitgestaltung" und „Organisation" auf. Diskriminanzanalytisch getragene Reklassifikationen von Fällen und Nicht-Fällen führen in mehr als zwei Drittel der Studienteilnehmer zu richtigen Gruppierungen.

Nicht-psychotische Patienten zeichnen sich gegenüber psychotischen Patienten besonders durch ein geringeres Bewußtsein eines familiären Zusammengehörigkeitsgefühls einerseits, durch eine größere Häufigkeit von familiären Streitigkeiten, stärkere ärgerliche Expressivität und geringere Motivation zu sachlicher Konfliktregulierung andererseits aus.

Das *Interview zur familiären Beziehungsstruktur nach Frank* zeigt in allen Dimensionen hoch signifikante Unterschiede zwischen Patienten und Probanden auf. Probanden operieren in noch stärkerem Ausmaß als in den „verbundheitsbezogenen" in den „autonomiebezogenen Dimensionen" auf den hoch struktierten Beziehungsebenen mit ihren Eltern. Wenngleich zwischen Frauen und Männern mehr Ähnlichkeiten als Differenzen bestehen, beweisen Frauen im Umgang mit ihren Eltern insgesamt eine höhere Unabhängigkeit, ein größeres Empathievermögen, eine stärkere Durchsetzungsfreudigkeit in innerfamiliären Entscheidungsprozessen sowie eine höhere Verantwortlichkeit für sich und für andere.

Lediglich in der Dimension „Nähe" und „Achtung" differieren psychotische und nicht-psychotische Patienten signifikant.

Zwischen der Strukturhöhe der innerfamiliären Beziehungsmuster und einer stabilen bzw. instabilen Ausprägung des Identitätskonzeptes lassen sich bedeutsame Zusammenhänge postulieren. In ganz analoger Weise trifft dies auch für die Assoziation zu hohen bzw. niedrigen Graden der Intimität zu.

8. Diskussion

8.1. Selbstkonzept und Selbstverständnis

Zu den herausragenden Veränderungen der Adoleszenzjahre gehört in einer ungestörten Progression der kognitiven Entwicklungslinie ein qualitativer Wandel des abstrakten Denkvermögens mit formalen Operationen sowie eine erhöhte Introspektionsfähigkeit (Muuss 1967, Piaget 1972). Dies ermöglicht auch eine neuartige Sichtweise auf die eigene Person, auf die separaten Bilder des Selbst in realer und idealer Erfahrung, die nach einer Integration auf ein kohärentes Selbstsystem hin, aber auch eine Abstimmung mit konkreten psychosozialen Verhältnissen verlangen. Nach einer entwicklungsbedingt möglichen Verunsicherung in den ersten Jugendjahren (Simmons et al. 1973) darf in der Postadoleszenz und im jungen Erwachsenenenalter von einer weitgehenden Stabilisierung der errichteten Selbstkonzepte ausgegangen werden (Dusek, Flaherty 1981).

Als *ein* bedeutsamer Indikator für die psychosoziale Adaptation wurde in unseren Studien eine Selbstkonzeptmethode gewählt, die sich einerseits von einer bisher eher monolithisch auf die Selbstwertdimension bezogenen Konstruktion der Selbstkonzepte unterschied (Bachman, O'Malley 1977, Mc Carthy, Hodge 1982, O'Malley, Bachman 1983, Wylie 1979), die sich andererseits aber auch von einem vorrangig auf Persönlichkeitseigenschaften und soziale Fertigkeiten gestützten Forschungsansatz abzugrenzen suchte (Deusinger 1983, 1987).

Der *Offer Selbstbild-Fragebogen* hatte hierbei nicht nur den Vorteil, daß er speziell für den uns interessierenden Entwicklunsgabschnitt konzipiert war, sondern auch breit die zunächst von uns in einer theoretischen Übersicht behandelte Thematik der psychosozialen Entwicklungsaufgaben beachtete. Der Offer-Selbstbild-Fragebogen erlaubte in zehn verschiedenen psychosozialen Lebensbereichen die subjektiv eingeschätzten Adaptationsmuster von psychiatrisch erkrankten jungen Erwachsenen mit gleichaltrigen Kontrollpersonen zu vergleichen. Er zielte auf Unterschiede in einer dimensionalen Betrachtungsweise.

Während der Offer-Selbstkonzept-Fragebogen aber nur jene Aspekte des Selbst erfaßt, die sich in einer methodisch unterstützten Reflexion objektiveren lassen, sich auch vorrangig auf aktuelle psychosoziale Anpassungsleistungen konzentriert, bleiben Probleme der Ambivalenz in der subjektiven Wahl entwicklungsrelevanter Antworten offen, werden die besonderen Herausforderungen an einen Heranwachsenden, von der Gegenwart in eine persönliche Zukunft zu projizieren, vernachlässigt und vor allem die typischen kognitiv-strukturellen Voraussetzungen ungenannt. Diesen aktiven Prozeß der Transformation und Kontinuitätssicherung des Selbsterlebens unter entwicklungsmäßig-strukturellen Aspekten zu erfassen, versprach die *Interviewmethode zum Selbstverständnis nach Damon und Hart (1988).*

Die Diskussion der in unseren Studien gefundenen Ergebnisse zum Selbstkonzept und zum Selbstverständnis möchte

- o zunächst Unterschiede und Ähnlichkeiten der psychosozialen Anpassungsmuster von Patienten und Probanden hervorheben, wie sie sich in den Selbstkonzepten niederschlagen,

- o nach Patientenuntergruppierungen unterscheiden und hinsichtlich klinischer Einflußgrößen relativieren,

- o die Variabilität bzw. Stabilität der Selbstkonzepte unter klinischen Verlaufsgesichtspunkten betrachten,

- o auf die Differenzen in den Selbsturteilen von Frauen und Männern eingehen und

- o schließlich die funktionalen Aspekte der Selbstkonzepte mit den strukturalen Aspekten des Selbstverständnisses konfrontieren.

Hinsichtlich der Variablen *„psychiatrischer Status"* können die Ergebnisse in allen zehn Offer-Selbstbild-Subskalen als signifikante Diskriminatoren gelten. Wird als Referenzsystem die Normierung von Resultaten an einer repräsentativen Stichprobe von Jugendlichen bis 19 Jahren akzeptiert (Steinhausen 1987), so weichen unsere Patienten, die im Durchschnitt zwei bis drei Jahre älter sind, hoch bedeutsam in den Dimensionen „Emotionalität", „Impulskontrolle", „Körperbild", „soziale Beziehungen" und „Psychopathologie" von einer Normmitte ab. Die Probanden unserer Kontrollgruppe hingegen verteilen sich recht ebenmäßig um diese Durchschnittsmarke. Da bei ihnen also kein systematischer Alterseffekt im Sinne einer qualitativ anderen oder quantitativ fortgeschritteneren psychosozialen Anpassung zu beobachten ist, wird auch in unserer Stichprobe die Annahme einer weitgehend stabilen Ausprägung von Selbstkonzepten für den Entwicklungsabschnitt der Spätadoleszenz und des jungen Erwachsenenalters gestützt (Dusek, Flaherty 1981, Petersen, Craigshead 1986). Um so gravierender müssen also die Abweichungen unserer etwas älteren Patientengruppe eingestuft, als ernstzunehmende Indikatoren einer Entwicklungsverzögerung bzw. -problematik gewertet werden. Bezieht man in diesen Sachverhalt die Erkenntnisse aus der faktorenanalytischen Bearbeitung der Daten mit ein, die in den o.g. Dimensionen einen überragenden Hauptfaktor aufdeckte, so läßt sich für die Gesamtgruppe der Patienten eine Störung der „allgemeinen psychosozialen Adaptation" behaupten. Differenziert man aber nach den einzelnen Dimensionen, so fällt auf, daß nach den subjektiv deutlich erlebten Beeinträchtigungen in den unmittelbar die eigene Person, die konkrete Ursprungsfamilie und die direkten sozialen Beziehungen betreffenden Bereichen die Urteile hinsichtlich sozialer Rollenerwartungen, wertemäßiger Standards und gesellschaftlich geforderter Anpassungstechniken deutlich günstiger ausfallen, in der Dimension der „Berufs- und Ausbildungsziele" eine leistungs- und erfolgsorientierte Arbeitswelt im Vergleich zur Kontrollgruppe sogar unterschiedslos bejaht wird. Dieser Sachverhalt deckt sich auch recht gut mit den Daten aus breiten epidemiologischen Untersuchungen, in denen die Items im Offer-Selbstbild-Fragebogen, welche die Arbeitsethik erfassen, von den Jugendlichen höchste Zustimmungswerte erhielten (Offer 1984, Offer et al. 1981). Bei dieser Differenzierung ist aber zu bedenken, daß sie auf subjektive Urteile der Patienten gestützt ist, also nicht eine vermeintlich „objektive" psychosoziale Realität linear abbildet (s.u.). Es muß ferner noch offenbleiben, inwieweit diese Meinungsbildung von Variablen des direkten Krankheitsverlaufs abhängt (s.u.).

Bei der Analyse der Ergebnisse in den *Patientenuntergruppierungen* stechen die hoch signifikanten Unterschiede zwischen den *psychotischen* und *nicht-psychotischen Patienten* ins Auge, wobei die durchgängig ungünstigeren Urteile der nicht-psychotischen Patienten überraschen, besonders in den Dimensionen „Impulskontrolle", „Emotionalität", „soziale Beziehungen", „Psychopathologie", „Körperbild", „familiäre Beziehungen" und „allgemeine Anpassung" akzentuiert sind. Hierbei ist zu berücksichtigen, daß unter den nicht-psychotischen Patienten vor allem die Diagnose von Persönlichkeitsstörungen, insbesondere von Borderline-Persönlichkeiten überwiegt. Trotzdem ist zu fragen, ob sich diese Differenzen vorrangig einer unterschiedlichen, vielleicht konfliktbewußteren oder kritischeren Urteilsbildung verdanken oder aber auch in anderen, „objektiv" erfaßten Parametern aufscheinen.

Der durchschnittliche *BPRS-Score* als Indikator der zum Zeitpunkt der durchgeführten Untersuchung aktuellen psychopathologischen Beeinträchtigung, ein Maß für das Niveau der *„prämorbiden Anpassung"* (Cannon-Spoor et al. 1982) sowie eine in Anlehnung an das „Social Interview Schedule" (Hecht et al. 1987) formulierte *„allgemeine aktuelle soziale Kompetenz"* führen weiter. Während sich beide Untergruppen im Ausmaß der akuten psychopathologischen Beeinträchtigung *nicht* unterscheiden, lassen sich in den zwei anderen Skalen ebenfalls signifikante Nachteile der nicht-psychotischen gegenüber den psychotischen Patienten nachweisen.

Kondensiert man die Offer-Gesamtdaten über eine mathematische Operation in einen sog. „Offer-Anpassungskoeffizienten", so läßt sich zeigen, daß zwar zwischen dem „Offer-Anpassungskoeffizienten", dem „prämorbiden Anpassungsniveau" und der „aktuellen sozialen Kompetenz" signifikante Korrelationen bestehen, daß aber in der Beurteilung der absoluten Ausprägung dieser Zusammenhangsmaße eine klar höhere Assoziation zwischen den beiden Fremdbeurteilungsskalen als zwischen Selbstbeurteilungsskala und je Fremdbeurteilungsskala besteht. Es kann also behauptet werden, daß Selbst- und Fremdbeurteilungsskalen schwerpunktmäßig Unterschiedliches einer individuellen psychosozialen Anpassung messen. Dies muß besonders dann erinnert werden, wenn sich beispielsweise die Patientenscores in der Offer-Subskala „Berufs- und Ausbildungsziele" quasi mit den Normmittelwerten einer repräsentativen, „gesunden" Stichprobe decken, oder etwa auch in der Dimension „sexuelle Beziehungen und Einstellungen" erstaunlich günstige Resultate erzielt werden, aber in den korrespondierenden Rubriken der „aktuellen sozialen Kompetenz" ein sehr viel höheres Ausmaß an Störung bzw. eine bedeutsam heterogene Streuung in den „objektiv" gemessenen Anpassungsleistungen aufscheint.

Die übrigen Vergleiche sprechen einerseits dafür, daß *Patienten mit affektiven Psychosen* sich deutlich von *schizophrenen Patienten* unterscheiden und sich in ihren Scores einer Normmitte annähern. Sie zeigen andererseits an, daß auf der Ebene der Offer-Selbstkonzeptbildung hinsichtlich subjektiver Anpassungsleistungen an eine persönliche, familiäre und soziale Umwelt zumindest in einer Querschnittsbetrachtung kaum bedeutsame Unterschiede zwischen den *schizophrenen Untergruppierungen* bestehen. Sieht man diese speziellen Vergleiche in einem Urteil zusammen, so stellen sich die Unterschiede zwischen psychotischen und nicht-psychotischen Patienten in erster Linie als eine Polarisierung der Ergebnisse zwischen den affektiv-psychotischen und den nicht-psychotischen Patienten dar. Analoge Tendenzen lassen sich auch in den Skalen zur „aktuellen sozialen Kompetenz" und zum „prämorbiden Anpassungsniveau" ausmachen.

Eine weitere Relativierung der Offer-Befunde ist in der Überprüfung eventueller Zusammenhänge zur *psychopathologischen Beeinträchtigung (BPRS)* sowie in einer *Syndromanalyse* möglich. Wenngleich einige signifikante Korrelationen zwischen den BPRS Summenscores und den Rohwerten (gemäß der Skalenkonstruktion das jeweils registrierte Ausmaß einer psychosozialen Anpassungsstörung) in einzelnen Offer-Subskalen ("soziale Beziehungen", „Psychopathologie" und „allgemeine Anpassung") aufgewiesen werden können, sind die hierüber erklärbaren gemeinsamen Varianzanteile aber sehr bescheiden. Es kann also ein relativ situationsübergreifender Kontext der im Offer-Selbstbild-Fragebogen gemessenen psychosozialen Adaptationsleistungen behauptet werden.

Die deskriptive Darstellung der Offer-Standardwerte nach dem Syndromgesichtspunkt führt zu distinkten Profilverläufen. Sowohl in der Gegenüberstellung von „maniformen" vs. „depressiven" als auch von „aggressiv-erregten" vs. „suizidalen" Syndromen zeichnet sich eine nach außen orientierte Aggressivität durch insgesamt günstigere Anpassungsleistungen, aber auch durch ein differentielles Bewußtsein von subjektiver Gestörtheit aus. Ein „paranoid-halluzinatorisches" bzw. ein „coenästhetisch-hypochondrisches" Syndrom nehmen jeweils eine Mittelstellung ein. In den beiden Syndromen „süchtiges Verhalten" und „BorderlineVerhaltensorganisation" imponiert die Polarisierung zwischen Bereichen mit einer extremen Gestörtheit und solchen mit einer subjektiv beurteilten Unauffälligkeit. Gerade bei diesen beiden Syndromen deutet sich auf der Ebene der Selbstkonzeptbildung eine auffällige Parallele zu psychoanalytisch postulierten dissoziierten Erlebniszuständen einer extremen affektiven Polarisierung bei Borderline-Patienten an (Kernberg 1975).

Die Diskussion unserer Ergebnisse mit Befunden in der Literatur kann nur auf wenige Studien aus der Arbeitsgruppe um Offer verweisen, in denen der Offer-Selbstbild-Fragebogen bei klinischen Patienten eingesetzt wurde (Casper et al. 1981, Koenig et al. 1984, Offer et al. 1979, Ostrov et al. 1982, 1984). Hinsichtlich der Patientenstichproben muß aber festgehalten werden, daß bisher lediglich über 14 schizophrene und schizoaffektive Patienten berichtet worden ist, die ihre prominentesten Defizite in den Dimensionen „Emotionalität", „soziale" und „familiäre Beziehungen", aber erstaunlich günstige Antworttendenzen in den Dimensionen „Impulskontrolle", „Körperselbst", „sexuelle Einstellungen" und „allgemeine Anpassung" erkennen lassen. Berücksichtigt man die Tatsache einer außergewöhnlichen Heterogenität dieser „psychotischen Patienten", so imponieren die Ähnlichkeiten zu unseren Befunden stärker als die Differenzen, die sich vor allem in den beinahe unbeeinträchtigten Dimensionen der „Impulskontrolle" und des „Körperbilds" finden. Inwieweit hier das jüngere Lebensalter der Offer-Patienten eine bedeutsame Rolle spielt, muß offenbleiben. Betrachtet man die Ergebnisse aus Untersuchungen an Patienten mit „Verhaltens-" und Eßstörungen", so scheinen sich auch bei diesen „nicht-psychotischen" Patienten garvierendere Beeinträchtigungen in zahlreichen psychosozialen Bereichen abzuzeichnen, wie wir dies auch bei unserer Patientenuntergruppe vermerkt haben.

Verlaufsbeobachtungen zur Variabilität oder Stabilität von Offer-Selbstkonzepten lassen sich lediglich aus epidemiologischen Untersuchungen an unterschiedlichen Alterskohorten extrapolieren, liegen aber bisher nicht aus Längsschnittsstudien an denselben Probanden vor (Offer et al. 1981, 1984, 1988). Unsere Follow up-Untersuchung liefert erstmals solche Ergebnisse für Patienten, die an einer Erst- und einer Nachuntersuchung teilnahmen und für die auch detaillierte Verlaufskriterien miterhoben wurden.

Während zum Erst-Zeitpunkt bei allen Patienten der klinische Status einer „akuten Erkrankung" oder „akuten Exazerbation" vorliegt, verteilen sich die Patienten zum Nachuntersuchungs-Zeitpunkt auf unterschiedliche Kategorien: je ca. ein Drittel „seelisch gesund/symptomatisch remittiert", „wiederholt krank/zwischenzeitlich symptomfrei" und „teilweise remittiert/unverändert krank". Insgesamt liegt trotz dieser Variabilität im klinischen Status eine relative Stabilität in den meisten Offer-Selbstbild-Dimensionen vor. Signifikante Veränderungen im Sinne günstigerer psychosozialer Anpassungsleistungen lassen sich in den Subskalen „Emotionalität", „soziale Beziehungen" und „Psychopathologie" nachweisen. Nach wie vor fällt eine schwere Beeinträchtigung in der „Impulskontrolle" auf.

Zieht man hierzu auch die *Ergebnisse aus der „aktuellen sozialen Kompetenz"* als objektivierende Maße der zwischenzeitlichen psychosozialen Entwicklung heran, so finden sich als grundlegende Trends für die Gesamtgruppe der Patienten Fortschritte in den Bereichen „berufliche Aktivitäten", „soziale Kontakte" und „Freizeitunternehmungen", eine verstärkte finanzielle und soziale Selbständigkeit, die den Ablösungsprozeß von der Ursprungsfamilie unterstützt und ein befriedigenderes Engagement in partnerschaftlichen Kontakten begleitet. Aber gerade im familiären Zusammenleben und in Intimbeziehungen besteht nach wie vor eine bedeutsame Konfliktträchtigkeit. Bei einer Untergruppe von Patienten sind gravierende Defizite in fast allen Bereichen der „aktuellen sozialen Kompetenz" weiterhin unverkennbar. „Subjektive" wie „objektive" Maße der psychosozialen Entwicklung ergänzen sich also auch in der Langzeitperspektive sinnvoll und stimmig.

Unterschiede zwischen Frauen und Männern müssen in unseren Studien differenziert betrachtet werden. Zunächst imponiert in der *Gruppe der Probanden* eine durchwegs günstigere Selbstdarstellung der Männer mit signifikanten Unterschieden in allen Dimensionen außer den „familiären Beziehungen". Auf diesen Trend machte bereits Offer (1984) aufmerksam, wenngleich sich seine Analyse auf dem Niveau der Einzelitems bewegte. Die Standardwerte unserer Frauen streuen aber trotzdem jeweils um die Normmittelwerte, veranschaulichen also auch bei ihnen eine generell ungestörte psychosoziale Entwicklung. In der *Gruppe der Patienten* hingegen schneiden Frauen der Tendenz nach in den Subskalen „Bewältigung der Außenwelt", „allgemeine Anpassung", „Berufs- und Ausbildungsziele" und „Impulskontrolle" günstiger ab.

Betrachtet man in *univariaten* Vergleichen die Gesamtgruppen der Frauen und Männer, so läßt sich in den subjektiven Urteilen eine signifikante Überlegenheit der Männer für die Dimensionen „Emotionalität", „Körperbild", „Sexualität" und „Psychopathologie" aufdecken. Diese Differenzen sind aber wiederum in ihrer Wertigkeit zu relativieren, wenn man die generelle psychosoziale Anpassung berücksichtigt, wie sie im „Offer-Anpassungskoeffizienten" ausgedrückt wird. Hier lassen sich keine signifikanten Unterschiede nachweisen. Auch in der Studie C erreicht die trendmäßige „Unterlegenheit" der Frauen gegenüber den Männern keine statistische Signifikanz mehr.

In der multivariaten Bearbeitung der Geschlechtervergleiche in Studie A weisen die Ergebnisse darauf hin, daß einer tendenziell günstigeren psychosozialen Adaptation weiblicher Patienten in den Bereichen „allgemeine Angepaßtheit", „Bewältigung der Außenwelt" sowie „Berufs- und Ausbildungsziele" eine tendenziell negativere psychosoziale Entwicklung der weiblichen Probanden im Vergleich zu den Männern gegenübersteht (Kapfhammer et al. 1994 b).

Behält man einen differentiellen Beurteilungsstandpunkt bei, so läßt sich zusammenfassend eher ein Überwiegen der Ähnlichkeiten in den subjektiven Urteilen von Frauen und Männern behaupten, was auf dem Niveau der Einzelitems aber deutlichere Geschlechtsunterschiede nicht ausschließen muß.

Das im Anschluß an W. James (1890) und G. H. Mead (1934) formulierte Entwicklungsmodell von Damon und Hart (1988) zum *Selbstverständnis* bietet in der Unterscheidung des „Selbst als Objekt" (Definition, Bewertung, Zeit, Wunsch) und des „Selbst als Subjekt" (Kontinuität, Verschiedenheit, Handlung) zunächst eine vorteilhafte Möglichkeit, jene auch von Offer operationalisierten, in vorstrukturierten Sätzen objektivierten Anteile des Selbsterlebens in einer „freien", im Interview weitgehend ungelenkten individuellen Selbstdarstellung zu ergänzen. In der Innenansicht eines Patienten oder Probanden repäsentieren die hiermit erfaßbaren Inhalte *funktional* die kognitive Basis für einen Status als einzigartiges Individuum innerhalb einer sozialen Welt. Gleichzeitig wird in der Analyse dieser Aussagen ein Zugang eröffnet, die *strukturellen* Kriterien zu erschließen, mit denen ein betreffendes Individuum eben diesen Standpunkt zu bestimmen sucht. Darüber hinaus verweisen aber die Dimensionen des „Selbst als Subjekt" mit den Aspekten der Stabilität (Kontinuität), der Individualität (Verschiedenheit) und der Autonomie (Handlung) auf die zentralen Charakteristika einer persönlichen Identität, die normalerweise in traditionellen Ansätzen der Selbstkonzeptforschung unbeachtet bleiben.

Unser Vorgehen zielte infolge der Komplexität des Interviews und der hiermit verbundenen Analysemöglichkeiten zunächst nur auf eine Gegenüberstellung der *Patienten und Probanden.* In dem Interviewteil des *„Selbst als Objekt"* unterscheiden sich *Patienten* von den gleichaltrigen Probanden durch einen überwiegenden Einsatz von Argumenten, die Kennzeichen der zweiten Strukturebene im Entwicklungsmodell von Damon und Hart (1982, 1988) aufweisen. Die kognitive Bestimmung, die affektive Bewertung, die Einreihung in den Entwicklungsgang der eigenen Biographie sowie die Imagination einer erwünschten Veränderung sind Patienten fast ausschließlich nur im implizit-expliziten Verweis auf äußere, als weitgehend statisch erfahrene soziale Institutionen wie die „Arbeitswelt", die „soziale Bezugsgruppe", den „Sportclub" usw. möglich. In den Antworttendenzen sind einerseits die starken Bemühungen erkennbar, mit den institutionalisierten Normen und Standards weitgehend übereinzustimmen, ist andererseits aber auch die subjektive Angst spürbar, gerade diesen sozialen Rollenerwartungen nicht entsprechen zu können. Eine konstruktive Auseinandersetzung mit diesen sozialen Vorgaben, die als solche auch von schwer psychotisch gestörten Patienten relativ präzise wahrgenommen werden, ist aber auch in der Dimension der phantasiegelenkten Wunschvorstellungen nicht möglich. Es erscheint eventuell zu bedrohlich, sich von einer äußeren, sicherheitsstiftenden Sozialorientierung innerlich zu distanzieren, um einen Spielraum für eine eigenwillige und eigenständige Interpretation zu wagen. Angesichts der gravierenden persönlichen Verunsicherung infolge der Erkrankung und einer häufig auch defizitären biographischen Entwicklung bisher muß diese sozialkognitive Technik als durchaus angebracht eingestuft werden (Hart et al. 1987). Stellt man hierzu die dominierenden Selbstaussagen der *Probanden* auf der nächst höheren, dritten Strukturebene gegenüber, so schafft hier ein weitgehend zuverlässig konturiertes Gefühl einer persönlichen Ganzheit und Eigenständigkeit die Entwicklungsbedingung für eine autonomiefördernde Auseinandersetzung mit der sozialen und personalen Umwelt. Und gerade diese Sicherheit eines grundlegenden Identitätsgefühls wird von der Mehrheit der Patienten vermißt. Dies drückt sich in den hohen Prozentsätzen aus, die einen notwendigen Rückgriff der Patienten auf die Strategie einer „kategorialen Identifikation" (unterste Strukturebene) anzeigen, um sich selbst zu definieren, zu bewerten, biographisch einzureihen oder aber auch sich ideal vorzustellen.

Die signifikanten Unterschiede von Patienten und Probanden in dem Interviewteil *„Selbst als Subjekt"*, den wir als Kernstück für eine entwicklungsmäßig geforderte Umformung und Sicherung eines basalen Identitätsgefühls ansehen dürfen, verdeutlichen dieses Dilemma der *Patienten* noch weiter. Angesichts der schon normativ auftretenden psychobiologischen und psychosozialen Wandlungen im uns interessierenden Entwicklungsabschnitt, der vor allem im Erleben einer schwerwiegenden seelischen Störung bei sich registrierten „Brüche" der Selbstkontinuität, müssen ihre Rückgriffe auf vereinzelte Persönlichkeitskonstanten oder gar nur isolierte kategoriale Identifikationen als fragile Behelfskonstruktionen erscheinen, die konsequent die eigentlichen Entwicklungsherausforderungen verfehlen. Dies drückt sich vor allem in der für unsere Argumentation sensibelsten Dimension des „Selbst als Willens- und Handlungszentrum" aus (Blasi 1988, Mead 1934), in der sich über die Hälfte der Patienten außerstande sieht, aktiv ihre persönliche Entwicklung aus sich heraus zu gestalten bzw. zu beeinflussen. Das Dilemma einer geforderten Abstimmung zwischen entwicklungsmäßig erlebten Veränderungen, „schicksalhaft" erfahrenen Krankheitseinbrüchen und notwendiger Herstellung einer Selbstkontinuität wird besonders auch in der inhaltlichen Qualifikation der jeweiligen Ausführungen der Patienten sichtbar. Im Vergleich hierzu können sich die *Probanden* auf strukturell höhere kognitiv-affektive Voraussetzungen beziehen. Aber auch bei ihnen wird angezeigt, daß diese ganz individuell zu lösende Identitätsfrage noch nicht durchgängig abgeschlossen ist, selbst wenn in zentralen Bereichen des psychosozialen Lebens schon verbindliche Probeentwürfe gelungen sind (s.u.).

Unter *entwicklungspsychologischen* bzw. *entwicklungspsychopathologischen Gesichtspunkten* verrät die von Patienten bevorzugt im „Selbstverständnis" aktualisierte zweite Strukturebene eine relative sozial-kognitive Unreife. In einem ungestörten Entwicklungsverlauf treten diese Argumente typischerweise in der Frühadoleszenz auf (Damon 1989, Damon, Hart 1982). Da unsere Befunde nur aus einer Querschnittsanalyse entnommen sind, muß die Frage einer Arretierung in dieser vs. einer Regression auf diese Entwicklungsstufe offenbleiben. Wenngleich die prozentuale

Verteilung der Attributionsschemata ebenfalls einen Unterschied zwischen Patienten und Probanden erkennen läßt, so zeigt das relative Überwiegen von sozialen und psychologischen Schemata auch bei den Patienten an, daß diese die für den Altersabschnitt normativen Umschichtungen zumindest in Ansätzen mitvollziehen (Damon, Hart 1988). Die entwicklungspsychopathologische Relevanz könnte nun darin bestehen, daß mit dem entwicklungs- und krankheitsbedingten Verlust des Glaubens an eine absolute Stabilität von Selbstcharakteristika die Hinwendung an die soziale Welt geradezu zur Notwendigkeit wird. Um neue Möglichkeiten zur Sicherung von „Kontinuität" und „Verschiedenheit" zu erschließen, bedarf es „signifikanter Anderer" (Mead 1934). Verständlich würde vor diesem Hintergrund, warum sich Brüche im Familiensystem oder in Freundschaften so verheerend in diesen Jahren auf die Herstellung und Bewahrung einer Selbstkontinuität auswirken können. Umgekehrt mögen Unsicherheiten in den grundlegenden Dimensionen des Selbstverständnisses wiederum auch die Entwicklungsaufgaben einer konstruktiven Ablösung von der Kernfamilie und einer Individuation in neuen Sozialkontakten so sehr erschweren. Erste Untersuchungen zur klinischen Relevanz des „Selbstverständnisses" weisen gerade auf diese enge Verwobenheit mit den komplexen Prozessen der psychosozialen Adaptation hin (Beardslee 1989, Beardslee, Podorefsky 1988).

Wenngleich die qualitative Auswertung der Aussagen zum „Selbst in Vergangenheit und Zukunft" bzw. zur „Selbstkontinuität" bereits klar für sich sprechen, so sind die auffälligen Angaben von Patienten wie Probanden hierzu doch kommentarbedürftig. Erikson (1968) hatte speziell die Entwicklungsnotwendigkeit des jungen Erwachsenen herausgestellt, nicht nur zu einer integrierten Synthese von bedeutsamen Identifikationen der Kindheit und der aktuellen psychosozialen Lebenssituation zu gelangen, sondern auch mit einem künftigen Lebensplan abzustimmen. Er beschrieb eine besondere Form der Störung des Zeiterlebens als einer Variante der Identitätskrise. Coleman et al. (1977) wiesen darauf hin, daß die z.T recht günstig erscheinenden psychosozialen Lösungen der gegenwärtigen Entwicklungsherausforderungen der meisten Jugendlichen im Hinblick auf diese Zukunftsdimension entscheidend zu relativieren seien. Ähnlich argumentierten auch Rappaport et al. (1985). Wenn ca. 20% unserer in den Selbstkonzepten psychosozial als „erfolgreich angepaßt" erscheinenden Probanden nur imstande sind, einen höchst vagen Lebensplan in eine persönliche Zukunft zu projizieren, so mag dies einerseits auf einen noch recht hohen Vorläufigkeitscharakter vieler aufgezeigter Lösungsmuster hinweisen, muß andererseits aber auch im Kontext „anomisch" erlebter Zukunftsentwicklungen einer Gesellschaft interpretiert werden (Fromm 1955, Nunner-Winkler 1987). A fortiori müssen diese Überlegungen auch für unsere Patienten angestellt werden (Janzarik 1965).

8.2. Ich-Entwicklungsstufe und Abwehrmodalität

In der theoretischen Konzeptualisierung der *Ich-Entwicklung nach Loevinger (1976)* existiert eine Entwicklungsreihe sukzessiver Ich-Stufen, die stetig komplexere Organisationsformen der Impulskontrolle, der interpersonalen Beziehung, der moralischen und selbstreflexiven Argumentation, der kognitiven Differenziertheit sowie auch der subjektiven Probleme und Konflikte abbilden. Wenngleich ein entwicklungspsychologischer Zusammenhang einzelner Altersabschnitte und distinkter Ich-Stufen angenommen, v.a. eine Assoziation mit der allgemeineren kognitiven Entwicklungslinie nach Piaget postuliert werden kann, ist zu unterstellen, daß nicht jede Person die Reihe zur Höchststufe durchläuft, und umgekehrt auch im Erwachsenenalter niedrigere Ich-Stufen potentiell immer verfügbar bleiben, selbst wenn das durchschnittlich aktualisierte Funktionsniveau höherstrukturiert ist. Über das Zusammenspiel der einzelnen Ich-Stufen innerhalb der Persönlichkeitsorganisation, v.a. über die innerseelischen, interpersonalen oder situativen Faktoren, die ein Wiederauftreten früher Ich-Stufen fördern, ist wenig bekannt (Noam 1988 a, b).

Im Kontext unserer Untersuchungen interessiert

- o eine Gegenüberstellung der Patienten- und Probandengruppe hinsichtlich der Strukturhöhe des Ich-Niveaus,
- o eine klinische Relativierung der Befunde,
- o vor allem eine Diskussion der Verlaufsbeobachtungen unter dem Aspekt einer „trait vs. state" Variable,
- o eine mögliche Interaktion mit differentiellen Antworttendenzen in den Selbstkonzepten.

Der *Gesamtgruppenvergleich zwischen Patienten und Probanden* deckt klare Unterschiede in den jeweils bevorzugten Ich-Stufen auf. Ca. zwei Drittel unserer *Patienten* lassen Ich-Leistungen eines präkonformistischen Niveaus erkennen (60.9%). Trotz eines bedeutsamen Altersunterschieds etwa zu den jüngeren Patienten bei Noam et al. (1984) herrscht auch hier ein vergleichbar hoher Prozentsatz von präkonformistischen Ich-Stufen vor (67%). Von ganz ähnlichen Zahlen bei stationär behandelten Patienten berichtete auch Browning (1986). Aber auch unsere *Probanden* weisen mit 38.5% noch erstaunlich häufig dieses präkonformistische Strukturniveau auf. In Vergleichsdaten von Browning (1987) und Holt (1980), die an gleichaltrigen amerikanischen Stichproben erhoben worden sind, liegen die präkonformistischen Stufen deutlich unter unseren Werten (10-20%). Klinisch scheint es aber durchaus vorteilhaft, die Unterteilung des präkonformistischen Niveaus in die „impulsive" und die sich anschließende „selbstschützende Ich-Stufe" weiter beizubehalten. Während nämlich 23.3% aller Patienten die niedrigste, impulsgesteuerte Funktionsstufe anzeigen, trifft dies nur in 3.8% der Probanden zu.

In der *klinischen Relativierung der Ergebnisse* zeichnet sich allenfalls eine tendenzielle Überlegenheit der *nicht-psychotischen* gegenüber den *psychotischen Patienten* ab, die jedoch keine statistische Signifikanz erreicht. Hinsichtlich der übrigen Vergleiche zwischen Patientenuntergruppierungen lassen sich keine Unterschiede nachweisen. Dies muß vor allem für den Vergleich der affektiv-psychotischen und der schizophrenen Patienten festgehalten werden. Noam und Houlihan (1990) thematisierten den Zusammenhang einer in den Ich-Stufen angezeigten Entwicklungsdimension und den DSM III-Diagnosen bei jugendlichen psychiatrischen Patienten. Sie fanden eine Abnahme der Schwere der Diagnose bei höheren Ich-Stufen. Lediglich die Patienten mit einer affektiven Psychose fielen aus dieser theoretisch konzipierten Dimension der „Schwere einer psychiatrischen Erkrankung" heraus und näherten sich in ihren

Werten eher der gesunden Kontrollgruppe an. Wenngleich diese Fragestellung in unserer Untersuchung nicht direkt intendiert war, so weisen unsere Befunde nur sehr schwach in diese Richtung. Zwar scheinen sich trendmäßig höher strukturierte Ich-Stufen bei den nicht-psychotischen gegenüber den psychotischen Patienten auch bei uns abzuzeichnen. Berücksichtigt man aber andere Parameter der psychosozialen Entwicklung wie „prämorbides Anpassungsniveau", „aktuelle soziale Kompetenz" oder den „Offer-Anpassungskoeffizienten", so imponiert in unserer Patientengruppe gerade die umgekehrte Polarisierung zwischen psychotischen und nicht-psychotischen Patienten (s.o.). Näher liegt uns die Alternativhypothese, daß die Schwere einer psychiatrischen Erkrankung, wird sie als allgemeinere psychopathologische Beeinträchtigung verstanden, sich auch unabhängig von der nosologischen Klassifizierung arretierend oder regressionsfördernd auf die Ich-Leistungen auswirkt. In unseren Befunden könnte diese Sichtweise dadurch gestützt werden, daß alle akut erkrankten Patienten, werden die Untergruppierungen als Vergleichsbasis genommen, zueinander sehr viel ähnlicher als verschieden sind, und sich wiederum auch in den BPRS-Scores als dem Indikator für eine allgemeine psychopathologische Beeinträchtigung ebenfalls ganz analog verhalten.

Auf einer *syndromalen Ebene* ist immerhin bemerkenswert, daß die Syndrome „aggressiv-erregt", „süchtig" und „Borderline", bei denen eine unverkennbare Schwäche der Impulskontrolle in der Verhaltensorganisation imponiert, auch relativ am häufigsten in der untersten, „impulshaften" Ich-Stufe vertreten sind. Der Zusammenhang dieser „Externalisierungssyndrome" zur niedrigsten innerseelischen Verarbeitungsstufe wird in zahlreichen Studien nahe gelegt (Frank, Quinlan 1976, Gold 1980, Noam, Dill 1991, Noam, Recklitis 1990, Noam et al. 1984, Powitzky 1976). Umgekehrt läßt sich eine theoretisch erwartbar höhere Assoziation von Syndromen eines stärkeren Interiorisierungsgrades wie „depressiv-ängstlich" mit reiferen Ich-Stufen aus unseren Daten nicht ablesen, worauf auch bereits Noam und Houlihan (1990) aufmerksam machten. Eine Erklärung könnte mit sein, daß auch Patienten mit einem vorrangig „depressiv-ängstlichen" oder „suizidalen Syndrom" eine erheblich gestörte Impulskontrolle aufweisen, wie dies beispielsweise in unseren Offer-Selbstkonzeptergebnissen klar zum Ausdruck kommt (s.o.).

Die theoretische Vorstellung, daß niedrige Ich-Stufen in der Altersgruppe von Spätadoleszenten und jungen Erwachsenen allgemein relativ ungünstige strukturelle Voraussetzungen für die Bewältigung der in diesem Entwicklungsabschnitt normativen psychosozialen Herausforderungen darstellen, kann sowohl in unseren theoretischen Vorüberlegungen nachvollvollzogen als auch durch unsere empirischen Ergebnissen als erhärtet angesehen werden. Die Frage einer expliziten, die aktuelle Belastungs- oder Erkrankungssituation überdauernden Entwicklungsverzögerung läßt sich aber nicht aus einer Querschnittsbefundung beantworten. In einer entwicklungspsychopathologischen Perspektive müssen sowohl die ca. zwei Drittel der Patienten als auch das Drittel der Probanden mit einem präkonformistischen Ich-Niveau als „unreif" eingestuft werden (Hauser et al. 1983, Noam et al. 1984). Die *Differenzierung nach einer „trait vs. state" Variable* ist damit aber noch nicht entschieden.

Neumeier (1989) zeigte für eine Untergruppe von Patienten, daß die Loevinger-Ich-Stufen nach weitgehendem Abklingen der psychopathologischen Auffälligkeiten gegen

Ende des stationären Aufenthalts, also ca. sechs bis acht Wochen nach der Erstuntersuchung, in hohem Maße unverändert blieben. Diese Stabilität der Testwerte in einer Kurzzeitperspektive sprach gleichzeitig auch für eine hohe Test-Retest-Reliabiliät, wie sie auch andere Autoren berichteten (Hauser 1976, Holt 1980, Loevinger 1979, Weiss et al. 1989).

Unsere *Verlaufsbeobachtungen* bieten aber eine vorteilhafte Möglichkeit, die bei Patienten in der Erstuntersuchung gefundenen Ich-Stufen in einer Langzeitperspektive differentiell zu bewerten.

In einer *Langzeitperspektive* kann die Hypothese von den Ich-Stufen als einer situationsüberdauernden, eine stabile Entwicklungsarretierung signalisierenden „trait" Variable grundlegend zurückgewiesen werden. Für die Patientengruppe, die sich ca. 1 1/2 bis 2 Jahre nach einer Erst- auch zu einer Follow up-Untersuchung bereit erklärte, kann generell eine hohe Veränderungsrate der Ich-Stufen im Loevinger-Test festgestellt werden. Sowohl in der Gesamtgruppe als auch in den von uns gewählten Untergruppierungen besteht eine signifikante Umverteilung der Werte vom präkonformistischen auf das konformistische Niveau. Lediglich in der Subgruppe der hebephrenen Patienten herrschen weiterhin niedrige Ich-Stufen vor. In der Interpretation der erzielten Verbesserungen erweisen sich die Parameter *„klinischer Status in der Nachuntersuchung"*, aber auch *„Verlaufstypus bei Erstuntersuchung"* am aussagekräftigsten. Patienten, die zum Nachuntersuchungszeitpunkt „seelisch gesund und sozial integriert" oder „symptomatisch remittiert sind, sich aber noch in einer sozialen Schonungsphase befinden", lassen eine deutliche Besserungsquote erkennen. Aber auch bei Patienten, die während der initialen stationären Behandlung einen „akuten" oder „phasenhaften" Verlaufstypus aufweisen, kann dieser positive Trend erwartet werden. Umgekehrt verteilen sich Tendenzen zu Stillstand und Verschlechterung relativ eindeutig auf die Kategorien „wiederholt krank / nur teilweise remittiert" und „unverändert krank" bzw. „chronischer Verlaufstypus". Stimmig zu dieser Klassifizierung verhalten sich wiederum die Rubriken „wiederholt krank / symptomfreie Intervalle" bzw. „intermittierender Verlaufstypus", die beide eine charakteristische Bidirektionalität in der Veränderlichkeit der registrierten Ich-Stufen zeigen. Die Interpretation der Ergebnisse aus Studie C führt zu ganz analogen Schlußfolgerungen.

Zieht man zur weiteren Relativierung dieser Befunde auch Veränderungsbewegungen in den „Offer-Anpassungskoeffizienten" und in der erneut gemessenen „aktuellen sozialen Kompetenz" heran, so finden sich hoch signifikante Korrelationen zwischen den Differenzen der Ich-Stufen in Erst- und Nachuntersuchung zu den korrespondierenden Differenzen in den „Offer-Anpassungskoeffizienten" bzw. „den aktuellen sozialen Kompetenzen". Es bilden sich also sowohl in den subjektiven als auch den objektiven Urteilen über die zwischenzeitliche psychosoziale Entwicklung der Patienten gleichsinnige Veränderungen ab. Es ist aber wichtig darauf hinzuweisen, daß die jeweils über die Quadrate der Korrelationskoeffizienten erklärbaren gemeinsamen Varianzen sich nur in einer Größenordnung von 11% bzw. 12% bewegen. Dies ist von Relevanz, wenn man berücksichtigt, daß die Ergebnisse in den Offer-Selbstkonzepten zum Nachuntersuchungstermin zwar einige Verbeserungen, aber auch nach wie vor erstaunlich stabile Defizite erkennen lassen, die Resultate der Patientengesamtgruppe in den Ich-Stufen hingegen sich denen der Kontrollgruppe aus der Erstuntersuchung fast unterschiedslos angenähert haben.

Im Kontext unserer Diskussion erscheint es sinnvoll, eine *mögliche Interaktion,* die zwischen einer *aktualisierten Ich-Stufe* und beispielsweise den *Antworttendenzen* im *Offer-Selbstbild-Fragebogen* bestehen könnte, zumindest zu reflektieren. Da ein vorherrschendes Ich-Niveau die strukturellen Voraussetzungen stellt, mit denen ein bestimmter Patient oder Proband die Konfrontation mit speziellen Problemen und Fragestellungen seiner psychosozialen Entwicklung aufnimmt, könnten unterschiedliche Strukturniveaus auch differentielle Antworttendenzen nach sich ziehen. Wenn wir berücksichtigen, wie bedeutsam gerade die einer sozialen Öffentlichkeit zugewandten Lebensbereiche für einen psychiatrisch erkrankten jungen Erwachsenen sind (s.o.), dann wäre es möglich, daß beispielsweise ein Patient, der auf einer präkonformistischen Ebene seine soziale Welt bedeutungsmäßig organisiert, eine allzu realistische Sicht auf faktisch bestehende Probleme und Konflikte vermeiden muß. Da die präkonformistisch-kognitiven Konzepte überwiegend konkret und dichotom angelegt sind, resultierte konsequent eher eine subjektive Ausrichtung im Sinne einer sozialen Erwünschtheit oder normativen Rollenerwartung, um konfliktreiche Spannungen zu reduzieren. „Günstigere Anpassungsprofile" wären ein gut einfühlbares Ergebnis dieser sozialen Orientierungsstrategie. Zielen umgekehrt konformistische oder postkonformistische Ich-Niveaus auf eine zunehmend differenziertere Einschätzung der vielfältigen, und damit auch widersprüchlichen personalen und sozialen Motive einer psychosozialen Entwicklung, so könnte ein „realistischerer" Urteilsstandpunkt eher die Erkenntnis bestehender Schwierigkeiten und Defizite fördern und sekundär zu vergleichsweise „ungünstigeren Anpassungsprofilen" führen. Zwei jeweils reziproke Ergebnistendenzen in den Offer- und den Loevinger-Scores lassen an diese Möglichkeit denken, wenngleich damit allein die z.T. gravierenden Unterschiede nicht erklärt werden können. So wäre vorstellbar, daß sowohl die tendenzielle Überlegenheit der Frauen gegenüber den Männern als auch die der nicht-psychotischen gegenüber den psychotischen Patienten in den strukturellen Ich-Stufen zu „kritischeren" Selbsturteilen in den Offer-Selbstkonzepte beigetragen haben mag. Eine relative Beschönigungstendenz bei psychotischen Patienten bzw. Männern einerseits, eine relative Negativierung bei nicht-psychotischen Patienten bzw. Frauen andererseits könnte somit in die Offer-Selbstbild-Scores mit eingeflossen sein.

In dem übergreifenden Organisationsrahmen einer Persönlichkeit, wie ihn der ichstrukturelle Ansatz von Loevinger intendiert, sind auch Aspekte der Impulskontrolle und moralischen Bewertung mitenthalten. Vor diesem theoretischen Hintergrund schien es konsequent, neben dem allgemeineren Ich-Verarbeitungsniveau auch speziellere *Abwehr- bzw. Coping-Strategien* in unserem methodischen Vorgehen zu berücksichtigen. Vorbildgebend waren hierbei die Arbeiten aus der Forschungsgruppe um Vaillant, die eine erfolgsversprechende Klassifizierung und Interpretation einer Datenfülle aus Langzeitstudien zur psychosozialen Entwicklung an Hand einer psychoanalytisch konzipierten Hierarchie von Abwehrmechanismen vorlegte (Vaillant 1971, 1974, 1975, 1976, Vaillant, Drake 1985, Vaillant, Vaillant 1986, 1990, Vaillant et al. 1986). Diese Hierarchie der Abwehrmechanismen drückte eine theoretisch plausible Ordnung nach der Höhe bzw. dem Reifegrad der vorrangig eingesetzten

Abwehroperationen aus und ermöglichte eine stimmige Verknüpfung mit zahlreichen Variablen der psychosozialen Langzeitentwicklung.

In unserem Kontext kam es nicht darauf an, das höchst komplexe Zusammenspiel von theoretischer Attraktion, klinischer Bedeutsamkeit und empirischer Umsetzung des Abwehrkonzeptes auch in unserer Studie zentral zu bearbeiten, sondern lediglich mittels eines empirisch schon erprobten, unserem Ansatz gut adaptierbaren Instrumentarium erste Erfahrungen zu sammeln und eventuelle Parallelen zu anderen Parametern der psychosozialen Entwicklung unserer Patienten und Probanden aufzudecken. Der von uns gewählte *Bond-Fragebogen zu „Abwehrstilen"* orientiert sich ebenfalls an der Vorstellung einer hierarchisierten Taxonomie der Abwehrmechanismen (Bond 1986, 1990, Bond, Vaillant 1990, Bond et al. 1983, 1989). Das Fragebogeninventar zielt auf die Erfassung globaler Abwehrstrategien, die sich in breiteren psychosozialen Verhaltenstendenzen abzeichnen. Es verzichtet also auf die Beurteilung singulärer Abwehrmechanismen in ganz speziellen psychodynamischen Erlebens- und Verhaltensakten. Durch die Orientierung an der Oberflächenstruktur von eher „molar" zu erachtenden Abwehrbewegungen, durch den Rekurs auf subjektive Urteile von Probanden und Patienten werden zwar gravierende Probleme einer Interrater-Reliabilität in der Fremdbewertung solcher Abwehrstratgeien vermieden (Ehlers, Czogalik 1984, Schüssler, Leibing 1990). Nichts desto weniger stellt sich aber weiterhin eine Reihe ungelöster testtheoretischer Fragen, insbesondere der Konstrukt- und Außenkriterienvalidierung (Cramer 1991).

Eine ausführliche Darstellung der gefundenen Ergebnisse unserer Studie erfolgt anderen Orts (Kapfhammer, Scherer 1994 a).

In der uns hier interessierenden *Gegenüberstellung von Patienten und Probanden* mit einem Schwerpunkt auf eventuellen strukturellen Unterschieden erweisen sich die Ergebnisse im Bond-Fragebogen nur beschränkt aussagekräftig. Patienten differieren von Probanden zwar durch einen tendenziell stärkeren Einsatz von niedrig bis mittel strukturierten Abwehrstilen. Aber nach erfolgter alpha-Adjustierung bestehen lediglich auf der untersten, „unreifen Abwehrstufe" statistisch signifikante Mittelwertsunterschiede auf dem 1% Niveau. In der Perspektive der psychosozialen Adaptation kommen bei den Patienten also bevorzugt Abwehrmechanismen wie „narzißtischer Rückzug", „Ausagieren", „Regression", „passive Aggression" und „Projektion" zum Ausdruck. Da diesem „unreifen Abwehrstil" in der theoretischen Konzeptualisierung eine ungenügende Kontrolle der Triebimpulse zugrunde liegt, und vor allem ein die interpersonalen Interaktionsprozesse störender Handlungsaspekt betont wird, deutet sich hier eine interessante Parallele zur untersten, „impulsiven Ich-Stufe" nach Loevinger an.

Noch auffälliger aber als bei den Loevinger-Ich-Stufen imponiert in den Bond-Abwehrstilen die große Ähnlichkeit von psychotischen und nicht-psychotischen Patienten. Beide Subgruppen setzen bevorzugt die unreifste Abwehrstrategie ein. Eine theoretisch erwartete Differenzierung hinsichtlich der Strukturhöhe bildet sich in den Bond-Daten also nicht ab. In beiden Untergruppierungen scheint primär der gestörte psychosoziale Handlungsaspekt den Modus der Abwehroperationen zu bestimmen, der Aspekt einer psychotisch beeinträchtigten Realitätskontrolle aber nicht weiter zu diskriminieren. Dies könnte zum einen daran liegen, daß die Konstruktion des

Abwehrstil-Fragebogens per se diesen „Psychoseanteil" nicht erfaßt, zum anderen aber auch dadurch bedingt sein, daß akut psychotische Patienten außerstande wären, die Anlage des Fragebogens reliabel zu erfassen, und nach hinreichender seelischer Konsolidierung, wie in unserer Studie, sich dieser „Psychoseanteil" eben nicht mehr klar in den Selbsturteilen abbildet. Wird zudem im Bond-Fragebogen die Dimension der Impuls- und Handlungskontrolle mit den Polen einer persönlich nicht verantworteten Externalisierung einerseits, einer verantwortungs- und prinzipienbewußten Innensteuerung andererseits als das eigentliche Konstruktionsprinzip erachtet (Andrews et al. 1989), und berücksichtigt man ferner, daß sich unsere nicht-psychotischen Patienten vorrangig aus den Diagnosegruppen der Persönlichkeitsstörungen und Abhängigkeiten rekrutieren, dann überrascht eine fehlende Diskrimination zwischen psychotischen und nicht-psychotischen Patienten bei einem dann zu unterstellenden „bottom effect" nicht mehr.

Die beachtenswerte Korrelation zwischen „Lügen-" und „unreifer Abwehrstil-Skala" mit einem erkärbaren gemeinsamen Varianzanteil von ca. 20% dürfte weniger eine raffinierte Täuschungshaltung, sondern eine ebenfalls von interferierenden Impulsen und Leugnungstendenzen behinderte soziale Wahrnehmung anzeigen.

8.3. Identitäts- und Intimitätsstatus

Die Suche nach subjektiv annehmbaren Lösungen der Identitäts- und Intimitätsfragen stellt die zentrale Entwicklungsaufgabe der Spätadoleszenz und des jungen Erwachsenenalters dar (Erikson 1968). Hierunter ist eine vorläufige innerseelische Neuorientierung angesichts der vielfältigen psychobiologischen und psychosozialen Umwälzungen in diesen Entwicklungsjahren gemeint, die es gestattet, mit einem integrierten Selbstverständnis, in tragfähigen und befriedigenden zwischenmenschlichen Beziehungen typische Rollenerwartungen des Erwachsenenstatus in einem gesellschaftlichen Rahmen zu beantworten. Notwendigerweise ist hier eine Prozeßperspektive anzulegen, die ihren Ausgang in der entwicklungsmäßigen Erschütterung eines kindlichen Selbstgefühls zu Beginn der Pubertät nimmt, die zahlreichen Modifikationen während der Jugendjahre in einer zunehmend sich weitenden sozialen Welt mit qualitativ neuartigen Erfahrungen berücksichtigt und sich auf die notwendige Transformationsaufgabe konzentriert. Nur unter diesem Gesichtspunkt ist in unserem Kontext von einem „Entwicklungsabschnitt mit normativer Krise" zu sprechen, ohne hierbei bereits eine psychopathologische Konnotation zu implizieren.

Hinsichtlich der *Identitätsfragen* entschieden wir uns für ein Modell, das den psychosozialen Oberflächenmanifestationen Vorrang vor den grundlegenden psychodynamischen, allenfalls in einer subtilen Einzelfallkasuistik erschließbaren Veränderungen gab, und somit Vergleiche zwischen Gruppen erlaubte. Das Paradigma des „Identitätsstatus" nach Marcia in theoretischer Anlehnung an Erikson bestimmte sowohl unsere Wahl eines Selbstfragebogens (Adams et al. 1979, Bennion, Adams 1986, Grotevant, Adams 1984) als auch einer strukturierten Interviewtechnik (Marcia 1966, Marcia, Friedman 1970, Schenkel, Marcia 1972). Beiden Ansätzen im Selbst- und Fremdbeurteilungsteil ist ein vielschichtiger Identitätsbegriff gemeinsam, der individuelle Lösungen in verschiedenen psychosozialen Bereichen berücksichtigt. Die Dimensionen der „Exploration" und „Entscheidung" ermöglichen hierbei eine Zuordnung zu den diskreten Statusmöglichkeiten der „erworbenen oder etablierten Identität", der „übernommenen (Pseudo-)Identität" bzw. des „vorzeitigen Abschlusses der Identitätsbildung", des „Moratoriums" und schließlich der „Identitätsdiffusion". Während das Interview zu einem kategorialen Urteil hinsichtlich eines diskreten Status in einem psychosozialen Bereich führt, beinhaltet der Fragebogen eine dimensionale Selbsteinschätzung in einem psychosozialen Bereich entsprechend einer relativen Zustimmung zu oder relativen Ablehnung der vorgelegten Statuskonzepte.

Zwar verleiht unsere Konzentration auf das junge Erwachsenenalter der Einschätzung des Identitätsstatus als einer „Outcome-Variable" eine höhere Reliabilität, weil sie immerhin auf viele Jahre eines Entwicklungsprozesses zurückzuschauen gestattet, doch erscheint es uns unter der Perspektive des nach vorne offenen Lebenszyklus vorteilhafter, eher den Prozeßcharakter dieser Status zu betonen (Berzonsky 1988, Cote, Levine 1988, Marcia 1988). Demnach würde eine vorrangige Orientierung an einer Erfahrungsvielfalt, an äußeren Normvorstellungen bzw. an passageren affektiven oder hedonistischen Ad-hoc-Motiven den jeweils typischen Stil der „Exploration" kennzeichnen, während eine zunehmende Strukturkonsolidierung die „Entscheidungsdimension" markieren würde.

Die Diskussion unserer Ergebnisse zum Identitätsstatus beinhaltet wiederum

- zunächst einen Vergleich der Patienten- und Probandengruppe in ihren Selbsturteilen,
- eine klinische Relativierung der Befunde,
- eine Beurteilung des Verlaufsaspektes im Vergleich von Erst- und Nachuntersuchung,
- eine Gegenüberstellung der Ergebnisse im Selbst- und Fremdbeurteilungsteil und schließlich
- eine Bewertung der Ergebnisse hinsichtlich eventueller Geschlechtseffekte.

Patienten- und Probandengruppe unterscheiden sich bedeutsam in den *Selbsturteilen* über die globale Identitätsbildung. Analoge Differenzen zeichnen sich auch in den speziellen Teilaspekten einer ideologischen wie einer interpersonalen Identität ab. Demnach stimmen zwar Probanden und Patienten dem Status einer „etablierten Identität" in gleichem relativen Ausmaß zu, Probanden weisen aber entschiedener die übrigen drei Statusmöglichkeiten als die Patienten zurück. Dadurch erhält ihr Identitätsprofil eine klarere Konturierung. Umgekehrt weist die stärkere Undifferenziertheit von Zustimmungs- und Ablehnungsurteilen der Patienten zu den einzelnen Identitätsstatus, die für sich ja eine entwicklungsmäßige Polarisierung beinhalten, darauf hin, daß ihre Identitätsbildung nicht so entschieden der Entwicklungslogik von „Exploration und Entscheidung" bisher gefolgt ist.

Dies wird besonders in der ideologischen Identität deutlich. Da dieser Teilaspekt der Identität immerhin so bedeutsame Bereiche wie „religiöse", „politische", „allgemeine Weltanschauung" und „berufliche Zielvorstellungen" umspannt, die beispielsweise in den Offer-Selbstkonzepten eine überragende Bedeutung erfahren haben, muß aus diesen Ergebnissen gefolgert werden, daß Patienten vor einer aktiven und auch konfliktorientierten Strategie der „Exploration und Entscheidung" eher zurückscheuen und vielmehr eine globalere soziale Anpassungsstrategie verfolgen. Sowohl die niedrigen Ich-Stufen als auch die vorrangig „unreifen" Abwehrmechanismen würden diese einfache Sozialorientierung begünstigen.

Auch die in Studie C durchgeführte Diskriminanzanalyse weist darauf hin, daß die dem Adams-Identitätsstatus-Fragebogen zugrunde gelegte Logik der Identitätsbildung von „Exploration und Entscheidung" bei den Probanden eine sehr zuverlässige Reklassifikation in „Fälle" und „Nicht-Fälle" erlaubt, bei den Patienten aber in hohem Maße versagt.

Im Teilaspekt der interpersonalen Identität zeigt auch das Profil der Patienten eine klarere Konturierung, was wiederum eine größere Relevanz der prozessualen Momente von aktiver Erfahrungssuche und Entscheidungsbemühung in den psychosozialen Bereichen „Geschlechtsrollenorientierung", „heterosexuelle" und „freundschaftliche Beziehungen" sowie „Freizeitaktivitäten" anzeigen könnte.

Als interessantes Ergebnis muß angesehen werden, daß sich Patienten wie Probanden in der relativ gesehen stärksten Zurückweisung des Status der „Pseudoidentität" sehr ähnlich verhalten. Diese Ablehnung der vor allem an den Eltern orientierten, ohne kritische Auseinandersetzung übernommenen Identitätsvorstellungen setzt sich überraschend von dem in der Literatur berichteten, relativ hohen Zuspruch zu dieser Identitätskategorie ab (Bennion, Adams 1986, Waterman 1985, Waterman, Archer 1990). Dies könnte zum einen mit dem höheren Lebensalter unserer Untersuchungsteilnehmer und dem hiermit einhergehenden größeren Erfahrungshorizont, zum anderen aber mit einem auch für die Patienten weniger zu verleugnenden Problemfeld „Elternhaus" zusammenhängen.

In der *klinischen Relativierung* lehnen zunächst die *nicht-psychotischen Patienten* entschiedener den Status der „Pseudoidentität" als die psychotischen Patienten ab, beanspruchen die *affektiv-psychotischen* gegenüber den *schizophrenen Patienten* klarer den Status der „etablierten Identität" für sich, und weisen die *hebephrenen Patienten* vergleichsweise weniger eindeutig die Status von „Pseudoidentität", „Moratorium" und „Identitätsdiffusion" zurück. Hierdurch erlangen die Identitätsprofile der affektiv-psychotischen und der nicht-psychotischen Patienten eine je prononciertere Konturierung, und zeichnet sich das Identitätsprofil der Hebephrenen wiederum durch eine ausgesprochene Nivellierung aus. Eine Interpretation analog einer akzeptierten Logik der Identitätsbildung einerseits, einer undifferenzierten Sozialorientierung andererseits ist also auch für die Bewertung der Ergebnisse in den Patientuntergruppierungen naheliegend.

Die Untersuchungen der korrelativen Zusammenhänge der Adams-Daten mit dem quantitativen Ausmaß der über Indikatoren beschriebenen Adoleszentenkrise, der Summe der abnormen psychosozialen und familiären Umstände, der Ausprägung der frühkindlichen Neurotizismen und dem prämorbiden Anpassungsniveau sprechen für eine weitgehende Unabhängigkeit der subjektiven Meinungsbildung der Patienten hinsichtlich der Identitätsstatus.

Vor dem Hintergrund der plausiblen Unterstellung, daß die Patienten nur sehr inkonsistent einer auf „Exploration und Entscheidung" gestützten Logik der Identitätsbildung folgen, überrascht es nicht, daß sich Patienten mit relativ günstigen oder relativ ungünstigen Offer-Anpassungsprofilen nicht bevorzugt bestimmten Identitätsstatus zuordnen lassen.

Die *Verlaufsdaten* decken für die Patientengesamtgruppe signifikante Veränderungen in den Identitätsstatus der „erworbenen" und der „übernommenen (Pseudo-) Identität" auf. Während die Patienten nach 1 1/2 bis 2 Jahren im Vergleich zur Erstuntersuchung den Status der „erworbenen Identität" nicht mehr so klar für sich beanspruchen können, weisen sie im Gegenzug den Status der „übernommenen (Pseudo-)Identität" mit noch stärkerer Entschiedenheit zurück. Dadurch erhält ihr Identitätsprofil eine wesentlich prägnantere Konturierung, die sich auch in den Teilaspekten der „ideologischen" und der „interpersonalen Identität" niederschlägt. Erinnert man sich der z.T. recht erfreulichen psychosozialen Entwicklungsfortschritte in der Zwischenzeit, wie sie in der erneut erhobenen „aktuellen sozialen Kompetenz" ausgedrückt werden, und berücksichtigt man ferner auch die merklichen Zugewinne in den Loevinger Ich-Stufen, dann liegen zwei Schlußfolgerungen nahe:

Durch die zwischenzeitlich positiven Realerfahrungen ermutigt und gestützt auf ein adäquateres Ich-Strukturniveau folgen auch die Patienten in der Lösung ihrer Identitätsfragen zunehmend stärker einer Logik von „Exploration und Entscheidung".

Sie scheinen zudem zu einer selbstkritischeren Urteilsbasis gefunden zu haben, wenn sie trotz einer günstigeren und auch altersentsprechenderen Gestaltung ihres psychosozialen Lebens nicht mehr so klar den Status der „erworbenen Identität" für sich als zutreffend einschätzen können.

Die Verlaufsdaten stützen so u.E. auch unsere Interpretation der Ergebnisse aus der Erstuntersuchung.

Nach einer von Adams et al. (1979) vorgeschlagenen statistischen Auswertungsrichtlinie ist es möglich, für Patienten und Probanden einen *dominanten Identitätsstatus über alle Selbsturteile* hinweg zu berechnen. Demnach befinden sich die Patienten sowohl in der „ideologischen" als auch in der „interpersonalen Identität" vorrangig im Status des „Moratoriums" bzw. im geringeren Umfang in dem der „Identitätsdiffusion". Probanden zeigen hingegen überwiegend einen „Übergangsstatus" auf, der in erster Linie eine Bewegung hin zur „erworbenen Identität" abbildet. Zu geringeren Prozentsätzen sind bei ihnen auch die übrigen Identitätsstatus vertreten. Nach dieser Auswertungsstrategie würden sich Patienten im Selbsturteil von den Probanden also weniger durch das Ausmaß einer aktiven Erfahrungssuche als vielmehr durch einen geringeren Grad an bereits erreichter struktureller Konsolidierung unterscheiden (s.o., Berzonsky 1988).

Das Interview zum Identitätsstatus nach Marcia liefert Daten, über die jedem Patienten und Probanden ein kategorialer Identitätsstatus in den Bereichen „Beruf", „Politik",

„Religion" und „Sexualität" zugeordnet werden kann. Als dominanter Trend zeichnet sich ab, daß die überwiegende Mehrzahl der *Patienten* (80 - 90%) in allen vier psychosozialen Bereichen die beiden niedrigen Statusmöglichkeiten einnimmt, wobei in „Beruf" der Status des „Moratorium", in „Politik", „Religion" und „Sexualität" der Status der „Identitätsdiffusion" überwiegt. *Probanden* beanspruchen hingegen mehrheitlich den Status der „erworbenen Identität". Ca. 40% sind aber immer noch auf der Suche nach einer subjektiv überzeugenden und verbindlichen Entscheidung hinsichtlich einer beruflichen Karriere; für ca. 30% spielen allgemeinpolitische, gesellschaftliche und weltanschauliche Aspekte in ihrer Identitätsbildung keine bedeutsame Rolle, bei ihnen herrscht hier der Status der „Identitätsdiffusion" vor.

In Übereinstimmung mit der Tendenz im Selbstbeurteilungsteil tritt auch im Fremdbeurteilungsteil der Status der „Pseudoidentität" kaum in Erscheinung.

Klinisch relevant ist, daß *nicht-psychotische* und *psychotische Patienten* in den Fremdurteilen über den jeweils in den verschiedenen Lebensbereichen eingenommenen Identitätsstatus sehr ähnlich sind.

Stellt man *Selbst- und Fremdbeurteilungsteil* gegenüber, so zeichnet sich bei den *Probanden* jeweils ein mehrheitlicher Trend zur „erworbenen Identität" ab. Es ist aber wichtig, daß dieser Entwicklungsprozeß in der subjektiven Einschätzung der Probanden noch als ein Übergangsstadium repräsentiert ist, also noch nicht den Grad einer hohen Verbindlichkeit aufweist, deshalb auch noch weitere Veränderungen realistisch erwartet werden können. Bei den *Patienten,* die sich in der Selbsteinschätzung vorrangig im Status des „Moratoriums"darstellen, weisen die Daten in der Fremdbeurteilung entschiedener auf den Status einer „Identitätsdiffusion" hin.

Eine varianzanalytische Bearbeitung des Konstruktzusammenhangs zwischen Selbst- und Fremdurteilen wird möglich, wenn man unabhängig von der Zugehörigkeit zur Patienten- oder Probandengruppe in „stabile" und „instabile" Identitätskonzepte nach Marcia einteilt, und die korrespondierenden Mittelwertsunterschiede im interpersonalen Identitätsaspekt nach Adams analysiert. Eine analoge varianzanalytische Auswertung des ideologischen Identitätsaspektes ist infolge einer ungenügenden Trennschärfe wenig sinnvoll (s.o.).

Beiden methodischen Ansätzen nach Adams bzw. Marcia muß ein eigenständiger Organisationswert der Identitätsstatusbefunde zugesprochen werden. Einerseits unterscheiden sich die Untergruppen mit „stabilen" und „instabilen Identitätskonzepten" signifikant und theoretisch stimmig in dem Ausmaß, wie sie den Status der „erworbenen Identität" in den Adams-Skalen akzeptieren, bzw. wie sie die übrigen Statusmöglichkeiten zurückweisen. Andererseits bestimmen die entsprechenden Statuskategorien in den Adams-Skalen wiederum jeweils die absolute Scoresumme in den „stabilen" *und* „instabilen Identitätsuntergruppierungen" stärker, als die Differenz *zwischen* diesen beiden ausmacht. Dieses Koordinatensystem zwischen Selbst- und Fremdbeurteilungsdimension läßt also eine plausible Organisationsstruktur zwischen den beiden methodischen Ansätzen erkennen. Würde man aber eine Übereinstimmungsrate von je korrespondierendem Status anstreben, so wäre wohl nur eine verschwindende Konvergenz zwischen den Vorgehensweisen von Fragebogen und

Interview zu erwarten, worauf bereits Craig-Bray und Adams (1986) in ihren Validitätsstudien zum Identitätskonstrukt hinwiesen.

In einer *entwicklungspsychologischen bzw. entwicklungspsychopathologischen Betrachtungsweise* muß nochmals daran erinnert werden, daß die psychosozialen Forschungsansätze von Adams und Marcia zum Identitätsparadigma einzelnen Statusmöglichkeiten zunächst noch keine explizite psychopathologische Relevanz zusprechen (Archer 1989, Cote, Levine 1988, Marcia 1989). Der gewählte Zeitpunkt einer Untersuchung innerhalb eines Entwicklungsabschnitts, vergleichsweise Orientierungen in einer Referenzgruppe von Gleichaltrigen, aber auch gesellschaftlich zugestandene psychosoziale Moratoria in der probeweisen Beantwortung normativer Anpassungsleistungen spielen eine maßgebliche Rolle. Die Bedeutung von „Exploration und Entscheidung" ist vor allem auch im Hinblick auf den unvorhersagbaren Wandel einer stets aufs neue Flexibilität und Umstellungsfähigkeit einfordernden postindustriellen Gesellschaft zu relativieren. Andererseits scheinen diese psychosozialen Fertigkeiten kaum entwickelt werden zu können, wenn eine grundlegende Auseinandersetzung in den zentralen Lebensbereichen nicht erfolgt (Adams et al. 1985). Dies muß um so schwerwiegender eingestuft werden, wenn wie in unseren Studien der Lebensabschnitt des jungen Erwachsenenalters als Bezugsmaßstab gewählt wird. Der außerordentlich hohe Prozentsatz unserer Patienten in den Kategorien des „Moratoriums" bzw. der „Identitätsdiffusion" signalisiert m. E. eine psychosozial ernstzunehmende Anfälligkeit für Wahlen einer sog. „negativen Identität" (Erikson 1968), die aus dem Krankheitsgeschehen selbst, z.B einem Wahnerleben stammen und dann u.U. eine Tendenz zur Chronifizierung des Krankheitsverlaufs mitbestärken (Strauss et al . 1989), in einer Flucht in intensive Augenblickserfahrungen wie Drogenexperimenten bestehen (Jones, Hartmann 1988, Jones et al. 1989), ein besonderes Risikoverhalten oder eine Verführbarkeit gegenüber autoritär strukturierten Politgruppen und religiösen Sekten fördern kann (Logan 1978), in jedem Fall aber mit einer insgesamt reduzierten sozialen Kompetenz assoziiert ist (Rotheram-Borus 1989).

Frauen und *Männer* stellen sich im Entwicklungsabschnitt der Spätadoleszenz und des jungen Erwachsenenalters denselben Entwicklungsaufgaben. Dies schließt vor dem Hintergrund einer geschlechtsbezogenen Sozialisation selbstverständlich nicht aus, daß diesen Entwicklungsaufgaben von Frauen und Männern ein subjektiv je unterschiedlicher Bedeutungsgehalt zugesprochen, vor allem eine divergierende Prioritätenrangfolge eingeräumt wird. Dies schließt weiter nicht aus, daß Frauen und Männer unter je spezifischen psychodynamischen Voraussetzungen die unserem Modell der Identitätsbildung zugrunde gelegte Entwicklungslogik von „Exploration und Entscheidung" verstehen und in ihre jeweilige Lebenswelt umsetzen. Da die Untersuchungsmethoden von Adams und Marcia aber beide den übergeordneten Rahmen der „psychosozialen Adaptation" wählen, erscheint uns in diesem Rahmen ein Geschlechtervergleich durchaus sinnvoll.

In den *univariaten Vergleichen* der Adamsdaten verhalten sich Frauen und Männer sehr ähnlich. Sowohl in der globalen Identität als auch speziell im ideologischen Identitätsaspekt bestehen keinerlei signifikante Unterschiede zwischen den Geschlechtern. Lediglich im interpersonalen Identitätsaspekt stimmen Frauen dem Status der „erworbenen Identität" eindeutiger zu als die Männer.

In den *multivariaten Vergleichen,* die eventuelle Interaktionseffekte von Geschlecht und Gruppenzugehörigkeit berücksichtigen, scheinen Frauen als Patienten in „ideologischen" Fragen ihres psychosozialen Lebens den Status der „Identitätsdiffusion" für sich stärker abzulehnen als ihre männlichen Kollegen, während es sich in der Kontrollgruppe gerade umgekehrt verhält. In „interpersonalen" Fragen weisen Frauen als Patienten den Status der „Pseudoidentität" stärker zurück, während dies in der Kontrollgruppe die Männer kennzeichnet.

Für die Untergruppe der Patienten, die sowohl an der Erst- als auch an der Nachuntersuchung teilnahmen, hält sich in der Verlaufsdimension lediglich eine stärkere Ablehnung des Status der „Pseudoidentität" in ideologisch relevanten Lebensbereichen durch die Frauen. In einer multivariaten Betrachtung muß aber festgehalten werden, daß sich weder weibliche noch männliche Patienten an einem der Untersuchungszeitpunkte in ihren subjektiven Urteilen differentiell zu den Identitätsfragen verhalten.

In einer generellen Einschätzung der subjektiven Meinungsbildung von Frauen und Männern zu den Identitätsfragen kann also trotz einiger Detailunterschiede, die sich einerseits aus der multivariaten Bearbeitung der Daten zwischen der Patienten- und Probandengruppe, andererseits der Daten der Patientengruppe in Erst- und Nachuntersuchung ergeben, trotzdem von einer überwiegenden Ähnlichkeit im Urteilsverhalten der beiden Geschlechter ausgegangen werden.

Diese Tendenz kommt im Fremdbeurteilungsteil des Interviews nach Marcia noch klarer zum Ausdruck. Hier läßt sich in keinem der vier psychosozialen Bereiche ein signifikanter Geschlechtsunterschied nachweisen. Dies wird besonders eindrucksvoll in der Logitanalyse veranschaulicht.

In einem kurzen Querverweis auf relevante Literaturstellen, die eine Fülle von Studien zum Identitätsparadigma bei Männern und Frauen referieren, findet sich unser Globalurteil über die große Ähnlichkeit der beiden Geschlechter gut bestätigt (Adams et al. 1985, Archer 1985 a, b, 1989, Waterman 1985). Interessant erscheint, daß dieses übereinstimmende Urteilsverhalten sich sowohl in den individuierenden bzw. ideologischen als auch in den interpersonalen Identitätsaspekten abzeichnet. Da unsere Patienten und Probanden im Durchschnitt um einige Jahre älter sind, könnte es durchaus sein, daß eventuell wenige Jahre zuvor noch beobachtbare Unterschiede etwa in den Pfaden der Identitätsbildung sich mittlerweile egalisiert haben.

Aus unseren Daten läßt sich also nicht ableiten, daß Frauen und Männer in vergleichbarer Weise sich z.B. dem Teilbereich „Sexualität und Geschlechtsrollenorientierung" angenähert und sich mit ihm analog auseinandergesetzt haben. Ferner ist es wichtig daran zu erinnern, daß sowohl die Selbstbeurteilungsitems als auch die Interviewfragen letztlich auf sozio-kognitive Konzepte zielen und nicht schon die Verhaltens- und Erlebnisdimension mit der hier aufscheinenden Qualität einer Beziehungsfähigkeit erfassen. Diese erschließt sich erst in dem Interview zum „Initimitätsstatus" näher.

Die zahlreichen psychobiologischen, psychosexuellen und psychosozialen Veränderungen während der Adoleszenzjahre dokumentieren auch einen wachsenden Einfluß außerfamiliärer Bezugsgruppen auf eine umfassende Lebensorientierung des Jugendlichen. Besonders im Hinblick auf die grundlegende Herausforderung, sich von dem bestimmenden Rahmen der Kindheit zu lösen und nach neuen Möglichkeiten der Selbstdefinition und -kontinuitätssicherung zu suchen, spielen die Beziehungen zu Gleichaltrigen beiderlei Geschlechts fortan eine zunehmend wichtigere Rolle. Für Erikson (1968) und Blos (1979) stehen die Kontakte zur Peer-Gruppe und auch die Jugendromanzen noch ganz im Dienst der Identitätsentwicklung. In ihrer epigenetischen Sichtweise stellt sich die Frage der *„Intimität"* erst als eigenständige Entwicklungsaufgabe des jungen Erwachsenenalters, wenn grundlegende Probleme der „Identität" gelöst sind.

Zurecht merken aber Franz und White (1985) kritisch an, daß die Entwicklung der Identität keine hinreichende Beschreibungsbasis für die Entwicklung der Intimität darstellt. Vielmehr ist von parallelen, aber eigenständigen Prozessen auszugehen. Individuationsfördernde und bindungsstiftende Ziele sind, wenngleich in der Abfolge der Entwicklungsjahre unterschiedlich akzentuiert, stets aufeinander bezogen (Josselson 1988). Hierbei ist aber durchaus vorstellbar, daß ein Konzept der interpersonalen Bezogenheit als wichtiger Aspekt der Identitätsbildung (s.o.) auch die Fähigkeit, intime Beziehungen einzugehen und aufrecht zu erhalten, fördern kann, ohne sie aber schon entscheidend zu bestimmen (Grotevant et al. 1982, Thorbeke, Grotevant 1982).

Nach Paul und White (1990) lassen sich in einer Entwicklungsreihe drei Stufen der *intimen Beziehungsfähigkeit* unterscheiden: eine „selbstfokussierte Ebene" mit einfachen, undifferenzierten und reaktiven Beziehungsqualitäten, eine „rollenfokussierte Ebene" mit stereotypen, auf soziale Akzeptanz zielenden Beziehungsmustern und schließlich eine „individuationsbezogene Ebene". Diese reifste Stufe integriere die Aspekte der Perspektivenübernahme, der sich öffnenden, Initiative ergreifenden, zuhörenden und antwortenden Kommunikation, der subjektiv verbindlichen Entscheidung, der Zuneigung und Fürsorge sowie der reifen Sexualität, werden heterosexuelle Kontakte betrachtet. Die Autoren registrieren in ihren Untersuchungen beim Übergang von der Adoleszenz ins junge Erwachsenenalter eine typische Verschiebung von „selbstfokussierten" zu „rollenfokussierten" Beziehungsmustern in intimen Kontakten. Im Unterschied zu den psychoanalytisch argumentierenden Erikson (1968) und Blos (1979), die eine funktionale Lösung der Intimitätsfrage als die normative Entwicklungsaufgabe in diesem Altersabschnitt postulieren, betonen sie vorrangig die strukturellen Veränderungen in der intimen Beziehungsfähigkeit, die bedeutsame Vorläufer in Kindheit und Jugend besitzt und auch in den folgenden Jahren des Erwachsenenalters noch bedeutsamen Modifikationen unterzogen werden kann.

Die von uns gewählte Interviewmethode zur Bestimmung des *„Intimitätsstatus"* ist in ihrer theoretischen Ausrichtung ganz analog zu den vorangehenden Betrachtungen konzipiert. Sie berücksichtigt neben einer hetero- auch eine homosexuelle Perspektive (Orlofsky et al. 1973, Orlofsky 1976, Tesch, Whitbourne 1982).

Die Diskussion der Ergebnisse unserer Studie beinhaltet

- o die Gegenüberstellung von Patienten- und Probandengruppe hinsichtlich des Reifegrads einer intimen Beziehungsfähigkeit
- o die Überprüfung eines eventuellen Geschlechtseffekts
- o die Analyse des Zusammenhangs von Intimitäts- und Identitätsstatus.

Probanden- und Patientengruppe unterscheiden sich auch in der Fähigkeit, intime Kontakte zu stiften, hoch signifikant. In einer *heterosexuellen Perspektive* nehmen ca. zwei Drittel der Probanden eine „hohe Intimitätsstufe" ein. Sie unterhalten demnach offen-wechselseitige, emotional tiefe und bereits langfristig konzipierte Partnerbeziehungen, die in der überwiegenden Mehrheit auch sexuelle Kontakte miteinschließen. Nur 12.5% der Patienten haben bisher dieses Beziehungsniveau erreicht. Gravierende Defizite in der interpersonalen Beziehungsfähigkeit bestehen bei ca. der Hälfte der Patienten, die sich auf der niedrigsten Stufe „isoliert" befinden. Nur 9% unserer Probanden fallen ebenfalls in diese Kategorie. Übersetzt in das Modell von Paul und White (1990) hat die überwiegende Mehrheit unserer Probanden zumindest den Schritt von der „selbstfokussierten" in die „rollenfokussierte Beziehungsmodalität" vollzogen und darüber hinaus in einem erstaunlich hohen Prozentsatz bereits Erfahrungen in einen „individuationsbezogenen Modus" integriert. Da die Interviewmethode nur auf die Erschließung struktureller Merkmale in diesen Kontakten zielt, läßt sich selbstverständlich nichts über möglicherweise bestehende interpersonale oder intrapsychische Konflikte auf dieser Beziehungsebene aussagen. Umgekehrt deuten die Daten darauf hin, daß mehr als die Hälfte unserer Patienten in ihrem bisherigen Leben nicht einmal Zeichen eines „selbstfokussierten Beziehungsmodus", der in den Kategorien „pseudointim" und „stereotyp" ausgedrückt würde, erkennen läßt. Legt man das theoretische Postulat einer krisenhaften Lösung der Entwicklungsaufgabe von „Intimität vs. soziale Isolierung" im jungen Erwachsenenalter zugrunde (Erikson 1968), und zieht man die Ergebnisse der Vergleichsgruppe zur Orientierung heran, so muß bei ihnen doch eine bedeutsame Entwicklungsarretierung festgehalten werden. Hierbei kann der Status der psychischen Erkrankung allenfalls als ein zusätzlich erschwerendes Moment angesehen werden, da das Interview systematisch die Jahre seit der Adolezenz zu explorieren sucht, also in der Regel weit über den Zeitraum der psychiatrisch relevanten Dekompensation zurückgeht.

Auch in der *„homosexuellen Perspektive"* lassen sich für Patienten und Probanden hoch signifikante Unterschiede nachweisen. Trotzdem zeigen hier die Patienten eine insgesamt höher entwickelte Fertigkeit zu gleichgeschlechtlichen Freundschaften auf. Fast die Hälfte von ihnen unterhält eine emotional tragfähige Beziehung zu einem „besten Freund", die Merkmale einer empathischen Perspektivenübernahme, einer kommunikativen Wechselseitigkeit und emotionalen Fürsorge trägt. Im Vergleich der beiden Beziehungsperspektiven zeichnet sich also bei den Patienten keine generelle Beziehungsschwäche ab. Es scheint aber plausibel, bei ihnen besonders in den konfliktbehafteten Fragen einer grundlegenden sexuellen Identität ein entscheidendes Arretierungsmoment für die Aufnahme einer heterosexuellen Initimität zu vermuten. Auch bei ihnen kann eine individuelle Identität nur im Kontext von interpersonalen

Beziehungen realisiert werden (Sullivan 1953). Doch überwiegen noch die Momente der „Spiegelung und Versicherung", ist die entscheidende Wendung hin zur Heterosexualität noch nicht vollzogen (Blos 1962).

Psychotische und *nicht-psychotische Patienten* weisen tendenziell ganz ähnliche Ergebnisse auf. Trotz einer statistisch bedeutsamen Überlegenheit der nicht-psychotischen Patienten in den Urteilen zur interpersonalen Identität (s.o.) wird hier die Ansicht bestätigt, daß die Konzeptbildung zur interpersonalen Identität entwicklungsmäßig nicht schon einer intimen Beziehungsfähigkeit auf einer Verhaltens- und Erlebnisebene gleichzusetzen ist (Shea, Adams 1984).

In der Beurteilung eines *Geschlechtseffekts* im Intimitätsstatus sind zwei Ergebnisse herauszustellen. Frauen zeigen im Vergleich zu den Männern sowohl in der hetero- als auch in der homosexuellen Perspektive einen statistisch gesicherten Trend zu höheren Formen intimer Beziehungen auf. Angesichts einer weitreichenden Übereinstimmung der beiden Geschlechter in Aspekten einer interpersonalen Identität wird hierin indirekt doch ein möglicherweise unterschiedlicher Stil angedeutet, wie Frauen zentrale Aspekte ihrer psychosozialen Identitätsbildung angehen. Unsere Daten widersprechen zumindest nicht der wiederholt vorgetragenen Meinung, daß sich Frauen in der Lösung ihrer Identitätsfragen auf eine stärkere Beziehungsbasis zu stützen suchen (Douvan, Adelson 1964, Fischer 1981, Gilligan 1982, Josselson 1973, 1988, Maccoby, Jacklin 1974). Diese Sichtweise wird indirekt durch ein weiteres Indiz in unseren Ergebnissen bestärkt, wenn sich der Status der „verschmelzenden Intimität" ausschließlich bei Frauen findet. Dieser interpersonale Beziehungsstil weist ein hohes emotionales und auch sexuelles Engagement auf, wobei aber nicht das Prinzip einer gleichberechtigten Wechselseitigkeit, sondern eine submissive Anpassung an die Wünsche des Partners vorherrscht. In dieser exklusiven Beziehungsorientierung werden gravierende Unsicherheiten einer personalen Identität zu koupieren versucht, aber gerade dadurch die interaktionellen Bedingungen geschaffen, die eine autonome Lösung dieser Identitätsfragen verhindern (Bellow-Smith, Horn 1986, Tesch, Whitbourne 1982, Whitbourne, Weinstock 1986).

Ohne Anspruch, die entwicklungsmäßige Interaktion von Identitäts- und Intimitätsfrage zu klären, weist die statistische Analyse der *Zusammenhänge zwischen Identitäts- und Intimitätsstatus* darauf hin, daß eine hohe Assoziation zwischen „stabilem Identitätskonzept" und Kategorien einer „hohen Intimität" einerseits und „instabilem Identitätskonzept" und Kategorien einer „niedrigen Intimität" vorliegt. Für *Männer* kann dieser Zusammenhang von heterosexueller Intimität und den Identitätsstatus in allen vier psychosozialen Bereichen, von homosexueller Intimität und politischer Identität nachgewiesen werden. Für *Frauen* besteht ein analoger Zusammenhang von heterosexueller Intimität und beruflicher, politischer und sexueller Identität, von homosexueller Intimität und religiöser und sexueller Identität.

Die zentralen Entwicklungsparameter von *Identität und Intimität* machten es verlockend, beide Aspekte in einen übergreifenden *Kontext der psychosozialen Entwicklung* zu stellen, wie ihn Erikson (1959, 1968) in seinem epigenetischen Modell ursprünglich intendierte. Es hat bisher nicht an empirischen Versuchen gefehlt, diesen Zusammenhang in diversen Fragebögen zu operationalisieren (Boyd, Koskela 1970, Clayton 1975, Constantinople 1969, Rosenthal et al. 1981, Tan et al. 1977, Domino,

Affonso 1990). Sieht man von dem erfolgsversprechenden Versuch von Domino und Affonso (1990) ab, die ein „Inventar zur psychosozialen Balance nach Erikson" mit sehr zufriedenstellenden psychometrischen Werten und guter Validierung vorlegten, so war den meisten anderen Ansätzen keine große Publizität beschieden. Uns interessierte weniger die Entwicklung eines eigenständigen neuen Selbstbeurteilungsbogens, als vielmehr die Frage, inwieweit sich in den subjektiven Urteilen der Patienten und Probanden über phänomenologische Aussagen zu den sukzessiven Entwicklungsstufen nach Erikson Grundlinien aufdecken lassen würden. Zu diesem Zweck stellten wir in enger Anlehnung an Originalformulierungen bei Erikson (1959, 1968) und wichtigen Kommentaren (Hachamek 1985, 1988, Logan 1986) eine Reihe von Kernsätzen zusammen, die sich u.E. als geeignete kognitiv-affektive Abkömmlinge der sukzessiven Entwicklungsstufen mit der Lösung bzw. Nicht-Lösung der hier typischen Entwicklungskrisen interpretieren ließen.

Die Ergebnisse decken einerseits hoch signifikante Unterschiede zwischen Patienten und Probanden in allen Lösungsmodalitäten der krisenhaften Entwicklungsherausforderungen nach Erikson auf, deuten andererseits faktorenanalytisch auf eine sehr einheitliche Faktorenstruktur hin. Hierbei weisen sowohl die Korrelationsmatrix als auch die Ladungsprofile hinsichtlich des Hauptfaktors auf eine höhere Assoziation zwischen den Konzepten „Urvertrauen" und „Intimität" bzw. den Konzepten „Autonomie", „Initiative", „Werksinn" und „Identität" hin. Bei Patienten und Probanden scheinen sich also in diesen subjektiven Urteilen zwei grundlegende Tendenzen der psychosozialen Anpassung mit primär bindungsstiftenden bzw. mit primär autonomiebezogenen Entwicklungszielen abzuzeichnen (für eine detailliertere Darstellung vgl. Kapfhammer, Scherer 1994 b).

Der erneute Vergleich zwischen nicht-psychotischen und psychotischen Patienten trägt ebenfalls zu einer wichtigen Unterscheidung der beiden Subgruppen in der Skala des „Urvertrauens vs. Urmißtrauens" bei. Wiederum fügt sich die hoch signifikant geringere Bejahung dieses grundlegenden Konzeptes des „Urvertrauens" durch die nicht-psychotischen Patienten stimmig in die Reihe der Indikatoren für eine insgesamt „ungünstigere" psychosoziale Anpassung bei dieser Patientengruppe ein.

8.4. Familienklima und familiäre Beziehungsstruktur von jungem Erwachsenen und Eltern

Die zentralen Herausforderungen von Spätadoleszenz und jungem Erwachsenenalter, eine stabile persönliche Identität und sichere Intimität zu entwickeln, können nur über eine grundlegende Auseinandersetzung mit den dominanten Einflüssen der Kernfamilie konstruktiv aufgenommen werden, verlangen insbesondere eine intensive Überprüfung, Revision und Neugestaltung der Beziehungen zu den Eltern. Einer traditionellen, vor allem psychoanalytisch geprägten Sicht zufolge ist dieser „Ablösungsprozeß" von einer erhöhten Konfliktträchtigkeit und aggressiven Selbstbehauptung begleitet und trägt zu einem bedeutsamen innerfamiliären Spannungsfeld bei. Im Extremfall führe dieser Verselbständigungsprozeß zu einer „Entfremdung" des Adoleszenten gegenüber seinen Eltern (Blos 1962, A. Freud 1958). Diese zuweilen einseitig den Aspekt der Autonomie betonenden Sichtweise stehen Ansätze gegenüber, die den Ablösungsprozeß in einen dialektischen Kontext von geforderter Verselbständigung *gegenüber,* aber weiterhin wichtiger Verbundenheit des Jugendlichen *mit* seinen Eltern betonen (Hill, Holmbeck 1986, Josselson 1988, Moore 1987, Offer, Offer 1975, Ryan, Lnych 1989, Stierlin 1977, Sullivan, Sullivan 1980). In jedem Fall aber bedeutet der Erwerb einer sozialen Kompetenz in der sozialen Außenwelt, einer Fähigkeit, innerseelische Konflikte, Gefühle von Abhängigkeit, Scham, Schuld und Wut im Umgang mit den Eltern zu meistern sowie einer Überzeugung, zu zuverlässigen Grenzen des eigenen und des Lebens der Eltern gelangt zu sein, zuvor einen notwendigen innerseelischen und interpersonalen Transformationsprozeß in den Umgangsformen von Heranwachsenden und Eltern (Smollar, Youniss 1989).

In Übereinstimmung mit der Grundintention unseres Ansatzes, den übergreifenden Rahmen der psychosozialen Adaptation aus der unmittelbaren Sichtweise der Spätadoleszenten bzw. jungen Erwachsenen selbst zu formulieren, verzichteten wir auch im Hinblick auf die Charakterisierung des familiären Hintergrunds auf eine Methode der systemischen Fremdbeobachtung. Stattdessen suchten wir erneut diese Einflüsse zu bestimmen, wie sie sich in der subjektiven Repräsentation der Betroffenen selbst manifestierten. Die Erfassung des *„Familienklimas"* (Schneewind et al. 1985) als bedeutsamer, situationsübergreifender Kontextvariable einerseits, der *„innerfamiliären Beziehungsstruktur von jungem Erwachsenen und Eltern"* (Frank et al. 1988) als einer v.a. entwicklungsbedingte Strukturveränderungen signalisierenden Indikatorvariable andererseits dienten uns für dieses Vorhaben.

Die Diskussion unserer Ergebnisse beinhaltet wiederum

- o zunächst einen Vergleich zwischen Patienten- und Probandengruppe in den dimensionalen Selbsturteilen zum „Familienklima",
- o einen Vergleich zwischen Patienten- und Probandengruppe in den strukturellen innerfamiliären Beziehungsmustern,
- o eine Analyse der Zusammenhänge zwischen strukturellen Familienvariablen und Identitätsstatus einerseits bzw. Intimitätsstatus andererseits,
- o sowie eine Bewertung der Ergebnisse hinsichtlich eventueller Geschlechtseffekte.

Für Patienten- und Probandengruppe lassen sich signifikante Unterschiede des *„Familienklimas"* auf dem 1% Niveau in den Subskalen „Zusammenhalt", „Offenheit", „aktive Freizeitgestaltung" und „Organisation", auf dem 5% Niveau in den Subskalen „Konfliktneigung", „Selbständigkeit" und „kulturelle Orientierung" finden.

Demnach liegen die Hauptdifferenzierungskriterien für die Selbsturteile von Patienten und Probanden in der *Beziehungsdimension des Familienklimas.* Probanden berichten im Vergleich zu den Patienten im Aspekt des „familiären Zusammenhalts" von einem stärkeren Bewußtsein eines allgemeinen Zusammengehörigkeitsgefühls, von einer höheren Einsatzbereitschaft bei alltäglichen Verrichtungen sowie von einem engagierteren Aufeinander-Eingehen, Zuhören und Interesse an den Problemen der Familienmitglieder. Sie deuten im Aspekt der „familiären Offenheit" direkter und klarer ausgedrückte Gefühle, eine weniger sanktionierte Äußerung von Kritik oder von

Ärger, insgesamt eine höhere familiäre Spontaneität und Aufgeschlossenheit an. Ihr „familiärer Stil im Umgang mit unvermeidlichen Konflikten und Spannungen" ist von einem intensiveren Bemühen um konstruktive Problemlösung in emotional entspannter Atmosphäre gekennzeichnet.

In der *Dimension der persönlichen Entfaltungsmöglichkeiten* zeichnen sich die Probanden vor allem durch ein aktiveres und vielfältigeres Angebot an Freizeitunternehmungen, familiär geförderten Interessen und Sozialkontakten aus. Dagegen spielen die Chancen, sich selbständig zu behaupten, sich in der Realisierung eigener Interessen und Wünsche frei zu fühlen, ferner die familiäre Aufgeschlossenheit gegenüber intellektuellen und kulturellen Inhalten zwar eine weiterhin zwischen den Gruppen unterscheidende, aber insgesamt eine weniger bedeutsame Rolle. Die innerfamiliäre Wertigkeit von „Erfolg und Leistung", von „religiösen und kirchlichen Grundsätzen" ist bei Patienten und Probanden als annähernd gleich einzustufen.

In der dritten grundlegenden *Dimension, welche die systemerhaltenden und die systemverändernden Aspekte des Familienlebens charaktersiert,* sprechen die Probanden wiederum von einer höheren Transparenz und Eindeutigkeit in der Ordnung, Planung und Regelung innerfamiliärer Verantwortlichkeiten. Der Kontrollaspekt hingegen, die Verbindlichkeit der familieninternen Regeln zur Überwachung eines regelkonformen und zur Sanktionierung eines regelwidrigen Verhaltens wird von Patienten und Probanden unterschiedslos beurteilt.

Berücksichtigt man die hauptsächlich zwischen Patienten und Probanden unterscheidenden Skalen in einer Diskriminanzanalyse, so ist es möglich, über eine Diskriminanzfunktion sowohl mittels der Skalen „Zusammenhalt" und „aktive Freizeitgestaltung" als auch der Skalen „Offenheit" und „aktive Freizeitgestaltung" zu einer richtigen Reklassifikation in „Fälle" und „Nicht-Fälle" bei über zwei Drittel der Patienten und Probanden zu gelangen.

Führt man den Untervergleich zwischen *nicht-psychotischen* und *psychotischen Patienten* fort, so finden sich auch hier die signifikanten Unterschiede in der „Beziehungsdimension des Familienklimas". Stimmig mit den bereits übrigen geschilderten Differenzen beklagen die nicht-psychotischen Patienten eine geringere innerfamiliäre Kohäsion und eine hiermit assoziierte, subjektiv stärker erlebte Konfliktträchtigkeit im häuslichen Milieu.

Das *innerfamiliäre Beziehungsgefüge zwischen jungem Erwachsenen und Eltern* zeigt hoch signifikante Unterschiede zwischen Patienten und Probanden in allen Dimensionen der zunächst theoretisch vorkonzipierten Hauptaspekte von „Autonomie" und „Verbundenheit" auf. Diese Differenzen sind aber hier in Abgrenzung zum „Familienklima", die zu Scores auf einzelnen Skalenkontinua führen, strukturell zu interpretieren. Sie zeigen an, daß Patienten und Probanden die altersgemäßen Verhandlungen mit ihren Eltern auf unterschiedlichen Reifeniveaus vollziehen. Betrachtet man die absoluten Ausprägungsgrade der statistischen Signifikanzen, jeweils angezeigt über die Chi-Quadrat-Werte, so scheinen die Unterschiede zwischen den beiden Gruppen in der Dimension der „Autonomie" noch akzentuierter als in der Dimension der „Verbundenheit" zu sein. Als Grundtendenz zeichnet sich in der *Dimension der Verbundenheit* ab, daß sich die Patienten jeweils ebenmäßig auf die drei Hauptstrukturniveaus verteilen, während die

Probanden zu zwei Drittel bis drei Viertel in der höchsten Strukturebene vertreten sind. Betrachten wir jeweils die beiden polaren Strukturkategorien für sich, so lassen sich die prinzipiellen Unterschiede von Patienten und Probanden in den Interaktionsmodi mit ihren Eltern hier besser veranschaulichen. *Auf einer untersten Ebene,* auf der sich immerhin ca ein Drittel der Patienten, aber allenfalls ein verschwindender Prozentsatz von Probanden (0%bzw.5%) bewegt, zeigen die jungen Erwachsenen gegenüber ihren Eltern vorrangig Gefühle der emotionalen Entfremdung; sie berichten entweder über einen nicht-existenten Gesprächskontakt oder über einen allenfalls oberflächlichen, inhaltsleeren Austausch; sie lassen ein nur geringes Interesse für das Wohlergehen ihrer Eltern erkennen; ihr Empathievermögen ist in dichotomen „Schwarzweiß"-Kategorien ausgerichtet oder wird lediglich in konkreten Verhaltensbegriffen formuliert und sie lehnen schließlich die Eltern als Rollenmodell insgesamt ab.

Im Vergleich hierzu bekunden junge Erwachsene auf einer *obersten Ebene,* auf der sich die große Mehrheit der Probanden, aber immerhin auch ca. ein Drittel unserer Patienten befindet, starke Gefühle der inneren Nähe zu ihren Eltern; sie berichten von einem persönlichen Dialog über bedeutungsvolle Gefühle und Sorgen sowie von der partnerschaftlichen Möglichkeit, auch unterschiedliche Standpunkte zu beziehen und Wertvorstellungen zu vertreten; sie drücken eine loyale Fürsorge für die Eltern auch außerhalb des unmittelbaren Familiensettings aus; sie beschreiben empathisch ihre Eltern in Begriffen komplexer Motive, Konflikte, Ideologien und ihrer prinzipiellen Copingstrategien im Leben und sie sind schließlich stolz auf die Stärken ihrer Eltern, die sie als taugliches Rollenmodell für sich gut akzeptieren können.

Analoge Differenzen, wenngleich mit einer Tendenz zu insgesamt höheren Strukturniveaus, bilden sich auch in der *Dimension der Autonomie* ab. Wiederum erscheint uns eine Darstellung an Hand der polaren untersten und obersten Strukturkategorie vorteilhaft. Auf einer *untersten Strukturebene,* auf der sich zwischen 14% und 33% der Patienten, aber kein einziger Proband befindet, zeigen die jungen Erwachsenen nach wie vor eine spürbare Angst und Scham, wenn ihre Urteile mit denen ihrer Eltern nicht konform gehen und fühlen sich in ihren persönlichen Entscheidungen noch weitgehend von deren Bewertung abhängig; sie beweisen eine große Hilflosigkeit, ohne deren unmittelbare Unterstützung den Entwicklungsherausforderungen oder den Schwierigkeiten des Alltags zu begegnen; sie müssen ständig auf der Hut vor intensiven Gefühlen von Wut, Furcht oder Abhängigkeit sein oder zeigen in den schlimmsten Fällen immer wieder Durchbrüche von unangemessenen, feindseligen Verhaltensweisen; ihre Fähigkeit zur Selbstbehauptung ist gering ausgeprägt, so kontrollieren sie fortwährend ihr Verhalten, um die befürchtete Mißbilligung, den Ärger oder die Vergeltung ihrer Eltern zu vermeiden; sie sind noch nicht imstande, ihre primären Loyalitäten auf außerfamiliäre Quellen der Zuneigung und Befriedigung zu übertragen, und beide Parteien sind noch in minutiösen Kleinigkeiten ihres gemeinsamen Zusammenlebens miteinander verstrickt.

Im Vergleich hierzu können junge Erwachsene auf der obersten Ebene, der fast alle Probanden, aber auch mehr als ein Drittel der Patienten angehören, ihre Lebensentscheidungen ohne übermäßigen Störeinfluß von seiten ihrer Eltern und in Übereinstimmung mit selbstgewählten Standards und Vorlieben treffen; sie haben ein hohes Maß an Zuversicht und innerfamiliärer Unabhängigkeit in ihrem persönlichen Leben erreicht; sie sind der Souverän ihrer Gefühle den Eltern gegenüber und werden nicht umgekehrt von diesen emotionalen Bestrebungen kontrolliert; sie beziehen vorrangig ihren Selbstwert aus eigenen Aktionen und sind auch imstande, zu ihren Bedürfnissen und Wünschen bei einer möglichen Interessenskollusion mit den Eltern zu stehen; und schließlich vermögen sie klar zwischen dem eigenen und dem Leben ihrer Eltern zu trennen, neue Loyalitäten außerhab enger Familienbande einzugehen und aufrecht zu erhalten.

Als zusammenfassende Schlußfolgerung aus unseren Interviewdaten läßt sich für den Vergleich zwischen den beiden Untersuchungsgruppen festhalten, daß die Probanden in einem hohen Maß zu einer autonomen Selbstabgrenzung gegenüber den unmittelbaren familiären Einflüssen ihrer Eltern bereits gefunden haben, daß sich aber dieser Verselbständigungsprozeß im Kontext nach wie vor tragfähiger Bindungen vollzogen hat. Das Beziehungsniveau zwischen gesundem jungen Erwachsenen und Eltern hat sich bedeutsam umgestaltet und zunehmend mehr die Charakteristika von Interaktionen zwischen gleichberechtigten Partnern angenommen, wie dies auch in anderen Studien bekräftigt wird (Frank et al. 1988, Smollar, Youniss 1989, White et al. 1983). Umgekehrt scheinen unsere psychiatrisch erkrankten jungen Erwachsenen noch zu einem hohen Prozentsatz weiterhin in einer konfliktreichen Ablösungsphase verstrickt zu sein. Hierbei deuten sich aber in den autonomiebezogenen Entwicklungsbemühungen schon klarere Fortschritte als in den verbundenheitsbezogenen ab, die durch zahlreiche ungelöste Konflikte erschwert erscheinen. In einem hohen Ausmaß tragen die Beziehungen der Patienten zu den Eltern noch die Kennzeichen eines asymmetrischen Eltern-Kind-Verhältnisses und kollidieren immer wieder mit ihren Bestrebungen, einen Erwachsenenstatus als entwicklungsmäßige Selbstverständlichkeit zu leben. Hierbei ist aber zu berücksichtigen, daß die prozentuale Verteilung der Patienten auf die einzelnen Strukturniveaus für eine beträchtliche Heterogenität der Gesamtgruppe spricht und sich hierin deutlich von dem sehr einheitlichen Entwicklungsstand der Probanden abhebt.

In den meisten Subskalen verhalten sich *nicht-psychotische* und *psychotische Patienten* sehr ähnlich. Lediglich in den Subskalen „Nähe" und „Achtung", die beide der „Verbundenheitsdimension" zugehören, unterscheiden sie sich signifikant. Hier signalisieren die nicht-psychotischen Patienten ein beträchtlich erhöhtes Ausmaß an ungelösten innerfamiliären Spannungen, ein Befund, der auch mit den Selbsturteilen dieser Patienten im „Familienklima" gut übereinstimmt.

Bereits die von uns gewählten zentralen Dimensionen von „Autonomie" und „Verbundenheit" in den Beziehungen zwischen jungem Erwachsenen und Eltern legen eine Analyse der *Zusammenhänge zwischen diesem innerfamiliären Strukturgefüge einerseits und den individuellen Entwicklungskonzepten von Identität und Intimität andererseits* nahe. Hierbei erschien es uns vorteilhaft, erneut einen Status einer „stabilen" und „instabilen Identität" bzw. einen Status einer „hohen" und „niedrigen Intimität" zu unterscheiden (s.o.) und zu den drei Strukturniveaus in den einzelnen Familienvariablen in Beziehung zu setzen.

Für alle vier psychosozialen Lebensbereiche in „Beruf", „Politik", „Religion" und „Sexualität" lassen sich hoch bedeutsame Zusammenhänge zwischen der Stabilität des jeweils erreichten Identitätsstatus und dem erworbenen Reifegrad in den innerfamiliären Beziehungen aufdecken. Hierbei tragen die Skalen der beiden Hauptdimensionen „Autonomie" und „Verbundenheit" möglicherweise unterschiedlich zum Erwerb einer sicheren Identität in den einzelnen Unterbereichen bei. Für *„berufliche Aspekte"* sind die autonomiebezogenen Kategorien der „Entscheidungsfähigkeit", „Unabhängigkeit", „persönlichen Kontrolle" und „Verantwortlichkeit" bestimmend; aber auch das Niveau der innerfamiliären „Kommunikationsfähigkeit" und der „empathischen interpersonalen Perspektivenübernahme" übt einen bedeutsamen Einfluß aus. Für *„politische und allgemein weltanschauliche Aspekte"* lassen sich zu allen verbundenheits- und autonomiebezogenen Kategorien signifikante Beziehungen herstellen. Für *„Aspekte des religiösen Lebens"* scheinen die verbundenheitsbezogenen Kategorien nur eine untergeordnete Rolle zu spielen. Ein subjektiv verbindlicher religiöser Standpunkt ist aber hoch bedeutsam damit assoziiert, inwieweit es dem jungen Erwachsenen gelungen ist, ein reifes Strukturniveau an „Unabhängigkeit" und „Selbstbehauptung" im Umgang mit seinen Eltern zu gewinnen. Zum Erwerb einer *„stabilen sexuellen Identität"* tragen wiederum alle verbundenheits- und autonomiebezogenen Familienvariablen wesentlich bei. In einer deskriptiven Bewertung über alle Kategorien des innerfamiliären Beziehungsgefüges besteht der engste Zusammenhang zu eben der „sexuellen Identität".

Trotz unterschiedlicher Methodik und expliziter Fragestellung bekräftigen auch die Ergebnisse in vergleichbaren Studien den von uns gefundenen engen Zusammenhang von Familienvariablen und Identitätsentwicklung. So wiesen Grotevant und Cooper (1985, 1986) einerseits auf die allmähliche Transformation der Beziehungen zwischen Heranwachsenden und ihren Eltern in Richtung einer zunehmend symmetrischen Partnerschaft hin und betonten andererseits eine hohe Assoziation zwischen den individuellen Fertigkeiten einer sozialen Rollenübernahme und Identitätssicherheit sowie den Familienkommunikationsvariablen der Individualität und Verbundenheit. Frank und Mitarbeiter (1990) analysierten in ihrer Studie mit Spätadoleszenten, die im Durchschnitt um drei Jahre jünger als unsere Untersuchungsteilnehmer waren, Interrelationen zwischen den Variablen „Entidealisierung", „Autonomie", „Bezogenheit" und „Unsicherheit" in den Beziehungen zu den Eltern und den Auswirkungen auf die psychosoziale Anpassung und den Identitätsstatus der Probanden. Sie zeigten, daß sich die Ergebnisse bei dieser jüngeren Gruppe noch sehr spannungsgeladen zu einander verhielten. Der Prozeß der Entidealisierung der elterlichen Machtposition schien eine notwendige Bedingung für den Zugewinn an individuierenden Entfaltungsmöglichkeiten außerhalb der Familie zu sein, aber gleichzeitig auch zu einer, zumindest passager verstärkten Entfremdung gegenüber den Eltern zu führen. Gefühle einer größeren Getrenntheit und stärkeren Selbstbestimmung gingen mit einer vorübergehenden Labilisierung in den Beziehungen mit den Eltern einher. Der Zusammenhang zwischen den Beziehungsvariablen und den Identitätsstatuskategorien nach Adams erwies sich nur erhellend im Hinblick auf den Status des „vorzeitigen Abschlusses der Identitätsentwicklung" bzw. der „übernommenen (Pseudo-) Identität". Probanden mit hoher „Verbundenheit" zu ihren Eltern, die aber nach wie vor in einer Idealisierungsposition verweilten und eine nur gering ausgeprägte „Autonomie" zeigten, wählten bevorzugt diesen Identitätsstatus in enger, unreflektierter Anlehnung an elterliche Rollenvorgaben. Die Ergebnisse dieser Studie machen es sehr plausibel, daß sich die Daten unserer Untersuchung an einer älteren Population nicht einfach einer linearen, spannungsfreien Entwicklung verdanken. Sie weisen vielmehr darauf hin, daß die z.T. beeindruckende Ausgewogenheit von individuierenden und verbundenheitsbezogenen Merkmalen in den Beziehungen unserer gesunden jungen Erwachsenen zu ihren Eltern eher das Resultat einer dialektischen Höherentwicklung von probeweiser Ablösung, wiederholter Annäherung und erneuten Anstrengungen, ein höheres Niveau von Getrenntheit, Selbständigkeit und reiferer Partnerschaft zu erreichen, ist. Douvan und Adelson (1966), Josselson (1980, 1988) oder White et al. (1983) legten Argumente für diese Sichtweise vor. Vor diesem Hintergrund würden die Daten unserer Patienten genau diese Problematik signalisieren, die aus verstärkten Bemühungen zu autonomeren Entwicklungsmöglichkeiten bei noch konflikthafter Gebundenheit an den elterlichen Einflußbereich resultiert.

In der Interpretation der *Zusammenhänge zwischen den innerfamiliären Beziehungsvariablen und den hetero- und homosexuellen Intimitätsstatus* lassen sich zwei Hauptergebnisse herausstellen:

- o Ganz ähnlich wie für die „Stabilität" bzw. „Instabilität" der Identitätskonzepte lassen sich auch hoch signifikante Zusammenhänge zwischen einem „hohen" bzw. „niedrigen Initimitätsgrad" und der Strukturhöhe im innerfamiliären Beziehungsgefüge belegen. Dies gilt für die gemessenen Intimitätsstufen in einer hetero- wie in einer homosexuellen Perspektive.

- o Allem Anschein nach tragen die autonomiebezogenen Dimensionen in den Beziehungen des jungen Erwachsenen zu seinen Eltern in größerem Ausmaß zum Intimitätstatus bei als die verbundenheitsbezogenen. Dies stellt sich für heterosexuelle Intimbeziehungen tendenziell deutlicher als für gleichgeschlechtliche Freundschaften dar. Die Dimensionen mit der absolut höchsten Assoziation zur heterosexuellen Intimität sind „Verantwortlichkeit" und „Unabhängigkeit", zur homosexuellen Intimität aber „Empathie".
  Betont man mit Erikson (1968) und Blos (1979) vor allem den sexuell-erotischen Aspekt in einer intimen Beziehungsfähigkeit, der ja nur in der Konstruktion der „hetero-", nicht aber der „homosexuellen Intimität" bei uns impliziert ist, dann stellt sich die in unseren Daten aufscheinende heterosexuelle Problematik der Patienten hauptsächlich als ein Resultat aus den ungelösten Spannungen zwischen den autonomie- und verbundenheitsbezogenen Bestrebungen in den Interaktionen mit den Eltern dar. Dies verdeutlicht ferner, daß gleichgeschlechtliche Freundschaften bei ihnen vermutlich zu einem geringeren Ausmaß von dieser Konfliktdynamik betroffen sind.

Die insgesamt reiferen Beziehungsmöglichkeiten der Frauen in hetero- und homosexueller Intimität gegenüber den Männern finden stimmige Pendants auch in den Familienvariablen. Frauen zeigen sich sowohl in der verbundenheitsbezogenen Dimension der „Empathie" als auch in den autonomiebezogenen Dimensionen der „Entscheidungsfähigkeit", „Unabhängigkeit" und „Verantwortlichkeit" signifikant den Männern überlegen. Die Ergebnisse legen nahe, daß sich diese Sozialisationsvorteile der Frauen aber nicht einfach nur auf eine günstigere bindungsstiftende Fertigkeit gegenüber einem vermeintlich weniger bedeutsamen Individuationsbestreben zurückführen lassen, wie einige Autoren z.B. Chodorow (1978) oder Gilligan (1982) diskutieren, sondern gerade auf eine reifere Synthese von autonomie- und beziehungsstiftenden Motiven verweisen.

9. Zusammenfassung

Unsere Vergleichsuntersuchungen mit psychiatrisch erkrankten jungen Erwachsenen und seelisch gesunden Kontrollpersonen stützten sich auf die theoretischen Kernkonzepte des Selbstbildes und Selbstverständnisses, des Identitäts- und Intimitätsstatus, der Ich-Entwicklung sowie der familiären Beziehungsstruktur. Selbstfragebögen, strukturierte Interviews, klinische und biographische Explorationen kamen methodisch zum Einsatz. Zwei Querschnittsuntersuchungen mit 139 bzw. 105 stationären psychiatrischen Patienten und 221 bzw. 100 gesunden Probanden sowie eine Follow up-Studie anhand einer repräsentativen Stichprobe aus der ersten psychiatrischen Untersuchungsgruppe nach ca. 2 Jahren wurden durchgeführt. Die erzielten Hauptergebnisse lassen sich folgendermaßen zusammenfassen:

1. In den Selbstkonzepten (Offer), welche die Sichtweisen und Urteile einer Person zu sich selbst und zur sozialen Umwelt in jeweils entwicklungsrelevanten Kontexten abbilden, zeigen die Patienten eine durchgängig ungünstigere psychosoziale Anpassung im Vergleich zu den Probanden an. Es imponieren hier insbesondere ihre Defizite in den Dimensionen "Impulskontrolle", "Emotionalität", "Psychopathologie" und "familiäre Beziehungen". Die stärker einer sozialen Öffentlichkeit zugewandten Lebensbereiche werden von den Patienten subjektiv als deutlich geringer gestört eingestuft. In der Dimension "Beruf und Ausbildungsziele" besteht zwischen den beiden Hauptgruppen kein signifikanter Unterschied. In den Patientenuntergruppierungen fällt eine stärkere Beeinträchtigung der nicht-psychotischen gegenüber den psychotischen Patienten auf. Die gravierendsten Nachteile bestehen für die nicht-psychotischen Patienten (überwiegend Persönlichkeitsstörungen) in den Dimensionen "Impulskontrolle", "Körperbild", "soziale Beziehungen" und "Psychopathologie". Patienten mit affektiven Psychosen unterscheiden sich von schizophrenen Patienten vorteilhaft insbesondere in den Bereichen "allgemeine Anpassung", "Bewältigung der Außenwelt" und "Beruf und Ausbildungsziele". Sie reichen hier fast an die Werte der Kontrollgruppe heran.

2. Wenngleich auf einer deskriptiven Ebene einzelnen führenden psychopathologischen Syndromen differentielle Anpassungsprofile zugeordnet werden können, so müssen die in den Selbstkonzepten abgebildeten Anpassungsleistungen doch als weitgehend unabhängig von dem Ausmaß der aktuellen psychopathologischen Beeinträchigung (BPRS) betrachtet werden.

3. Ein Vergleich zwischen den Selbstkonzepten und objektiven Parametern der psychosozialen Entwicklung wie "prämorbides Anpassungsniveau" (Cannon-Spoor) und "aktuelle psychosoziale Kompetenz" (Hecht) deckt analoge Unterschiede in den Patientenuntergruppierungen auf. Er bestätigt auch hier v.a. eine ungünstigere Entwicklungstendenz der nicht-psychotischen Patienten. Doch betreffen die in Selbst- und Fremdurteilen abgebildeten Prozesse unterschiedliche Aspekte der psychosozialen Anpassung bzw. Entwicklung.

4. Die Selbsteinschätzungen zum Identitätsstatus (Adams) diskriminieren klar zwischen Patienten und Probanden. Beide Gruppen unterscheiden sich nicht in dem Ausmaß der Zustimmung zu dem Status "erworbene Identität", jedoch signifikant in

der Zurückweisung der übrigen Statusmöglichkeiten von "übernommener Identität", "Moratorium" und "Identitätsdiffusion". In der Patientengruppe finden sich vergleichsweise mehr Zeichen eines unverbindlichen Rollenexperimentierens in einem sozial tolerierten Übergangsstadium, aber auch mehr Zustände fehlender Experimentierung und mangelnder Entscheidung. Auffällig ist, daß Patienten wie Probanden am entschiedendsten den Status der "übernommenen Identität" zurückweisen, also die kritiklose Übernahme von außenbestimmten Idealen und sozialen Rollenerwartungen zur Lösung ihrer Identitätsfragen ablehnen. In einer diskriminanzanalytischen Bearbeitung der Ergebnisse zeigt sich, daß die Probanden sich in ihrem Urteilsverhalten klar an den beiden Dimensionen der "Exploration" und "Entscheidung", die dem Identitätsbildungsprozeß theoretisch zugrundegelegt sind, orientieren. Affektiv psychotische Patienten verhalten sich ganz ähnlich. Schizophrene Patienten zeigen aber noch große Schwierigkeiten, beide Dimensionen in ihrer Urteilsbildung zu berücksichtigen, speziell hebephrene Patienten können sehr wahrscheinlich die postulierte Logik der Identitätsbildung nicht verstehen.

5. In der Ich-Entwicklung (Loevinger), welche die strukturellen Entwicklungsvoraussetzungen beschreibt, mit denen die Auseinandersetzung mit den alterstypischen Entwicklungsaufgaben aufgenommen wird, zeigen Probanden gegenüber Patienten eine klare Überlegenheit in höher strukturierten Niveaus der innerseelischen Verarbeitung. Über 60% der Patienten operieren auf einem präkonformistischen Niveau. Aber immerhin auch 38.5% der gesunden Probanden lassen eine noch unreife Orientierung in ihrer Impulskontrolle, in ihren sozialen Kognitionen, Werturteilen und Beziehungsstilen erkennen. Hierbei ist aber zu berücksichtigen, daß die Patienten, die dem präkonformistischen Niveau zugeordnet werden, sich vorrangig auf der untersten Ich-Stufe bewegen, wo ein vorrangig impulsgesteuertes Verhalten dominiert, Probanden dieses Niveaus aber mehrheitlich der "selbstschützenden" Ich-Stufe angehören. Entwicklungstheoretisch müssen diese Defizite in den Ich-Funktionen bei den Patienten als innerseelisches Pendant ihrer sozialen Unreife eingestuft werden.

6. In der Follow up-Studie an einer repräsentativen Stichprobe der Patientenausgangsgruppe läßt sich für die Selbstkonzepte (Offer) in den meisten psychosozialen Dimenionen eine erstaunliche Stabilität der Werte nachweisen. Lediglich in den Dimensionen "Emotionalität", "Psychopathologie" und "soziale Beziehungen" können signifikante Verbesserungen beobachtet werden.

7. Auch in der Nachuntersuchung zum Identitätsstatus (Adams) überwiegen die registrierten Konstanzen gegenüber den Veränderungen im Urteilsverhalten der Patienten. Bemerkenswert ist aber, daß die Patienten trotz tendenzieller Fortschritte in objektiven Entwicklungsparametern wie z.B. der "aktuellen psychosozialen Kompetenz" (Hecht) sich nun mehr kritischer hinsichtlich des Status einer schon "erworbenen Identität" als in der Erstuntersuhung äußern, also diesen Status nicht mehr so klar für sich behaupten. Auffällig ist ferner, daß die Zurückweisung des Status der "übernommenen Identität" noch entschiedener ausfällt. Die zugrundeliegende Logik der Identitätsbildung kommt jetzt auch bei den Patienten klarer zum Ausdruck.

8. In den Ich-Stufen (Loevinger) findet insgesamt eine signifikante Umverteilung vom präkonformistischen auf das konformistische Niveau statt. Lediglich bei den hebephrenen Patienten überwiegen weiterhin sehr niedrige Ich-Funktionsweisen. DieseVerän-

derungen können trefflich durch den klinischen Status bei Nachuntersuchung bzw. durch den Verlaufstypus der psychischen Erkrankung erklärt werden. Ich-Funktionsstufen dürfen also in einer Verlaufsperspektive nicht als ähnlich situationsübergreifende Merkmale einer Persönlichkeitsorganisation wie Selbstkonzept und Identitätsstatus verstanden werden. Sie stellen wesentlich variablere Größen dar, die entsprechend des mittelfristigen Krankheitsverlaufs einer bedeutsamen Regression unterliegen, aber auch eine erstaunliche Progression aufzeigen können.

9. Strukturierte Interviews, die auf ganz analoge Konzepte zielen, wie sie die Selbsteinschätzungen von Patienten und Probanden zu erfassen suchten, können aus der Sicht der Untersucher zu einer wichtigen Differenzierung der bisher gewonnenen Ergebnisse beitragen. Im Interview zum "Selbstverständnis" (Damon, Hart) läßt sich für die Aspekte des "Selbst als Objekt" festhalten, daß Patienten in einer Anleitung zur systematischen Reflexion auf die eigene Personalität vorrangig Strukturkriterien aktualisieren, die auf die Antizipation einer unmittelbaren sozialen Maßregelung, Standardbewertung, Belobigung oder Bestrafung verweisen. Es scheint bei ihnen kaum eine spürbare Spannung zwischen Real- und Wunschselbstbild zu bestehen. Probanden hingegen setzen bevorzugt Strukturkriterien ein, die vielschichtige Auswirkungen bei sich registrierter Persönlichkeitscharakteristika auf die interpersonalen Beziehungen berücksichtigen können. Die Konzeption einer personalen Ganzheit und individuellen Eigenart bildet die Basis für ihre Selbstreflexion. Es besteht bei ihnen eine deutliche Differenz zwischen Real- und Idealselbst, die als entwicklungsstimulierender Vektor verstanden werden kann. In den Aspekten des "Selbst als Subjekt" bestehen prinzipiell ähnliche Unterschiede zwischen den Gruppen. Beiden bereitet es aber größere Schwierigkeiten, in diesen Dimensionen über sich Aussagen zu machen. Häufig müssen die Patienten auf die niedrigste Strukturebene zurückweichen, können nur mehr kategoriale Identifikationen einsetzen, um z.B. die Kontinuität im Selbsterleben über den bisherigen biographischen Entwicklungsverlauf anzuzeigen. Am prägnantesten manifestieren sich diese Probleme in der Dimension des"Selbst als Handlungs- und Willenszentrum", in der über die Hälfte der Patienten sich nicht vorstellen kann, aktiv auf den Prozeß der eigenen Entwicklung einzuwirken. Bedeutsame Unterschiede zwischen den Gruppen lassen sich auch feststellen, wenn implizite Konzepte z.B. der persönlichen Entwicklung und Zukunft, des Selbstwerts, der Kontinuität im Selbsterleben, der Suche nach äußeren Identifikationsmöglichkeiten inhaltlich aufgeschlüsselt werden.

10. Die Bestimmung des Identitätsstatus im Interview (Marcia) deckt für die getrennt analysierten psychosozialen Bereiche des Berufs, der Politik, der Religion und der Sexualität hoch signifikante Unterschiede zwischen den Untersuchungsgruppen auf. Während die Probanden jeweils in der Hälfte bis zwei Drittel die reifste Identitätskategorie einnehmen, befinden sich die Patienten in über 80% in den beiden niedrigsten Identitätsstufen des "Moratoriums" und der "Identitätsdiffusion". Patienten und Probanden sind insgesamt sehr selten der Kategorie der "übernommenen Identität" zuzuordnen.

11. Auch die Analyse des Intimitätsstatus im Interview (Orlofsky) deckt auffälligeUnterschiede zwischen beiden Untersuchungsgruppen auf. In einer heterosexuellen Perspektive fallen mehr als 50% der Patienten in die niedrigste Stufe "isoliert",

während zwei Drittel der Probanden die höchste Intimitätsstufe einnehmen. Günstiger gestalten sich die Verhältnisse der Patienten hinsichtlich gleichgeschlechtlicher Freundschaften. Immerhin gut 40% von ihnen unterhalten enge freundschaftliche Kontakte zu einem Gleichaltrigen, während mehr als drei Viertel der Probanden einen "besten Freund" haben.

12. Werden Zusammenhänge zwischen den Konzepten des Identitäts- und Intimitätsstatus analysiert, läßt sich eine schwerpunktmäßige Assoziation zwischen "stabilem Identitätsstatus" und Kategorien einer "hohen Intimität" einerseits, zwischen "instabilem Identitätsstatus" und Kategorien einer "niedrigen Intimität" andererseits behaupten.

13. Das Interview zur familiären Bezehungsstruktur (Frank) zeigt in allen Dimensionen hoch signifikante Unterschiede zwischen Patienten und Probanden auf. Probanden operieren in noch stärkerem Maße als in den "verbundenheitsbezogenen" in den "autonomiebezogenen" Dimensionen auf den hochstrukturierten Beziehungsebenen im Umgang mit ihren Eltern. Ihre Interaktionen folgen hier mehrheitlich einem Beziehungstypus zwischen gleichberechtigten Partnern. Patienten verkehren mit ihren Eltern hingegen noch großteils so, wie es für Zeitabschnitte der frühen und mittleren Adoleszenz als typisch angesehen werden kann. Der Ablösungsprozeß bei ihnen ist noch voll im Gange und ist durch eine Fülle schwerwiegender Konflikte arretiert.

14. Zwischen der Strukturhöhe der innerfamiliären Beziehungsmuster und der Stabilität des Identitätskonzeptes lassen sich bedeutsame Zusammenhänge postulieren. In ganz analoger Weise trifft dies auch für die Assoziation zur Reife der Intimität in gleich- und gegengeschlechtlichen Partnerbeziehungen zu.

Obwohl in der Wahl der zentralen Theoriekonzepte von *Selbstbild und Selbstverständnis*, von *Identitäts- und Intimitätsstatus*, von *Ich-Entwicklungsstufe und Abwehrmodalität* und von *Familienklima und innerfamiliärer Beziehungsstruktur* ein besonderer subjektorientierter Untersuchungsfokus beabsichtigt war, blieb doch stets die einer sozialen Öffentlichkeit zugewandte Seite der psychosozialen Entwicklung klar im Vordergrund. Dies führte konsequent zu einer Vernachlässigung jener ganz privaten Aspekte der Selbst- und Identitätssicherung, die für zahlreiche Patienten gerade infolge gravierender Defizite in der öffentlichen Anpassung zum Mittelpunkt einer subjektiven Grundorientierung werden. Hier liegen m. E. nach wie vor die großen Stärken einer phänomenologisch orientierten Psychopathologie.

Auch wenn die von uns bevorzugten Untersuchungskonzepte zahlreiche Berührungspunkte mit einer psychoanalytischen Denktradition aufweisen, konnte die Subtilität und Differenziertheit einer psychodynamischen Betrachtungsweise, die originär in einer Einzelfallkasuistik zum Tragen kommt, selbstverständlich von unserem, auf Gruppenvergleiche gerichteten Vorgehen nicht erreicht werden. So leuchtet es ein, daß die an funktionalen und strukturalen Kriterien ausgerichtete Bewertung der psychosozialen Entwicklung, die besonders für unsere Probanden zu recht positiven Ergebnissen führte, sicherlich durch eine konfliktorientierte Relativierung im Einzelfall noch wesentlich vertieft werden könnte.

Literatur

Achenbach TM (1990) What ist "developmental" about developmental psychopathology? In: Rolf J, Masten AS, Cicchetti D, Nuechterlein KH, Weintraub S (eds) Risk and protective factors in the development of psychopathology. Cambridge University Press, Cambridge, New York, Port Chester, Melbourne, Sydney
Adams D (1983) The psychosocial development of professional black women's lives and the consequences of career for their personal happiness. Unpublished doctoral dissertation. Wright Berkeley,CA
Adams GR (1977) Personal identity formation: A synthesis of cognitive and ego psychology. Adolescence 12:151-165
Adams GR, Shea JA (1979) The relationship between identity status, locus of control, and ego development. Journal of Youth and Adolescence 8:81-89
Adams GR, Shea J, Fitch SA (1979) Toward the development of an objective assessment of ego-identity status. Journal of Youth and Adolescence 9:223-237
Adams GR, Fitch SA (1981) Ego stage and identity status development: A cross-lag analysis. Journal of Adolescence 4:163-171
Adams GR, Fitch SA (1982) Ego stage and identity status development: A cross-sequential analysis. Journal of Personality and Social Psychology 43:574-583
Adams GR, Fitch SA (1983) Psychosocial environments of university departments: Effects on college students' identity status and ego stage development. Journal of Personality and Social Psychology 44:1266-1275
Adams GR, Ryan JH, Hoffmann JJ, Dobson WR, Nielsen (1985) Ego identity status, conformity behavior, and personality in late adolescence. Journal of Personality and Social Psychology 47:1091-1104
Adatto C (1980) Late adolescence to early adulthood. In: Greenspan SI, Pollock GH (eds) The Course of Life: Psychoanalytic contributions toward understanding personality development, vol 2, Latency, adolescence and youth. National Institute of Mental Health, Washington, D.C.
Adelson J (1980) Handbook of adolescent psychology. Wiley, New York
Akhtar S (1984) The syndrome of identity diffusion. American Journal of Psychiatry 141:1381-1385
Andreasen NC, Hoenck (1982) The predictive value of adjustment disorders: A follow-up study. American Journal of Psychiatry 139:584-590
Andrews G, Pollock C, Stewart G (1989) The determination of defense style by questionnaire. Archives of General Psychiatry 46:455-460
Angst J, Baenninger R, Nuesperli M, Scharfetter C, Stassen HH (1985) Syndromale Gruppierungen endogener Psychosen in genetischer Sicht. In: Pflug B, Foerster K, Straube E (Hrsg) Perspektiven der Schizophrenie-Forschung. G Fischer, Stuttgart New York
Annesley P (1961) Psychiatric illness in adolescence: Presentation and prognosis. Journal of mental science 107:268-278
Archer SL (1982) The lower age boundaries of identity development. Child Development 53:1551-1556
Archer SL (1985a) Career and/or family: The identity process for adolescent girls. Youth & Society 16:289-314
Archer SL (1985b) Identity and social roles. In: Waterman AS (ed) Identity in adolescence: Processes and contents. New Directions for Child Development, 39. Jossey-Bass, San Francisco
Archer SL (1989) Gender differences in identity development: Issues of process, domain and timing. Journal of Adolescence 12:117-138
Archer SL, Waterman AS (1983) Identity in early adolescence: A developmental perspective. Journal of Early Adolescence 3:203-214
Aries P (1962) Centuries of childhood: A social history of family life. Vintage, New York
Arnstein RL (1984) Young adulthood: Stages of maturity. In: Offer D, Sabshin M (eds) Normality and the life cycle. Basic Books, New York
Arnstein RL (1989) Overview of normal transition to young adulthood. Adolescent Psychiatry 16:127-141
Asarnow JR, Goldstein MJ (1986) Schizophrenia during adolescence and early adulthood: A developmental perspective on risk research. Clinical Psychology Review 6:211-235
Ausubel DP (1968) Das Jugendalter. Juventa, München
Bachman JG, O'Malley PM, Johnston J (1978) Youth in transition. Volume VI. Adolescence to adulthood. Ann Arbor: University of Michigan Social Research
Bakan D (1966) The duality of human existence. Rand McNally, Chicago
Bandura A (1964) The stormy decade: Fact or fiction? Psychology in the Schools 1:224-231
Baumeister RF (1986) Identity: Cultural change and the struggle for self. Oxford University Press, New York
Baumeister RF (1987) How the self became a problem: A psychological review of historical research. Journal of Personality and Social Psychology 52:163-176
Baumeister RF, Shapiro JP, Tice DM (1985) Two kinds of identity crises. Journal of Personality 53:407-424
Baumrind D (1987) Developmental perspectives on adolescent risk- taking in contemporary America. In: Irwin CE (ed) Adolescent social behavior and health. Jossey-Bass, San Francisco

Beardslee WR (1989) The role of self-understanding in resilient individuals. American Journal of Orthopsychiatry 59:226-278

Beardslee WR, Podorefsky DL (1988) Resilient adolescents whose parents have serious psychiatric and other disorders. American Journal of Psychiatry 145:63-69

Beardslee WB, Jacobson AM, Hauser ST, Noam GG, Powers SI (1985) An approach to evaluating adolescent adaptive processes: Scale development and reliability. Journal of the American Academy of Child Psychiatry 24:637-642

Beardslee WB, Powers SI, Hauser ST, Houlihan J, Jacobson AM, Noam GG, Macias E, Hopfenback J (1990) Adaptation in adolescence: The influence of time and severe psychiatric disorder. Journal of the American Academy of Child and Adolescent Psychiatry 29:429-439

Beardslee WR, Schultz LH, Selman RL (1987) Interpersonal negotiation strategies, adaptive functioning, and DSM-III diagnoses in adolescent offspring of parents with affective disorders: Implications for the development of mutuality in relationships. Developmental Psychology 23:807-815

Bellew-Smith M, Horn JH (1986) Merger intimacy status in adult women. Journal of Personality and Social Psychology 50:1180-1191

Bennion LD, Adams GR (1986) A revision of the extended version of the objective measure of Ego Identity Status: An Identity instrument for use with late adolescents. Journal of Adolescent Research 1:183-198

Berzonsky MD (1988) Self-theorists, identity status and social cognition. In: Lapsley DK, Power FC (eds) Self, ego, and identity: Integrative approaches. Springer, New York Berlin Heidelberg London Paris Tokyo

Blankenburg W (1969) Ansätze zu einer Psychopathologie des 'common sense'. Confinia psychiatrica 12:144-163

Blankenburg W (1971) Der Verlust der natürlichen Selbstverständlichkeit. Ein Beitrag zur Psychopathologie symptomarmer Schizophrenien. Enke, Stuttgart

Blankenburg W (1983) Schizophrene Psychosen in der Adoleszenz. Japanese Journal of Psychopathology 4:151-170. Dt. Text in: Bull Inst Med Kumamoto University 48:33-54

Blankenburg W (1987) Zur Subjektivität des Subjekts aus psychopathologischer Sicht. In: Nagl-Docekal H, Vetter H (Hrsg) Tod des Subjekts? Oldenburg, Wien München

Blankenburg W (1988a) Das Problem der prämorbiden Persönlichkeit. In: Janzarik W (Hrsg) Persönlichkeit und Psychose. Enke, Stuttgart

Blankenburg W (1988b) Zur Psychopathologie des Ich-Erlebens Schizophrener. In: Spitzer M, Uehlein FA, Oepen G (eds) Psychopathology and philosophy. Springer, Berlin Heidelberg New York London Paris Tokyo

Blasi A (1988) Identity and the development of the self. In: Lapsley DK, Power FC (eds) Self, ego, and identity. Integrative approaches. Springer, New York Berlin Heidelberg London Paris Tokyo

Bleuler E (1911) Dementia praecox oder die Gruppe der Schizophrenien. Deuticke, Leipzig Wien

Bleuler M (1972) Die schizophrenen Geistesstörungen im Lichte langjähriger Kranken- und Familiengeschichten. Thieme, Stuttgart

Block J (1961) Ego identity, role variability and adjustment. Journal of Consulting Psychology 25:392-397

Block J, with the collaboration of Haan H (1971) Lives through time. Bancroft Books, Berkeley

Block JH (1984) Sex role identity and ego development. Jossey-Bass, San Francisco

Blos P (1962) On adolescence: A psychoanalytic interpretation. Free Press, New York

Blos P (1979) The Adolescent passage: Developmental issues. International Universities Press, New York

Bocknek G (1977) A development approach to counseling adults. In: Schlossberg N, Entine A (eds), Counseling adult. Brooks/Cole, Monterey, Calif.

Bocknek G (1986) The young adult: Development after adolescence. Gardner Press, New York London

Bohleber W (1982) Spätadoleszente Entwicklungsprozesse. Ihre Bedeutung für Diagnostik und psychotherapeutische Behandlung von Studenten. In: Krejci E, Bohleber W (Hrsg) Spätadoleszente Konflikte. Vandenhoeck & Ruprecht, Göttingen

Bohleber W (1987) Die verlängerte Adoleszenz. Identitätsbildung und Identitätsstörungen im jungen Erwachsenenalter. Jahrbuch der Psychoanalyse, Band 21, frommann-holzboog, Stuttgart-Bad Cannstatt

Bond M (1986) An empirical study of defense styles. In: Vaillant GE (ed) Empirical studies of ego mechanisms of defense. American Psychiatric Press, Washington, DC

Bond M (1990) Are "borderline defenses" specific for borderline personality disorders? Journal of Personality Disorder 4(3):251-256

Bond M, Gardner ST, Christian J, Sigal JJ (1983) Empirical study of self-rated defense styles. Archives of General Psychiatry 40:333-338

Bond M, Perry JC, Gautier M, Goldenberg M, Oppenheimer J, Simand J (1989) Validating the self-report of defense styles. Journal of Personality Disorders 3:101-112

Bosma HA, Gerrits RS (1985) Family functioning and identity status in adolescence. Journal of Early Adolescence 5:69-80

Bosma H, Jackson S (eds) (1990) Coping and Self-Concept in Adolescence. Springer, Berlin Heidelberg New York London Paris Tokyo Hong Kong

Bourne E (1978a) The state of research on ego identity: A review and appraisal. Part I. Journal of Youth and Adolescence 7:223-251

Bourne E (1978b) The state of research on ego identity: A review and appraisal. Part II. Journal of Youth and Adolescence 7:371-392

Boyd RD, Koskela RN (1970) A test of Erikson's theory of ego stage development by means of a self-report instrument. Journal of Experimental Education 38, 1-14

Bräutigam W (1974) Untersuchungen zur Persönlichkeitsentwicklung im Vorfeld der Schizophrenie. Nervenarzt 45:298-304

Brockman DD (1984) Late adolescence. Psychoanalytic studies. International Universities Press, New York

Brockman DD (1989) Psychoanalytic assessment of young adults. Adolescent Psychiatry 16: 246-258

Bronson GA (1959) Identity diffusion in late adolescence. Journal of Abnormal and Social Psychology 59:414-417

Broughton JM (1981) The divided self in an adolescence. Human Development 24:13-32

Broughton JM (1983) The cognitive developmental theory of adolescent self and identity. In: Lee B, Noam G (eds) Developmental approaches to the self. Plenum Press, New York

Brown GW, Harris TO, Bifulco A (1986) Long-term effects of early loss of parent. In: Rutter M, Izard C, Read P (eds) Depression in young people: Developmental and clinical perspectives. Guilford Press, New York

Browning DL (1986) Psychiatric ward behavior and length of stay in adolescent and young adult inpatients: A developmental approach to prediction. Journal of Consulting and Clinical Psychology 54:227-230

Browning DL (1987) Ego development, authoritarianism, and social status: An investigation of the incremental validity of Loevinger's Sentence Completion Test (short form). Journal of Personality and Social Psychology 53:113-118

Bühler Ch (1929) Das Seelenleben der Jugendlichen. 5. Aufl. G. Fischer, Jena

Campbell E, Adams GR, Dobson WR (1984) Familial correlates of identity formation in late adolescence: A study of the predictive utility of connectedness and individuality in family relations. Journal of Youth and Adolescence 13:509-525

Cannon-Spoor HE, Potkin SG, Wyatt RJ (1982) Measurement of premorbid adjustment in chronic schizophrenia. Schizophrenia Bulletin 8:470-484

Capes M, Gould E, Townsend M (1971) Stress in youth. Oxford University Press, London

Carlson R (1965) Stability and change in the adolescents self-image. Child Development 36:659-666

Casper RC, Offer D, Ostrov E (1981) The self-image of adolescents with acute anorexia nervosa. Journal of Pediatrics 98:656-661

Charmaz K (1983) Loss of self: A fundamental form of suffering in the chronically ill. Sociology of Health and Illness 5:168-197

Chodrow N (1978) The reproduction of mothering: Psychoanalysis and the sociology of Gender. University of California Press, Berkeley

Cicchetti D (1990) An historical perspective of the discipline of developmental psychopathology. In: Rolf J, Masten A, Cicchetti D, Nuechterlein K, Weintraub S (eds) Risk and protective factors in the development of psychopathology. Cambridge University Press, New York

Ciompi L (1986) Auf dem Weg zu einem kohärenten multidimensionalen Krankheits- und Therapieverständnis der Schizophrenie: Konvergierende neue Konzepte. In: Böker W, Brenner HD (Hrsg) Bewältigung der Schizophrenie. Huber, Bern Stuttgart Toronto, 47-61

Clayton V (1975) Erikson's theory of human development as it applies ot the aged: Wisdom as contradictive cognition. Human Development 18:119-128

Cohler BJ (1980) Adult developmental psychology and reconstruction in psychoanalysis. In: Greenspan SI, Pollock GH (eds) The course of life: Psychoanalytic contributions toward understanding personality development. Vol. III: Adulthood and the aging process. Government Printing Office, Washington, DC

Cohler BJ (1987) Approaches to the study of development in psychiatric education. In: Weissman SH, Thurnblad RJ (eds) The role of psychoanalysis in psychiatric education. International Universities Press, Madison

Colarusso CA, Nemiroff RA (1981) Adult development. A new dimension in psychodynamic theory and practice. Plenum Press, New York London

Coleman JC (1974) Relationships in adolescence. Routledge & Kegan Paul, London

Coleman JC (1978) Current contradictions in adolescent theory. Journal of Youth and Adolescence 7:1-11

Coleman JC (1984) Eine neue Theorie der Adoleszenz. In: Olbrich E, Todt E (Hrsg) Probleme des Jugendalters - Neuere Sichtweisen. Springer, Berlin Heidelberg New York Tokyo

Coleman JC, Herzberg J, Morris M (1977) Identity in adolescence: Present and future self-concepts. Journal of Youth and Adolescence 6:63-75

Conrad K (1958) Die beginnende Schizophrenie. Thieme, Stuttgart

Conrad K (1960) Die Gestaltanalyse in der psychiatrischen Forschung. Nervenarzt 31:267-273

Constantinople A (1969) An Eriksonian measure of personality development in college students. Developmental Psychology 1:357-372

Cooper C, Grotevant HD, Condon SM (1983) Individuality and connectedness in the family as a context for adolescent identity formation and role-taking skills. In: Grotevant HD, Cooper CR (eds) Adolescent development in the family. Jossey-Bass, San Francisco

Cooper CR, Grotevant HD (1987) Gender issues at the interface of family experience and adolescents' friendship and dating identity. Journal of Youth and Adolescence 16:247-264

Costos D (1986) Sex role identity in young adults: Its parental antecedents and relation to ego development. Journal of Personality and Social Psychology 50:602-611

Côté JE, Levine C (1983) Marcia and Erikson: The relationship among ego identity status, neuroticism, dogmatism, and purpose in life. Journal of Youth and Adolescence 12:43-53

Côté JE, Levine C (1987) A formulation of Erikson's theory of ego identity formation. Developmental Review 7:273-325

Côté JE, Levine C (1988) A critical examination of the ego identity status paradigm. Developmental Review 8:1-38

Craig-Bray L, Adams GR (1986) Different methodologies in the assessment of identity: Congruence between self-report and interview techniques? Journal of Youth and Adolescence 15:191-204

Cramer P (1991) The development of defense mechanisms. Theory, research, and assessment. Springer, New York Berlin Heidelberg London Paris Tokyo Hong Kong Barcelona

Csikszentmihalyi M, Larson R (1984) Being adolescent. Basic Books, New York

Damon W (1989) Die soziale Entwicklung des Kindes. Klett-Cotta, Stuttgart

Damon WL, Hart D (1982) The development of self-understanding from infancy through adolescence. Child Development 53:841-864

Damon WL, Hart D (1988) Self-understanding in childhood and adolescence. Cambridge University Press, Cambridge New York New Lochette Melbourne Sidney

Damon W, Hart D, Pakula K, Shupin J (1988) Scoring manual for self-understanding. Clark University, Worcester, Mass.

DeLoach S (1976) Level of ego development, degree of psychopathology, and continuation or termination of outpatient psychotherapy involvement. Doctoral dissertation.Georgia State University

Deusinger JM (1983) Theoretische Überlegungen zur Selbstkonzeptforschung in der Psychiatrie. In: Wanke K, Richtberg W (Hrsg) Erlebte Psychiatrie. Perimed, Erlangen

Deusinger JM (1987) Selbstkonzept und Selbstwert bei psychischen Störungen. In: Frey HP, Haußen K (Hrsg) Identität. Entwicklungen psychologischer und soziologischer Forschung. Enke, Stuttgart

Deutsch H (1967) Selected problems of adolescence. International Universities Press, New York

Diem O (1904) Die einfach demente Form der Dementia praecox (Dementia simplex). Ein klinischer Beitrag zur Kenntnis der Verblödungspsychosen. Archiv für Psychiatrie und Nervenkrankheiten 37:111-187

Dill D, Noam G (1990) Ego development and treatment requests. Psychiatry 53:85-91

Dodge KA, Murphy RR (1984) The assessment of social competence in adolescents. In: Karoly P, Steffen JJ (eds) Adolescent disorders: Foundations and contemporary concerns. Advances in Child Behavioral Analysis and Therapy, Vol. 3. Lexington Books, Lexington Massachussets, Toronto

Döbert R, Nunner-Winkler G (1975) Adoleszenzkrise und Identitätsbildung. Suhrkamp, Frankfurt a. M.

Döbert R, Habermas J, Nunner-Winkler G (Hrsg) (1980) Entwicklung des Ichs. Neue wissenschaftliche Bibliothek. Soziologie. Verlagsgruppe, Königstein

Domino G, Affonso DD (1990) A personality measure of Erikson's life stages: The inventory of psychosocial balance. Journal of Personality Assessment 54:576-588

Donovan JM (1975) Identity status and interpersonal style. Journal of Youth and Adolescence 4:37-55

Douvan E, Adelson J (1966) The Adolescent Experience. Wiley, New York

Droege R (1982) A psychosocial study of the formation of the middle adult life stucture in women. Unpublished doctoral dissertation, California School of Professional Psychology, Berkeley, CA

du Bois R (1982) Pubertätskrise oder Schizophrenie? Zum Problem von Diagnose und Krankheitsbegriff in der Jugendpsychiatrie. Nervenarzt 53:664-669

Dubow E, Huesmann L, Eron L (1987) Childhood correlates of adult ego development. Child Development 58:859-869

Dusek J, Flaherty JF (1981) The development of the self-concept during the adolescent years. Monographs of the Society for Research in Child Development 191, 46:1-67

Eggers CH (1984) Beziehungen zwischen kindlichen Psychosen und Psychosen des Erwachsenenalters. In: Lempp R (Hrsg) Psychische Entwicklung und Schizophrenie. Huber, Bern Stuttgart Toronto

Eggers CH, Esch A (1988) Krisen und Neurosen in der Adoleszenz. In: Kisker KP, Lauter H, Meyer JE, Müller C, Strömgren E (Hrsg) Psychiatrie der Gegenwart 7: Kinder- und Jugendpsychiatrie. Springer, Berlin Heidelberg New York London Paris Tokyo

Eisenberg L (1977) Development as a unifying concept in psychiatry. British Journal of Psychiatry 131:225-237

Emde RN (1981) Changing models of infancy and the nature of early development: Remodeling the foundation. Journal of the American. Psychoanalytic Association 29:179-219

Emde RN (1985) From adolescence to midlife: Remodeling the structure of adult development. Journal of the American Psychoanalytic Association 33:59-112

Engel M (1959) The stability of the self-concept in adolescence. Journal of Abnormal and Social Psychology 58:211-215

Enright RD, Lapsley DK, Drivas AE, Fehr LA (1980) Parental influences on the development of adolescent autonomy and identity. Journal of Youth and Adolescence 9:529-546

Epstein S (1973) The self-concept revisited, or a theory of a theory. American Psychologist 28:404-416

Erdheim M (1982) Die gesellschaftliche Produktion von Unbewußtheit. Eine Einführung in den ethno-psychoanalytischen Prozeß. Suhrkamp, Frankfurt a. M.

Erdheim M (1983) Adoleszenz zwischen Familie und Kultur. Ethnopsychoanalytische Überlegungen zur Funktion der Jugend in der Kultur. Psychosozial 17:104-116

Erikson EH (1959) Identity and the life cycle. Psychological Issues 1:1-171 (Monograph no. 1)

Erikson EH (1968) Identity, Youth and Crisis. Norton,, New York

Erikson EH (1973) Identität und Lebenszyklus. Suhrkamp, stw 16, Frankfurt a. M.

Erikson EH (1982) The life cycle completed. A review. W.W. Norton, New York

Erikson EH (1984) Reflections on the last stage - and the first. Psychoanalytic Study of the Child 39:155-165

Estroff SE (1989) Self, identity, and subjective experiences of schizophrenia: In search of the subject. Schizophrenia Bulletin 15:189-196

Featherman, DL (1983) Life-span perspectives in social science. In: Baltes PB, Brim OG,Jr(eds) Life-span development and behavior, vol.5, Academy Press, New York,

Fischer JL (1981) Transitions in relationship style from adolescence to young adulthood. Journal of Youth and Adolescence 10:11-23

Fitch SA, Adams GR (1983) Ego identity and intimacy status: Replication and extension. Developmental Psychology 19:839-845

Flannery RB, Perry JC (1990) Self-rated defense style, life stress, and health status: An empirical assessment. Psychosomatics 31:313-320

Frances A, Cooper A (1981) Descriptive and dynamic psychiatry: A perspective on DSM-III. American Journal of Psychiatry 138:1198-1202

Frank S (1988) Young adult-parent relationship interview Manual (erhältlich von der Autorin). Michigan

Frank S, Avery C, Laman M (1988) Young adults' perceptions of their relationships with their parents: Individual differences in connectedness, competence, and emotional autonomy. Developmental Psychology 24: 729-737

Frank SJ, Pirsch LA, Wright VC (1990) Late adolescents' perception of their relationships with their parents: Relationships among deidealization, autonomy, relatedness, and insecurity and implications for adolescent adjustment and ego identity status. Journal of Youth and Adolescence 19:571-588

Frank S, Quinlan D (1976) Ego development and female delinquency: A cognitive-developmental approach. Journal of Abnormal Psychology 85:505-510

Frankenberg R (1987) Life: Cycle, trajectory or pilgrimage? A social production approach to Marxism, metaphor, and mortality. In: Bryman A, Bytheway B, Allatt P, Keil T (eds) The Life cycle. MacMillan, London

Franz CE, White KM (1985) Individuation and attachment in personality development: Extending Erikson's theory. Journal of Personality 53:224-256

Freud A (1936) Das Ich und die Abwehrmechanismen. Kindler, München 1974

Freud A (1958) Adolescence: Psychoanalytic study of the child, vol 13. International Universities Press, New York

Freud S (1924) Der Untergang des Ödipuskomplexes. In: G.W. XIII, Fischer 1967, 5. Aufl.,Frankfurt/Main

Fromm E (1955) The sane society. Fawcett Premier, New York

Furst KK (1983) Origins and evolution of women's dreams in early adulthood. Unpublished doctoral dissertation, California School of Professional Psychology, Berkeley, CA

Gallatin JE (1975) Adolescence and individuality. Harper & Row, New York

Garbarino J (1985) Adolescent development: An ecological perspective. E. Merrill Pub. Co.,Columbus C.

Garmezy N (1987) Stress, competence, and development: Continuities in the study of schizophrenic adults, children vulnerable to psychopathology, and the search for stress-resistant children. American Journal of Orthopsychiatry 57:159-174

Garmezy N, Masten AS (1986) Stress, competence, and resilience: Common frontiers for therapist and psychopathologist. Behavior Therapy 17:500-521

Gedo JE (1988) The mind in disorder. Psychoanalytic models of pathology. The Analytic Press, Hillsdale, NJ

Gfellner BM (1986a) Changes in ego and moral development in adolescents: A longitudinal study. Journal of Adolescence 9:281-302

Gfellner BM (1986b) Ego development and moral development in relation to age and grade level during adolescence. Journal of Youth and Adolescence 15:147-163

Gilligan C (1982) In a different voice: Psychological theory and women's development. Harvard University Press, Cambridge, Massachusetts

Gilligan C (1986) On 'In a different voice': An interdisciplinary forum (A reply). Signs 11:324-333

Gilligan C (1987) Adolescent development reconsidered. In: Irwin C (ed) Adolescent social behavior and health. Jossey-Bass, San Francisco,.

Ginsburg SD, Orlofsky JL (1981) Ego identity status, ego development, and locus of control in college women. Journal of Youth and Adolescence 10:297-307

Glass JM (1989) Private terror - public life. Psychosis and the politics of community. Cornell University Press, Ithaca London

Goffman E (1963) Stigma: Notes on the management of spoiled identity. Englewood Cliffs, Prentice-Hall, NJ

Gold SN (1980) Relations between level of ego development and adjustment patterns in adolescence. Journal of Personality Assessment 44:630-638

Golombek H, Marton P, Stein B, Korenblum M (1986) A study of disturbed and non disturbed adolescents: The Toronto Adolescent Longitudinal Study.I. Canadian Journal of Psychiatry 31:532-535

Golombek H, Marton P, Stein B, Korenblum M (1987) Personality functioning status during early and middle adolescence. Adolescent Psychiatry 14:365-377

Gould R (1972) The phases of adult life: A study in developmental psychology. American Journal of Psychiatry 129:521-531

Graham P, Rutter M (1985) Adolescent disorders. In: Rutter M, Hersov L (eds) Child and adolescent psychiatry, 2nd ed. Blackwell, Oxford London Edinburgh Boston Palo Alto Melbourne

Greenspan SJ (1981) Psychopathology and adaptation in infancy and early childhood: Principles of clinical diagnosis and preventive intervention. Clinical infant reports, No. I. International Universities Press, New York

Greenspan SJ, Lourie R (1981) Developmental structuralist approach to the classification of adaptive and pathologic personality organizations: Infancy and early childhood. American Journal of Psychiatry 138:725-735

Grotevant HD (1983) The contribution of the family to the facilitation of identity formation in early adolescence. Journal of Early Adolescence 3:225-238

Grotevant HD (1987) Toward a process model of identity formation. Journal of Adolescent Research 2:203-222

Grotevant HD, Adams GR (1984) Development of an objective measure to assess ego identity in adolescence: Validation and replication. Journal of Youth and Adolescence 13:419-438

Grotevant HD, Cooper CR (1985) Patterns of interaction in family relationships and the development of identity exploration in adolescence. Child Development 56:415-428

Grotevant HD, Cooper CR (1986) Individuation in family relationships. Human Development 29:82-100

Grotevant HD, Thorbecke WL, Meyer ML (1982) An extension of Marcia's identity status interview into the interpersonal domain. Journal of Youth and Adolescence.11:33-47

Haan N (1974) The adolescent antecedents of an ego model of coping and defense and comparisons with Q-sorted ideal personalities. Genetic Psychology Monographs 89:273-306

Haan N (1977) Coping and defending. Processes of self-environment organization. Academic Press, New York

Haan N, Schmith MB, Block J (1968) Moral reasoning of young adults: Political-social behavior, family background, and personality correlates. Journal of Personality and Social Psychology 10:255-270

Haberman SJ (1973) The analysis of residuals in cross-classified tables. Biometrics 29:205-220

Häfner H (1963) Prozess und Entwicklung als Grundbegriffe der Psychopathologie. Fortschritte für Neurologie und Psychiatrie 31:393-438

Hamachek DE (1985) The self's development and ego growth: Conceptual analysis and implications for counselors. Journal of Counseling and Development 64:136-142

Hamachek DE (1988) Evaluating self-concept and ego development within Erikson's psychosocial framework: A formulation. Journal of Counseling and Development 66:354-360

Hamburg BA, Wortmann RN (1985) Adolescent development and psychopathology. In: Michels R, Cavenor JO (eds) Psychiatry (Vol II, 4) Lippincott JB, Philadelphia

Hansell S, Sparacino J, Ronchi D, Strodtbeck FL (1985) Ego development responses in written questionnaires and telephone interviews. Journal of Personality and Social Psychology 47:1118-1128

Hart D, Maloney J, Damon W (1987) The meaning and development of identity. In: Honess T, Yardley K (eds) Self and identity. Perspectives across the lifespan. Routledge & Kegan Paul, London New York

Hartmann H (1958) Ego psychology and the problem of adaption. International Universities Press, New York

Hartmann W, Meyer JE (1974) Zur stationären Behandlung chronisch Schizophrener in der Bundesrepublik. Nervenarzt 45:1-8

Hartup WW (1978) Peer relations and the growth of social competence. In: Kent MW, Rolf JE (eds) The primary prevention of psychopathology: Vol.3. Promoting social competence and coping in children, University Press of New England, Hannover, PA

Hartup WW (1983) Peer relations. In: Mussen PH (ed) Handbook of child psychology, vol. 4. Wiley, New York

Hartup WW (1989) Social relationships and their developmental significance. American Psychologist 44:120-126

Hauser ST (1976) Self-image complexity and identity formation in adolescence:Longitudinal studies. Journal of Youth and Adolescence 5:161-177

Hauser ST (1976) Loevinger's model and measure of ego development: A critical review. Psychological Bulletin 83:928-955

Hauser ST (1978) Ego development and interpersonal style in adolescence. Journal of Youth and Adolescence 7:333-352

Hauser ST, Jacobson A, Noam G, Powers S (1983) Ego development and self-image complexity. Archives of General Psychiatry 44:325-332

Hauser ST, Powers SI, Noam GG, Jacobson AM, Weiss B, Follansbee DJ (1984) Familial contexts of adolescent ego development. Child Development 55:195-213

Hauser ST, Houlihan J, Powers SI, Jacobson AM, Noam G, Weiss-Perry B, Follansbee D (1987) Interactions sequences in families of psychiatrically hospitalized and non-patient adolescents. Psychiatry 50:308-319

Hauser ST, Borman EH, Jacobson AM, Powers SI, Noam GG (1991) Understanding family contexts of adolescent coping: A study of parental ego development and adolescent coping Strategies. Journal of Early Adolescence 11:96-124

Hecht H, Faltermaier A, Wittchen HU (1987) Social Interview Schedule (SIS): Halbstrukturiertes Interview zur Erfassung der aktuellen sozialpsychologischen Situation. S. Roderer, Regensburg

Hecker E (1871) Die Hebephrenie. Ein Beitrag zur klinischen Psychiatrie. Virchow's Archiv für pathologische Anatomie und Physiologie 52:394-429

Hersov L (1985) Emotional disorders. In: Rutter M, Hersov L (eds) Child and adolescent psychiatry. 2nd ed. Blackwell, Oxford London Edinburgh Boston Palo Alto Melbourne

Heyneman SP (1976) Continuing issues in adolescence: A summary of current transition to adulthood debates. Journal of Youth and Adolescence 5:309-325

Hill JP (1987) Research on adolescents and their families: Past and prospect. In: Irwin CE (ed) Adolescent social behavior and health. Jossey Bass, San Francisco,

Hill JP, Holmbeck GN (1986) Attachment and autonomy during adolescence. In: Whitehurst GW (ed) Annals of child development, vol 3. JAI Press, Greenwich, CT

Hippius H, Franke H (1979) Geriatrie - Psychiatrie. Springer, Berlin Heidelberg

Hoche AE (1912) Die Bedeutung der Symptomkomplexe in der Psychiatrie. Zentralblatt für die gesamte Neurologie und Psychiatrie 12:540-551

Hodgson JW, Fischer JL (1979) Sex differences in identity and intimacy development in college youth. Journal of Youth Adolescence 8:37-50

Hoffmann JA (1984) Psychological separation of late adolescents from their parents. Journal of Counseling Psychology 3:170-178

Holahan CJ, Moos RH (1987) Personal and contextual determinants of coping strategies. Journal of Personality and Social Psychology 52:946-955

Holt RR (1980) Loevinger's measure of ego development: Reliability and national norms for male and female short forms. Journal of Personality and Social Psychology 39:909-920

Honess T, Yardley K (1987) Self and social structure: An introductory review. In: Yardley K, Honess T (eds) Self and identiy: Psychosocial perspectives. Wiley, Chichester

Huber G, Gross G, Schüttler R (1979) Schizophrenie. Verlaufs- und sozialpsychiatrische Langzeituntersuchungen an den 1945 bis 1959 in Bonn hospitalisierten schizophrenen Kranken. Springer, Berlin Heidelberg New York

Hult RE (1979) The relationship between ego identity status and moral reasoning in university women. Journal of Psychology 103.203-207

Hurrelmann K (1989) Human development and health. Springer, Berlin Heidelberg New York London Paris Tokyo

Hurtig AL, Petersen AC, Richards MH, Gitelson IB (1985) Cognitive mediators of ego functioning in adolescence. Journal of Youth and Adolescence 14:435-450

Irwin CE (1987) Editor's notes. In: Irwin CE (ed) Adolescent social behavior and health. Jossey Bass, San Francisco

Jackson S, Bosma H (1990) Coping and self in adolescence. In: Bosma H, Jackson S (eds) Coping and self-concept in adolescence. Springer, Berlin Heidelberg New York London Paris Tokyo Hong Kong

Jackson S, Bosma H (1990) Coping and self-concept: Retrospect and prospect. In: Bosma H, Jackson S (eds) Coping and self-concept in Adolescence. Springer, Berlin Heidelberg New York London Paris Tokyo Hong Kong

James W (1950) The principles of psychology. Dover, New York (Originally published in 1890, Holt, New York)

Janzarik W (1965) Psychologie und Psychopathologie der Zukunftsbezogenheit. Archiv für gesamte Psychologie 117 (1/2)

Janzarik W (1968) Schizophrene Verläufe. Springer, Berlin Heidelberg New York

Janzarik, W (Hrsg) (1988a) Persönlichkeit und Psychose. Enke, Stuttgart

Janzarik W (1988b) Strukturdynamische Grundlagen der Psychiatrie. Enke, Stuttgart

Jaspers K (1910) Eifersuchtswahn. Ein Beitrag zur Frage "Entwicklung einer Persönlichkeit" oder "Prozeß". In: Gesammelte Schriften zur Psychopathologie. Springer, Berlin Heidelberg 1963: 85-141

Jaspers K (1953) Allgemeine Psychopathologie. 1. Aufl. Springer-Verlag, Berlin 1913; 6. Aufl. Springer, Berlin

Jaspers K (1959) Allgemeine Psychopathologie. 7. Aufl., Springer, Berlin Göttingen Heidelberg

Jones RM, Hartmann BR (1988) Ego Identity: Developmental differences and experimental substance use among adolescents. Journal of Adolescence 11:347-360

Jones RM, Hartmann BR, Grochowski CO, Glider P (1980) Ego identity and substance abuse: A comparison of adolescents in residential treatment with adolescents school. Personality and Individual Differences 10:625-631

Jordan D (1971) Identity status: A developmental model as related to parental behavior. Unpublished doctoral dissertation, State University of New York at Buffalo.

Josselson RL (1973) Psychodynamic aspects of identity formation in college women. Journal of Youth and Adolescence 2:3-52

Josselson RL (1980) Ego development in adolescence. In: Adelson J (ed) Handbook of Adolescent Psychology. Wiley, New York

Josselson RL (1982) Personality structure and identity status in women viewed through early memories. Journal of Youth and Adolescence 11:293-299

Josselson R (1987) Finding herself: Pathways to identity development in women. Jossey-Bass, San Francisco

Josselson R (1988) The embedded self: I and thou revisited. In: Lapsley DK, Power FC (eds) Self, ego, and identity. Integrative approaches. Springer, New York Berlin Heidelberg London Paris Tokyo

Josselson R (1989) Identity formation in adolescence: Implications for young adulthood. Adolesscent Psychiatry 16:142-154

Josselson R, Greenberger E, McConochie D (1977a) Phenomenological aspects of psychosocial maturity in adolescence. Part I: Boys. Journal of Youth and Adolescence 6:25-56

Josselson R, Greenberger E, McConochie D (1977b) Phenomenological aspects of psychosocial maturity in adolescence. Part II: Girls. Journal of Youth and Adolescence 6:145-167

Kacerguis MA, Adams GR (1980) Erikson stage resolution: The relationship between identity and intimacy. Journal of Youth and Adolescence 9:117-126

Kahlbaum L (1863) Die Gruppierung der psychischen Krankheiten und die Einteilung der Seelenstörungen. Kafemann Danzig

Kahlbaum L (1885) Über eine klinische Form des moralischen Irreseins. Allgemeine Zeitschrift für Psychiatrie 41:711

Kapfhammer HP (1993 a) Psychoanalytische Entwicklungspsychologie. In: Mertens W (Hrsg) Psychoanalyse. Ein Handbuch in Schlüsselbegriffen. Neuauflage. Verlag Internationale Psychoanaylse. Klett-Cotta, Stuttgart

Kapfhammer HP (1993 b) Zur psychosozialen Entwicklung und Problematik im jungen Erwachsenenalter: Entwicklungspsychologische Charakterisierung eines bedeutsamen Abschnitts im Lebenszyklus. Fortschritte der Neurologie.Psychiatrie 61: 338-353

Kapfhammer HP (1994 a) Psychoanalytische Entwicklungspsychologie. Entwicklung der Emotionalität. Kohlhammer, Stuttgart

Kapfhammer HP (1994 b) Verlauf schizophrener Psychosen zwischen Adoleszenz und Erwachsenwerden - eine psychosoziale Perspektive. In: Martinuis J (Hrsg) Schizophrenie in der Adoleszenz. Quintessenz , Berlin München

Kapfhammer HP, Scherer J (1994 a) Bond-Fragebogen zur Erfassung von Abwehrstilen. Empirische Ergebnisse und statistische Bewertung (in Vorbereitung)

Kapfhammer HP, Scherer J (1994 b) Empirische Ergebnisse zu einem neuen Inventar der psychosozialen Entwicklung nach Erikson (in Vorbereitung)

Kapfhammer HP, Ulich D (1991) Sozialisation der Emotionen. II. Die psychoanalytische Perspektive. In: Hurrelmann K, Ulich D (Hrsg) Neues Handbuch der Sozialisationsforschung. Beltz, Weinheim Basel

Kapfhammer HP, Neumeier R. Scherer J (1993 b) Identitätsstatus im Übergang von Jugend und jungem Erwachsenenalter: Eine empirische Vergleichsstudie bei psychiatrischen Patienten und gesunden Kontrollprobanden. Praxis der Kinderpsychologie und Kinderpsychiatrie 42: 68-77

Kapfhammer HP, Neumeier R, Scherer (1993 c) Ich-Entwicklung im Übergang von Jugend und jungem Erwachsenenalter: Eine empirische Vergleichsstudie bei psychiatrischen Patienten und gesunden Kontrollprobanden. Praxis der Kinderpsychologie und Kinderpsychiatrie 42: 106-113

Kapfhammer HP, Mayer C, Neumeier R, Scherer J (1994 a) Im Übergang von der Adoleszenz zum jungen Erwachsenenalter. Empirische Vergleichsstudien zur psychosozialen Entwicklung und Problematik von

psychiatrischen Patienten und gesunden Kontrollprobanden. Psychotherapie.Psychosomatik.Medizinische Psychologie 44: 7-14
Kapfhammer HP, Mayer C, Scherer J (1994 b) Zur psychosozialen Entwicklung von Frauen und Männern im jungen Erwachsenenalter (in Vorbereitung)
Kegan R (1979) The evolving self: A process conception for ego psychology. The Counseling Psychologist 8:5-38
Kegan R (1982) The evolving self: Problem and process in human development. Harvard University Press, Cambridge
Kegan R (1983) A neo-Piagetian approach to object relations. In: Lee B, Noam GG (eds) Developmental approaches to the self. Plenum, New York
Kegan R (1986) Kohlberg and the psychology of ego development: A predominantly positive evaluation. In: Modgil S, Modgil C (eds) Lawrence Kohlberg: Consensus and controversy. The Falmer Press, London
Kennedy JJ (1983) Analyzing qualitative data. Praeger, New York
Kernberg O 1975) Borderline conditions and pathological narcissism. Jason Aronson, New York
Kernberg O (1976) Object relations theory and clinical psychoanalysis. Jason Aronson, New York
Kilpatrick W (1974) Identity, youth, and the dissolution of culture. Adolescence 9:407-413
Kirshner LA (1988) Implications of Loevinger's theory of ego development for time-limited psychotherapy. Psychotherapy 25:220-227
Kisker KP, Strötzel L (1961) Zur vergleichenden Situationsanalyse beginnender Schizophrenien und erlebnisreaktiver Fehlentwicklungen bei Jugendlichen.(I) Archiv für Psychiatrie und Nervenkrankheiten 202:1-30
Kisker KP, Strötzel L (1962) Zur vergleichenden Situationsanalyse beginnender Schizophrenien und erlebnisreaktiver Fehlentwicklungen bei Jugendlichen.(II) Archiv für Psychiatrie und Nervenkrankheiten 203:26 60
Kitchener KS, King PM, Davison ML, Parker CA, Wood PK (1984) A longitudinal study of moral and ego development in young adults. Journal of Youth and Adolescence 13:197-211
Klein H (1990) Adolescence, youth, and young adulthood. Rethinking current conceptualizations of life stage. Youth & Society 21: 446-471
Kleist K, Faust E, Schürmann C (1960) Weitere klinisch-katamnestische Untersuchungen an Hebephrenien. Archiv für Psychiatrie und Nervenkrankheiten 200:541-551
Koening L, Howard KI, Offer D et al (1984) Psychopathology and Adolescent Self-Image. In: Offer D, Ostrov E, Howard KI (eds) Patterns of Adolescent Self-Image. Jossey-Bass, San Francisco
Kohlberg L (1973) Collected papers on moral development and moral education. Harvard University
Kohlberg L, Gilligan C (1971) The adolescent as a philosopher: The discovery of the self in a postconventional world. Daedelus 100:1051-1086
Kohlberg L, LaCrosse T, Ricks D (1972) The predictability of adult mental health from childhood behavior. In: Wolman B (ed) Manual of Child Psychopathology, McGraw-Hill, New York
Kohut H (1971) The Analysis of the Self. International Universities Press, New York
Kohut H (1977) The restoration of the self. International Universities Press, New York
Kraepelin E (1898) Zur Diagnose und Prognose der Dementia praecox. Vortr. a. d. 29. Vers. d. Südwestdt. Irrenärzte Heidelberg 1898. Neurologisches Zentralblatt 18 (1899) 91
Kraepelin E (1899) Psychiatrie. 6. Aufl Barth, Leipzig
Krappman L (1969) Soziologische Dimensionen der Identität. Klett, Stuttgart
Kraus A (1977) Sozialverhalten und Psychose Manisch-Depressiver. Eine existenz- und rollenanalytische Untersuchung. Enke, Stuttgart
Kraus A (1982) Rollenkonzepte in der Psychiatrie. In: Janzarik W (Hrsg) Psychopathologsiche Konzepte der Gegenwart. Enke, Stuttgart
Kraus A (1987) Rollendynamische Aspekte bei Manisch-Depressiven. In: Kisker KP, Lauter H, Meyer JE et al. (Hrsg) Psychiatrie der Gegenwart, Bd. 5: Affektive Psychosen. Springer, Berlin Heidelberg New York.
Kraus A (1991) Der melancholische Wahn in identitätstheoretischer Sicht. In: Blankenburg W (Hrsg) Wahn und Perspektivität: Störungen im Realitätsbezug des Menschen und ihre Therapie. Enke, Stuttgart, 77-80
Krauth J (1983) Diskriminanzanalyse. In: Bredenkamp J, Feger H. (Hrsg) Brennpunkte der klinischen Psychologie, Bd.2, Kösel, München
Kretschmer E (1953) Schizophrenien und Pubertätskrisen und ihre seelische Führung. Monatszeitschrift für Psychiatrie und Neurologie 125:562-571
Kretschmer W (1972) Reifung als Grund von Krise und Psychose. Untersuchung zum psychiatrischen Entwicklungsgedanken. Thieme, Stuttgart
Kroger J (1985) Separation-individuation and ego identity status in New Zealand University students. Journal of Youth and Adolescence 14:133-147
Kroger J (1989) Identity in adolescence. The balance between self and other. Routledge, London New York
Kroger J, Haslett SJ (1988) Separation-individuation and ego identity status in late adolescents: A two-year longitudinal study. Journal of Youth and Adolescence 17:59-81

Kulenkampff C (1959) Zum Problem der abnormen Krisen in der Psychiatrie. Nervenarzt 30:62-75

Kulenkampff C (1964) Psychotische Adoleszenzkrisen. Nervenarzt 35:530-536

Lang H (1978) Die strukturale Triade. Strukturanalytische Untersuchungen zur familiären Tiefenstruktur bei Schizophrenen. Habilitationsschrift, Heidelberg

Lang H (1982) Struktural-analytische Gesichtspunkte zum Verständnis der schizophrenen Psychose. In: Janzarik W (Hrsg) Psychopathologische Konzepte der Gegenwart. Enke, Stuttgart

Langen D (1975) Die Weiterentwicklung krisenhafter Pubertätsverläufe. Nervenarzt 46:581-585

Langen D, Jäger A (1964) Die Pubertätskrisen und ihre Weiterentwicklung. Eine katamnestische Untersuchung. Archiv für Psychiatrie und Nervenkrankheiten 205:19-36

Lapsley DK, Power FC (1988) Self, ego and identity. Integrative approaches. Springer, Berlin Heidelberg New York London Paris Tokyo

Laufer M (1980) Zentrale Onaniephantasie, definitive Sexualorganisation und Adoleszenz. Psyche 34:365-384

Lazarus RS (1980) The stress and coping paradigm. In: Bond A, Rosen JE (eds) Competence and coping during adulthood. University Press of New England, Boston

Leahy RL (1985) The development of the self. Academic Press, New York

Leonhard K (1986) Aufteilung der endogenen Psychosen und ihre differenzierte Ätiologie. 6. Aufl Akademie, Berlin

Levine SV (1989) The myths and needs of contemporary youth. Adolescent Psychiatry 16:48-62

Levinson DJ (1980) Toward a conception of the adult life course. In: Smelser N, Erikson EH (eds) Themes of love and work in adulthood. Harvard University Press, Cambridge

Levinson DJ (1981) Explorations in biography. In: Rabin AJ, Aronoff J, Barclay AM (eds) Further explorations in personality. Wiley, New York

Levinson DJ (1986) Development in the novice phase of early adulthood. In: Klerman GL (ed) Suicide and depression among adolescents and young adults. American Psychiatric Press, Washington

Levinson DJ (1986) A conception of adult development. American Psychologist 41,I:3-13

Levinson D, Darrow C, Klein E, Levinson M, McKee B (1974) The psychosocial development of men. In: Ricks D, Thomas A, Roff M (eds) Life history research in psychopathology. University of Minnesota Press, Minneapolis

Levinson D, Darrow C, Klein E, Levinson M, McKee B (1978) The seasons of a man's life. Knopf, New York

Levitz-Jones EM, Orlofsky JL (1985) Separation-individuation and intimacy capacity in college women. Journal of Personality and Social Psychology 49:156-169

Liberman RP, deRisi WJ, Mueser KT (1989) Social skills training for psychiatric patients. Pergamon Press, New York Oxford Beijing Frankfurt Sao Paulo Sydney Tokyo Toronto

Loevinger J (1976) Ego development: Conceptions and theories. Jossey-Bass, San Francisco

Loevinger J (1979) Construct validity of the Sentence Completion Test of ego development. Applied Psychological Measurement 3:281-311

Loevinger J (1983) On ego development and the structure of personality. Developmental Review 3:339-350

Loevinger J(1985) Revision of the Sentence Completion Test for ego development. Journal of Personality and Social Psychology 48:420-427

Loevinger J, Cohn LD, Redmore CD, Bonneville LP, Streich DD, Sargant M (1985) Ego development in college. Journal of Personality and Social Psychology 48:947-962

Loevinger J, Wessler R (1970) Measuring ego development 1: Construction and use of the sentence completion test. Jossey-Bass, San Francisco

Logan RD (1978) Identity diffusion and psycho-social defense mechanisms. Adolescence 13:503-507

Logan RD (1986) A reconceptualization of Erikson's theory: The repetition of existential and instrumental themes. Human Development 29:125-136

Lyons N (1983) Two perspectives: On self, morality and relationships. Harvard Educational Review 53:125-146

Maccoby E, Jacklin C (1974) The psychology of sex differences. Stanford University Press, Stanford, CA

MacFarlane JW (1964) Perspectives on personality consistency and change from the guidance study. Vita Humana 7:115-126

Marcia, JE (1966) Development and validation of ego identity status. Journal of Personality and Social Psychology 3:551:558

Marcia JE (1967) Ego identity status: Relationship to change in self-esteem, "general maladjustment", and authoritarianism. Journal of Personality 35:118-133

Marcia JE (1976a) Identity six years after: A follow-up study. Journal of Youth and Adolescence 5:145-161

Marcia JE (1979) Identity status in late adolescence: Description and some clinical implications. Identity Development Symposium. The Netherlands, Groningen

Marcia JE (1980) Idendity in adolescence. In: Adelson J (ed.) Handbook of adolescent psychology, Wiley, New York,

Marcia JE (1987) The identity status approach to the study of ego identity development. In: Honess T, Yardley K (eds) Self and identity. Perspectives across the lifespan. Routledge & Kegan Paul, London New York

Marcia JE (1988) Common processes underlying ego identity, cognitive/moral development, and individuation. In: Lapsley DK, Power FC (eds) Self, ego and identity. Integrative approaches. Springer, New York Berlin Heidelberg London Paris Tokyo

Marcia JE (1989) Identity and intervention. Journal of Adolescence 12:401-410

Marcia JE, Friedman M (1970) Ego identity status in college women. Journal of Personality 38:249-263

Marton P, Golombek H, Stein B, Korenblum M (1987) Behavior disturbance and changes in personality dysfunction from early to middle adolescence. Adolescent Psychiatry 14:394-416

Masten AS, Garmezy N (1985) Risk, vulnerability, and protective factors in developmental psychopathology. In: Lahey BB, Kazdin AE (eds) Advances in clinical cild psychology, vol. 8. Plenum Press, New York

Masten AS, Morison P, Pellegrini D, Tellegen A (1990) Competence under stress: Risk and protective factors. In: Rolf J, Masten AS, Cicchetti D, Nuechterlein KH, Weintraub S (eds) Risk and protective factors in the development of psychopathology. Cambridge University Press, Cambridge New York Port Chester Melbourne Sidney

Masterson JF (1956) Prognosis in adolescent disorders: Schizophrenia. Journal of Nervous and Mental Disease 124.219-232

Masterson JF (1967) The psychiatric dilemma of adolescence. Little Brown, Boston

Masterson JF (1967) The symptomatic adolescent five years later: He didn't grow out of it. American Journal of Psychiatry 123:1338-1345

Masterson JF (1968) The psychiatric significance of adolescent turmoil. American Journal of Psychiatry 124:107-112

Masterson JF, Costello JL (1980) From borderline adolescent to functioning adult: The test of time. Brunner/Mazel, New York

Masterson JF, Tucker K, Berk G (1966) The symptomatic adolescent: Delineation of psychiatric syndromes. Comprehensive Psychiatry 7: 166-174

Masterson JF, Washburne A (1966) The symptomatic adolescent: Psychiatric illness or adolescence turmoil? American Journal of Psychiatry 122:1240-1248

Matteson DR (1977) Exploration and commitment: Sex differences and methodological problems in the use of identity status categories. Journal of Youth and Adolescence 6:353-374

Mayer-Gross W (1932) Die Klinik. In: Bumke O (Hrsg) Hdb der Geisteskrankheiten. Bd IX Spez Teil V: Die Schizophrenie. Springer, Berlin

McCammon EP (1981) Comparison of oral and written forms of the sentence completion test for ego development. Developmental Psychology 17:233-235

McCarthy JD, Hodge DR (1982) Analysis of age effects in longitudinal studies of adolescent self-esteem. Developmental Psychology 18:372-379

McCrae R, Costa PT (1980) Openness to experience and ego level in Loevinger's sentence completion test: Dispositional contributions to developmental models of personality. Journal of Personality and Social Psychology 39:1179-1190

Mead GH (1973) Geist, Identität und Gesellschaft. Suhrkamp Frankfurt (Translation of: Mind, self and society. University of Chicago Press, Chicago, 1934)

Meehl PE (1962) Schizotaxia, schizotypy, schizophrenia. American Psychologist 17:827-838

Meilman PW (1979) Cross-sectional age changes in ego identity status during adolescence. Developmental Psychology 15:230-231

Mellor S (1989) Gender differences in identity formation as a function of self - other relationships. Journal of Youth and Adolescence 18:361-375

Meyer JE (1962a) Reifungskrisen der Adoleszenz, ihre Entstehungsbedingungen und ihre Prognose. Archiv für Psychiatrie und Nervenkrankheiten 203:49-58

Meyer JE (1962b) Katamnestische Untersuchungen an jugendlichen Fortläufern. Zeitschrift für Psychotherapie und mediznische Psychologie 12:49-58

Meyer JE (1966) Zur Klinik der Reifungskrisen. Praxis der Psychotherapie 11:118-125

Meyer JE (1972) Psychopathologie und Klinik des Jugendalters der Pubertät und Adoleszenz. In: Psychiatrie der Gegenwart II, 1, Klinische Psychiatrie I, Springer, Berlin Heidelberg New York,

Möller HJ (1989) Standardisierte psychiatrische Befunderhebung. In: Kisker KP, Lauter H, Meyer JE, Müller C, Strömgren E (Hrsg) Psychiatrie der Gegenwart 9, 3. Aufl.: Brennpunkte der Psychiatrie: Diagnostik, Datenerhebung, Krankenversorgung. Springer, Berlin Heidelberg New York London Paris Tokyo Hong Kong

Mohs U (1966) Statistische Untersuchungen an langjährig hospitalisierten Schizophrenien. Nervenarzt 37:34-37

Monge RH (1973) Developmental trends in factors of adolescent self-concept. Developmental Psychology 8:382-393

Montague A (1978) Erwachsensein - Verrat an der eigenen Jugend. Psychologie Heute 3:14-20

Montemayor R (1983) Parents and adolescents in conflict: All families some of the time and some families most of the time. Journal of Early Adolescence 3:83-103

Montemayor R, Hanson E (1985) A naturalistic view of conflict between adolescents and their parents and siblings. Journal of Early Adolescence 5:23-30

Moore D (1987) Parent-adolescent separation: The construction of adulthood by late adolescents. Developmental Psychology 23:298-307

Moore D, Hotch DF (1981) Late adolescents conceptualizations of home-leaving. Journal of Youth and Adolescence 10:1-11

Moore D, Hotch DF (1983) The importance of different home-leaving strategies to late-adolescents. Adolescence 18:413-416

Moore H, Kleining G (1968) Soziale Selbsteinstufung (SSE). Kölner Zeitschrift für Soziologie und Sozialpsychologie 20:502-552

Moos RH (1974a) Family environment scale (FES). Preliminary manual. Palo Alto: Social Ecology Laboratory. Department of Psychiatry. Stanford University

Moos RH (1974b) Systems of the assessment and classification of human environments: An overview. In: Moos RH, Insel PM (eds) Issues in social ecology: Human milieus. Palo Alto, National Press Books

Moos RH, Moos BS (1981) Family environment scale. Manual. Palo Alto, Consulting Psychologists Press

Murphy EB, Silber E, Coelho GV, Hamburg DA, Greenberg I (1963) Development of autonomy and parent-child interaction in late adolescence. American Journal of Orthopsychiatry 33:643-652

Muuss RE (1967) Jean Piagets Theorie der kognitiven Entwicklung in der Adoleszenz. In: Döbert R, Habermas J, Nunner-Winkler G (Hrsg) (1980) Entwicklung des Ichs. Neue wissenschaftliche Bibliothek. Soziologie. Verlagsgruppe, Königstein

Nawas MM (1976) Change in efficiency of ego functioning and complexity from adolescence to young adulthood. Developmental Psychology 4:412-416

Nemiroff RA, Colarusso CA (eds) (1985) The race against time: Psychotherapy & psychoanalysis in the second half of life. Plenum Press, New York London

Nettles EJ, Loevinger J (1983) Sex role expectations and ego level in relation to problem marriages. Journal of Personality and Social Psychology 45:676-687

Neugarten BL (1966) Adult personality: A developmental view. Human Development 9:61-73

Neugarten B, Datan N (1973) Sociological perspectives on the life cycle. In: Baltes P, Schaie W (eds) Life-Span developmental psychology: Personality and socialization. Academic Press, New York

Neumeier R (1989) Zur psychosozialen Entwicklung und Problematik junger Erwachsener in der Psychiatrie. Eine empirische Untersuchung und ihre theoretischen Voraussetzungen. Medizinische Inauguraldissertation, München

Noam GG (1985) Stage, phase and style: The developmental dynamics of the self. In: Berkowitz M, Oser F (eds) Moral education, Erlbaum, Hillsdale, NJ

Noam GG (1988a) A constructivist approach to developmental psychopathology. In: Nannis ED, Cowan PA (eds) Developmental psychopathology and its treatment. New Directions for Child Development, 39, Jossey-Bass, San Francisco

Noam GG (1988b) The self, adult development, and the theory of biography and transformation. In: Lapsley DK, Power FC (eds) Self, Ego and Identity: Integrative Approaches, Springer Verlag, New York, Berlin, Heidelberg, London, Tokyo

Noam GG (1989) Marking time in the midst of the hardest movement: Educational and clinical implications of adolescent borderline disorder in life span perspective. In: Field K, Cohler BJ, Wool G (eds) Learning and education: Psychoanalytic perspectives. International Universities Press, Madison

Noam GG, Dill DL (1991) Adult development and symptomatology. Psychiatry 54:208-217

Noam GG, Hauser ST, Santostefano S, Garrison W, Jacobson A, Powers S, Mead M (1984) Ego development and psychopathology: A study of hospitalized adolescents. Child Development 55:184-194

Noam GG, Houlihan J (1990) Developmental dimensions of DSM-III diagnoses in adolescent psychiatric patients. American Journal of Orthopsychiatry 60:371-378

Noam GG, Kegan RG (1989) On boundaries and externalization: Clinical-developmental perspectives. Psychoanalytic Inquiry 9: 397-426

Noam GG, Kohlberg L, Snarey J (1983) Steps toward a model of the self. In: Lee B, Noam GG (eds) Developmental approaches to the self. Plenum Press, New York

Noam GG, Powers SI, Kilkenny R, Beedy J (1990) The interpersonal self in life-span development perspective: Theory, measurement, and longitudinal case analyses. In: Balthes PB, Featherman DL, Lerner RM (eds) Life-span development and Behavior, vol 10. Erlbaum, Hillsdale, NJ

Noam GG, Recklitis CJ (1990) The relationship between defenses and symptoms in adolescent psychopathology. Journal of Personality Assessment 54:311-327

Nunner-Winkler (1987) Identitätskrise ohne Lösung: Wiederholungskrisen, Dauerkrise. In: Frey HP, Haußer K (Hrsg) Identität. Entwicklungen psychologischer und soziologischer Forschung. Enke, Stuttgart

Offer D (1969) The psychological world of the teenager. Basic Books, New York

Offer D (1984) Das Selbstbild normaler Jugendlicher. In: Olbrich E, Todt E (Hrsg) Probleme des Jugendalters. Neuere Perspektiven. Springer, Berlin

Offer D (1986) Adolescent development: A normative perspective. Psychiatry Annual Review, vol. 5. American Psychiatric Press, Washington DC

Offer D (1987) In defense of adolescents. Journal of the American Medical Association 257:3407-3408

Offer D, Marohn RC, Ostrov E (1979) The psychological world of the juvenile delinquent. Basic Books, New York

Offer D, Offer JB (1975) From teenage to young manhood: A psychological study. Basic Books, New York

Offer D, Ostrov E, Howard KJ (1981a) The mental health professional's concept of the normal adolescent. Archives of General Psychiatry 38:149-152

Offer D, Ostrov E, Howard I (1981b) The adolescent: A psychological self-portrait. Basic Books, New York

Offer D, Ostrov E, Howard KI (1984) Patterns of Adolescent Self-Image. Jossey Bass, San Francisco

Offer D, Ostrov E, Howard KI (1986) Self-image, delinquency and help seeking behavior among normal adolescents. Adolescent Psychiatry 13:121-137

Offer D, Ostrov E, Howard KI, Atkinson R (1988) The teenage world. Adolescents' self-image in ten countries. Plenum Medical Book Company, New York London

Offer D, Sabshin M (1984) Normality and the life cycle. Basic Books, New York

Offord DR, Cross LA (1969) Behavioral antecedents of adult schizophrenia. Archives of General Psychiatry 21:267-283

Olbrich E (1984) Jugendalter. Zeit der Krise oder der produktiven Anpassung? In: Olbrich E, Todt E (Hrsg) Probleme des Jugendalters. Neuere Perspektiven, Springer, Berlin

Olbrich E (1990) Coping and Development. In: Bosma H, Jackson S (eds) Coping and self-concept in adolescence. Springer, Berlin Heidelberg New York London Paris Tokyo Hong Kong

Oldham DG (1978) Adolescent turmoil: A myth revisited. Adolescent Psychiatry 6:267-282

O'Malley PM, Bachman JG (1983) Self-esteem: Change and stability between ages 13 and 23. Developmental Psychology 19:257-268

Orlofsky JL (1976) Intimacy status: Relationship to interpersonal perception. Journal of Youth and Adolescence 2:73-89

Orlofsky JL (1978) Identity formation, achievement, and fear of success in college men and women. Journal of Youth and Adolescence 7:49-62

Orlofsky J, Frank M (1986) Personality structure as viewed through early memories and identity status in college men and women. Journal of Personality and Social Psychology 50:580-586

Orlofsky JL, Marcia JE, Lesser IM (1973) Ego identity status and the intimacy versus isolation crisis of young adulthood. Journal of Personality and Social Psychology 27:211-219

Ostrov E, Offer D, Hartlage S (1984) The quietly disturbed adolescent. In: Offer D, Ostrov E, Howard KI (eds) Patterns of adolescent self-image. Jossey-Bass, San Francisco Washington London

Ostrov E, Offer D, Howard KI (1982) Values and self-conceptions held by normal and delinquent adolescent males. Journal of Psychiatric Treatment and Evaluation 4:503-509

Ostrov E, Offer D, Howard KI, Kaufman B, Meyer H (1985) Adolescent sexual feelings and behavior. Medical Aspects of Human Sexuality 19(5):28-44

Overall JE, Gorham DR (1962) The brief psychiatric rating scale. Psychological Reports 10:799-812

Patterson GR (1982) Coercive family processes. Eugene, OR, Castalia

Patterson GR, DeBaryshe BD, Ramsey E (1989) American Psychologist 44:329-335

Paul EL, White KM (1990) The development of intimate relationships in late adolescence. Adolescence 25:375-400

Perry W (1968) Forms of intellectual and ethical development in the college years. Holt, Rinehardt and Winston, New York

Peters UH (1969) Strukturale Nosogenese. Schweizer Archiv für Psychiatrie 105:369-378

Peters UH (1980) Der Strukturgedanke in der Psychopathologie. In: Peters UH (Hrsg) Psychiatrie: Psychologie des. 20. Jahrhunderts, Bd. X, Kindler, Zürich

Peters UH (1982) Strukturelle Psychopathologie. In: Janzarik I (Hrsg) Psychopathologische Konzepte der Gegenwart. Enke, Stuttgart

Petersen AC (1981) The development of self-concept in adolescence. In: Lynch MD, Norem-Hebeisen AA, Gergen KJ (eds) Self-concept: Advances in Theory and Research, Ballinger, Cambridge, MA

Petersen AC (1982) Developmental issues in adolescent health. In: Coates TJ, Petersen AC, Perry C (eds) Promoting adolescent health: A dialogue on research and practice. Academic Press, New York

Petersen AC, Craighead WE (1986) Emotional and personality development in normal adolescents and young adults. In: Klerman GL (ed) Suicide and depression among adolescents and young adults. American Psychiatric Press, New York

Petersen AC (1988) Adolescent development. Annual Review of Psychology 39:583-607

Petersen AC, Hamburg BA (1986) Adolescence: A developmental approach to problems and psychopathology. Behavior Therapy 17:480-499

Pfohl B, Winokur G (1982) The evolution of symptoms in institutionalized hebephrenic/catatonic schizophrenics. British Journal of Psychiatry 141:567-572
Piaget J (1926) La représentation du monde chez l'enfant. Alcan, Paris
Piaget J (1954) Das moralische Urteil beim Kind. Rascher, Zürich
Piaget J (1966) Psychologie der Intelligenz. Rascher, Zürich
Piaget J (1972) Intellectual evolution from adolescence to adulthood. Human Development 15:1-12
Piaget J (1973) Einführung in die genetische Erkenntnistheorie. Suhrkamp, Frankfurt a. M.
Piaget J (1981) Intelligence and affectivity. Their relationship during child development. Annual Monograph, Reviews, Palo Alto
Plomin R (1986) Development, genetics, and psychology. Erlbaum, Hillsdale, NJ
Podd MH (1972) Ego identity status and morality: The relationship between two developmental constructs. Developmental Psychology 6:497-507
Pollock C, Andrews G (1989) Defense styles associated with specific anxiety disorders. American Journal of Psychiatry 146:1500-1502
Powers SI, Hauser ST, Schwartz J, Noam GG, Jacobson A (1983) Adolescent ego development and family interaction: A structural-developmental perspective. In: Grotevant HD, Cooper CR (eds) Adolescent development in the family. Jossey-Bass, San Francisco
Powers SI, Hauser ST, Kilner LA (1989) Adolescent Mental Health. American Psychologist 44:200-208
Powers SI (1989) Family systems throughout the life-span: Interactive constellations of development, meaning, and behavior. In: Kreppner K, Lerner RM (eds) Family systems and life-span development, Erlbaum, Hillsdale, New Jersey
Powitzky R (1976) Ego levels and types of federal offenses. Doctoral dissertation. Health Science Center, University of Texas
Prager KJ (1982) Identity development and self-esteem in young women. The Journal of Genetic Psychology 141:177-182
Prager KJ, Bailey JM (1985) Androgyny, ego development, and psychosocial crisis resolution. Sex Roles 13:525-536
Rae-Grant N, Thomas BH, Offord DR, Boyle MH (1989) Risk, Protective factors, and the prevalence of behavioral and emotional disorders in children and adolescents. Journal of the American Academy of Child and Adolescence Psychiatry 28:262-268
Rappaport H, Enrich K, Wilson A (1985) Relation between ego identity and temporal perspective. Journal Personality and Social Psychology 48:1609-1620
Ratz K (1981/82) Sinnkrisen von Jugendlichen, Jugendgenerationen und Gesellschaften. Acta Paedopsychiatrica 47:327-339
Redmore CD, Loevinger J (1979) Ego development in adolescence: Longitudinal studies. Journal of Youth and Adolescence 8:1-20
Redmore CD (1983) Ego development in the college years: Two longitudinal studies. Journal of Youth and Adolescence 12:301-306
Remschmidt H, Brechtel B, Mewe F (1973) Zum Krankheitsverlauf und zur Persönlichkeitsstruktur von Kindern und Jugendlichen mit endogen-phasischen Psychosen und reaktiven Depressionen. Acta Paedopsychiatr 40:2-17
Remschmidt H (1975) Neuere Ergebnisse zur Psychologie und Psychiatrie der Adoleszenz. Zeitschrift Kinder- und Jugendpsychiatrie 3:67-101
Remschmidt H (1979) Adoleszentenkrisen und ihre Behandlung. In: Specht F, Gerlicher K, Schütt K (Hrsg) Beratungsarbeit mit Jugendlichen. Vandenhoeck & Ruprecht, Göttingen
Remschmidt H (1988) Die Entwicklung und ihre Varianten in der Adoleszenz. In: Kisker KP, Lauter H, Meyer JE, Müller C, Strömgren E (Hrsg) Psychiatrie der Gegenwart 7: Kinder- und Jugendpsychiatrie. Springer, Berlin Heidelberg New York London Paris Tokyo
Remschmidt H (1989) Developmental psychopathology as a theoretical framework for child and adolescent psychiatry. In: Schmidt MH, Remschmidt H (eds) Needs and prospects of child and adolescent psychiatry. Hogrefe & Huber, Toronto Lewiston NY Bern Göttingen Stuttgart
Rest JR (1979) Development in judging moral issues. University of Minnesota Press, Minneapolis
Roberts P, Newton PM (1987) Levinsonian studies of women's adult development. Psychology and Aging 2:154-163
Robins LN (1966) Deviant children grown up. Williams & Wilkins, Baltimore
Robins LN (1978) Sturdy childhood predictors of adult antisocial behavior: Replications from longitudinal studies. Psychological Medicine 8:611-622
Rock MH, Goldberger L (1981) Level of ego development and psychotherapy outcome in phobic patients. British Journal of Medical Psychology 54:319-328
Roff JD (1974) Adolescent schizophrenia: Variables related to differences in long-term adult outcome. Journal of Conseling and Clinical Psychology 42:180-183
Roff M, Ricks D (eds) (1970) Life history research in psychopathology, vol. 1. University of Minnesota Press, Minneapolis

Rosenberg M (1985) Self-concept and psychological well-being in adolescence. In: Leahy R (ed) The development of self. Academic press, New York

Rosenthal DA, Gurney RM, Moore SM (1981) From trust to intimacy: A new inventory for examining Erikson's stages of psychosocial development. Journal of Youth and Adolescence 10: 525-537

Rotheram-Borus MJ (1989) Ethnic differences in adolescent's identity status and associated behavior problems. Journal of Adolescence 12:361-374

Rowe I, Marcia JE (1980) Ego identity status, formal operations, and moral development. Journal of Youth and Adolescence 9:87-99

Rutter M (ed) (1980) Scientific foundations of developmental psychiatry. Heinemann Medical, London

Rutter M (1984a) Psychopathology and development. I: Childhood antecedents of adult psychiatric disorder. Australian and New Zealand Journal of Psychiatry 18:225-234

Rutter M (1984b) Psychopathology and development. II: Childhood experiences and personality development. Australian and New Zealand Journal of Psychiatry 18:314-327

Rutter M (1985a) Resilience in the face of adversity. Protective factors and resistence to psychiatric disorder. British Journal of Psychiatry 147:598-611

Rutter M (1985b) Psychopathology and development: Links between childhood and adult life. In: Rutter M, Hersov L (eds) Child and adolescent psychiatry, 2nd ed. Blackwell Oxford London Edinburgh Boston Dalo Alto Melbourne

Rutter M (1986) The developmental psychopathology of depression: Issues and perspectives. In: Rutter M, Izard C, Read P (eds) Depression in young people: Developmental and clinical perspectives. Guilford Press, New York

Rutter M (1987) Continuities and discontinuities from infancy. In: Osofsky J (ed) Handbook of infant development. Wiley, New York

Rutter M (1988) Epidemiological approaches to developmental psychopathology. Archives of General Psychiatry 45:486-495

Rutter M (1989) Pathways from childhood to adult life. Journal of Child Psychology and Psychiatry 30:23-51

Rutter M (1990) Psychosocial resilience and protective mechanisms. In: Rolf J, Masten AS, Cicchetti D, Nuechterlein KH, Weintraub S (eds) Risk and protective factors in the development of psychopathology. Cambridge University Press, Cambridge New York Port Chester Melbourne Sidney

Rutter M, Garmezy N (1983) Developmental psychopathology. In: Hetherington EM (ed) Handbook of child psychology Vol 4. Socialization, personality, and social development, Wiley, New York

Rutter M, Giller H (1983) Juvenile delinquency: Trends and perspectives. Penguin, Harmondsworth

Rutter M, Graham P, Chadwick OFD, Yule W (1976) Adolescent Turmoil: Fact or Fiction? Journal of Child Psychiatry 17:35-36

Rutter M, Madge N (1976) Cycles of disadvantage: A review of research. Heinemann, London

Ryan RM, Lynch JH (1989) Emotional autonomy versus detachment: Revisiting the vicissitudes of adolescence and young adulthood. Child Development 60:340-356

Santostefano S, Baker H (1972) The contribution of developmental psychology. In: Wolman B (ed) Manual of child psychopathology. McGraw-Hill, New York

Saß H (1986) Psychopathie - Soziopathie - Dissozialität. Zur Differentialtypologie der Persönlichkeitsstörungen. Springer, Berlin Heidelberg New York London Paris Tokyo

Saß H (1988) Persönlichkeit und Persönlichkeitsstörung. In: Janzarik W (Hrsg) Persönlichkeit und Psychose. Enke, Stuttgart

Schafer R (1973) Concepts of self and identity and the experience of separation - individuation in adolescence. Psychoanalytic Quarterly 42:42-60

Scharfetter C, Benedetti C (1978) Leiborientierte Therapie schizophrener Ich-Störungen. Vorschlag einer zusätzlichen Therapiemöglichkeit und grundsätzliche Überlegungen dazu. Schweizer Archiv für Neurologie, Neurochirurgie und Psychiatrie 123:239-255

Schenkel S, Marcia JE (1972) Attitudes toward premarital intercourse in determining ego identity status in college women. Journal of Personality 3:472-482

Schiedel DG, Marcia JE (1985) Ego identity, intimacy, sex role orientation, and gender. Developmental Psychology 21:149-160

Schneewind KA, Beckmann M, Hecht-Jackl A (1985) Das Familienklima - Testsystem. Testmanual, München

Schneider K (1949) Notiz über Ichstörungen und Entfremdungen. Fortschritte für Neurologie und Psychiatrie 17:343-347

Schüssler G, Leibing E (1990) Coping und Abwehr - Erste empirische Befunde einer multidimensionalen Erfassung. In: Muthny FA (Hrsg) Krankheitsverarbeitung. Springer, Berlin

Schultz LH, Yeates KO, Selman RL (1989) The interpersonal negotiation strategies. Interview, Manual Harvard University

Schwarz K, Robins CJ (1987) Psychological androgyny and ego development. Sex Roles 16:71-81

Seiffge-Krenke I (1986) Problembewältigung im Jugendalter (Übersichtsreferat). Zeitschrift für Entwicklungspsychologie und Pädagogische Psychologie 18:122-252

Seiffge-Krenke I (1990) Developmental process in self-concept and coping behaviour. In: Bosma H, Jackson S (eds) Coping and self-concept in adolescence. Springer, Berlin Heidelberg New York London Paris Tokyo Hong Kong

Seiffge-Krenke I, Olbrich E (1982) Psychosoziale Entwicklung im Jugendalter. In: Wiecerkowski W, zur Oeveste H (Hrsg) Lehrbuch der Entwicklungspsychologie. Swann, Düsseldorf

Selman RL (1980) The growth of interpersonal understanding: Developmental and clinical analyses. Academic Press, New York

Selman RL (1981) The development of interpersonal competence: The role of understanding in conduct. Developmental Review 1:401-422

Selman R (1990) Fostering intimacy and autonomy. In: Damon W (ed) Child development today and tomorrow. Jossey-Bass, San Francisco,

Selman RL, Beardslee WR, Schultz LH, Krupa M, Podorefsky D (1986) Assessing adolescent interpersonal negotiation strategies: Toward the integration of structural and functional models. Developmental Psychology 22:450-459

Shea JA, Adams GR (1984) Correlates of romantic attachment: A path analysis study. J Youth Adolescence 13(1):27-44

Shell-Jugendstudie (1982) Jugend einundachtzig. Leske, Budrick, Opladen

Silverberg SB, Steinberg L (1987) Adolescent autonomy, parent-adolescent conflict, and parental well-being. Journal of Youth and Adolescence 16:293-312

Simmons RG, Rosenberg F, Rosenberg M (1973) Disturbance in the self-image at adolescence. American Sociological Review 38:553-568

Simmons RG (1987) Social transition and adolescent development. In: Irwin CE (ed) Adolescent social behavior and health. Jossey-Bass, San Francisco

Slugoski BR, Marcia JE, Koopman RF (1984) Cognitive and social interactional characteristics of ego identity statuses in college males. Journal of Personality and Social Psychology 47:646-661

Smetana JG (1988) Adolescents' and parents' conceptions of parental authority. Child Development 59:321-335

Smollar J, Youniss J (1982) Social development through friendship. In: Rubin KH, Ross HS (eds) Peer relations and social skills in childhood. Springer, New York

Smollar J, Youniss J (1988) Transformations in adolescents' perceptions of parents. International Journal of Behavioral Development 12:71-84

Snarey J, Friedman K, Blasi J (1986) Sex role strain among Kibbutz adolescents and adults: A developmental perspective. Journal of Youth and Adolescence 15:223-242

Snarey J, Kohlberg L, Noam G (1983) Ego development in perspective: Structural stage, functional phase, and cultural age-period models. Developmental Review 3:303-338

Spitzer M (1985) Allgemeine Subjektivität und Psychopathologie. Haag und Herchen, Frankfurt/Main

Spitzer M (1988) Ichstörungen: In search of a theory. In: Spitzer M, Uehlein FA, Oepen G (eds) Psychopathology and philosophy. Springer, Berlin Heidelberg New York London Paris Tokyo

Spranger E (1924) Psychologie des Jugendalters. Quelle & Meyer, Leipzig

Sroufe LA, Rutter M (1984) The domain of developmental psychopathology. Child Development 83:173-189

Stein AH, Bailey MM (1973) The socialization of achievement orientation in females. Psychological Bulletin 80:345-366

Stein BA, Golombek H, Marton P, Korenblum M (1986) Personality functioning and clinical presentation in early adolescence. II. Canadian Journal of Psychiatry 31:536-541

Stein BA, Golombek H, Marton P, Korenblum M (1987) Personality functioning and change in clinical presentation from early to middle adolescence. Adolescent Psychiatry 14:378-393

Steinberg L, Silverberg S (1986) The vicissitudes of autonomy in adolescence. Child Development 57:841-851

Steinhausen H,Ch (1986) Der Offer-Selbstbildfragebogen für Jugendliche. Freie Universität, Berlin

Steinhausen H,Ch (1987) Das Jugendalter - eine normative psychologische Krise? Praxis der Kinderpsychologie und Kinderpsychiatrie 36:39-49

Steward W (1977) A psychosocial study of the formation of the early adult life structure in women. Unpublished doctoral dissertation. Columbia University, New York

Stierlin H (1977) Eltern und Kinder. Das Drama von Trennung und Versöhnung im Jugendalter. Suhrkamp, Frankfurt/Main

Strauss JS (1989) Subjective experiences of schizophrenia: Toward a new dynamic psychiatry II. Schizophrenia Bulletin 15:179-188

Strauss JS, Harding CM (1990) Relationship between adult development and the course of mental disorder. In: Rolf J, Masten AS, Ciccetti D, Nuechterlein KH, Weintraub S (eds) Risk and protective factors in the development of psychopathology. Cambridge University Press, Cambridge New York Port Chester Melbourne Sidney

Strauss JS, Böker W, Brenner H (eds) (1987) Psychosocial management of schizophrenia. Huber, Toronto

Strauss JS, Carpenter WT, Bartko (1974) The diagnosis and understanding of schizophrenia. Part III. Speculations on the processes that underlie schizophrenic symptoms and signs. Schizophrenia Bulletin 11:61-69

Strauss JS, Kokes RF, Carpenter WT, Ritzler BA (1978) The course of schizophrenia as a developmental process. In: Wyne LC, Cromwell RL, Matthysse S (eds) Nature of schizophrenia: New findings and future strategies. Wiley, New York

Strauss JS, Rakfeldt J, Harding CM, Lieberman P (1989) Psychological and social aspects of negative symptoms. British Journal of Psychiatry 155:128-132

Sullivan HS (1953) The interpersonal theory of psychiatry. In: Perry HS, Gawel ML (eds) The collected works of Harry Stack Sullivan, vol.1, W.W. Norton & Company, New York

Sullivan K, Sullivan A (1980) Adolescent-parent separation. Developmental Psychology 16:93-99

Swensen CH (1980) Ego development and a general model for counseling and psychotherapy. Personnel and Guidance Journal 58:382-388

Tan AL, Kendis RJ, Fine JT, Porac J (1977) A short measure of Eriksonian Ego Identity. Journal of Personality Assessment 41:279-284

Tellenbach H (1983) Melancholie. Problemgeschichte, Endogenität, Typologie, Pathogenese, Klinik. 4. erw. Aufl. Springer, Berlin Heidelberg New York

Tesch SA, Whitbourne SK (1982) Intimacy and identity status in young adults. Journal of Personality and Social Psychology 43:1041-1051

Thorbecke W, Grotevant HD (1982) Gender differences in adolescent interpersonal identity formation. Journal of Youth and Adolescence 11:479-492

Überla K (1968) Faktorenanalyse. Springer, Berlin Heidelberg

Vaillant GE (1971) Theoretical hierarchy of adaptive ego mechanisms. Archives of General Psychiatry 24:107-118

Vaillant GE (1974) Natural history of male psychological health. II. Some antecedents of healthy adult adjustment. Archives of General Psychiatry 31:15-22

Vaillant GE (1975) Natural history of male psychological health. III. Empirical dimensions of mental health. Archives of General Psychiatry 32:420-426

Vaillant GE (1976) Natural history of male psychological health. V. The relation of choice of ego-mechanisms of defense to adult adjustment. Archives of General Psychiatry 33:535-545

Vaillant GE (1977) Adaptation to life. Little, Brown, Boston

Vaillant GE, Drake RE (1985) Maturity of ego defenses in relation to DSM-III Axis II personality disorder. Archives of General Psychiatry 42:597-601

Vaillant GE, Milofsky E (1980) Natural history of male psychological health: IX. Empirical evidence for Erikson's model of the life cycle. American Journal of Orthopsychiatry 137:1348-1359

Vaillant GE, Milofsky E (1981) Natural history of male psychological health: IX. Empirical evidence for Erikson's model of the life cycle. American Journal of Psychiatry 138:1433-1440

Vaillant GE, Vaillant CO (1986) A cross validation of two empirical studies of defense. In: Vaillant GE (ed) Empirical studies of ego mechanisms of defense. American Psychiatry Press, Washinton, D.C.

Vaillant GE, Vaillant CO (1990) Natural history of male psychological health. XIII. A 45-year study of predictors of successful aging at age 65. American Journal of Psychiatry 147:31-37

Vaillant GE, Vaillant CO, Bond MP (1986) An empirically validated hierarchy of defense mechanisms. Archives of General Psychiatry 43:786-794

Vincent L, Vincent K (1979) Ego development and psychopathology. Psychological Reports 44:408-410

Waterman AS (1982) Identity development from adolescence to adulthood: An extension of theory and a review of research. Developmental Psychology 18:341-358

Waterman AS (1984) Identity formation: Discovery or creation? Journal of Early Adolescence 4:329-341

Waterman AS (1985) Identity in the context of adolescent psychology. In: Waterman AS (ed) Identity in adolescence: Processes and contents. New Directions for Child Development, 30. Jossey-Bass, San Francisco

Waterman AS, Archer SL (1979) Ego identity status and expressive writing among high school and college students. Journal of Youth and Adolescence 8:327-341

Waterman AS, Archer SL (1990) A life-span perspective on identity formation: Developments in form, function, and process. In: Baltes PB, Featherman DL, Lerner RM (eds) Life-span development and behavior, vol 10. Erlbaum, Hillsdale, NJ

Waterman AS, Geary PS, Waterman CK (1974) Longitudinal study of changes in ego identity status from the freshman to the senior year at college. Developmental Psychology 10:387-392

Waterman AS, Goldman JA (1976) A longitudinal study of ego identity development at a liberal arts college. Journal of Youth and Adolescence 5:361-369

Watt NF (1978) Patterns of childhood social development in adult schizophrenics. Archives of General Psychiatry 35:160-165

Weiss DS, Zilberg NJ, Genevro JL (1989) Psychometric properties of Loevinger's Sentence Completion Test in an adult psychiatric outpatient sample. Journal of Personality Assessment 53:478-486

Werff JJ van der (1985) Individual problems of self-definition. An overview, and a view. International Journal of Behavioral Development 8, 445-471

Werff J van der (1990) The problem of self-conceiving. In: Bosma H, Jackson S (eds) Coping and self-concept in adolescence. Springer, Berlin Heidelberg New York London Paris Tokyo Hong Kong

Werner H (1957) The concept of development from a comparative and organismic point of view. In: Harris D (ed) The concept of development: An issue in the study of human behavior. University of Minnesota Press, Minneapolis

Whitbourne SK, Tesch SA (1985) A comparison of identity and intimacy statuses in college students and alumni. Developmental Psychology 21:1039-1044

Whitbourne SK, Weinstock CS (1986) Adult development. Praeger, New York Westport London

White KM, Speisman JC, Costos D (1983) Young adults and their parents: Individuation to mutuality. In: Grotevant HD, Cooper CR (eds) Adolescent development in the family, Jossey Bass, San Francisco,

White KM, Speisman JC, Jackson D, Bartis S, Costos D (1986) Intimacy maturity and its correlates in young married couples. Journal of Personality and Social Psychology, 50:152-162

White KM, Speisman JC, Costos D, Smith A (1987) Relationship maturity: A conceptual and empirical approach. In: Meacham J (ed) Interpersonal relations: Family, peers, friends. Karger, Basel

Wilbur C, Rounsaville B, Sugarman A (1982) Ego development in opiate addicts: An application of Loevinger's stage model. Journal of Nervous and Mental Disease 170:202-208

Wolf ES (1980) Tomorrow's self: Heinz Kohnt's contributions to adolescent psychiatry. Adolescent Psychiatry 8:41-50

Wolkind S, Rutter M (1985) Separation, loss, and the family relationships. In: Rutter M, Hersov L (eds) Child and adolescent psychiatry: Modern approaches. Blackwell, Oxford

Wylie R (1974) The self-concept. Vol. 1. University of Nebraska Press, Lincoln

Wylie RC (1979) The Self-Concept: Theory and Research on Selected Topies, Vol. 2, revised edition. University of Nebraska Press, Lincoln

Youniss J (1980) Parents and peers in social development: A Sullivan-Piaget perspective. University of Chicago Press, Chicago

Youniss J, Smollar J (1985) Adolescent relations with mothers, fathers, and friends. University of Chicago Press, Chicago

Youniss J, Smollar J (1990) Self through relationship development. In: Bosma H, Jackson S (eds) Coping and self-concept in adolescence. Springer, Berlin Heidelberg New York London Paris Tokyo Hong Kong

Zeitlin H (1986) The natural history of psychiatric disorders in children. Oxford University Press, Oxford

Zerssen D.v. (1990) Langzeitverläufe: Veränderung versus Konstanz. In: Baumann U, Fähndrich E, Stieglitz RD, Woggon B (Hrsg) Veränderungsmessung in Psychiatrie und klinischer Psychologie. Profil

Ziehe Th (1975) Pubertät und Narzißmus. Europäische Verlagsanstalt, Frankfurt/Main, Köln

Zigler E, Glick M (1986) A developmental approach to adult psychopathology. Wiley, New York

Zubin J, Spring B (1977) Vulnerability - new view on schizophrenia. Journal of Abnormal Psychology 86:103-126

Strukturiertes Interview - Junges Erwachsenenalter

I. Selbstverständnis

Ich möchte Ihnen nun eine Reihe von Fragen stellen, die sich mit Ihnen als Person beschäftigen, so wie Sie sich sehen, einschätzen, von anderen Personen unterscheiden. Die Fragen sind bewußt sehr allgemein gehalten, um Ihnen in der Beantwortung möglichst freie Hand zu geben.

1. Selbstdefinition

- o Wenn sie jemandem beschreiben müßten, was Sie für ein Mensch sind, wie würden Sie sich selbst beschreiben?
- o Was sind Sie nicht?
- o Würden Sie Ihre Freunde oder Eltern ähnlich beschreiben?

(klärende Hilfsfragen: Was sagt das über Sie aus? Warum ist das wichtig für Sie? Was macht den Unterschied hierzu aus? Was würde der Unterschied sein, wenn Sie so (nicht) wären?)

2. Selbstbewertung

- o Worauf sind Sie bei sich am meisten stolz?
- o Was mögen Sie bei sich am meisten?
- o Worauf sind Sie nicht stolz?
- o Was mögen Sie an sich am wenigsten?

3. Selbst in Vergangenheit und Zukunft

- o Wenn Sie sich vorstellen, Sie wären 5 Jahre älter, werden Sie dann noch der gleiche Mensch sein? Oder werden Sie sich irgendwo, irgendwie entscheidend geändert haben?
- o Wie war es umgekehrt vor 5 Jahren, waren Sie da der gleiche oder ein anderer Mensch?
- o Wie waren Sie als Kind?

(Klärende Hilfsfragen: Was wird das Gleiche sein, was verschieden an Ihnen? Warum ist das wichtig?)

4. Selbst-Interesse

- o Was möchten Sie gerne sein? Welche Person möchten sie gerne sein?
- o Was erhoffen Sie für sich im Leben?
- o Wenn Sie drei Wünsche offen hätten, was wären diese?
- o Was glauben Sie, ist für Sie gut?

(Klärende Hilfsfragen: Warum möchten Sie... , was noch... warum ist das gut für Sie?)

5. Selbst-Kontinuität

- o Ändern Sie sich überhaupt von Jahr zu Jahr? Wie? Wie nicht?
- o Wenn Sie sich von Jahr zu Jahr ändern, wie wissen Sie, daß Sie immer noch Sie selbst sind?

(Klärende Hilfsfragen: In welcher Weise bleiben Sie der Gleiche? Ist das wichtig, daß man so von Ihnen spricht? Warum?)

6. Selbst und Handlung

- o Wie machen Sie es, daß Sie so sind, wie Sie sind?
- o Wie sind Sie so geworden?
- o Wie könnten Sie anders werden?

(Klärende Hilfsfragen: Ist das der einzige Grund, warum Sie so geworden sind, wie Sie sind? Was könnten Sie an sich anders werden lassen?)

7. Selbst im Unterschied zu anderen

- o Glauben Sie, daß es noch jemanden gibt, der genau so ist wie Sie?
- o Was macht den Unterschied von Ihnen zu all den anderen Menschen aus, die Sie kennen?

(Klärende Hilfsfragen: Warum ist das wichtig? Was macht den Unterschied aus? Wo sind Sie noch anders? Sind Sie vollständig anders? oder nur teilweise? Wie wissen Sie das? Unterscheiden Sie sich von jedermann oder nur von einigen Leuten? Wie können Sie sicher sein, daß Sie von jedermann verschieden sind, wo es doch viele Leute gibt, die Sie nicht kennen?)

8. Selbst und Krise (für Probanden)

- o Gab es eine Zeit, in der Sie sich selbst fremd vorgekommen sind? Wie war das? Was hat zu diesem Zustand geführt?

- o Kennen Sie Erlebnisse bei sich, die Sie sich selbst nicht erklären konnten.
- o Haben Sie während Ihrer Jugend Zeiten erlebt, in denen Sie unbegründete Ängste, depressive Verstimmungen, Gefühle der Sinnlosigkeit oder des persönlichen Unverstandenwerdens hatten?
- o Wie sind sie aus diesem Zustand wieder herausgekommen?
- o Haben sie jemals in Ihrem Leben seelische Schwierigkeiten gehabt, unter denen Sie gelitten haben? Haben Sie deshalb psychologische Hilfe in Anspruch genommen?
- o Spielten jemals Drogen, Medikamente oder Alkohol in Ihrem Leben eine wichtige Rolle?
- o Gab es Zeiten, in denen Sie so richtig "ausgeflippt" sind, sich in keiner Weise darnach gerichtet haben, was die Erwachsenen oder die Gesellschaft von Ihnen eigentlich erwarten würden?
- o In unserer Gesellschaft sterben viele junge Leute durch Selbstmord. Können Sie verstehen, was im Inneren dieser Menschen vorgegangen sein könnte, daß sie diesen Schritt schließlich unternahmen? Könnten Sie sich für sich selbst eine Situation vorstellen, wo Sie in eine Selbstgefährdung geraten könnten? Haben Sie schon einmal an Selbstmord gedacht?

II. Identitätsstatus

1. Beruf

- o Sie sind von Beruf..... (berufliche Qualifikation, Ausbildung) (Bei Patienten/Probanden, die noch in Ausbildung sind: Haben Sie eine Vorstellung, was Sie damit beruflich gerne machen würden?)
- o Wann haben Sie sich dafür entschieden? Haben Sie jemals eine andere Möglichkeit ins Auge gefaßt?
- o Was erscheint Ihnen attraktiv an....?
- o Die meisten Eltern haben bestimmte Vorstellungen, was aus ihren Kindern einmal werden soll. Haben auch Ihre Eltern ähnliche Pläne für Sie geschmiedet?
- o Wie denken Ihre Eltern jetzt über Ihre Pläne/Ihren Entschluß?
- o Wären Sie bereit, sich beruflich umzuorientieren, wenn Sie auf eine bessere Möglichkeit stoßen würden? Was wäre in Ihrem Verständnis so eine bessere Möglichkeit?
- o bei Frauen: (bei Männern: jeweils auf die (künftige) Ehefrau die Fragen umformulieren, oder den Patienten/Probanden vorstellen lassen, er sei verheiratet)
- o Wollen Sie einmal heiraten? Planen Sie nach Ihrer Heirat weiterzuarbeiten? Warum? Warum nicht?
- o Wollen Sie einmal Kinder haben? Würden Sie auch dann weiterarbeiten? Warum? Warum nicht?
- o Oder denken Sie daran, in Ihrer beruflichen Tätigkeit vorübergehend auszusetzen?
- o Wie planen Sie, Arbeit, Ehe und Kindererziehung miteinander unter einen Hut zu bringen? Welche Probleme könnten da auftreten? Wie könnten diese gelöst werden?
- o Hatten Sie in dieser Frage schon einmal eine andere Meinung?
- o Wie denkt Ihr Mann zu diesen Dingen? (wie soll Ihr Mann dazu denken ?) Wie wichtig ist es für Sie, daß er hier mit Ihnen übereinstimmt?

2. Religion

- o Gehören Sie einer bestimmten religiösen Gruppierung an oder haben Sie eine besondere religiöse Ausrichtung?
- o Wie ist es da mit Ihren Angehörigen?
- o Waren Sie jemals sehr aktiv in der Kirche? Wie ist es jetzt? Führen Sie mit anderen Menschen religiöse Gespräche?
- o Wie denken Ihre Eltern über Ihre jetzigen Glaubenseinstellungen? Gibt es Unterschiede bei Ihnen im Vergleich zu den Einstellungen Ihrer Eltern?
- o Gab es jemals eine Zeit in Ihrem Leben, in der Sie an Ihren religiösen Einstellungen Zweifel hatten? Wann?
- o Wie kam das? Wie haben Sie Ihre Fragen gelöst? Wie ist jetzt ihre Einstellung in Glaubenssachen?

3. Sexualität

- o Was denken Sie, wie junge unverheiratete Leute in ihrer Sexualität miteinander umgehen sollten? Gibt es bestimmte Richtlinien, die für Sie in Ihrem eigenen Handeln hier entscheidend sind?
- o Hatten Sie diese Einstellung immer schon? Hatten Sie jemals Zweifel hieran? Wie haben Sie diese für sich gelöst?

- o Was würden Ihre Eltern zu Ihren sexuellen Einstellungen und Verhaltensweisen denken?
- o Verspüren Sie irgendeinen Konflikt zwischen dem, was Sie hier denken und fühlen und dem, wie Sie sich konkret verhalten?
- o Könnten Sie hierzu ein Beispiel zum besseren Verständnis anführen? Wie gehen Sie mit diesen Konflikten um? Wie häufig treten solche auf?

4. Politik

- o Spielt Politik für Sie eine besondere Rolle?
- o Wie ist das bei Ihren Eltern?
- o Haben Sie sich schon einmal in irgendeiner Form politisch engagiert? In welcher Weise?
- o Gibt es politische oder gesellschaftliche Belange, die für Sie sehr wichtig sind?
- o Gab es einen bestimmten Abschnitt in Ihrem Leben, in dem Sie Ihre politischen und gesellschaftlichen Überzeugungen geformt haben?

5. Offene Fragen, Träume, Erinnerungen

- o Was würden Sie am liebsten tun? Wenn Sie viel freie Zeit hätten, wozu würden Sie sie verwenden? Wäre das auch, was Sie überhaupt am liebsten in Ihrem Leben machen würden?
- o In einem allgemeinen Sinn, was würden Sie gerne aus Ihrem Leben machen, wenn Sie die Dinge so richten könnten, wie Sie sie bräuchten? (Was wäre das? Ist es etwas, worüber Sie ernsthaft nachgedacht haben, es in Ihrem Leben zu verwirklichen? Wie weit würden Sie gehen, das zu tun? Welche Kosten würden Sie dafür in Kauf nehmen? Worauf würden Sie verzichten?)
- o Alle von uns haben Tagträume, selbst wenn wir sie nicht unbedingt ernst nehmen. Was geht Ihnen bei diesen Tagträumen durch den Kopf? Gibt es einen Tagtraum bei Ihnen, der immer wieder einmal bei Ihnen kommt, vielleicht dann, wenn Sie Musik hören oder einfach bei sich allein sind?
- o Was war der letzte Traum in der Nacht, an den Sie sich erinnern können?
- o Einfach so auf's gerade Wohl, was ist das Früheste, woran Sie sich erinnern können? Wann war das? Noch eine Erinnerung?
- o Was ist die früheste Erinnerung an Ihre Mutter? An Ihren Vater? Früheste Erinnerung, in welcher Sie sehr glücklich gewesen sind? Sehr unglücklich gewesen sind?

III. Partnerschaft - Intimitäts-Status

Für einen männlichen Patienten/Probanden formuliert (für eine weibliche Patientin/probandin jeweils umformulieren, aber zunächst mit der gleichgeschlechtlichen Perspektive beginnen):

- o Haben Sie einen besten (guten) Freund?
- o Wie nahe fühlen Sie sich ihm?
- o Wie lange kennen Sie ihn schon? Wie häufig treffen Sie ihn, wieviel Zeit verbringen Sie mit ihm? Was machen Sie meist?
- o Ist es möglich, mit ihm auch über persönliche Belange, Probleme, Wünsche zu sprechen?
- o Wie fest sehen Sie diese Beziehung zu ihm an?
- o Was macht diese Beziehung für Sie besonders? Wo unterscheidet sie sich z.B. zu Beziehungen mit anderen Bekannten oder Freunden?
- o Wie ist Ihr Freund? Wie sieht der Freund sich selbst und die Welt? Was bedeuten Sie für Ihren Freund?
- o Gibt es in der Beziehung zu Ihrem Freund auch unterschiedliche Standpunkte? Wie ist es, wenn Sie unterschiedlicher Meinung in einem wichtigem Punkt sind? Können Sie ihren persönlichen Standpunkt vertreten oder auch durchsetzen? Wie gehen Sie damit um?
- o Wie wichtig ist Ihnen Ihr Freund?
- o Haben Sie mehrere gute Freunde? Kommen Sie da mal auch in einen Entscheidungskonflikt, wenn Sie die Interessen und Wünsche der verschiedenen Freunde berücksichtigen wollen? Wie verhalten Sie sich?
- o Gibt es Bereiche, die Sie mit Ihrem Freund nicht teilen wollen oder können?
- o Haben Sie eine Freundin? Gehen Sie mit Ihr aus? Wieviel Zeit verbringen Sie mit Ihr?
- o Wie nahe fühlen Sie sich ihr?
- o Wie lange kennen Sie sich schon? Wie fest ist die Beziehung?

- o Spielen sexuelle Kontakte in der Beziehung zu ihr eine Rolle?
- o Wie offen können Sie zu ihr über persönliche Belange, Probleme, Wünsche sprechen? Gibt es etwas, was Sie ihr nicht mitteilen können? Warum nicht?
- o Was unterscheidet die Beziehung zu ihr von Beziehungen zu anderen Bekannten und Freundinnen?
- o Kennen Sie Gefühle von Eifersucht, Besitzanspruch, Ärger? Wie gehen Sie damit um?
- o Wie ist Ihre Freundin? Was ist sie für ein Mensch, wie sieht sie sich und ihre Welt?
- o Was glauben Sie, bedeuten Sie für Ihre Freundin?
- o Wer trifft in Ihrer Beziehung die Entscheidungen, wer bestimmt, was Sie beide als Paar machen wollen? Gibt es auch mal Meinungsunterschiede? Wie gehen Sie damit um, können Sie Ihren Standpunkt zur Geltung bringen? Wie fühlen Sie sich nach so einer Auseinandersetzung?
- o Gibt es Bereiche, die Sie mit Ihrer Freundin nicht teilen können oder wollen?

IV. Eltern - Familie

- o Wo leben Sie zur Zeit:

  bei den Eltern
  eigene Wohnung/allein
  eigene Wohnung/Partner
  eigene Wohnung/Wohngemeinschaft
  Wohnheim
  sonstig (z.B. bei Patient/in in Therapieeinrichtung)

- o Wenn ausgezogen, seit wann (L.j.):
- o Wie häufig sind die Kontakte zu Ihrer Familie? (Besuche, Telephonate, Briefe)
- o Ihre Eltern:

  leben zusammen
  geschieden (in welchem L.j.)
  wiederverheiratet (in welchem L.j.)
  lebten nie zusammen (definiere)
  Vater gestorben, seit L.j.
  Mutter gestorben, seit L.j.
  sonstig

- o Wie kommen Sie im Moment mit Ihren Eltern aus? Wie mit dem Vater? Wie mit der Mutter? Gibt es da für Sie wichtige Unterschiede?
- o Gibt es in der Beziehung zu Ihren Eltern (zum Vater, zur Mutter) irgendwelche Probleme? Welche? Wie gehen Sie damit um? Was passiert, wenn Sie in wichtigen Punkten anderer Meinung sind? Können Sie Ihren Standpunkt vor Ihren Eltern vertreten? Wer bestimmt? Wie fühlen Sie sich danach?
- o Kennen Sie gegenüber Ihren Eltern Gefühle von Schuld, Angst oder Beschämung? Wann? Wie gehen Sie damit um?
- o Haben Sie das Gefühl, daß sich Ihre Eltern schon darauf eingestellt haben, daß Sie allmählich auch erwachsen werden?
- o Wie nahe fühlen Sie sich Ihren Eltern? Wo suchen Sie ihre Unterstützung? Wo ihr Verständnis? Wie wichtig sind Ihnen Ihre Eltern für Ihr alltägliches Leben?
- o Wo brauchen Sie Ihre Eltern nicht mehr?
- o Worüber reden Sie mit Ihren Eltern? Was können Sie mit Ihrer Mutter, was mit Ihrem Vater besprechen? Was nicht? Was würden Sie gerne mit ihnen besprechen und können es nicht? Was möchten Sie viel lieber für sich behalten?
- o Gibt es Bereiche, wo Konflikte zwischen den Meinungen/Erwartungen Ihrer Eltern und den Meinungen/Erwartungen anderer, für Sie wichtiger Personen z.B. von Freunden auftreten?
- o Wie gehen Sie damit um? Wie fühlen Sie sich dabei?
- o Wie sehr liegt Ihnen das Wohlergehen Ihrer Eltern am Herzen? Wo machen Sie sich Sorgen um Sie? Tragen Sie irgendwie dazu bei, daß es Ihnen gut geht? Was machen Sie dann?
- o Wenn Sie das Leben Ihrer Eltern anschauen, verstehen, daß die Eltern so geworden sind, wie sie sind? Was schätzen Sie an ihnen, worauf sind Sie stolz?
- o Gibt es etwas, wo Sie ihren Eltern ähnlich sein (werden) möchten? Gibt es etwas, was Ihnen an Ihren Eltern nicht gefällt, was Sie Ihrer Meinung falsch gemacht haben? Was möchten Sie in Ihrem eigenen Leben anders als Ihre Eltern machen?
- o Wenn Sie zurückschauen auf die vergangenen Jahre, hat sich da Ihre Beziehung zu den Eltern irgendwie verändert? Wo? Wie? Gab es früher im Umgang mit den Eltern Probleme, die jetzt nicht mehr bestehen? Wie hat sich das gelöst?

Psychosoziale Entwicklung - Auswertungsbogen

1. **Name:**

   Vorname:

2. **Geschlecht:**

o männlich: 1
o weiblich: 2

3. **Alter:** (19)

Alter bei Untersuchung

Alter bei Follow up:

4. **Familienstand:** ledig:1

o verheiratet: 2
o geschieden: 3
o getrennt: 4
o verwitwet: 5

5. **Lebensform:**

o allein: 1
o Eltern: 2
o Freund(in)/EP: 3
o WG: 4
o WG (ther.): 5
o Heim/Instit.: 6
o sonstig: 7
o keine Angaben: 9

6. **Höchster erreichter Schulabschluß:**

o kein Hauptsch.a.s. : 0
o Hauptsch.a.s.: 1
o Realschule abgesch./ Mittlere Reife: 2
o Gymnasium abgeschl./ Abitur: 3
o Hochschulstudium a.s.: 4
o andere Schulen: 7
o keine Angaben: 9

7. **soziale Schicht (Vater):**

o untere Schichten: 0
o obere Unterschicht: 1
o untere Mittelschicht: 2
o mittlere Mittelschicht: 3
o obere Schichten: 4
o keine Angaben: 9

8. **Gegenwärtiges Beschäftigungsverhältnis:**

o nicht erwerbstätig: 0
o Arbeiter: 1
o Angestellter: 2
o Beamter: 3
o Selbständiger: 4
o mithelfender Fam.ang. 5
o Lehrling: 6
o Student: 7
o keine Angaben: 9

9. **Niveau der aktuellen psychosozialen Kompetenz:**
sozialer Bereich Adaptation -Maladaptation

3 2 1 0 -1 -2 -3

(1) Beruf/Studium

(2) Ursprungsfamilie (Konfl./Wechsels.)

(3) Selbständigkeit (Wohnen, finanz.)

(4) Intimpartner (Sexual./Emotion.)

(5) Soziale Kontakte (Bezugsgruppen)

(6) Freizeit

10. **Bedeutsame Veränderungen im Niveau der sozialen Kompetenz im Vergleich zur Erstuntersuchung**

(1)

(2)

(3)

(4)

(5)

(6)

11. **Familiendaten**

Kernfamilie: Indexpatient - Vater - Mutter vollständig:

ja:	1			
nein:		2	3	4
Kindheit:	1	2	3	4
Schulzeit:	1	2	3	4
Jugend:	1	2	3	4
aktuell:	1	2	3	4

generell: fehlende
Kernfamilie (Heim) 5
fehlender Vater 6
fehlende Mutter 7

Geschwister: ja: 8
nein: 9

Globales Urteil über die Familie (APSU):
früher / jetzt

o	stützend, fördernd	1
o	disharmonisch	2
o	mangelnde emotionale Wärme	3
o	abnorme fam. Beziehungen	4
o	unzur./inkonsist. elterl. Kontrolle	5
o	unzur. soz., sprachl., wn.m. Anregung	6
o	unzur./verzerrte innerfam. Kommunik.	7
o	innerfam. Mißbrauch/Mißhandlg	8
o	abnorme fam. Verhältnisse	9
o	unzur. Lebensbedingungen	10
o	andere psychosoz. Belastungen in Fam.	11
o	psychische Störung bei Vater	12
o	psychische Störung bei Mutter	13
o	psychische Störung b Geschwister	14

12. **Biographische Anamnese**

(1) Schwangerschaft:
1. normal
2. unerwünscht/probl. Partn.
3. Komplikat.
9. unbekannt

(2) Perinatale Komplikationen:
1. nein
2. ja
9. unbekannt

(3) Statumotorische o. Sprachverzögerungen
1. nein
2. ja
9. unbekannt

(4) Frühkindliche Neurotizismen:
1. nein
2. ja
9. unbekannt

wenn ja spezifiziere:

01. psychososmatisch/psychovegetativ: (Schlafen, Essen, organbezogene Dysfunktionen, Schmerzen)
02. autistische Verhaltensweisen
03. prolongiertes Daumenlutschen / spez. Beruhigungstechniken (z.B. "rocking")
04. Haare-Ausreißen, Kopf-gegen-die-Wand-schlagen
05. Fingernägelbeißen
06. Stereotypien, Tics, Sprech-/Sprachstörungen
07. kindliche Zwänge
08. Ängste/Phobien
09. problematisches Trennungsverhalten
10. auffällige Stimmungslabilitäten
11. Überempfindlichk./ungewöhnliche Schüchternheit
12. aggressives/distanzloses Sozialverhalten
13. gestörter Umgang mit Gegenständen (interesselos, zerstörend, fehlendes Spielen)
14. auffällige sexuelle Devianzen
15. verlängerte/wiederauftretende Enkopresis/Enuresis
16. sonstiges

(5) Soziale Entwicklung in der Kindheit:
1. unauffällig
2. sehr brav/überangepaßt
3. kontaktarm/introvertiert
4. trotzig/aggressiv
9. unbekannt

(6) Verhalten in der Schule:
1. unauffällig
2. kontaktarm/isoliert
3. störend/aggressiv
4. Intelligenzdefizite
5. Teilleistungsschwächen/MBD
9. unbekannt

(7) schulische und berufliche Ausbildung
1. unauffällig
2. bedeutsamer Leistungsknick
3. Unstetigkeiten/Abbrüche
4. bedeutsame Autoritätskonflikte
5. aggressives/störendes Arbeitsverh.
9. unbekannt

(8) besondere psychosoziale Störungen

1. Verwahrlosung
2. Kriminalität
3. Prostitution
4. Perversionen

5. süchtiges Verhalten:
   1. Alkohol
   2. Sedativa/Hypnotika
   3. Analgetika (n. Op.)
   4. Amphetamine
   5. Halluzinogene
   6. Kokain
   7. Kannabis
   8. Opiate
   9. sonstiges

13. Psychiatrische Anamnese
frühere psychiatrische Erkrankungen (mit kons. psych. u./o. ps.therap. Beh.)

1. nein
2. ja
9. unbekannt

wenn ja, spezifiziere:

(1) Kindheit

(2) Schulalter

(3) Adoleszenz

(4) Junges Erwachsenenalter

14. Indikatoren für Adoleszentenkrise

(1) Selbstentfremdung

(2) außergewöhnliche Erlebnisse

(3) * Ängste
* depressive Verstimmungen
* Gefühle der Sinnlosigkeit
* persönliches Unverstandensein
* Pubertätsaskese
* philosophisches Intellektualisieren

(4) fehlende Zukunftsperspektive

(5) Drogenerfahrungen

(6) Protestverhalten * gegenüber Eltern
* gegenüber anderen Autoritäten

(7) soziales "Ausflippen"

(8) häufig wechselnde sexuelle Beziehungen

(9) soziale Isolationstendenz

(10) Sektenzugehörigkeit

(11) Suzidalität * allgemeines Verständnis
* persönliche Gedanken

(12) sonstiges

15. Aktuelle psychiatrische Erkrankung

(1) 1. stationäre Aufnahme
2. stationäre Aufnahme
3. wiederholte stationäre Aufnahme

(2) Verlauf: 1. akut
2. phasenhaft
3. chronisch

(3) Psychosoziale Bereiche im möglichen Bedingungskontext der aktuellen Erkrankung

1. Körperliche Identität (Dysmorphophobie)
2. sexuelle Identität (Homo-, Bisexualität)
3. Sexualität/Partnerschaft
4. Stimmungsstabilität
5. Selbstgefühl (persönliche Identität)
6. Sinnfrage / persönliche Lebensperspektive
7. Ausbildung/Leistungssektor
8. Loslösung vom Elternhaus/Verselbständigung/Veränderung der Familienstruktur
9. Autoritäten (Protestverhalten)
10. Integration in psychosoziale Bezugsgruppen
11. akzeptierte Rollenübernahme in der Öffentlichkeit (Wahl einer "negativen Identität", Verweigerung)
12. religiöse, weltanschauliche, wertemäßige Orientierung

(4) syndromal:
1. paranoid
2. halluzinatorisch
3. psychotisch ich-gestört
4. depressiv
5. ängstlich
6. maniform, affektiver Misch-
7. ratlos, verwirrt
8. suizidal
9. aggressiv-erregt
10. coenästhetisch/ dysmorphophob
11. hypochochondrisch
12. neurasthenisch
13. hebephren
14. Zwangs-
15. antriebsarm/apathisch
16. dissozial
17. autistisch
18. süchtiges Verhalten
19. sonstig

(5) Diagnose:
1. Schizophrenie
2. affektive Psychose
3. Neurose
4. Psychosomatose
5. Persönlichkeitsstörung
6. Sucht
7. abnorme Erlebnisreaktion
8. sonstig

ICD-Nr. —

(6) Nachuntersuchung:

1. seelisch gesund/sozial integriert
2. seelisch remittiert/noch soziale Schonung
3. wiederholt krank/symptomfreie Intervalle
4. wiederholt krank/nur teilweise remittiert
5. unverändert krank
6. chronisch-progredient

(7) zwischenzeitliche Behandlung:

1. psychiatrisch
    1. nein
    2. initial
    3. intermittierend
    4. kontinuierlich
2. psychotherapeutisch
    1. nein
    2. ja
3. soziotherapeutisch
    1. nein
    2. ja

Erikson - Psychosoziale Entwicklung

Name: Geb.Dat.

Heutiges Datum:

Dieser Fragebogen wird vertraulich behandelt. Es gibt keine richtigen oder falschen Antworten. Bitte lesen Sie jede der folgenden Feststellungen in Ruhe durch und kreuzen Sie dann die Zahl an, die angibt, wie genau die Feststellung auf Sie zutrifft. Beantworten Sie bitte jede Feststellung. Vielen Dank.

Diese Feststellung beschreibt mich:

sehr gut	gut	ganz gut	nicht ganz	nicht richtig	überhaupt nicht
1	2	3	4	5	6

1. Es fällt mir nicht schwer, andere um Hilfe und emotionale Unterstützung zu bitten.

2. Das Leben ist im allgemeinen ungerecht und mir nicht wohlgesonnen.

3. Was mir gehört, teile ich nur ungern mit anderen.

4. Im Umgang mit anderen gebe ich mich offen und kann auch ohne große Probleme mitteilen, was mich innerlich beschäftigt.

5. Wenn ich mit Menschen zu tun habe, die ich noch nicht kenne, gehe ich zunächst davon aus, daß sie im Grunde gut sind.

6. Auch wenn die Dinge gut stehen und manchmal sogar gerade weil sie gut stehen, habe ich doch eher eine pessimistische Weltsicht.

7. Meine eigenen Entscheidungen fälle ich selbst, besonders in Angelegenheiten, die mir wichtig sind.

8. Wenn andere etwas von mir verlangen, fällt es mir schwer, nein zu sagen, auch wenn mir eigentlich danach wäre.

9. In Gruppen fühle ich mich leicht unbehaglich, manchmal sogar peinlich befangen.

10. Wenn ich zwischen "recht" und "unrecht" oder zwischen "passend" und "unpassend" entscheiden muß, kann ich mich auf meine inneren Gefühle verlassen.

11. Wenn andere mich beherrschen und kontrollieren wollen, begehre ich dagegen auf.

12. Es ist mir unangenehm, selbständig eine Arbeit auszuführen, besonders wenn ich weiß, daß sie dann beurteilt und bewertet werden wird.

13. Ich liebe es, immer neue Herausforderungen des Lebens anzunehmen.

14. In einer Führungsposition würde ich mich kaum bewähren.

15. Ich bleibe lieber im Hintergrund und ziehe vor, die Dinge zu belassen, wie sie sind.

16. Normalerweise verspüre ich nur wenig Energie in mir, etwas anzupacken.

17. Ich kann mir persönliche Ziele setzen und bin auch zuversichtlich, diese auch zu erreichen.

18. Was getan werden muß, erledige ich zügig und zielstrebig.

19. Ich bin nicht besonders neugierig, wie und warum die Dinge funktionieren.

20. Die Vorstellung, daß ich etwas zustande bringen kann, erschreckt mich eher und macht mir manchmal sogar Schuldgefühle.

21. Auf meine Arbeit bin ich nicht stolz, ich glaube auch nicht, daß sie einen besonderen Wert hat.

22. Ich kann Kritik gut annehmen. Ich kann sie auch dazu nutzen, meine Leistung zu verbessern.

23. Eine mir gestellte Aufgabe bringe ich normalerweise mit Aufmerksamkeit und Fleiß zu einem guten Ende.

24. Es macht macht mir Spaß, von neuen Dingen und Ideen etwas zu erfahren.

25. Was ich von mir halte und wie mich sehe, hängt stark von der Gruppe ab, in der ich mich gerade befinde.

26. Ich glaube, in aller Regel hat jeder selbst in der Hand, wie sein Leben verläuft.

27. Es gelingt mir ganz gut, kurzfristige Ziele mit langfristigen Plänen zu kombinieren.

28. Im allgemeinen kann ich mir gut vorstellen, wie meine Zukunft aussehen könnte.

29. Mich zu entscheiden, fällt mir meist schwer, da ich fürchte, es könnte die falsche Entscheidung gewesen sein.

30. Ich bin mir nicht sicher, was für ein Mensch ich wirklich bin.

31. Ich bin innerlich bereit, mich auf eine tiefe Beziehung mit einem ganz bestimmten Partner einzulassen.

32. Es ist für mich wichtig, gegenüber meinen Freunden völlig offen zu sein.

33. Ich ziehe es vor, anderen gegenüber nicht zuviel von mir zu zeigen.

34. Es fällt mir leicht, enge Freunde zu finden.

35. Im Grunde bin ich ein Einzelgänger.

36. In einer körperlich und gefühlsmäßig innigen Beziehung zu einem Partner brauche ich keine Angst haben, mich selbst zu verlieren.

ADAMS - Identitätsstatus-Fragebogen

Heutiges Datum: Name: Geburtsdatum:

Dieser Fragebogen wird vertraulich behandelt. Es gibt keine richtigen oder falschen Antworten. - Bitte lesen Sie jeden Satz sorgfältig durch und kreuzen Sie dann die Zahl an, die angibt, wie gut er Ihre eigenen Gedanken und Gefühle ausdrückt. Bitte beantworten Sie jeden Satz. Vielen Dank!

Diese Feststellung beschreibt mich:

sehr gut	gut	ganz gut	nicht ganz	nicht richtig	überhaupt nicht
1	2	3	4	5	6

1. Ich habe mir meine Arbeit nicht danach ausgesucht, daß ich gerade diesen Beruf ergreifen möchte; ich mache einfach die Arbeit, die ich kriegen kann, bis sich etwas Besseres bietet.

2. Religion interessiert mich im Grunde nicht, und ich sehe nicht, daß es da etwas gäbe, womit ich mich auseinandersetzen sollte.

3. Über die Rollen von Mann und Frau denke ich genauso wie meine Eltern. Wenn es sich bei ihnen bewährt hat, dann wird es auch für mich richtig sein.

4. Es gibt keine besondere grundsätzliche Einstellung zum Leben (welchen Sinn es hat, wie man leben soll etc.), die mich mehr anspricht als eine andere.

5. Menschen sind wirklich sehr verschieden. Ich bin erst noch dabei, herauszufinden, wer für mich die richtigen Freunde sind.

6. In der Freizeit mache ich schon manchmal etwas mit, wenn mich andere dazu auffordern; aber selber versuche ich eigentlich kaum etwas.

7. Ich habe eigentlich nicht nachgedacht über Freundschaften mit dem anderen Geschlecht - im Grunde mache ich mir keine Gedanken darüber, z.B. ob ich mit Mädchen/Jungen ausgehen will etc.

8. In politischen Dingen kann ich mir nie ein endgültiges Urteil bilden, denn die Verhältnisse ändern sich ja ständig. Aber ich bin fest davon überzeugt, daß es wichtig ist zu wissen, was ich politisch vertreten kann und was nicht.

9. Ich bin erst noch dabei, mir ein Urteil zu bilden über meine Fähigkeiten und über den Beruf, der für mich der richtige wäre.

10. Ich denke über Religion nicht viel nach, und es ist mir letzten Endes auch egal.

11. Es gibt so viele Möglichkeiten, wie die Rollen von Mann und Frau in einer Ehe (oder einer gleichwertigen Beziehung) verteilt sein können; ich versuche mir darüber klar zu werden, wie es für mich selbst richtig wäre.

12. Ich suche nach einer für mich befriedigenden Antwort auf die Frage, wie ich am liebsten leben würde, und auf ähnliche Fragen, aber bis jetzt habe ich sie noch nicht wirklich gefunden.

13. Freundschaften können natürlich auf ganz verschiedenen Grundlagen beruhen; aber bei einem nahen Freund spielen für mich gewisse ähnliche Grundeinstellungen, Werte usw., die ich im Lauf der Zeit gewonnen habe, eine entscheidende Rolle.

14. Ich habe zwar kein spezielles Hobby, mit dem ich meine Freizeit verbringe, aber ich probiere in der Hinsicht manches aus, um herauszufinden, was mir wirklich Spaß macht und Erholung bringt.

15. Ich habe verschiedene Erfahrungen gemacht und weiß jetzt ziemlich genau, wie meine Vorstellungen über Beziehungen zum andern Geschlecht aussehen.

16. Im Grunde habe ich mich nie um Politik gekümmert, es ödet mich bloß an, mehr oder weniger.

17. Ich hätte vielleicht über verschiedene Berufsmöglichkeiten nachdenken können, aber im Grunde war es nie eine Frage, seit meine Eltern mir klargemacht haben, welchen Beruf sie für mich wünschten.

18. Glaube ist eine Sache, über die sich jeder selbst klarwerden muß. Ich habe mir dazu viele Gedanken gemacht und weiß inzwischen, welches Verhältnis ich zu Glauben und Religion habe.

19. Ich habe nie ernsthaft nachgedacht über Ehe und über die Rollen von Mann und Frau. Ich habe nicht das Gefühl, daß das etwas mit mir zu tun hat.

20. Ich habe lange darüber nachgedacht, und ich habe nun meinen eigenen Standpunkt, wenn es um grundsätzliche Fragen des Lebens (z.B. wie das ideale Leben aussähe) geht; und ich glaube kaum, daß ich davon leicht wieder abzubringen wäre, wenn es jemand versucht.

21. Was die Wahl meiner Freunde angeht, so wissen da meine Eltern, was für mich das Beste ist.

22. Ich langweile mich nicht in der Freizeit; ich habe inzwischen einige Dinge herausgefunden, die mir Spaß machen und die ich regelmäßig mache; und ich bin ziemlich zufrieden damit.

23. Was die Beziehungen zum anderen Geschlecht angeht, so mache ich mir darüber nicht viele Gedanken: ich nehme es sozusagen einfach, wie es gerade kommt.

24. In politischen Dingen denke ich ziemlich dasselbe wie meine Familie. Ich wähle dieselbe Partei usw.

25. Der "richtige" Beruf - das spielt für mich keine Rolle, einer ist so gut wie der andere. Ich nehme dies und das, was ich eben kriegen kann.

26. Ich bin nicht sicher, welche Bedeutung religiöse Fragen für mich haben. Ich wünschte, ich hätte Klarheit darüber, aber bisher sehe ich da noch nicht durch.

27. Meine Vorstellungen über die Rolle von Frauen und Männern habe ich von meinen Eltern und meiner Familie übernommen. Ich habe nie einen Grund gesehen, ihre Ansichten in Zweifel zu ziehen.

28. Was ich darüber denke, was im Leben erstrebenswert ist und was ihm seinen Sinn gibt, das haben mir meine Eltern vermittelt; und ich sehe keine Notwendigkeit, ihre Lehren in Frage zu stellen.

29. Ich habe keine wirklich engen Freunde, aber ich sehne mich im Moment eigentlich auch nicht danach.

30. Manchmal mache ich mit bei Unternehmungen in der Freizeit (Kino, Sport etc.), aber ich sehe wirklich keine Notwendigkeit dafür, irgendein Hobby zu haben und es regelmäßig zu tun.

31. Ich sammle noch Erfahrungen, was Beziehungen zum anderen Geschlecht angeht. Ich muß erst noch herausfinden, was ich da eigentlich will.

32. Es gibt so verschiedene politische Parteien, Ziele, Ideale. Ich muß mir erst noch darüber klar werden, wo ich selbst politisch stehe.

33. Einige Zeit habe ich schon gebraucht, um mir darüber klar zu werden; aber nun weiß ich genau, was für einen Berufsweg ich einschlagen möchte.

34. Gerade zur Zeit grüble ich sehr viel über religiöse Dinge. Meine Ansichten darüber ändern sich immer wieder; ich komme einfach noch nicht klar damit.

35. Ich habe mich einige Zeit damit auseinandergesetzt, welche Rollen Mann und Frau in einer Ehe haben; und weiß jetzt ganz gut, was ich mir in dieser Hinsicht für mich selbst vorstelle.

36. Ich diskutiere oft oder denke auch alleine darüber nach, welche Einstellung ich eigentlich grundsätzlich zum Leben habe.

37. Ich gehe nur Freundschaften ein, die auch meine Eltern gut finden würden.

38. Was Hobbies und Freizeit angeht, habe ich immer dieselben Vorlieben wie meine Eltern gehabt; ich habe auch nie ernsthaft etwas anderes in Erwägung gezogen.

39. Ich treffe nur Mädchen/Jungen (das andere Geschlecht), bei denen das meine Eltern auch wollen.

40. Ich habe mir meine politischen Ansichten gründlich überlegt; und ich lehne manches, wenn auch nicht alles von dem ab, was meine Eltern politisch denken.

41. Meine Eltern haben schon vor langer Zeit entschieden, was ich beruflich werden soll, und ich richte mich nach ihren Plänen.

42. Ich hatte eine Phase wirklich ernsthaften Nachdenkens über Glauben; und ich kann sagen, daß ich nun eine durchaus selbständige Haltung zu Fragen des Glaubens einnehme.

43. Ich denke schon seit längerem über die Rollen nach, die Mann und Frau heutzutage in der Ehe spielen, und ich versuche mir über meine eigene Meinung dazu klar zu werden.

44. Was meine Eltern über das Leben denken, ist auch gut genug für mich; ich brauche nichts anderes.

45. Ich habe ganz verschiedene Arten von Freundschaft erlebt und weiß nun ziemlich genau, worauf es mir in einer Freundschaft wirklich ankommt.

46. Was meine Freizeit angeht, habe ich eine Menge ausprobiert und inzwischen auch die Dinge gefunden, die mir allein oder mit Freunden zusammen wirklich Spaß machen.

47. In Bezug auf das andere Geschlecht bin ich noch ziemlich unsicher und weiß noch nicht so recht, worauf es mir eigentlich ankommt.

48. Ich bin mir über meine politische Haltung nicht im klaren; aber ich versuche herauszufinden, wo ich stehe, und was ich eigentlich wirklich politisch denke.

49. Ich habe lange gebraucht, aber jetzt weiß ich, welcher berufliche Weg für mich der richtige ist.

50. Ich gehe in die Kirche genau wie es meine Familie immer getan hat. Ich habe mich eigentlich nie gefragt, warum.

51. Es gibt ganz verschiedene Möglichkeiten, wie sich Eheleute die Verantwortung in der Familie teilen können. Ich habe das ziemlich genau durchdacht und weiß jetzt auch, wie ich mir das für mich selbst vorstelle.

52. Ich denke, im Grunde macht mir das Leben schon irgendwie Spaß; ich lebe nicht nach irgendwelchen Grundsätzen oder einer besonderen Lebensphilosophie.

53. Ich habe keine engen Freunde. Ich mag es einfach, mit den Anderen rumzuhängen.

54. Ich bin noch am Herumsuchen, womit ich meine Freizeit am besten gestalte; ich hoffe, ich finde mal etwas, das mir wirklich Spaß macht und Erholung bringt.

55. Ich habe recht verschiedene Mädchen/Jungen (das andere Geschlecht) kennengelernt, und ich weiß jetzt ganz gut, was für "ungeschriebene Regeln" ich für solche Beziehungen habe und mit wem ich befreundet sein mag.

56. Ich habe mich nie mit Politik genügend befaßt, um einen festen Standpunkt zu finden.

57. Ich kann einfach nicht entscheiden, welchen Beruf ich ergreifen will. Es gibt so viele Möglichkeiten.

58. Meinen Glauben habe ich nie in Frage gestellt. Wenn er für meine Eltern richtig war, wird er es doch wohl auch für mich sein.

59. Es gibt anscheinend so viele verschiedene Meinungen über die Rollen von Mann und Frau, daß ich mir da nicht viele Gedanken dazu mache.

60. Meinen jetzigen klaren Standpunkt darüber, was im Leben wichtig ist und wie ich selbst leben will, habe ich auf einem langen und mühsamen Weg gefunden.

61. Ich weiß einfach nicht, welche Freunde ich wirklich suche. Ich versuche herauszufinden, was Freundschaft eigentlich für mich bedeutet.

62. Meine Hobbies und die Art, wie ich meine Freizeit verbringe, habe ich von meinen Eltern übernommen; ernsthaft etwas anderes ausprobiert habe ich nicht.

63. Ich treffe mich nur mit Jungen/Mädchen (das andere Geschlecht), die meine Eltern akzeptieren würden.

64. Meine Eltern haben immer ihr eigenen politischen und moralischen Ansichten gehabt über Themen wie Abtreibung oder Euthanasie, und ich habe mich da immer an ihnen orientiert.

Angaben zur Bestimmung eines dominanten Identitätsstatus im Adams-Fragebogen nach Adams et al. (1979).

Identitätsstatus-Algorithmus:

1. Liegen die Scores der Versuchsperson in einer Statuskategorie unter einer Standardabweichung, und sind die Scores in den übrigen Statusmöglichkeiten darüber, dann gilt dieser Status.

2. Liegen die Scores in allen vier Statuskategorie unter einer Standardabweichung, dann gilt der Status eines „Moratoriums".

3. Liegen die Scores in mehr als einer Statuskategorie unter einer Standardabweichung, dann liegt ein sog. „Überrgangsstadium" z.B. von „Identitätsdiffusion – Moratorium", „Identitätsdiffusion – Pseudoidentität" usw. vor.

BOND's Fragebogen zum Abwehrstil

(dt. Version Dr. Kapfhammer)

ANWEISUNG: Dieser Fragebogen besteht aus 88 Aussagen, von denen Sie bitte jede mit Hilfe folgender Skala einschätzen, inwieweit die Aussage auf Sie zutrifft oder nicht.

stimmt nicht 1 2 3 4 5 6 7 8 9 stimmt genau

Schätzen Sie den Grad der Zustimmung bzw. Ablehnung zu jeder Aussage ein und kreuzen Sie eine der Zahlen von 1 bis 9 an.

Ein Beispiel:
München ist eine schöne Stadt.

stimmt nicht 1 2 3 4 5 6 7 8 9 stimmt genau

Wenn Sie z.B. eine 7 angekreuzt haben, heißt das, daß Sie dieser Anssage ziemlich stark, aber nicht ganz unbedingt zustimmen.

1. Es macht mich zufrieden, anderen zu helfen, und wenn mir dies weggenommen würde, wäre ich darüber sehr traurig.

2. Die Leute sagen, ich sei häufig mißgestimmt.

3. Ich kann ein Problem so lange aus meinen Gedanken fernhalten, bis ich Zeit dafür habe, mich damit zu beschäftigen.

4. Ich werde immer ungerecht behandelt.

5. Ich löse meine Angst, indem ich etwas Praktisches oder Kreatives, wie Malen oder Schnitzen, tue.

6. Manchmal verschiebe ich etwas auf morgen, was ich schon heute tun sollte.

7. Ich gerate immer wieder in dieselben enttäuschenden Situationen und weiß nicht warum.

8. Ich kann über mich selbst sehr leicht lachen.

9. Ich handle wie ein Kind, wenn ich enttäuscht bin.

10. Ich bin sehr schüchtern, wenn es darum geht, gegenüber anderen Leuten für meine eigenen Rechte einzustehen.

11. Ich bin den meisten Menschen, die ich kenne, überlegen.

12. Die Menschen behandeln mich gerne schlecht.

13. Wenn jemand mich überfallen und mein Geld stehlen würde, wäre es mir lieber, wenn diesem geholfen, anstatt daß er bestraft würde.

14. Manchmal denke ich über Dinge zu schlecht, als daß ich darüber reden könnte.

15. Manchmal lache ich über einen schmutzigen Witz.

16. Die Leute sagen über mich, ich stecke wie der Vogel Strauß meinen Kopf in den Sand; mit anderen Worten ich würde gerne unangenehme Dinge ignorieren, als ob es sie nicht gäbe.

17. Ich halte mich von einem echten Einsatz in einem Wettbewerb zurück.

18. Ich fühle mich oft den Leuten, mit denen ich zusammen bin, überlegen.

19. Jemand saugt mich gefühlsmäßig völlig aus.

20. Ich werde manchmal wütend.

21. Ich lasse mich oft zu impulsivem Handeln hinreißen.

22. Ich würde eher verhungern, als daß ich mich zum Essen zwingen ließe.

23. Ich ignoriere die Gefahr, als ob ich "Superman" wäre.

24. Ich bin stolz auf meine Fähigkeit, andere Leute zurechtzustutzen.

25. Man sagt von mir, ich leide unter einem Verfolgungswahn.

26. Manchmal, wenn ich mich nicht sehr gut fühle, bin ich ärgerlich.

27. Ich handle oft impulsiv, wenn mich etwas ärgert.

28. Ich werde körperlich krank, wenn die Dinge für mich nicht so gut ausschauen.

29. Ich bin sehr gehemmt.

30. Ich bin ein wahrer Künstler im Schlechtmachen.

31. Ich sage nicht immer die Wahrheit.

32. Ich ziehe mich von den Menschen zurück, wenn ich mich verletzt fühle.

33. Ich überziehe oft soweit, daß andere Menschen mir die Grenzen aufzeigen müssen.

34. Meine Freunde sehen mich als einen Clown an.

35. Ich ziehe mich zurück, wenn ich wütend bin.

36. Ich neige dazu, auf der Hut zu sein bei Menschen, die sich freundlicher zeigen, als ich es erwartet hätte.

37. Ich habe besondere Begabungen, die es mir erlauben, ohne Probleme durch das Leben zu gehen.

38. Manchmal gebe ich bei Wahlen meine Stimme Leuten, von denen ich nur sehr wenig weiß.

39. Zu Verabredungen komme ich häufig zu spät.

40. Ich lebe mehr in meinen Tagträumen als im wirklichen Leben.

41. Ich bin sehr schüchtern, auf Menschen zuzugehen.

42. Ich fürchte nichts.

43. Manchmal denke ich, ich sei ein Engel, ein anderes Mal wiederum, ich sei ein Teufel.

44. Ich würde in einem Spiel lieber gewinnen als verlieren.

45. Ich werde sehr sarkastisch, wenn ich wütend bin.

46. Ich werde offen aggressiv, wenn ich mich verletzt fühle.

47. Ich glaube, es ist richtig, "jemandem auch noch die rechte Wange hinzuhalten, wenn er mich auf die linke schlägt".

48. Ich lese nicht jeden Leitartikel in der Tageszeitung.

49. Ich ziehe mich zurück, wenn ich traurig bin.

50. Im sexuellen Verhalten bin ich schüchtern.

51. Ich fühle immer, daß jemand, den ich kenne, für mich wie ein Schutzengel ist.

52. Meine Philosopie lautet: "Nichts Böses hören, nichts Böses tun, nichts Böses sehen".

53. Meiner Meinung nach sind die Menschen entweder gut oder böse.

54. Wenn mich mein Chef ärgern würde, dann würde ich bei meiner Arbeit einen Fehler machen oder einfach langsamer arbeiten, um es ihm auf diese Weise zurückzuzahlen.

55. Jeder ist gegen mich.

56. Ich versuche auch zu den Menschen nett zu sein, die ich eigentlich nicht mag.

57. Ich würde sehr nervös werden, wenn in dem Flugzeug, in dem ich fliege, ein Triebwerk ausfallen würde.

58. Ich kenne jemand, der alles kann und absolut fair und gerecht ist.

59. Ich kann meine Gefühle im Zaum halten, wenn sie mein Handeln stören würden, selbst dann, wenn mir danach wäre, sie auszudrücken.

60. Einige Leute haben vor, mich zu töten.

61. Normalerweise kann ich selbst einer schlimmen Sache noch etwas Gutes abgewinnen.

62. Ich bekomme Kopfschmerzen, wenn ich etwas tun muß, was ich nicht mag.

63. Ich bin oft sehr nett zu Leuten, auf die ich eigentlich ärgerlich sein müßte.

64. Es kommt für mich nicht in Frage, in jeder Person auch das Gute zu erblicken. Wenn jemand schlecht ist, dann ist er durch und durch schlecht.

65. Wir sollten niemals auf Leute wütend werden, die wir nicht mögen.

66. Ich bin sicher, daß das Leben ein hartes Schicksal für mich reserviert hat.

67. Wenn ich unter Druck stehe, benehme ich mich daneben.

68. Wenn ich weiß, daß eine schwierige Situation wie z.B. eine Prüfung oder ein Aufnahmegespräch auf mich wartet, dann versuche ich mir vorzustellen, wie es sein wird und gehe verschiedene Möglichkeiten durch, um damit fertig zu werden.

69. Ärzte verstehen niemals wirklich, was mit mir los ist.

70. Wenn jemand, der mir sehr nahe steht, stirbt, fühle ich mich nicht besonders betroffen.

71. Wenn ich mich für meinen Standpunkt eingesetzt habe, dann entschuldige ich mich leicht für mein bestimmtes Auftreten.

72. Für das, was mir passiert, fühle ich mich in den meisten Fällen nicht verantwortlich.

73. Wenn ich traurig oder ängstlich bin, fühle ich mich besser, wenn ich etwas esse.

74. Wenn ich hart arbeite, fühle ich mich besser.

75. Meine Ärzte können mir nicht wirklich helfen, mit meinen Problemen fertig zu werden.

76. Mir wird oft gesagt, daß ich meine Gefühle nicht zeige.

77. Ich glaube, daß die Menschen meist mehr Bedeutung in Filmen, Theaterstücken oder Büchern sehen, als tatsächlich vorhanden ist.

78. Ich habe Angewohnheiten und Zwänge, die ich einfach ausführen muß, sonst würde etwas Schreckliches passieren.

79. Ich nehme Beruhigungsmittel, Medikamente oder Alkohol, wenn ich angespannt bin.

80. Wenn ich mich nicht gut fühle, versuche ich, mit jemandem zusammen zu sein.

81. Wenn ich vorhersehen kann, daß in nächster Zeit etwas auf mich zukommen wird, was mich traurig stimmt, dann kann ich mit diesem Gefühl besser umgehen.

82. Egal wie sehr ich mich beschwere, ich bekomme nie eine zufriedenstellende Reaktion.

83. Oft glaube ich, daß ich nichts fühle, obwohl die Situation eigentlich starke Gefühle bei mir auslösen müßte.

84. Indem ich mich so richtig in meine Arbeit reinknie, vermeide ich es, depressiv zu werden.

85. Ich rauche, wenn ich nervös bin.

86. Wenn ich in einer Krise wäre, würde ich nach einer anderen Person suchen, die dieselben Probleme hat wie ich.

87. Ich vertrage es nicht, für etwas getadelt zu werden, was ich falsch gemacht habe.

88. Wenn bei mir ein aggressiver Gedanke hochkommt, muß ich etwas tun, um dagegen anzukämpfen.

Loevinger Satz-Ergänzungs-Bogen - (w)

Name: Alter:
Familienstand: Ausbildung:

Bitte ergänzen Sie die folgenden Sätze! Vielen Dank für Ihre Mitarbeit.

1. Kinder großzuziehen
2. Die meisten Männer denken, daß Frauen
3. Wenn sie mir aus dem Weg gingen
4. Wenn meine Mutter
5. Mit anderen Leuten zusammen zu sein
6. Was ich an mir mag, ist
7. Meine Mutter und ich
8. Was mich in Schwierigkeiten bringt
9. Erziehung
10. Wenn Menschen hilflos sind
11. Frauen sind glücklich, weil
12. Mein Vater
13. Eine schwangere Frau
14. Wenn meine Mutter mich schlug
15. Eine Ehefrau sollte
16. Es tut mir leid
17. Wenn ich nervös bin
18. Der weibliche Körper
19. Wenn ein Kind nichts mit anderen zusammen unternehmen mag
20. Männer sind glücklich, weil
21. Wenn sie über Sex sprechen
22. Manchmal machte sie sich Sorgen
23. Ich bin
24. Eine Frau fühlt sich gut, wenn
25. Mein Hauptproblem ist
26. Immer, wenn sie mit ihrer Mutter zusammen war
27. Das Schlimmste daran, eine Frau zu sein, ist
28. Eine gute Mutter
29. Manchmal wünschte sie sich, daß
30. Wenn ich mit einem Mann zusammen bin
31. Wenn sie an ihre Mutter dachte
32. Wenn ich nicht kriegen kann, was ich will
33. Im allgemeinen dachte sie, daß Sex
34. Für eine Frau ist eine Karriere
35. Mein Gewissen plagt mich, wenn
36. Eine Frau sollte immer

Prämorbide Anpassungs-Skala (Cannon-Spoor, Potkin, Wyatt 1982)

Kindheit (bis zum 11. Lebensjahr)

1. Soziale Kontaktfähigkeit vs. Rückzug
0 Nicht zurückgezogen; sucht häufig und aktiv nach sozialen Kontakten.
1
2 Leicht zurückgezogen; erfreut sich sozialer Kontakte, wenn miteinbezogen; sucht gelegentlich von sich aus soziale Kontakte.
3
4 Mäßig zurückgezogen; gibt sich stark Tagträumereien und Phantasien hin, kann passiv in soziale Kontakte mit anderen miteinbezogen werden, sucht aber nicht aktiv danach.
5
6 Nicht auf andere bezogen, ohne Kontakt, isoliert; vermeidet Kontakte.

2. Beziehungen zu Gleichaltrigen
0 Viele Freunde, enge Beziehungen mit mehreren.
1
2 Enge Beziehungen mit einigen Freunden (einem oder zwei), gelegentliche freundschaftliche Kontakte mit anderen.
3
4 Abweichende freundschaftliche Beziehungsmuster: freundlich mit Kindern die entweder nur jünger oder nur älter sind oder nur mit Verwandten oder nur gelegentliche Beziehungen.
5
6 Sozial isoliert, keine Freunde, nicht mal oberflächliche Beziehungen.

3. Schulische Leistungen
0 Ausgezeichneter Schüler.
1
2 Guter Schüler.
3
4 Mittelmäßiger Schüler.
5
6 Völliges schulisches Versagen.

4. Anpassung an den Schulalltag
0 Gute Anpassung, hat Freude an der Schule, keine oder nur selten disziplinarische Schwierigkeiten, hat Schulfreunde, kommt mit den meisten Lehrern gut aus.
1
2 Mittelmäßige Anpassung, gelegentliche disziplinarische Probleme, ist am Unterricht nicht sehr interessiert, jedoch kein Schulschwänzen, oder nur sehr selten, hat Freunde in der Schule, nimmt aber nicht häufig an ausserschulischen Aktivitäten teil.
3
4 Schlechte Anpassung, mag die Schule nicht, häufiges Schulschwänzen, häufige disziplinarische Probleme.
5
6 Verweigert jegliches Engagement für die Schule - delinquentes Verhalten oder Vandalismus, der sich gegen die Schule richtet.

Frühadoleszenz (12. bis 15. Lebensjahr)

1. Soziale Kontaktfähigkeit vs. Rückzug
0 Nicht zurückgezogen; sucht häufig und aktiv nach sozialen Kontakten.
1
2 Leicht zurückgezogen; erfreut sich sozialer Kontakte, wenn miteinbezogen; sucht gelegentlich von sich aus soziale Kontakte.
3
4 Mäßig zurückgezogen; gibt sich stark Tagträumereien und Phantasien hin, kann passiv in soziale Kontakte mit anderen miteinbezogen werden, sucht aber nicht aktiv danach.
5
6 Nicht auf andere bezogen, ohne Kontakt, isoliert; vermeidet Kontakte.

2. Beziehungen zu Gleichaltrigen

0 Viele Freunde, enge Beziehungen mit mehreren.
1
2 Enge Beziehungen mit einigen Freunden (einem oder zwei), gelegentliche freundschaftliche Kontakte mit anderen.
3
4 Abweichende freundschaftliche Beziehungsmuster: freundlich mit Kindern die entweder nur jünger oder nur älter sind oder nur mit Verwandten oder nur gelegentliche Beziehungen.
5
6 Sozial isoliert, keine Freunde, nicht mal oberflächliche Beziehungen.

3. Schulische Leistungen

0 Ausgezeichneter Schüler.
1
2 Guter Schüler.
3
4 Mittelmäßiger Schüler.
5
6 Völliges schulisches Versagen.

4. Anpassung an den Schulalltag
0 Gute Anpassung, hat Freude an der Schule, keine oder nur selten disziplinarische Schwie-

rigkeiten, hat Schulfreunde, kommt mit den meisten Lehrern gut aus.

1

2 Mittelmäßige Anpassung, gelegentliche disziplinarische Probleme, ist am Unterricht nicht sehr interessiert, jedoch kein Schulschwänzen, oder nur sehr selten, hat Freunde in der Schule, nimmt aber nicht häufig an ausserschulischen Aktivitäten teil.

3

4 Schlechte Anpassung, mag die Schule nicht, häufiges Schulschwänzen, häufige disziplinarische Probleme.

5

6 Verweigert jegliches Engagement für die Schule - delinquentes Verhalten oder Vandalismus, der sich gegen die Schule richtet.

5. Sozio-sexuelle Aspekte des Lebens während der frühen Adoleszenz

0 Beginnt auszugehen, zeigt ein gesundes Interesse "am anderen Geschlecht", hat schon mal eine feste Freundschaft gehabt, die auch eine gewisse sexuelle Aktivität mit einschließen kann.

1 Bindung und Interesse an anderen, können gleichgeschlechtliche Kontakte sein, möglicherweise Mitglied einer Gruppe, interessiert am anderen Geschlecht, obwohl noch keine engen emotionalen Beziehungen, gelegentliche Kontakte und Flirts.

2 Ein durchgängiges tiefes Interesse an gleichgeschlechtlichen Kontakten mit eingeschränktem oder fehlendem Interesse am anderen Geschlecht.

3 Gelegentliche gleichgeschlechtliche Beziehungen ohne adäquate Versuche eine Beziehung zum anderen Geschlecht herzustellen. Gelegentliche Kontakte mit beiden Geschlechtern.

4 Gelegentliche Kontakte mit dem gleichen Geschlecht, kein Interesse am anderen Geschlecht.

5 Einzelgänger, keine oder seltene Kontakte mit anderen Jungen oder Mädchen.

6 Antisozial, meidet Gleichaltrige und wird von ihnen auch gemieden (Unterschied zu Punkt 5: Aktive Meidung anderer anstelle eines passiven Rückzugs).

Späte Adoleszenz (16. bis 18. Lebensjahr)

1. Soziale Kontaktfähigkeit vs. Rückzug

0 Nicht zurückgezogen; sucht häufig und aktiv nach sozialen Kontakten.

1

2 Leicht zurückgezogen; erfreut sich sozialer Kontakte, wenn miteinbezogen; sucht gelegentlich von sich aus soziale Kontakte.

3

4 Mäßig zurückgezogen; gibt sich stark Tagträumereien und Phantasien hin, kann passiv in soziale Kontakte mit anderen miteinbezogen werden, sucht aber nicht aktiv danach.

5

6 Nicht auf andere bezogen, ohne Kontakt, isoliert; vermeidet Kontakte.

2. Beziehungen zu Gleichaltrigen

0 Viele Freunde, enge Beziehungen mit mehreren.

1

2 Enge Beziehungen mit einigen Freunden (einem oder zwei), gelegentliche freundschaftliche Kontakte mit anderen.

3

4 Abweichende freundschaftliche Beziehungsmuster: freundlich mit Kindern die entweder nur jünger oder nur älter sind oder nur mit Verwandten oder nur gelegentliche Beziehungen.

5

6 Sozial isoliert, keine Freunde, nicht mal oberflächliche Beziehungen.

3. Schulische Leistungen

0 Ausgezeichneter Schüler.

1

2 Guter Schüler.

3

4 Mittelmäßiger Schüler.

5

6 Völliges schulisches Versagen.

4. Anpassung an den Schulalltag

0 Gute Anpassung, hat Freude an der Schule, keine oder nur selten disziplinarische Schwierigkeiten, hat Schulfreunde, kommt mit den meisten Lehrern gut aus.

1

2 Mittelmäßige Anpassung, gelegentliche disziplinarische Probleme, ist am Unterricht nicht sehr interessiert, jedoch kein Schulschwänzen, oder nur sehr selten, hat Freunde in der Schule, nimmt aber nicht häufig an ausserschulischen Aktivitäten teil.

3

4 Schlechte Anpassung, mag die Schule nicht, häufiges Schulschwänzen, häufige disziplinarische Probleme.

5

6 Verweigert jegliches Engagement für die Schule - delinquentes Verhalten oder Vandalismus, der sich gegen die Schule richtet.

5. Soziale Aspekte des Sexuallebens während der Jugendzeit

0 Zeigt immer ein gesundes Interesse am anderen Geschlecht, geht mit ihm aus, hat

feste Beziehungen, die auch ein gewisses Maß einer sexuellen Aktivität mit einschließt (nicht unbedingt Sexualverkehr).
1 Geht regelmäßig aus, hat nur einen Freund beim anderen Geschlecht mit dem der Patient eine langfristige Dauerbeziehung eingegangen ist (schließt sexuelle Aspekte einer Beziehung ein, obwohl nicht unbedingt Sexualverkehr; im Unterschied zu oben Zweisamkeit und paarmäßige Ausschließlichkeit impliziert).
2 Hatte immer Kontakte sowohl zu Jungen als auch Mädchen (Mitglied einer Clique, Interesse und Bindung an andere, keine Paarbildung).
3 Konsistentes tiefes Interesse an Bindungen mit dem gleichen Geschlecht bei gleichzeitig eingeengtem oder fehlendem Interesse am anderen Geschlecht.
4 Gelegentliche gleichgeschlechtliche Beziehungen mit inadäquaten Versuchen, mit dem anderen Geschlecht auszugehen. Gelegentliche Kontakte mit Jungen und Mädchen.
5 Gelegentliche Kontakte mit dem gleichen Geschlecht bei fehlendem Interesse am anderen Geschlecht. Gelegentliche Kontakte mit dem anderen Geschlecht.
6 Keinerlei Verlangen mit Mädchen und Jungen zusammen zu sein, ging niemals mit dem anderen Geschlecht aus.

Junges Erwachsenenalter (ab. 19. Lebensjahr)

1. Soziale Kontaktfähigkeit vs. Rückzug
0 Nicht zurückgezogen; sucht häufig und aktiv nach sozialen Kontakten.
1
2 Leicht zurückgezogen; erfreut sich sozialer Kontakte, wenn miteinbezogen; sucht gelegentlich von sich aus soziale Kontakte.
3
4 Mäßig zurückgezogen; gibt sich stark Tagträumereien und Phantasien hin, kann passiv in soziale Kontakte mit anderen miteinbezogen werden, sucht aber nicht aktiv danach.
5
6 Nicht auf andere bezogen, ohne Kontakt, isoliert; vermeidet Kontakte.

2. Beziehungen zu Gleichaltrigen
0 Viele Freunde, enge Beziehungen mit mehreren.
1
2 Enge Beziehungen mit einigen Freunden (einem oder zwei), gelegentliche freundschaftliche Kontakte mit anderen.
3
4 Abweichende freundschaftliche Beziehungsmuster: freundlich mit Kindern die entweder nur jünger oder nur älter sind oder nur mit Verwandten oder nur gelegentliche Beziehungen.
5
6 Sozial isoliert, keine Freunde, nicht mal oberflächliche Beziehungen.

3. Aspekte des sozio-sexuellen Erwachsenenlebens

a. Verheiratet, gegenwärtig oder früher:
0 Verheiratet, nur eine Heirat (oder Wiederverheiratung nach dem Tod des Partners), lebt in einer gemeinsamen Wohnung, adäquate sexuelle Beziehungen.
1 Gegenwärtig verheiratet mit niedrigem sexuellen Interesse, Zeiten schwieriger sexueller Beziehungen oder ausserehelicher Affären.
1 Verheiratet, mehr als einmal, gegenwärtig wieder verheiratet. Adäquate sexuelle Beziehungen während mindestens einer Ehe.
2 Verheiratet, oder geschieden und wieder verheiratet, mit chronisch inadäquatem Sexualleben.
2 Verheiratet, und offenkundig durchgehend getrennt oder geschieden ohne Wiederverheiratung, hatte ein Zuhause in einer Ehe für mindestens 3 Jahre.
3 Wie oben aber: Scheidung vor mehr als 3 Jahren und während verheiratet, ein Zuhause für weniger als 3 Jahre.

b. Niemals verheiratet, über 30 Jahre:
2 War ein- oder mehrmals verlobt oder hatte eine langfristige Beziehung (mindestens 2 Jahre), welche heterosexuelle oder homosexuelle Kontakte beinhaltete, oder deutlicher Hinweis auf eine Liebesbeziehung mit einer Person, aber unfähig eine langfristige Entscheidung z.B. für eine Ehe zu fällen.
3 Langfristige heterosexuelle oder homosexuelle Beziehung, die länger als 6 Monate aber weniger als 2 Jahre dauerte (wenn stabil, langfristige homosexuelle Beziehung, über 2 Jahre, dann gilt "3").
4 Kurze oder flüchtige heterosexuelle oder homosexuelle Kontakte mit einem oder mehreren Partnern, aber keine langfristigen sexuellen Erfahrungen mit einem einzigen Partner.
5 Sexuelle und/oder soziale Beziehungen selten oder kaum.
6 Minimales sexuelles oder soziales Interesse sowohl an Männern als auch an Frauen, lebt isoliert.

c. Niemals verheiratet, Alter 20 - 29:
0 Hatte mindestens eine langfristige Liebesbeziehung (minimum 6 Monate) oder war verlobt, auch wenn religiöse oder andere Hemmungen oder Verbote eine eigentliche sexuelle Vereinigung verhindert haben. Kann mit dem anderen auch zusammengelebt haben.
1 Ging aktiv aus, hatte verschiedene Jugendfreundschaften, von denen einige Beziehungen mehrere Monate dauerten, aber keine langfristigen Beziehungen. Beziehungen können "ernst" gewesen sein, aber keine Langzeitentscheidung z.B. für eine Ehe.
3 Kurze, flüchtige Beziehungserfahrungen oder "Affären" mit einem oder mehreren Partnern, aber keine langdauernden sexuellen Erfahrungen mit einem einzigen Partner.
4 Gelegentliche sexuelle oder soziale Beziehungen mit Personen beiderlei Geschlechts ohne tiefe emotionale Bindungen.
5 Sexuelle und/oder soziale Beziehungen selten oder kaum.
6 Minimales sexuelles oder soziales Interesse sowohl an Männern als auch an Frauen, lebt isoliert.

Allgemein

1. Erziehung
0 Hochschulabschluß.
1 Gymnasium, Mittlere Reife und Berufsausbildung.
2 Gymnasium.
3
4 Hauptschulabschluß.
5
6 Vorzeitiger Abgang von der Hauptschule.

2. In dem Zeitraum von 3 Jahren bis 6 Monate vor der ersten stationären Aufnahme oder Beginn der ersten Krankheitsepisode war der Patient in einem festen Arbeitsverhältnis oder absolvierte eine schulische Ausbildung
0 Während der ganzen Zeit.
1
2 Während der Hälfte der Zeit.
3
4 Kurz, ca. 25 % der Zeit.
5
6 Niemals.

3. Innerhalb eines Jahres bis 6 Monate vor der ersten stationären Aufnahme oder ersten Krankheitsepisode Änderung in den beruflichen oder schulischen Leistungen
0 Abrupt.
1
2 Innerhalb von 3 Monaten.
3
4 Innerhalb von 6 Monaten.
5
6 Unmerklich, schwierig oder kaum möglich den Beginn der Verschlechterung festzulegen.

4. Während einer Zeitperiode von 3 Jahren bis 6 Monate vor der ersten stationären Aufnahme oder ersten Krankheitsepisode, Häufigkeit des Arbeitswechsels, wenn gearbeitet, oder Unterbrechung des Schulbesuchs war
0 Dieselbe Tätigkeit wurde beibehalten, oder blieb in der Schule.
1
2 Tätigkeit gewechselt, oder Schule unterbrochen, 2 oder 3 mal.
3
4 Hielt dieselbe berufliche Tätigkeit mehr als 8 Monate aber weniger als ein Jahr bei, oder blieb während derselben Zeit kontinuierlich an einer Schule.
5
6 Weniger als 2 Wochen bei einer beruflichen Tätigkeit oder in der Schule.

5. Erreichter Grad an Unabhängigkeit
0 Erfolgreich eigene Wohnung fern vom Elternhaus erreicht, finanziell von den Eltern unabhängig.
2 Erfolglose Versuche, eine unabhängige Wohnung zu erreichen, lebt bei den Eltern zu Hause, zahlt aber für Essen und Wohnung, sonst finanziell unabhängig.
4 Lebt bei den Eltern zu Hause, erhält von den Eltern finanzielle Unterstützung, um persönliche Ausgaben zu bestreiten, z.B. für Freizeit, Kleider usw..
6 Macht keine Anstrengungen, von zu Hause auszuziehen oder finanziell unabhängig zu werden.

6. Globales Maß der höchsten Funktionsstufe, die jemals im Leben des Patienten erreicht worden ist
0 Voll fähig erfolgreich zu funktionieren in und Freude zu haben an (1) Schule oder Arbeit, (2) Freunden, (3) intimen sexuellen Beziehungen, (4) Kirche, Hobbys usw.. Hat Freude am Leben und findet sich gut zurecht.

2 Fähig, in einigen Lebensbereichen gut zu funktionieren und Freude daran zu finden, zeigt aber klare Defizite in mindestens einem Lebensbereich.
4 Minimaler Erfolg und Freude in 3 Lebensbereichen.
6 Funktioniert in keinem Lebensbereich und findet keine Freude an irgendeinem Aspekt des Lebens.

7. Soziale-persönliche Anpassung
0 Führer oder leitender Angestellter in formal bezeichneten Gruppen, Klubs, Organisationen oder sportlichen Gruppierungen einer Hochschule, einer Berufsschule, eines College oder im jungen Erwachsenenalter. Intime, enge Beziehungen mit anderen.
1 Aktiver und interessierter Teilnehmer, aber keine führende Rolle unter Freunden oder in Klubs, Organisationen oder sportlichen Vereinigungen, jedoch enge Beziehungen mit anderen.
2 Nominelles Mitglied aber kein Engagement oder Entscheidung für Freunde, Klubs, Organisationen usw.. Hat enge Beziehungen mit einigen Freunden.
3 Von der Jugend bis ins junge Erwachsenenalter hinein einige zufällige Freunde.
4 Von der Jugend bis ins junge Erwachsenenalter keine wirklichen Freunde, lediglich oberflächliche Beziehungen.
5 Von der Jugend bis ins junge Erwachsenenalter hinein (d.h. nach der Kindheit) ruhig, zurückgezogen, blieb lieber bei sich selbst, minimale Anstrengungen Kontakte mit anderen herzustellen.
6 Kein Wunsch mit Gleichaltrigen oder anderen zusammen zu sein. Entweder asozial oder antisozial.

8. Grad des Lebensinteresses
0 Großes, ambitioniertes Interesse an einigen der folgenden Aspekte: Haus, Familie, Freunde, Arbeit, sportliche Aktivitäten, Kunst, Haustiere, Gartenarbeit, soziale Aktivitäten, Musik, Theater.
2 Mäßiges Interesse an verschiedenen Aktivitäten u.a. soziale Kontakte, Sport, Musik, und anderes Geschlecht.
4 Mäßiges Interesse an wenigen Dingen wie Arbeit, Familie, ruhiges Zusammensein. Das Interesse ist kaum aufrecht erhalten.
6 Zurückgezogen und Gleichgültigkeit gegenüber Lebensinteressen eines durchschnittlichen Individuums. Keine tiefen Interessen jeglicher Art.

9. Energieniveau
0 Stark, aktiv, bewußtes Interesse am Leben. Liebt das Leben und hat genug Energie es auch zu genießen. Geht aus und unterhält adäquate Kontakte im Leben.
2 Mäßig aktiviert, energiereich, interessiert, wie oben beschrieben.
4 Mäßig inadäquates Energieniveau. Neigt zu submissiven, passiven Reaktionsweisen. Zeigt ein gewisses Vermögen, sich den Problemen des Lebens zu stellen, aber würde sie lieber vermeiden als die notwendige Energie aufbringen.
6 Submissiv, inadäquat, passive Rekationsweisen. Nur schwach dem Leben zugewandt, will sich den Lebensproblemen nicht stellen, nimmt nicht aktiv teil, akzeptiert sein Schicksal passiv ohne Energie zu haben, sich selbst zu helfen.

Interview zum „Selbstverständnis" nach Damon und Hart

„Selbst als Objekt"

1:Selbstdefinition; 2: Selbstbewertung; 3: Selbst in Vergangenheit und Zukunft;
4: Selbstinteresse/Idealselbst

IV. Systematische Überzeugungen und Pläne Fokus auf kognitive Konstruktionen, Lebenspläne, Wertesysteme, die ein kohärentes Selbstsystem konstruieren helfen	körperliche, materielle Attribute, die eine persönliche Philosophie, moralische oder ideologische Überzeugungen, Lebenspläne, Ziele reflektieren	Handlungen, die eine persönliche Philosophie, moralische oder ideologische Überzeugungen, Lebenspläne, Ziele reflektieren	Soziale Aspekte des Selbst, die eine persönliche Philosophie, moralische oder ideologische Überzeugungen, Lebenspläne, Ziele reflektieren	Psychologische Aspekte des Selbst, die eine persönliche Philosophie, moralische oder ideologische Überzeugungen, Lebenspläne, Ziele reflektieren
III. Interpersonale Implikationen Typischer Modus, stabile Persönlichkeitskonzepte einzusetzen, um anzuzeigen, wie man in der sozialen Welt vorankommt	körperliche, materielle Attribute, welche die eigenen interpersonalen Interaktionen beeinflussen, den persönlichen Appeal reflektieren, die sozialen Beziehungen betreffen, die Gruppenzugehörigkeiten und andere soziale Assoziationendefinieren	Handlungen, die den persönlichen Appeal, soziale Beziehungen, Gruppenzugehörigkeit reflektieren oder beeinflussen	Soziale Persönlichkeits charakteristika, welche eigene Interaktionen, interpersonalen Appeal, Gruppenzugehörigkeit reflektieren oder beeinflussen	Psychologische Attribute, die soziale Fertigkeiten reflektieren oder soziale Interaktionen beeinflussen
II. Vergleichsbewertungen in Beziehung zu realen oder phantasierten anderen, Zustimmung oder Mißbilligung erwartend, explizite oder implizite Vergleichsaussagen, die sich auf eine Norm oder einen Standard beziehen	körperliche oder materielle Atrribute des Selbst, die eigene Fertigkeiten reflektiern oder beeinflussen	Handlungen oder Fähigkeiten, die implizit/explizit mit Handlungen und Fähigkeiten anderer verglichen werden, normative Standards eines Selbst in anderen Umständen	eigene Fähigkeiten im Lichte der Reaktionen anderer: Zustimmung, Mißbilligung, affektive Reaktionen	in Begriffen der eigenen kognitiven Talente, Beziehungswissen, fähigkeitsbezogene Gefühlszustände
I. Kategoriale Identifikationen	Körpergröße, Geschlecht, Körpermerkmale, Alter, Kleidung, Besitz, körperliche Umgebung als eigenständige Kategorien	Typische Handlungen, die man ausführt, die erwartet, erlaubt, nicht erlaubt werden	Zugehörig zu Familie, Freunden, soziale Gruppierungen	Stimmungen, Gedanken, Einstellungen ohne Beziehung zu dauerhaften Dispositionen, Fähigkeiten, Überzeugungen
	körperlich	handlungsmäßig	sozial	psychologisch

„Selbst als Subjekt"

IV. Beziehungen zwischen „Selbsten" der Vergangenheit, Gegenwart und Zukunft (oft in Begriffen persönlicher Gefühle und speziellen Wissens über sich selbst)	einzigartige subjektive Erfahrungen und Interpretationen von Ereignissen	persönliche und moralische Bewertungen beeinflussen das Selbst
III. Fortwährende Anerkennung oder Erkennung des Selbst durch andere (keine statischen Kategorien oder Wesenszüge)	einzigartige Kombination von psychologischen und körperlichen Eigenschaften	Kommunikation und reziproke Interaktion beeinflussen Selbst
II. Permanente kognitive und handlungsmäßige Fähigkeiten, un veränderbare Selbstcharakteristika (stabiles Wissen, Gedächtnis, mentale, körperliche oder persönliche Wesenszüge, Fähigkeiten)	Vergleich zwischen Selbst und anderen entlang isolierter Dimensionen	Bemühungen, Wünsche, Talente beeinflussen Selbst
I. Kategoriale Identifikationen	Kategoriale Identifikationen	äußere, unkontrollierbare Faktoren bestimmen das Selbst (übernatürlich, biologisch, sozial)
5: Selbstkontinuität	6: Selbstunterschiedenheit	7: Selbst als Willens- und Handlungszentrum

		sehr gut	durchschnittlich	sehr schlecht
		n=13	n=90	n=36
I	Iden	2,875	2,724	3,078
	Pseud	4,312	4,305	4,030
	Mor	3,368	3,688	3,250
	Diff	3,646	3,913	4,121
II	Iden	3,000	2,442	3,112
	Pseud	4,861	4,797	4,767
	Mor	3,160	3,475	3,448
	Diff	3,597	4,375	4,272

I=ideologischer Identitätsstatus, II=interpersonaler Identitätsstatus

Anhang 1a: *Patientengruppierung nach Offer-Anpassungskoeffizienten: Adams-Identitätsstatus*

		Pearson's R	Signifikanz
prämorbides Anpassungsniveau		0,28831	0,0003
I	Iden	0,03731	0,3410
	Pseud	0,07782	0,1961
	Mor	0,00050	0,4978
	Diff	0,07329	0,2102
II	Ach	0,12654	0,0833
	Force	0,06304	0,2461
	Mor	0,02021	0,4129
	Diff	0,05136	0,2879

I=ideologischer Identitätsstatus, II=interpersonaler Identitätsstatus

Anhang 1b: *Korrelative Zusammenhänge zwischen Identitätsstatus, frühkindlichen Neurotizismen und prämorbidem Anpassungsvermögen.*

		Pearson's R	Signifikanz
prämorbides Anpassungsniveau		0,31106	0,0001
I	Iden	0,12372	0,0855
	Pseud	0,06005	0,2538
	Mor	0,15756	0,0403
	Diff	0,06156	0,2485
II	Ach	0,15165	0,0477
	Force	0,07800	0,1966
	Mor	0,12624	0,0829
	Diff	0,00288	0,4874

I = ideologischer Identitätsstatus, II = interpersonaler Identitätsstatus

Anhang 1c: *Korrelative Zusammenhänge zwischen Identitätsstatus, abnormen psychosozialen und familiären Umständen und prämorbidem Anpassungsniveau*

		Pearson's R	Signifikanz
prämorbides Anpassungsniveau		0,32309	0,0001
I	Iden	0,06762	0,2278
	Pseud	0,18440	0,0202
	Mor	0,05776	0,2620
	Diff	0,06333	0,2423
II	Iden	0,00360	0,4843
	Pseud	0,06236	0,2475
	Mor	0,01663	0,4279
	Diff	0,00314	0,4863

I = ideologischer Identitätsstatus, II = interpersonaler Identitätsstatus

Anhang 1d: *Korrelative Zusammenhänge zwischen Identitätsstatus, Ausmaß der Adoleszenzkrise und prämorbidem Anpassungsniveau*

Faktor	Eigenvalue	% der Varianz	Kumulierte %
1	5.58842	55.9	55.9
2	.9456	9.5	65.3
3	.78951	7.9	73.2
4	.63935	6.4	79.6
5	.58106	5.8	85.4
6	.43751	4.4	89.8
7	.38326	3.8	93.6
8	.32740	3.3	96.9
9	.17296	1.7	98.7
10	.13477	1.3	100.0
Faktormatrix:			
Faktor 1		Faktor 2	
O_IMPULS	.79819	O_SOZ	.79348
O_EMOT	.90257	O_BERUF	.51931
O_KOERP	.83955	O_AUSSEN	.80564
O_SEX	.55474	O_PSYCHO	.91569
O_FAM	.63084	O_ANPASS	.58249

Anhang 2a: *Hauptkomponenten-Faktorenanalyse für die Offer-Selbstbild-Subskalen mit der Matrix der Ladung auf dem Faktor 1*

Correlations:	GRUPPE	O_IMPULS	O_EMOT	O_KOERP	O_SEX	O_FAM	O_SOZ	O_BERUF	O_AUSSEN	O_PSYCHO	O_ANPASS
GRUPPE	1.0000	.3791	.5137	.4811	.3284	.4291	.4295	.2467	.2852	.5222	.4010
	(206)	(199)	(195)	(199)	(198)	(192)	(198)	(192)	(195)	(198)	(179)
	P= .	P= .000	P= .000	P= .000	P= .000	P= .000	P= .000	P= .000	P= .000	P= .000	P= .000
O_IMPULS	.3791	1.0000	.7951	.6838	.3683	.5237	.5724	.3069	.5925	.7860	.3886
	(199)	(199)	(194)	(198)	(197)	(192)	(197)	(191)	(194)	(197)	(178)
	P= .000	P= .	P= .000	P= .000	P= .000	P= .000	P= .000	P= .000	P= .000	P= .000	P= .000
O_EMOT	.5137	.7951	1.0000	.7960	.4614	.5101	.7338	.3455	.6690	.8479	.4701
	(195)	(194)	(195)	(194)	(194)	(188)	(193)	(188)	(191)	(193)	(176)
	P= .000	P= .000	P= .	P= .000	P= .000	P= .000	P= .000	P= .000	P= .000	P= .000	P= .000
O_KOERP	.4811	.6838	.7960	1.0000	.4787	.4785	.7129	.3316	.6359	.7285	.4649
	(199)	(198)	(194)	(199)	(197)	(192)	(197)	(191)	(194)	(197)	(179)
	P= .000	P= .000	P= .000	P= .	P= .000	P= .000	P= .000	P= .000	P= .000	P= .000	P= .000
O_SEX	.3204	.3683	.4614	.4787	1.0000	.3125	.4646	.1296	.3592	.4682	.2862
	(198)	(197)	(194)	(197)	(198)	(191)	(196)	(190)	(193)	(197)	(179)
	P= .000	P= .000	P= .000	P= .000	P= .	P= .000	P= .000	P= .037	P= .000	P= .000	P= .000
O_FAM	.4291	.5237	.5101	.4785	.3125	1.0000	.4137	.1867	.4191	.5952	.2864
	(192)	(192)	(188)	(192)	(191)	(192)	(190)	(185)	(187)	(191)	(175)
	P= .000	P= .000	P= .000	P= .000	P= .000	P= .	P= .000	P= .005	P= .000	P= .000	P= .000
O_SOZ	.4295	.5724	.7338	.7129	.4696	.4137	1.0000	.4177	.6184	.7101	.4584
	(198)	(197)	(193	(197)	(196)	(190)	(198)	(191)	(193)	(196)	(179)
	P= .000	P= .000	P= .000	P= .000	P= .000	P= .000	P= .	P= .000	P= .000	P= .000	P= .000
O_BERUF	.2467	.3096	.3455	.3316	.1296	.1867	.4177	1.0000	.4655	.3698	.3569
	(192)	(191)	(188)	(191)	(190)	(185)	(191)	(192)	(187)	(191)	(179)
	P= .000	P= .000	P= .000	P= .000	P= .037	P= .005	P= .000	P= .	P= .000	P= .000	P= .000
O_AUSSEN	.2852	.5925	.6690	.6359	.3592	.4191	.6184	.4655	1.0000	.6891	.4665
	(195)	(194)	(191)	(194)	(193)	(187)	(193)	(187)	(195)	(193)	(174)
	P= .000	P= .000	P= .000	P= .000	P= .000	P= .000	P= .000	P= .000	P= .	P= .000	P= .000
O_PSYCHO	.5222	.7860	.8479	.7285	.4682	.5952	.7107	.3698	.6891	1.0000	.4846
	(198)	(197)	(193)	(197)	(197)	(191)	(196)	(191)	(193)	(198)	(179)
	P= .000	P= .000	P= .000	P= .000	P= .000	P= .000	P= .000	P= .000	P= .000	P= .	P= .000
O_ANPASS	.4010	.3886	.4701	.4649	.2862	.2864	.4584	.3569	.4665	.4846	1.0000
	(179)	(178)	(176)	(179)	(179)	(175)	(179)	(179)	(174)	(179)	(179)
	P= .000	P= .000	P= .000	P= .000	P= .000	P= .000	P= .000	P= .000	P= .000	P= .000	P= .

Anhang 2b: Korrelationstabelle Offer

GRUPPE	AD2_DIFF	AD1_DIFF	AD2_MOR	AD1_MOR
1	35.3333	32.45833	27.37500	32.20833
2	39.43434	34.88889	33.48485	35.35354
Total	38.63415	34.41463	32.29268	34.73984

Mittelwertunterschied der Prädiktoren und die F-Werte

Variable	Wilks' Lamda	F	Signifikanz
AD2_DIFF	.89875	13.63	.0003
AD2_MOR	.81345	27.75	.0000
AD1_MOR	.94821	6.609	.0114

Anhang 3a: Wilks' Lambda (U-Statistik) und univariate F-werte mit 1 und 121 Freiheitsgraden

Box's M	Angenähertes F	Freiheitsgrade	Signifikanz
1.8011	.58059	3	.6278

Anhang 3b: Überprüfung der Modellannahme der Gleichheit der Varianz- und Kovarianzmatrix in den Gruppen

Variable	Wilks' Lambda	F	Signifikanz
FKS1	.89174	21.37	.0000
FKS7	.86716	26.96	.0000
FKS9	.96403	6.568	.0112
Kovarianz-Matrix für die Gruppe der Fälle			
	FKS1	FKS7	FKS9
FKS1	5.746203		
FKS7	3.269937	5.479589	
FKS9	2.312658	1.531013	4.230380
Kovarianz-Matrix für die Gruppe der Nicht-Fälle			
	FKS1	FKS7	FKS9
FKS1	5.295603		
FKS7	2.158637	5.171155	
FKS9	1.551020	.2896066	4.125079
Gesamt-Kovarianz-Matrix mit 177 Freiheitsgraden			
	FKS1	FKS7	FKS9
FKS1	6.130515		
FKS7	3.375103	6.088364	
FKS9	2.202755	1.195899	4.303593

Anhang 4a: Wilks' Lambda (U-Statistik) und univariate F-Werte mit 1 und 176 Freiheitsgraden

Box's M	Angenähertes F	Freiheitsgrade	Signifikanz
2.3407	.77049	3	.5105

Anhang 4b: *Box's M*

Variable	Wilks' Lambda	F	Signifikanz
FKS2	.86144	28.63	.0000
FKS7	.86574	27.60	.0000
FKS9	.95671	8.053	.0051
Kovarianz-Matrix für die Gruppe der Fälle			
	FKS2	FKS7	FKS9
FKS2	5.682776		
FKS7	3.064137	5.503764	
FKS9	1.700693	1.533875	4.446853
Kovarianz-Matrix für die Gruppe der Nicht-Fälle			
	FKS2	FKS7	FKS9
FKS2	5.922260		
FKS7	2.103408	5.171155	
FKS9	.7049232	.2896066	4.125079
Gesamt-Kovarianz-Matrix mit 179 Freiheitsgraden			
	FKS2	FKS7	FKS9
FKS2	6.710615		
FKS7	3.400000	6.113563	
FKS9	1.574302	1.248200	4.439820

Anhang 4c: *Wilks' Lambda (U-Statistik) und univariate F-Werte mit 1 und 176 Freiheitsgraden*

Box's M	Angenähertes F	Freiheitsgrade	Signifikanz
5.3899	.88172	6	.5070

Anhang 4d: *Box's M*

Selbstdefinition und Gruppe				
Gruppe →	Count Row% Col% StdRes	1.00	2.00	Row total
DEF_SO	1.00	14 100.0% 13.5% 2.5	0 .0% .0% -2.6	14 6.9%
	2.00	54 69.2% 51.9% 2.2	24 30.8% 24.2% -2.3	78 38.4%
	3.00	36 33.6% 34.6% -2.5	71 66.4% 71.7% 2.6	107 52.7%
	4.00	0 .0% .0% -1.4	4 100.0% 4.0% 1.5	4 2.0%
	Column Total	104 51.2%	99 48.8%	203 100.0%
Chi-Q. 40.88871; DF=3; Signifikanz .0000; Min. E.F. 1.951; Zellen mit E.F. < 5: 2 von 8 (25%); Cramers V= .44880				

Selbstbewertung undGruppe				
Gruppe →	Count Row% Col% StdRes	1.00	2.00	Row total
BEW_SO	1.00	11 100.0% 10.9% 2.3	0 .0% .0% -2.3	11 5.5%
	2.00	69 68.3% 68.3% 2.5	32 31.7% 32.7% -2.5	101 50.8%
	3.00	21 25.9% 20.8% -3.1	60 74.1% 61.2 3.2	81 40.7%
	4.00	0 .0% .0% -1.7	6 100.0% 6.1% 1.8	6 3.0%
	Column Total	101 50.8%	98 49.2%	199 100.0%
Chi-Q. 49.29821; DF=3; Signifikanz .0000; Min. E.F. 2.955; Zellen mit E.F. < 5: 2 von 8 (25%); Cramers V= .49772				

Zukunft/Vergangenheit und Gruppe				
Gruppe →	Count Row% Col% StdRes	1.00	2.00	Row total
ZUVE_SO	1.00	11 100.0% 10.6% 2.2	0 .0% .0% -2.2	11 5.4%
	2.00	71 67.6% 68.3% 2.3	34 32.4% 34.7% -2.4	105 52.0%
	3.00	22 26.2% 21.2% -3.2	62 73.8% 63.3% 3.3	84 41.6%
	4.00	0 .0% .0% -1.0	2 100.0% 2.0% 1.0	2 1.0%
	Column Total	104 51.5%	98 48.5%	202 100.0%
Chi-Q. 44.94715; DF=3; Signifikanz .0000; Min. E.F. .970; Zellen mit E.F. < 5: 2 von 8 (25%); Cramers V= .47171				

Wunsch undGruppe				
Gruppe →	Count Row% Col% StdRes	1.00	2.00	Row total
IDWU_SO	1.00	9 90.0% 8.8% 1.7	1 10.0% 1.0% -1.8	10 5.0%
	2.00	70 78.7% 68.6% 3.7	19 21.3% 19.4% -3.7	89 44.5%
	3.00	22 26.2% 21.6% -3.2	62 73.8% 63.3 3.2	84 42.0%
	4.00	1 5.9% 1.0% -2.6	16 94.1% 16.3% 2.7	17 8.5%
	Column Total	102 51.0%	98 49.0%	200 100.0%
Chi-Q. 67.85478; DF=3; Signifikanz .0000; Min. E.F. 4.900; Zellen mit E.F. < 5: 1 von 8 (12.5%); Cramers V= .58247				

***Anhang 5a:** Selbst als Objekt im Vergleich von Patienten- (1) und Kontrollgruppen (2)*

Selbstdefinition und Geschlecht				
Sex →	Count Row% Col% StdRes	m 1.00	w 2.00	Row total
DEF_SO	1.00	9 64.3% 9.5% 1.0	5 35.7% 4.6% -.9	14 6.9%
	2.00	41 52.6% 43.2% .7	37 47.4% 34.3% -.7	78 38.4%
	3.00	42 39.3% 44.2% -1.1	65 60.7% 60.2% 1.1	107 52.7%
	4.00	3 75.0% 3.2% .8	1 25.0% .9% -.8	4 2.0%
	Column Total	95 46.8%	108 53.2%	203 100.0%
Chi-Q. 6.48600; DF=3; Signifikanz .0902; Min. E.F. 1.872; Zellen mit E.F. < 5: 2 von 8 (25%); Cramers V= .17875				

Selbstbewertung und Geschlecht				
Sex →	Count Row% Col% StdRes	m 1.00	w 2.00	Row total
BEW_SO	1.00	7 63.6% 7.6% .8	4 36.4% 3.7% -.8	11 5.5%
	2.00	51 50.5% 55.4% .6	50 49.5% 46.7% -.6	101 50.8%
	3.00	30 37.0% 32.6% -1.2	51 63.0% 47.7 1.1	81 40.7%
	4.00	4 66.7% 4.3% .7	2 33.3% 1.9% -.7	6 3.0%
	Column Total	92 46.2%	107 53.8%	199 100.0%
Chi-Q. 5.84173; DF=3; Signifikanz .1196; Min. E.F. 2.774; Zellen mit E.F. < 5: 2 von 8 (25%); Cramers V= .17133				

Zukunft/Vergangenheit und Geschlecht				
Sex →	Count Row% Col% StdRes	m 1.00	w 2.00	Row total
ZUVE_SO	1.00	7 63.6% 7.4% .8	4 36.4% 3.7% -.8	11 5.4%
	2.00	56 53.3% 59.6% 1.0	49 46.7% 45.4% -1.0	105 52.0%
	3.00	29 34.5% 30.9% -1.6	55 65.5% 50.9% 1.5	84 41.6%
	4.00	2 100.0% 2.1% 1.1	0 .0% .0% -1.0	2 1.0%
	Column Total	94 46.5%	108 53.5%	202 100.0%
Chi-Q. 10.41218; DF=3; Signifikanz .0154; Min. E.F. .931; Zellen mit E.F. < 5: 2 von 8 (25%); Cramers V= .22704				

Wunsch und Geschlecht				
Sex →	Count Row% Col% StdRes	m 1.00	w 2.00	Row total
IDWU_SO	1.00	7 70.0% 7.5% 1.1	3 30.0% 2.8% -1.0	10 5.0%
	2.00	46 51.7% 49.5% .7	43 48.3% 40.2% -.7	89 44.5%
	3.00	35 41.7% 45.8% -.6	49 58.3% 37.6% .6	84 42.0%
	4.00	5 29.4% 5.4% -1.0	12 70.6% 11.2% 1.0	17 8.5%
	Column Total	93 46.5%	107 53.5%	200 100.0%
Chi-Q. 5.96604; DF=3; Signifikanz .1133; Min. E.F. 4.650; Zellen mit E.F. < 5: 1 von 8 (12.5%); Cramers V= .17271				

Anhang 5b: *Selbst als Objekt im Vergleich von Männern und Frauen*

Selbstkontinuität und Gruppe				
Gruppe →	Count Row% Col% StdRes	1.00	2.00	Row total
KON_SS	1.00	35 97.2% 35.7% 4.0	1 2.8% 1.0% -4.0	36 18.4%
	2.00	59 64.8% 60.2% 2.0	32 35.2% 32.7% -2.0	91 46.4%
	3.00	3 4.6% 3.1% -2.5	62 95.4% 63.3% 2.6	65 33.2%
	4.00	1 25.0% 1.0% -.7	3 75.0% 3.1% .7	4 2.0%
	Column Total	98 50.0%	98 50.0%	196 100.0%

Chi-Q. 94.67595; DF=3; Signifikanz .0000;
Min. E.F. 2.000; Zellen mit E.F. < 5: 2 von 8 (25%); Cramers V= .69501

Einzigartigkeit undGruppe				
Gruppe →	Count Row% Col% StdRes	1.00	2.00	Row total
VGL_SS	1.00	29 93.5% 27.9% 3.3	2 6.5% 2.0% -3.4	31 15.3%
	2.00	53 60.2% 51.0% 1.2	35 39.8% 35.4% -1.2	88 43.3%
	3.00	22 29.7% 21.2% -2.6	52 70.3% 52.5 2.6	74 36.5%
	4.00	0 .0% .0% -2.3	10 100.0% 10.1% 2.3	10 4.9%
	Column Total	104 51.2%	99 48.8%	203 100.0%

Chi-Q. 49.26685; DF=3; Signifikanz .0000;
Min. E.F. 4.877; Zellen mit E.F. < 5: 1 von 8 (12.5%); Cramers V= .49264

Handlungszentrum und Gruppe				
Gruppe →	Count Row% Col% StdRes	1.00	2.00	Row total
HW_SS	1.00	52 86.7% 50.5% 3.8	8 13.3% 8.2% -3.9	60 30.0%
	2.00	43 58.1% 41.7% .8	31 41.9% 32.0% -.8	74 37.0%
	3.00	8 14.0% 7.8% -3.9	49 86.0% 50.5% 4.1	57 28.5%
	4.00	0 .0% .0% -2.2	9 100.0% 9.3% 2.2	9 2.0%
	Column Total	103 51.5%	97 48.5%	200 100.0%

Chi-Q. 72.58917; DF=3; Signifikanz .0000;
Min. E.F. 4.365; Zellen mit E.F. < 5: 2 von 8 (25%); Cramers V= .60245

Anhang 5c: Selbst als Subjekt im Vergleich von Patienten- (1) und Kontrollgruppe (2)

Selbstkontinuität und Geschlecht				
SEX →	Count Row% Col% StdRes	m 1.00	w 2.00	Row total
KON_SS	1.00	20 55.6% 23.0% 1.0	16 44.4% 14.7% -.9	36 18.4%
	2.00	36 39.6% 41.4% -.7	55 60.4% 50.5% .6	91 46.4%
	3.00	29 44.6% 33.3% .0	36 55.4% 33.0% -.0	65 33.2%
	4.00	2 50.0% 2.3% .2	2 50.0% 1.8% -.2	4 2.0%
	Column Total	87 44.4%	109 55.6%	196 100.0%

Chi-Q. 2.73034; DF=3; Signifikanz .4351; Min. E.F. 1.776; Zellen mit E.F. < 5: 2 von 8 (25%); Cramers V= .11803

Einzigartigkeit und Geschlecht				
SEX →	Count Row% Col% StdRes	m 1.00	w 2.00	Row total
VGL_SS	1.00	16 51.6% 17.2% .5	15 48.4% 13.6% -.4	31 15.3%
	2.00	45 51.1% 48.4% .7	43 48.9% 39.1% -.7	88 43.3%
	3.00	29 39.2% 31.2% -.8	45 60.8% 40.9 .8	74 36.5%
	4.00	3 30.0% 3.2% -.7	7 70.0% 6.4% .7	10 4.9%
	Column Total	93 45.8%	110 54.2%	203 100.0%

Chi-Q. 3.73975; DF=3; Signifikanz .2910; Min. E.F. 4.581; Zellen mit E.F. < 5: 1 von 8 (12.5%); Cramers V= .13573

Handlungszentrum und Geschlecht				
SEX →	Count Row% Col% StdRes	m 1.00	w 2.00	Row total
HW_SS	1.00	32 53.3% 34.8% .8	28 46.7% 25.9% -.8	60 30.0%
	2.00	31 41.9% 33.7% -.5	43 58.1% 39.8% .5	74 37.0%
	3.00	25 43.9% 27.2% -.2	32 56.1% 29.6% .2	57 28.5%
	4.00	4 44.4% 4.3% -.1	5 55.6% 4.6% .1	9 2.0%
	Column Total	192 46.0%	108 54.0%	200 100.0%

Chi-Q. 1.91563; DF=3; Signifikanz .5901; Min. E.F. 4.140; Zellen mit E.F. < 5: 2 von 8 (25%); Cramers V= .09787

Anhang 5d: *Selbst als Subjekt im Vergleich von Männern und Frauen*

Berufliche Identität und Geschlecht				
SEX →	Count Row% Col% StdRes	m 1.00	w 2.00	Row total
ID_BER	1.00	24 45.3% 25.0% -.2	29 54.7% 26.9% .2	53 26.0%
	2.00	9 40.9% 9.4% -.4	13 59.1% 12.0% .4	22 10.8%
	3.00	37 42.0% 38.5% -.7	51 58.0% 47.2% .6	88 43.1%
	4.00	26 42.0% 27.1% 1.5	15 58.0% 13.9% -1.4	41 20.1%
	Column Total	96 47.1%	108 52.9%	204 100.0%
Chi-Q. 5.69128; DF=3; Signifikanz .1276; Min. E.F. 10.353; Zellen mit E.F. < 5: Null				

Politische Identität und Geschlecht				
SEX →	Count Row% Col% StdRes	m 1.00	w 2.00	Row total
ID_POL	1.00	20 51.3% 20.8% .4	19 48.7% 17.6% -.4	39 19.1%
	2.00	4 80.0% 4.2% 1.1	1 20.0% .9% -1.0	5 2.5%
	3.00	26 44.1% 27.1% -.8	33 55.9% 30.6 .8	59 28.9%
	4.00	46 45.5% 47.9% -.2	55 54.5% 50.9% .2	101 49.5%
	Column Total	96 47.1%	108 52.9%	204 100.0%
Chi-Q. 2.76180; DF=3; Signifikanz .4298; Min. E.F. 2.353; Zellen mit E.F. < 5: 2 von 8 (25%)				

Religiöse Identität und Geschlecht				
SEX →	Count Row% Col% StdRes	m 1.00	w 2.00	Row total
ID_REL	1.00	14 35.9% 14.6% -1.0	25 64.1% 23.1% 1.0	39 19.1%
	2.00	11 61.1% 11.5% .9	7 38.9% 6.5% -.8	18 8.8%
	3.00	28 40.6% 29.2% -.8	41 59.4% 38.0% .7	69 33.8%
	4.00	43 55.1% 44.8% 1.0	35 44.9% 32.4% -1.0	78 38.2%
	Column Total	96 47.1%	108 52.9%	204 100.0%
Chi-Q. 6.57812; DF=3; Signifikanz .0866; Min. E.F. 8.471; Zellen mit E.F. < 5: Null				

Sexuelle Identität und Geschlecht				
SEX →	Count Row% Col% StdRes	m 1.00	w 2.00	Row total
ID_SEX	1.00	31 44.9% 32.3% -.3	38 55.1% 35.2% .2	69 33.8%
	2.00	5 35.7% 5.2% -.6	9 64.3% 8.3% .6	14 6.9%
	3.00	24 47.1% 25.0% .0	27 52.9% 25.0 .0	51 25.0%
	4.00	36 51.4% 37.5% .5	34 48.6% 31.5% -.5	70 34.3%
	Column Total	96 47.1%	108 52.9%	204 100.0%
Chi-Q. 1.38553; DF=3; Signifikanz .7089; Min. E.F. 6.588; Zellen mit E.F. < 5: Null				

Anhang 6a: ***Identitätsstatus nach Marcia für die Bereiche Beruf, Politik, Religion und Sexualität im Vergleich von Männern und Frauen***

Gruppe und Geschlecht				
SEX →	Count Row% Col% StdRes	m 1.00	w 2.00	Row total
	1.00	54 50.9% 54.5% .4	52 49.1% 48.6% -.4	106 51.5%
	2.00	45 45.0% 45.5% -.4	55 55.0% 51.4% .4	100 48.5%
	Column Total	96 48.1%	108 51.9%	204 100.0%
Chi-Q.	DF	Signifikanz	Min. E.F.	Zellen mit E.F. < 5
.50952	1	.4753	48.058	Null
.72816	1	.3935	(Before Yates Correction)	(Before Yates Correction).

***Anhang 6b:** Kreuztabelle psychiatrischer Status (1: Patienten-, 2: Kontrollgruppe) und Geschlecht*

Heterosexuelle Intimität und Geschlecht				
SEX →	Count Row% Col% StdRes	m 1.00	w 2.00	Row total
INT_HET	1.00	37 45.7% 38.5% -.2	44 54.3% 40.7% .2	81 39.7%
	2.00	0 .0% .0% -2.7	16 100.0% 14.8% 2.6	16 7.8%
	3.00	20 45.5% 20.8% -.2	24 54.5% 22.2% .1	44 21.6%
	4.00	39 61.9% 40.6% 1.7	24 3810% 22.2% -1.6	63 30.9%
	Column Total	96 47.1%	108 52.9%	204 100.0%
Chi-Q. 19.90299; DF=3; Signifikanz .0002; Min. E.F. 7.529; Zellen mit E.F. < 5: Null				

Homosexuelle Intimität undGeschlecht				
SEX →	Count Row% Col% StdRes	m 1.00	w 2.00	Row total
INT_HOM	1.00	44 37.0% 46.3% -1.6	75 63.0% 70.8% 1.5	119 59.2%
	2.00	7 77.8% 7.4% 1.3	2 22.2% 1.9% -1.3	9 4.5%
	3.00	24 61.5% 25.3% 1.3	15 38.5% 14.2 -1.2	39 19.4%
	4.00	20 58.8% 21.1% 1.0	14 41.2% 13.2% -.9	34 26.9%
	Column Total	95 47.3%	106 52.7%	201 100.0%
Chi-Q. 13.42738; DF=3; Signifikanz .0038; Min. E.F. 4.254; Zellen mit E.F. < 5: 2 von 8 (25%)				

***Anhang 7:** Kreuztabelle hetero- bzw. homosexuelle Intimität und Geschlecht (1: hohe Intimität, 2: verschmelzend, 3: mittlere Intimität, 4: fehlende Intimität bzw. 1: bester Freund, 2: Peergroup, 3: stereotyp, 4: isoliert)*

Auswahl der loglinearen Modelle - Bereich Beruf			
Modell	L-Quadrat	Freiheitsgrade	p
Nullmodell	33.98	3	0.00
Geschlecht	32.68	2	0.00
Identität	1.72	2	0.42
Ergebnis der Logitanalyse			
Nullmodell	33.98	3	0.00
Geschlecht	1.30	1	>0.05
Identität	32.26	1	<0.01
Auswahl der loglinearen Modelle - Bereich Politik			
Modell	L-Quadrat	Freiheitsgrade	p
Nullmodell	29.29	3	0.00
Geschlecht	27.99	2	0.00
Identität	3.65	2	0.16
Ergebnis der Logitanalyse			
Nullmodell	29.29	3	0.00
Geschlecht	1.30	1	>0.05
Identität	25.64	1	<0.01
Auswahl der loglinearen Modelle - Bereich Religion			
Modell	L-Quadrat	Freiheitsgrade	p
Nullmodell	18.42	3	0.00
Geschlecht	17.12	2	0.00
Identität	1.39	2	0.49
Ergebnis der Logitanalyse			
Nullmodell	18.42	3	0.00
Geschlecht	1.30	1	>0.05
Identität	17.03	1	<0.01
Auswahl der loglinearen Modelle - Bereich Sexualität			
Modell	L-Quadrat	Freiheitsgrade	p
Nullmodell	52.37	3	0.00
Geschlecht	51.07	2	0.00
Identität	2.01	2	0.37
Ergebnis der Logitanalyse			
Nullmodell	52.37	3	0.00
Geschlecht	1.30	1	>0.05
Identität	50.36	1	<0.01

***Anhang 8a:** Logit-Modelle: Analyse des „psychiatrischen Status" durch die Variablen „Geschlecht" und „Identitätsstatus"*

Auswahl der loglinearen Modelle - Bereich Beruf			
Modell	L-Quadrat	Freiheitsgrade	p
Nullmodell	17.90	3	0.00
Geschlecht	17.35	2	0.00
Intimität	0.28	2	0.87
Ergebnis der Logitanalyse			
Nullmodell	17.90	3	0.00
Geschlecht	0.55	1	>0.05
Intimität	17.62	1	<0.01
Auswahl der loglinearen Modelle - Bereich Politik			
Modell	L-Quadrat	Freiheitsgrade	p
Nullmodell	19.14	3	0.00
Geschlecht	17.88	2	0.00
Intimität	4.54	2	0.10
Ergebnis der Logitanalyse			
Nullmodell	19.14	3	0.00
Geschlecht	1.26	1	>0.05
Intimität	14.60	1	<0.01
Auswahl der loglinearen Modelle - Bereich Religion			
Modell	L-Quadrat	Freiheitsgrade	p
Nullmodell	7.67	3	0.05
Geschlecht	7.35	2	0.03
Intimität	1.56	2	0.46
Ergebnis der Logitanalyse			
Die Anpassung des Modells an die Daten ist praktisch schon ohne die Hinzunahme der Variablen Geschlecht und Intimität gegeben.			
Auswahl der loglinearen Modelle - Bereich Sexualität			
Modell	L-Quadrat	Freiheitsgrade	p
Nullmodell	25.58	3	0.00
Geschlecht	24.82	2	0.00
Intimität	0.04	2	0.98
Ergebnis der Logitanalyse			
Nullmodell	25.58	3	0.00
Geschlecht	0.76	1	>0.05
Intimität	25.54	1	<0.01

Anhang 8b: *Logit-Modell: Analyse des „Identitätsstatus" durch die Variablen „Geschlecht" und „Intimität"*

Familiäre Dimension	Beruf	Politik	Religion	Sexualität
Nähe	.0761 (5.15)	.0069 (9.96)	.5730 (1.11)	.0010 (13.86)
Kommunikation	.0071 (9.89)	.0069 (9.96)	.7232 (0.65)	.0396 (6.46)
Fürsorge	.0116 (8.91)	.0001 (19.73)	.1601 (3.66)	.0024 (12.02)
Empathie	.0049 (10.62)	.0053 (10.48)	.0490 (6.03)	.0021 (12.29)
Achtung	.0910 (4.79)	.0005 (15.17)	.4126 (1.77)	.0001 (18.89)
Entscheidungsfähigkeit	.0005 (15.22)	.657 (5.44)	.1098 (4.42)	.0001 (18.89)
Unabhängigkeit	.0073 (9.84)	.0087 (9.48)	.0035 (11.29)	.0009 (14.09)
Persönliche Kontrolle	.0003 (16.53)	.0003 (16.14)	.1870 (3.35)	.0033 (11.46)
Selbstbehauptung	.0014 (8.94)	.0084 (9.56)	.0088 (9.45)	.0002 (17.27)
Verantwortlichkeit	.0001 (19.51)	.0352 (6.69)	.3926 (1.87)	.0004 (15.85)

Wahrscheinlichkeit: p (Chi^2)

***Anhang 9a:** Zusammenhang zwischen innerfamiliären Beziehungsmustern und Identitätsstatus (Chi^2)*

Familiäre Dimension	heterosexuell	homosexuell
Nähe	.0155 (8.34)	.3402 (2.16)
Kommunikation	.0154 (8.35)	.0407 (6.40)
Fürsorge	.0006 (14.75)	.0243 (7.43)
Empathie	.0003 (16.26)	.0001 (19.19)
Achtung	.0009 (14.04)	.0036 (11.25)
Entscheidungsfähigkeit	.0001 (18.31)	.0003 (16.33)
Unabhängigkeit	.0000 (25.70)	.0002 (17.36)
Persönliche Kontrolle	.0000 (20.34)	.0021 (12.30)
Selbstbehauptung	.0004 (15.77)	.0003 (15.92)
Verantwortlichkeit	.0000 (28.26)	.0003 (16.19)

Wahrscheinlichkeit: p (Chi^2)

***Anhang 9b:** Zusammenhang zwischen innerfamiliären Beziehungsmustern und Initimitätsstatus (Chi^2)*

Sachverzeichnis